高职高专"十二五"规划教材

实用药物学基础

康传亮　主编
王云庆　主审

化学工业出版社
·北京·

全书共分八个模块，在第一模块药物学基础知识中介绍了药物效应动力学、药物代谢动力学、影响药物作用的因素、药物的配伍变化等内容。第二模块至第八模块介绍了具体的药物，包括传出神经系统药物应用、中枢神经系统药物应用、心血管系统药物应用、消化系统药物应用、免疫功能调节药物应用、抗肿瘤药物应用、抗微生物药物应用。所介绍的重点药物包含以下内容：药物结构式、化学名、性状、药理作用及已经清楚的作用机制、临床用途、不良反应、药物相互作用、禁忌证等。一般药物以表格的形式介绍其结构式、作用特点、适应证、注意事项。

本教材主要供高职高专院校药学以及相关专业教学使用，或作为其他专业辅修、选修教材。也可以作为函授、自学考试和成人教育相同层次不同办学形式教学用书，还可供医药行业职工培训和自学选用。

图书在版编目（CIP）数据

实用药物学基础/康传亮主编．—北京：化学工业出版社，2011.2（2024.8重印）
高职高专“十二五”规划教材
ISBN 978-7-122-10355-0

Ⅰ.实…　Ⅱ.康…　Ⅲ.药物学-高等学校：技术学院-教材　Ⅳ.R9

中国版本图书馆CIP数据核字（2011）第001868号

责任编辑：李植峰　　文字编辑：李　瑾
责任校对：宋　夏　　装帧设计：刘丽华

出版发行：化学工业出版社（北京市东城区青年湖南街13号　邮政编码100011）
印　　装：北京科印技术咨询服务有限公司数码印刷分部
787mm×1092mm　1/16　印张15½　字数485千字　2024年8月北京第1版第5次印刷

购书咨询：010-64518888　　售后服务：010-64518899
网　　址：http://www.cip.com.cn
凡购买本书，如有缺损质量问题，本社销售中心负责调换。

定　　价：48.00元

《实用药物学基础》编写人员

主　　编　康传亮

副 主 编　刘玉华　　杨红梅

参编人员（按姓名笔画排列）

江怡琳（黑龙江农垦科技职业学院）

刘玉华（黑龙江农垦职业学院）

杨红梅（黑龙江农垦科技职业学院）

杨淑红（黑龙江农垦职业学院）

吴亚林（江苏畜牧兽医职业技术学院）

高珊珊（黑龙江农垦职业学院）

黄晓峰（黑龙江生物科技职业学院）

康传亮（黑龙江农垦职业学院）

主　　审　王云庆（黑龙江农垦职业学院）

前言

为了贯彻教育部［2006］16号文件精神，适应新形势下全国高等学校高职高专药品类专业教育改革和发展的需要，坚持以培养高素质技能型专门人才为核心，以就业为导向、能力为本位、学生为主体的指导思想和原则，确立了本课程的教学内容，编写了本教材。本教材是将原药理学和药物化学课程内容整合构成的一门药学专业的专业基础课程教材，所介绍的重点药物包含以下内容：药物结构式、化学名称、性状、药理作用及已经清楚的作用机制、临床用途、不良反应、药物相互作用、禁忌证等。一般药物以表格的形式介绍其结构式、作用特点、适应证、注意事项。通过本课程的学习与应用，学生可以掌握常用药物的性状、药理作用、临床用途、不良反应、药物的相互作用及禁忌证等知识；初步具有药品分类、保养与储存能力，阅读药品说明书、临床用药咨询服务能力，药品调剂能力，与人合作、沟通及协调能力，以适应药学相关工作岗位的需求。

在编写本教材时，编者认真贯彻落实上述指导思想和精神并严格按照教学大纲的要求，对于基础理论知识力求把握“必需，够用、实用”的原则，突出知识的应用，淡化学科意识，降低理论知识的难度；坚持以职业活动为导向，以职业技能为核心；删除了一些实用性不强的章节（如呼吸系统药物、血液系统药物、钙通道阻滞药物）。根据高等职业教育培养高素质技能型专门人才的需要构建教材体系，组织教材内容。为了增强学生学习的目的性、自觉性及教材内容的可读性、趣味性，激发学生学习的主动性，突出培养学生分析问题和解决问题的能力，提高学习质量，在教材中设立了“学习目标”、“先导案例”、“学习提示”“相关链接”、“知识拓展”、“知识应用”、“自我提高”等模块，希望对教学有所裨益。本教材主要供高职高专院校药学以及相关专业教学使用，或作为其他专业辅修、选修教材，也可以作为函授、自学考试和成人教育相同层次不同办学形式教学用书，还可供医药行业职工培训和自学选用。

本教材由康传亮主编，具体编写模块二、模块五及负责全书的统稿；黄晓峰编写模块一中项目一、二、三；吴亚林编写模块四中项目一、二、三、四；杨红梅编写模块三中项目一、二、三及模块六中项目一、二、三；江怡琳编写模块三中项目四、五、六及模块六项目四；高珊珊编写模块七中项目一、二、三、四、五、六；刘玉华编写模块七中项目七、八、九、十及模块四中项目五；杨淑红编写模块一中项目四、模块四中项目六、模块八。承蒙王云庆教授审阅了全部书稿，并提出了诸多建设性的意见。

在教材编写过程中，得到了参编院校相关领导及同行的大力支持，编者也参考了相关文献资料，在此一并表示感谢！

由于我们水平与能力有限，书中疏漏之处在所难免，恳切希望广大读者予以批评指正，以便总结经验，修订完善。

编　者

2011年1月

目 录

模块一
药物基础知识

项目一　药物效应动力学

学习目标

知识目标：掌握药物治疗作用及不良反应的类型；熟悉效能、效价强度、治疗指数等概念和药物作用的机制类型。

理解效能和效价的临床意义；了解药物的作用靶点、受体作用的理论及受体调节与药物作用的关系。

能力目标：能举例说明药物作用的两重性。

能根据量效曲线比较评价药物。

药物效应动力学是研究药物对机体（包括病原体）的作用规律及作用机制的学科，简称药效学。是研究药物作用于机体所产生的效应及其机制，以及药物剂量与效应、结构与效应之间的关系规律的科学。为临床合理用药、发挥最佳疗效、防治不良反应提供理论依据。

一、药物的基本作用

先导案例

2009 年 3 月，英国政府下属的药品和医疗产品管理中心（MHRA）发布了一项药品警示，让市民常吃的感冒药成了关注焦点：有 69 种常用感冒药都含有 15 种可能导致副作用的成分，可能“引发过敏反应、导致幻觉以及干扰睡眠等”，儿童服用甚至有死亡危险。MHRA 还称，有至少 5 名两岁以下儿童因过量服用此类感冒药而死亡，而且有超过 100 个出现有害反应的严重病例，在有些病例中，有些儿童不得不因为药物反应而入院接受治疗。

思考：为什么感冒药在治疗疾病的同时会引起死亡危险？如何减少危险的发生？

学习提示

常用感冒药成分包括：使鼻黏膜血管收缩的伪麻黄碱、麻黄素、去氧肾上腺素（新福林）、羟甲唑啉、塞洛唑啉；抗组胺剂——苯海拉明、氯苯那敏、异丙嗪、曲普利啶、苯茚胺；抑制咳嗽的右美沙芬、福尔可定；用于除痰的愈创甘油醚、吐根剂等。

在英国出现的儿童死亡案件中，主要是因为过量使用抗组胺药和麻黄素，前者会导致心律不齐、昏迷，后者会导致心跳加速和血压上升。

药物作用是指药物与机体细胞间的初始作用，有其特异性。如肾上腺素与肾上腺素受体相互反应，称为作用。药理效应是指继发于药物作用之后所引起机体器官原有功能的变化，是机体反应的表现，对不同脏器有其选择性。如肾上腺素所引起的血管收缩、血压上升，称为效应。但在实际应用中，药物作用与药物效应常相互通用。

药物种类繁多，作用各异，但基本作用是一致的，都是通过对机体器官原有生理、生化功能的改变而发挥作用。药物不能使机体产生新的功能，只能在机体原有的基础上加以调节，即药物对机体功能活动的影响可以表现为功能活动的增强或减弱。药物的基本作用可以归纳为两大方面。

1. 兴奋作用

使机体生理、生化功能增强的作用称为兴奋作用或亢进。如尼可刹米使呼吸频率加快、强心苷类药物使心肌收缩力加强等；凡能引起兴奋作用的药物称为兴奋药。

2. 抑制作用

使机体生理、生化功能减弱的作用称为抑制作用或麻痹。如西咪替丁减少胃酸的分泌、地西泮降低中枢神经系统的兴奋性，引起镇静催眠作用等；凡能引起抑制作用的药物称为抑制药。

兴奋作用和抑制作用在一定条件下可以互相转化。过度兴奋可转入衰竭，是另外一种性质的抑制。如中枢神经系统过度抑制可以导致惊厥，持续惊厥可以导致衰竭性抑制甚至死亡。

二、药物作用的主要类型

1. 按作用方式分

(1) 直接作用　又称为原发作用。如洋地黄被机体吸收后，直接作用于心脏，加强心肌收缩力，使慢性心功能不全病人的心输出量增加。

(2) 间接作用　是由直接作用所引起的，如洋地黄强心作用的结果是使肾血流量增加，尿量增多，使心脏性水肿减轻或消除。因此间接作用又称为继发作用。

2. 按作用部位分

(1) 局部作用　是指药物在吸收入血液前在用药部位的直接作用。如口服硫酸镁在肠道不易吸收可有导泻作用；在身体某个部位注射局部麻醉药可引起局部麻醉作用等。

(2) 吸收作用　是指药物从给药部位吸收入血后分布到各组织器官所发生的作用，也可称为全身作用。静脉注射硫酸镁可有抗惊厥作用；舌下含服硝酸甘油可治疗心绞痛等。

三、药物作用的选择性

机体的各组织器官对药物的敏感性是不一样的。选择性是指药物进入机体后只对少数组织或器官发生较明显的作用，而对其他组织或器官的作用不明显，或者完全没有作用。如强心苷类药物对心肌的作用明显，而对骨骼肌和平滑肌则没有作用。选择性高是由于药物与组织的亲和力大，且组织细胞对药物的反应性高。但选择性是相对的，而不是绝对的，这和用药剂量有关。小剂量只作用于个别组织器官，大剂量则能引起较多组织器官反应。如治疗量的洋地黄对心脏有较高的选择性，中毒量能影响中枢神经系统，出现中毒反应。但由于大多数药物都有各自的选择性作用，所以它们各有不同的适应证和毒性，这便构成了药物分类的依据和选择用药的基础。选择性高的药物大多数药理活性也较高，使用时针对性强，作用范围窄，不良反应较少。反之，选择性低的药物，使用时针对性不强，作用范围广，不良反应常较多。

知识应用

1. 药物作用特异性强与药物选择性高二者是否平行？
2. 广谱抗生素与窄谱抗生素比较哪个效果更好？
3. 药理效应与治疗效果有何不同？

四、药物作用的两重性

药物对机体既可呈现有利的防治作用，也可以引起有害的不良反应，这就是药物作用的两重性。药物既能治病也能致病。用药过程中要充分发挥药物的防治作用，避免或减少药物不良反应的发生。

1. 防治作用

(1) 预防作用　是指提前用药以防止疾病或症状发生的作用。如服用维生素 D 预防佝偻病、软骨症等。

(2) 治疗作用　是指符合用药目的，有利于防病、治病的作用。根据治疗作用的效果，可分为以下两点。

① 对因治疗。用药目的在于消除原发致病因子，彻底治愈疾病，称为对因治疗，或称治本，

例如抗生素消除体内致病菌。

②对症治疗。用药目的在于改善症状，减轻患者痛苦，称为对症治疗，或称治标。例如高热时使用解热镇痛抗炎药阿司匹林可缓解发热给患者带来的痛苦。虽然对症治疗未能根除病因，但在诊断未明或病因未明，暂时无法根治的疾病却是必不可少的。在某些重危急症如休克、惊厥、心力衰竭、高热、剧痛时，对症治疗可能比对因治疗更为迫切。故应急则治标，缓则治本、标本兼治。

相关链接

替代疗法

当人体内缺乏某种物质（如神经递质、内分泌激素等）达到一定程度而不能及时补偿时，则可引起疾病。如果我们通过人为地直接或间接地补充这种物质，就可改善或消除症状，从而达到治疗疾病的目的，这种治疗方法就叫替代疗法。例如，对于甲状腺功能低下（不论什么原因）的病人，可予以甲状腺素片口服，来补充体内甲状腺素的不足，从而改善和消除由于甲状腺功能低下所引起的临床症状。又如帕金森病患者，因黑质细胞的变性脱失而导致中枢神经系统多巴胺递质的生成减少，从而产生临床上一系列症状。由于多巴胺不能透过血脑屏障，因此不能直接口服或注射多巴胺来治疗，但可以口服易于透过血脑屏障的左旋多巴来治疗。左旋多巴在脑内经过脱羧酶的作用，转化为多巴胺，从而起到补充多巴胺的作用，以达到临床治疗帕金森病的目的。以上这两种治疗方法都属于替代疗法。在临床上的应用相当广泛。

2. 不良反应

凡不符合用药目的并为病人带来不适或痛苦的反应统称为药物不良反应。多数不良反应是药物固有效应的延伸，在一般情况下是可以预知的，但不一定是可以避免的。少数较严重的不良反应是较难恢复的，称为药源性疾病，例如庆大霉素引起的神经性耳聋，肼屈嗪引起的红斑性狼疮等。

不良反应是非期望的药物作用，可分为以下几类。

（1）副反应　指在治疗剂量下出现的与用药目的无关的作用。由于药理效应选择性低，涉及多个效应器官，当某一效应用作治疗目的时，其他效应就成为副反应（通常也称副作用）。随着治疗目的的不同，治疗作用与副作用有时可以相互转化。例如阿托品用于解除胃肠痉挛时，将会引起口干、心悸、便秘等副反应；相反，在麻醉前给药时，减少呼吸道分泌物即成为其治疗作用。副反应是在常用剂量下发生的，是药物固有作用，一般不太严重，事前可以预知并通过采取相应措施和合并用药是可以减轻的，但是难以避免的。

（2）毒性反应　是指用药剂量过大或用药时间过长，药物在体内蓄积过多而发生的危害性反应，一般比较严重，但是可以预知也是应该避免发生的不良反应。急性毒性多损害循环、呼吸及神经系统功能，慢性毒性多损害肝、肾、骨髓、内分泌等功能。如一次大剂量服用催眠药可导致昏睡、呼吸抑制甚至死亡。长期使用抗癫痫药苯妥英钠、苯巴比妥和抗肿瘤药甲氨蝶呤、阿糖胞苷、氟尿嘧啶以及阿司匹林等药时，可导致巨幼红细胞贫血。致癌、致畸胎、致突变三致反应也属于慢性毒性范畴。企图增加剂量或延长疗程以达到治疗目的是有限度的，过量用药是十分危险的。毒性反应通常与药物的剂量和用药时间有关，在临床用药时，应当注意掌握用药剂量和间隔时间，以便防止毒性反应的发生。

（3）后遗效应　是指停药后血药浓度已降至阈浓度以下时残存的药理效应。例如长期应用肾上腺皮质激素停药后肾上腺皮质功能低下数月内难以恢复；睡前服用巴比妥类药物，次日清晨仍有乏力和困倦现象等。

（4）停药反应　指患者长期服用某种药物，一旦突然停药后原有病情恶化，包括反跳现象和停药症状。反跳现象指突然停药后使原有病症加重，例如长期服用可乐定降血压，停药次日血压将激烈回升。停药症状是指突然停药后，除反跳现象外，还出现原有疾病所没有的症状，如糖皮质激素突然停药出现肌痛、肌强直、关节痛、疲乏无力、情绪消沉等症状。因此，对有停药反应的药物，如需长期应用不可突然停药，应该逐渐减量，以免发生严重的停药反应。

（5）变态反应　指机体受药物刺激后发生的异常免疫反应，也称为过敏反应。常见于过敏体质病人。临床表现各药不同，各人也不同。反应性质与药物原有效应无关，用药理拮抗药解救无效。反应严重程度差异很大，与剂量也无关，不易预知。结构相似的药物可有交叉过敏反应。常见表现有皮疹、发热、血管神经性水肿、哮喘及血清病样反应，最严重的表现为肝肾功能损害、过敏性休克等。可能只有一种症状，也可能多种症状同时出现。停药后反应逐渐消失，再用时可能再发。致敏物质可能是药物本身，可能是其代谢物，也可能是药剂中的杂质。临床用药前常做皮肤过敏试验，但仍有少数假阳性或假阴性反应。可见这是一类非常复杂的药物反应。如青霉素引起的过敏性休克（呼吸困难、血压下降、昏迷）。

（6）特异质反应 少数特异体质病人对某些药物反应特别敏感，反应性质也可能与常人不同，但与药物固有药理作用基本一致，反应严重程度与剂量成比例，药理拮抗药救治可能有效。这种反应是免疫反应，故不需预先敏化过程。引起特异质反应的原因可能与先天性遗传异常有关。例如对骨骼肌松弛药氯琥珀胆碱特异质反应是由于先天性血浆胆碱酯酶缺乏。红细胞内先天性缺乏葡萄糖-6-磷酸脱氢酶（G-6-PD）的患者，在服用伯氨喹后，易发生急性溶血性贫血和高铁血红蛋白血症。

（7）继发反应 是指患者治疗作用所引起的不良后果，又称为治疗矛盾。如长期使用广谱抗生素，可使肠道菌群共生状态遭到破坏，敏感菌被抑制，耐药菌乘机繁殖，引起真菌或耐药菌继发性感染，即二重感染。多见于老、幼、体弱、抵抗力低的患者，使用广谱抗生素时较易发生难辨梭状芽孢杆菌肠炎、霉菌性肠炎、口腔霉菌感染、白色念珠菌阴道炎等。

相关链接

药源性疾病

药源性疾病又称为药物诱发性疾病，是人类在预防、治疗或诊断疾病中，因药物或药物之间的相互作用而引起的与治疗目的无关的不良反应，致使机体某（几）个器官或局部组织产生功能或器质性损害而出现的一系列临床症状与体征。它不仅包括药物在正常用法及用量情况下所产生的不良反应，而且还包括由于超量、误服、错误应用以及不正常使用药物等情况而引起的疾病。药源性疾病分类就病因学而言，可分为两种基本类型：①a型药物不良反应。由药物本身或其代谢物引起，是由药物的固有作用增强和持续发展的结果。其特点是剂量依赖性、能够预测，发生率较高但死亡率较低。②b型药物不良反应。即与药物固有作用无关的异常反应，主要与人体的特异体质有关。其特点是与用药剂量无关，难以预测，常规的毒理学筛选不能发现，发生率低但死亡率高。

五、药物的构效关系和量效关系

先导案例

药物在研究和应用的过程中，常会出现一些影响药物发挥应有作用或影响药物应用的因素。如影响药物的吸收，导致生物利用度低，或由于化学结构的特点引起代谢速度过快或过慢等情况；也会由于药物作用的特异性不高，产生毒副作用；还有一些其他原因，如化学的不稳定性、溶解性能差、有不良的气味或味道、对机体产生刺激性或疼痛等。

那么，药物的化学结构与药效存在怎样的关系？

学习提示

药物的化学结构修饰是基于药物原有基本化学结构，仅对其中某些官能团进行化学修饰，通过修饰可能会改变原有的理化性质，在临床应用上有极其重要的作用。

1. 药物的构效关系

药物的化学结构与药效之间的关系，简称构效关系。根据药物化学结构对生物活性的影响程度，或根据作用方式，可以把药物分成两种类型，即非特异性结构药物和特异性结构药物。前者的药理活性与化学结构类型的关系较少，主要受药物的理化性质影响。大多数药物属于后一种类型，其药理作用与化学结构相关联，并与受体的相互作用有关。药物的结构与药理活性或毒性有关。化学结构相似的药物可通过同一机制发挥作用，引起相似或相反的效应。药物结构的改变，包括其基本骨架、侧链长短、立体异构（手性药物）、几何异构（顺式或反式）的改变可以影响药物的理化性质，进而影响药物的体内过程、药效乃至毒性。一般说，结构类似的化合物能与同一受体或酶结合，产生激动作用。取代基团渐增大，内在活性渐减弱，变成部分激动剂或拮抗剂。如己烯雌酚的化学结构简单，但其立体构象与雌二醇相似，也具有雌激素样作用。有时药物的结构式相同，但不同的光学异构体其药理作用不同。如奎宁为左旋体有抗疟作用，而其右旋体奎尼丁具有抗心律失常作用。左旋的氯霉素具有抗菌作用，而消旋的氯霉素抗菌效力为左旋氯霉素的一半。了解药物的构效关系有利于深入认识药物的作用，更好地指导临床合理用药。

2. 药物的量效关系

药物的效应与剂量关系密切。在一定剂量范围内，药物效应随着剂量的增加而增强，这种剂量与效应之间的关系称为药物剂量效应关系，简称量效关系。通过量效关系的研究，可以定量分析和阐明药物剂量与效应之间的规律，为临床合理安全用药提供科学依据。

药物的量效关系可以用量效曲线来表示，即以药物效应强度为纵坐标，以药物剂量或药物浓度为横坐标作图则得到量效曲线图。根据所观察的药理效应指标不同，可将量效关系分为量反应和质反应两种类型。

（1）量反应　效应的强弱呈连续增减的变化，可用具体数量或最大反应的百分数表示者称为量反应，例如血压、心率、尿量、血糖浓度等。以药物的剂量或浓度为横坐标，以效应强度为纵坐标作图可获得一先陡后平的直方双曲线如图 1-1(a) 所示。如将药物剂量或浓度改用对数值作图则呈典型的对称 S 形曲线如图 1-1(b) 所示，这就是通常称为量反应的量效曲线。

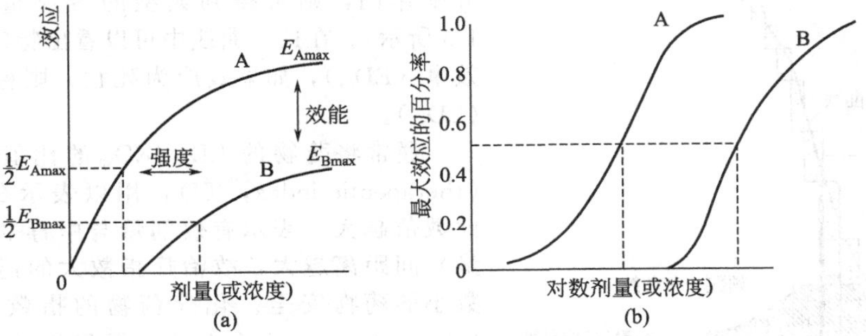

图 1-1　量反应的量效关系曲线

从量反应的量效曲线可以看出下列几个特定位点。

① 最小有效量或最低有效浓度。即刚能引起最小效应的最小药量或最小有效浓度，亦称阈剂量或阈浓度。

② 半数有效剂量或浓度（median effective dose，ED_{50} 或 EC_{50}）。是指能引起 50% 最大效应（E_{max}）的剂量或浓度。如果效应指标为中毒或死亡则可以改用半数中毒剂量（TD_{50}）、半数中毒浓度（TC_{50}）或半数致死剂量（LD_{50}）、半数致死浓度（LC_{50}）表示。

③ 效能（efficacy）。随着剂量或浓度的增加，药物效应也增加，当效应增加到一定程度后，若继续增加药物浓度或剂量而其效应不再继续增加，称为最大效能，它反映药物本身的内在活性。

④ 效价强度（potency）。简称效价，是指能引起等效反应（一般采用 50% 效应量）的相对浓度或剂量，其值越小则表示强度越大，它反映药物与受体的亲和力。

效价强度和效能的概念有明显区别，如图 1-2 所示，环戊氯噻嗪、氢氯噻嗪和呋塞米都是利尿剂，从强度来看，这三种药物的等效剂量分别为 0.6mg、30mg 及 90mg，前两种药物的强度大于后者；从效能来看，前两种药物的最大效应明显小于后者。由此可见，药物的强度和效能不一定一致。在临床应用时，需对同类药中各药的效价和效能进行综合考虑和比较。强度高的药物用量小，

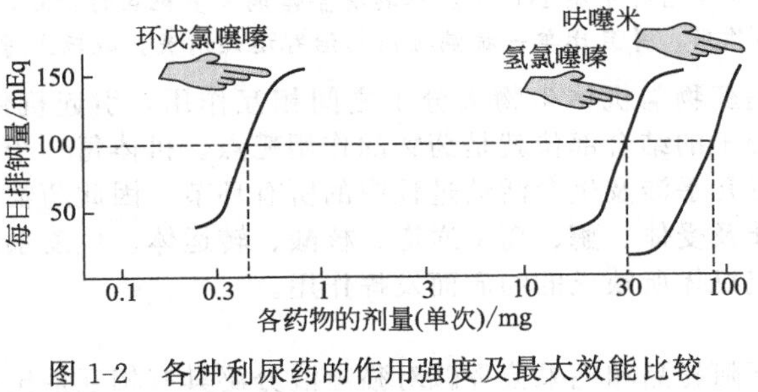

图 1-2　各种利尿药的作用强度及最大效能比较

而效能高的药物效应强，各有特点。一般说来，药物的效能更为重要，因为效能高的药物会比效能低的药物取得更好的治疗效果。当然药物的价值除了效价和效能之外，还必须结合其安全范围进行综合分析，才能作出科学评价。

知识应用

理解效能和效价的临床意义

某药A其药品说明书上表明在同类药中效能最高，某药B其药品说明书中表明在同类药物中效价最高，它们分别表明的意义是什么？对临床选药有何指导意义？

（2）质反应　如果药理效应不是随着药物剂量或浓度的增减呈连续性量的变化而表现为反应性质的变化，则称为质反应。质反应以阳性或阴性、全或无的方式表现，如死亡、睡眠、麻醉、惊厥等。在实际工作中，常常将实验动物分组，以阳性反应百分率为纵坐标，以剂量或浓度为横坐标作图，也可得到与量反应相似的曲线。如果按照药物浓度或者剂量的区段出现阳性反应频率作图得到呈常态分布曲线。如果按照剂量增加累计阳性反应百分率作图，则可得到典型的S形量效曲线（如图1-3所示）。在这一曲线中可以看出特定的点为半数有效量（ED_{50}），如果效应为死亡，则称为半数致死量（LD_{50}）。

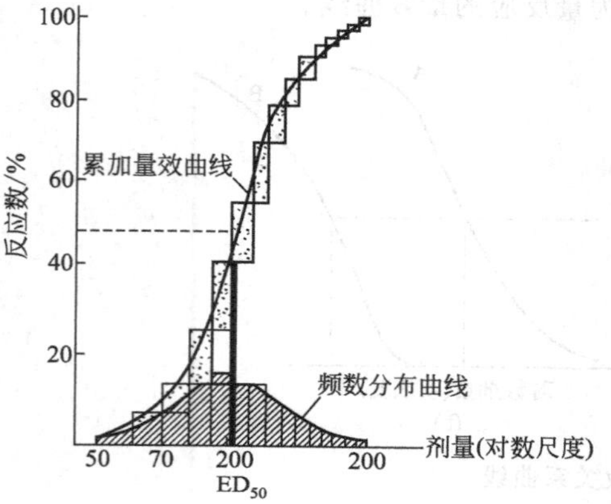

图1-3　质反应的量效关系曲线

通常将药物的 LD_{50}/ED_{50} 的比值称为治疗指数（therapeutic index，TI），用以表示药物的安全性，此数值越大，表示有效剂量与中毒剂量（或致死剂量）间距离越大，故治疗指数大的药物相对治疗指数小的药物安全。化疗药物的指数又称化疗指数（chemotherapeutic index）。但仅以治疗指数来评价药物的安全性，并不完全可靠。如某药的ED和LD两条曲线的首尾有重叠，即有效剂量与其致死剂量之间有重叠。因此，通常用安全指数（safety index，SI）和安全范围（safety margin，SM）来评价药物的安全性。$SI=LD_5/ED_{95}$，安全范围是指最小有效量和中毒量之间的距离。为了保证临床用药安全，用药时必须一并考虑其治疗指数及安全范围的大小。

六、药物的作用靶点

先导案例

中国卫生部消息，专利创新中药莲花清瘟胶囊抗甲型H1N1流感病毒临床与实验研究均取得重大突破，结果表明该药对甲型H1N1流感病毒具有明确作用，且疗效优于达菲。临床试验表明，莲花清瘟胶囊治疗指数高于达菲1倍左右。平均退热时间短于达菲，治疗费用仅为达菲的八分之一。充分体现了中医药在抗甲型H1N1流感方面的独特优势。

学习提示

相比抗病毒药物，中药对于治疗甲型H1N1流感具有整体调节多靶点的特点，不仅能退热消炎抗病毒，而且具有提高人体免疫机能的作用，并且比单一抗病毒药物治疗退热消炎，减轻上呼吸道症状更具有优势。

大多数药物的作用是药物与机体生物大分子之间相互作用，引起机体生理生化功能改变的结果。药物与机体生物大分子的结合部位就是药物的作用靶点。机体每一个细胞都有其复杂的生命活动过程，药物的作用靶点几乎涉及生命活动过程中的所有环节，因此药物的作用机制十分复杂。目前已知药物的作用靶点涉及受体、酶、离子通道、核酸、转运体、免疫系统、基因等。此外，有些药物通过理化作用或补充机体所缺乏的物质而发挥作用。

1. 受体

1878年Langley根据阿托品和毛果芸香碱对猫唾液分泌具有相互拮抗作用这一现象首次提出受

体的概念。1909 年 Ehrlich 提出受体这一名词，同时指出只有药物与受体结合后才能产生作用。现有药物中，以受体为作用靶点的药物超过 50%，是最主要和最重要的作用靶点。

2. 酶

酶是由活细胞合成的对特异底物高效催化的蛋白质，是体内生化反应的重要催化剂。由于酶参与一些疾病的发病过程，在酶催化下产生一些病理反应介质或调控因子，因此酶成为一类重要的药物作用靶点。有些药物以酶为作用靶点，对酶产生激活、诱导、抑制或复活作用。例如，抗消化性溃疡药奥美拉唑通过抑制胃黏膜的 H^+，K^+-ATP 酶，产生抑制胃酸分泌的作用。

3. 离子通道

离子通道是细胞膜上的蛋白质小孔，属于跨膜的生物大分子，具有离子泵的作用，可选择性地允许某种离子出入。离子经过通道内流或外流跨膜转运，能迅速改变细胞功能，引起神经兴奋、心血管收缩或腺体分泌，成为生命活动的重要过程，以此调节多种生理功能。现有药物主要以 K^+、Na^+、Ca^{2+}、Cl^- 等离子通道为作靶点。例如抗高血压药中的血管扩张剂尼可地尔、吡那地尔等，作用机制是 K^+ 通道的开放，致使 K^+ 外流增加，导致细胞膜超极化，阻止 Ca^{2+} 内流，促进 Na^+-Ca^{2+} 交换导致 Ca^{2+} 外流，增加钙储池中的膜结合 Ca^{2+}，最终使细胞内的 Ca^{2+} 量降低，血管平滑肌松弛，外周阻力减少，血压下降。

4. 转运体

转运体是存在于细胞膜上的蛋白质成分，能促进内源性递质或代谢产物的转运过程。有些药物可通过对某种转运体的抑制作用而产生效应，例如丙磺舒竞争性抑制肾小管对弱酸性代谢产物的主动转运，抑制原尿中尿酸再吸收，用于治疗痛风。

5. 免疫系统

正常免疫反应是机体消除入侵微生物和自身变异肿瘤细胞的重要机制。某些药物本身就是免疫系统中的抗体（如丙种球蛋白）或抗原（疫苗）。免疫抑制剂可用于抑制器官移植后的排异反应。免疫增强剂多作为辅助治疗药物用于免疫缺陷疾病如艾滋病、慢性感染及恶性肿瘤等。

6. 基因

近年来，随着基因研究的深入，人类基因组计划的实施，某些疾病的相关基因陆续被找到。现发现高血压、冠心病、糖尿病等都跟基因有关。基因治疗是指通过基因转移方式将正常基因或其他有功能的基因导入体内，并使之表达以获得治疗。

7. 其他

有些药物通过简单的物理化学作用，如酸碱中和反应、渗透压改变、氧化还原（自由基清除）等改变机体内环境。还有些药物补充机体所缺乏的物质，如维生素、微量元素等。

相关链接

靶向药物

靶向药物是目前最先进的用于治疗癌症的药物，是随着当代分子生物学、细胞生物学的发展产生的高科技药物。靶向药物与常规化疗药物最大的不同在于其作用机理。常规化疗药物通过对细胞的毒害发挥作用，由于不能准确识别肿瘤细胞，因此在杀灭肿瘤细胞的同时也会殃及正常细胞，所以产生了较大的毒副作用。而靶向药物是针对肿瘤基因开发的，它能够识别肿瘤细胞上由肿瘤细胞特有的基因所决定的特征性位点，通过与之结合（或类似的其他机制），阻断肿瘤细胞内控制细胞生长、增殖的信号传导通路，从而杀灭肿瘤细胞、阻止其增殖。由于这样的特点，靶向药物不仅效果好，而且副作用要比常规的化疗方法小得多。使用靶向药物的治疗方法称为“靶向治疗”。

七、药物的作用机制

先导案例

感冒是一种常见疾病，有头疼、咳嗽、鼻塞、流涕、食欲减退、周身酸痛等不同症状。目前市面上的感冒药物也是琳琅满目。常用感冒药有白加黑、感冒通、康必得、感康、日夜百服宁、泰诺、海王银得菲、快克等。感冒药是如何缓解症状的？

学习提示

感冒，是一种自愈性疾病，分为普通感冒和流行感冒。普通感冒，是由多种病毒引起的一种呼吸道常见病，其中30%～50%是由某种血清型的鼻病毒引起。流行性感冒，是由流感病毒引起的急性呼吸道传染病。病毒存在于病人的呼吸道中，在病人咳嗽、打喷嚏时经飞沫传染给别人。

药物的作用机制（mechanism of drug action）是药效学研究的重要内容，研究药物的作用部位、产生何种效应和如何产生这些效应。有助于阐明药物治疗作用和不良反应的本质，以便进一步提高药物疗效而减少不良反应。药物品种繁多，化学结构和理化性质各异，但其对机体发挥的作用，都是干扰和参与机体内在的各种生理或生化过程的结果。因此其作用机制也是多种多样的，可归纳为以下几种方式。

1. 非特异性作用机制

药物的非特异性作用机制主要与药物的理化性质如解离度、溶解度、表面张力等有关；而与它们的化学结构关系不大，故其作用机制比较简单。如药物通过简单的化学反应和物理作用，改变细胞周围环境的理化性质而产生药理效应。抗酸药中和胃酸以治疗胃、十二指肠溃疡，甘露醇在肾小管内提升渗透压而利尿。消毒防腐药对蛋白质的变性作用，只能用于体外杀菌或防腐，不能内用。一些麻醉催眠药（包括乙醇）对细胞膜脂质结构有扰乱作用，因此对各种细胞均有抑制作用，只是中枢神经系统较敏感罢了。

2. 特异性作用机制

（1）参与或干扰细胞代谢　补充生命代谢物质以治疗相应缺乏症的药例很多，如铁盐补血、胰岛素治糖尿病、维生素D治疗佝偻病等。有些药物化学结构与正常代谢物非常相似，在体内干扰机体正常生化代谢过程而起作用，如5-氟尿嘧啶结构与尿嘧啶相似，掺入癌细胞DNA及RNA中干扰蛋白质合成而发挥抗癌作用。

（2）影响自体活性物质的分泌与释放　激素、神经递质、自体活性物质在维持和调整机体生理功能方面起了重要作用。如麻黄碱促进肾上腺素能神经末梢释放去甲肾上腺素，而发挥平喘等作用；大剂量碘剂可抑制甲状腺激素的分泌，起到抗甲状腺作用。

（3）对体内酶活性的影响　酶的品种很多，在体内分布极广，参与所有细胞的生命活动，而且极易受各种因素的影响，是药物作用的一类主要对象。多数药物能抑制酶的活性，如新斯的明抑制胆碱酯酶，用于治疗重症肌无力；奥美拉唑抑制胃黏膜H^+，K^+ ATP酶，抑制胃酸分泌，治疗胃、十二指肠溃疡；阿司匹林抑制环氧酶，具有解热、镇痛、抗炎抗风湿作用。而有些药本身就是酶，如胃蛋白酶。

（4）作用于细胞膜的离子通道　细胞膜上无机离子通道控制Na^+、Ca^{2+}、K^+、Cl^-等离子跨膜转运，某些药物可以直接对其作用，而影响细胞功能。如奎尼丁可阻滞钠通道，发挥抗心律失常作用；硝苯地平阻滞血管平滑肌的钙通道，产生扩血管作用等。

（5）影响核酸代谢　核酸（DNA及RNA）是控制蛋白质合成及细胞分裂的生命物质。许多抗癌药是通过干扰癌细胞DNA或RNA代谢过程而发挥疗效的。许多抗生素（包括喹诺酮类）也是作用于细菌核酸代谢而发挥抑菌或杀菌效应的。

（6）影响免疫功能　除免疫血清及疫苗外，免疫增强药（如左旋咪唑）及免疫抑制药（如环孢素）通过影响免疫机制发挥疗效。某些免疫成分也可直接入药。

（7）作用于受体　很多药物是通过与机体中相应的受体结合而发挥作用的。

八、药物与受体

1. 受体的概念和特性

（1）受体的概念　受体（receptor）是存在于细胞膜上、细胞质或细胞核中的大分子物质，能识别并特异性与神经递质、激素、自身活性物质及药物发生结合，产生特定的生物效应。配体（ligand）是指能与受体特异性结合的物质，有内源性配体和外源性配体。受体均有其相应的内源性配体，包括神经递质、激素和自身活性物质等；外源性配体主要是药物。配体仅与受体中的一小部分结合，该结合部位称为受点（receptive point）或活性中心（active center）。

（2）受体的特性

① 灵敏性。受体只需与很低浓度的配体结合就能产生显著的效应。

② 特异性。一种特定受体只与它的特定配体结合，产生特异的生物效应。

③ 饱和性。由于受体数目是有限的，它能结合配体的量也是有限的，因此受体具有饱和性。当药物达到一定浓度后，其效应不会随着浓度的增加而继续增加。作用于同一受体的配体之间存在竞争抑制现象。

④ 可逆性。药物与受体的结合是可逆的，药物受体复合物解离释放出的药物为原来形式，且药物与受体的结合可被其他特异性的药物置换。

⑤ 多样性。同一类型受体可广泛分布到不同的细胞而产生不同的效应。如肾上腺素受体可分为 α_1、α_2、β_1、β_2 等亚型，各有其特定的分布部位和功能。受体多样性是受体亚型分类的基础，受体受生理、病理及药理因素调节，经常处于动态变化之中。

2. 作用于受体的药物分类

药物与受体结合后，产生相互作用而启动一连串生理、生化反应，引起药理效应，必须具备两个条件：一是药物与受体相结合的能力，即亲和力（affinity）；二是药物与受体结合后激活受体，产生效应的能力，即内在活性（intrinsic activity）。

根据药物与受体结合后所产生的效应不同，习惯上将作用于受体的药物分为激动药、拮抗药（阻断药）和部分激动药三类。

（1）激动药　是药物与受体结合既有强大的亲和力又有明显的内在活性的药物，它们与受体结合并激动受体而产生效应。如肾上腺素是 α 和 β 受体的激动药。

（2）拮抗药　是能与受体结合，具有较强的亲和力而几乎没有内在活性的药物。它们本身不产生作用，但因占据受体而拮抗激动药的效应。如普萘洛尔是 β 受体的结抗药。根据拮抗药与受体结合是否具有可逆性而将其分为竞争性拮抗药（competitive antagonist）和非竞争性拮抗药（noncompetitive antagonist）。

① 竞争性拮抗药。能与激动药竞争相同受体，其与受体结合是可逆的。激动药在有竞争性拮抗药的作用下，其量效曲线平行右移，但最大效应不变［如图 1-4(a) 所示］，可通过增加激动药的浓度达到其原来的最大效应。

② 非竞争性拮抗药。与受体结合非常牢固，与激动药合并用时，可使亲和力与活性均降低，即不仅使激动药的量效曲线右移，而且也降低其最大效能。即使增加激动药的浓度也不能达到其原来的最大效应［如图 1-4(b) 所示］。

（3）部分激动药　药物与受体结合有一定的亲和力，也有较弱的内在活性，单独应用时，能激动受体，产生较弱的效应，但与激动药合用时往往出现拮抗作用。如喷他佐辛当单独应用时表现出激动阿片受体为主的较弱镇痛效应；当与阿片受体激动药吗啡合用时，它可以表现出拮抗吗啡与受体结合所产生的镇痛效应，为阿片受体的部分激动药。

3. 受体的调节

受体虽然是遗传获得的固有蛋白，但并不是固定不变的，而是经常代谢处于动态平衡状态，其数目、亲和力和效应力方面经常受到各种生理、病理或药理等因素的影响而发生变化。包括向上调节和向下调节。

（1）向上调节（up regulation）　受体数目增加、亲和力增加或效应力增强称为向上调节。如长期使用受体拮抗药，可使受体数目增加。向上调节的受体对配体非常敏感，效应增强，此现象称为受体超敏性。这是造成某些药物长期使用而突然停药后出现“反跳”现象的原因之一。

（2）向下调节（down regulation）　受体数目减少、亲和力减低或效应力减弱称为向下调节。

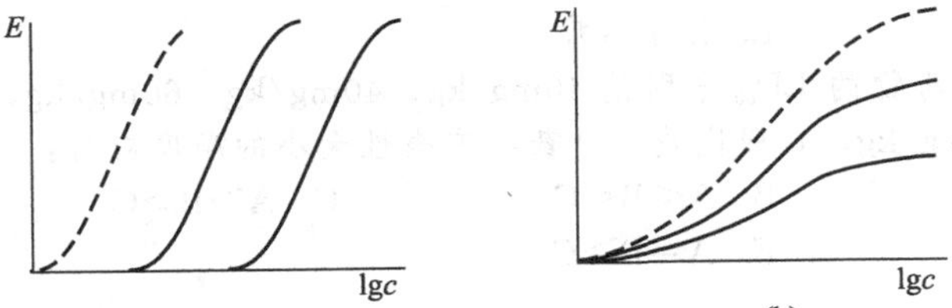

图 1-4　竞争性拮抗作用与非竞争性拮抗作用比较

如长期使用受体激动药，可使受体数目减少。向下调节的受体对配体反应迟钝，效应减弱，此现象称为受体脱敏。这是造成某些药物长期使用后产生耐受性的原因之一。

自我提高

一、单选题

1. 药物作用的概念是：
   A. 药物具有杀灭或抑制病原体作用
   B. 药物引起机体生理生化功能或形态的变化
   C. 药物对机体器官的兴奋或抑制作用
   D. 药物对不同脏器组织的选择性作用
   E. 药物具有的特异性或非特异性作用
2. 受体激动药的特点是：
   A. 对受体有亲和力，有内在活力　B. 对受体无亲和力，有内在活力
   C. 对受体有亲和力，无内在活力　D. 对受体无亲和力，无内在活力
   E. 促使传出神经末梢释放递质
3. 药物的半数有效量（ED_{50}）是指：
   A. 达到有效浓度一半的剂量　B. 与一半受体结合的剂量
   C. 一半动物出现效应的剂量　D. 引起一半动物死亡的剂量
   E. 一半动物可能无效的剂量
4. 药物与受体结合后，可能激动受体，也可能阻断受体，取决于：
   A. 效价强度　B. 剂量大小　C. 功能状态
   D. 有否内在活性　E. 效能高低
5. 药物的安全范围是：
   A. ED_{95}与LD_5之间的距离　B. ED_{50}与LD_{50}之间距离
   C. 最小有效量与最小中毒量之间的距离　D. 最小有效量与最大有效量之间的距离
   E. ED_5与LD_{95}之间的距离
6. 以下有关不良反应的论述不正确的是：
   A. 副反应是难于避免的　B. 变态反应与药物剂量无关
   C. 有些不良反应可在治疗作用的基础上继发　D. 毒性作用只有在超剂量下才发生
   E. 有些毒性反应停药后仍可残留
7. 副反应是在哪种剂量下产生的不良反应：
   A. 最小有效量　B. 治疗剂量　C. 大剂量
   D. 阈剂量　E. 与剂量无关
8. 吗啡用于镇痛属于：
   A. 对因治疗　B. 对症治疗　C. 局部作用
   D. 间接作用　E. 补充治疗
9. 青霉素治疗肺部感染属于：
   A. 对因治疗　B. 对症治疗　C. 替代治疗
   D. 间接作用　E. 补充治疗
10. A、B、C三个药物的LD_{50}分别是40mg/kg、40mg/kg、60mg/kg，ED_{50}分别是10mg/kg、20mg/kg、20mg/kg，口服比较三个药物安全性大小的顺序应为：
    A. A＞C＞B　B. A＜B＜C　C. A＞B＞C
    D. A＞B＝C　E. A＝B＞C

二、多选题

1. 药物不良反应包括：
   A. 副反应　B. 毒性反应　C. 后遗效应

D. 停药反应　　E. 变态反应

2. 关于效价强度的概念正确的是：

A. 药物产生最大效应的能力　　B. 达到一定效应所需的剂量

C. 反映药物本身的内在活性　　D. 反映药物与受体的亲和力

E. 药物达到最大效应时的剂量

3. 属于“量反应”的指标有：

A. 心率增减的次数　　B. 死亡或生存的动物数

C. 惊厥和不惊厥的个数　　D. 血压升降的千帕数

E. 尿量增减的毫升数

4. 有关量效关系的认识中正确的是：

A. 药物效应的强弱与剂量有关

B. 量效曲线可以反映药物的效能和强度

C. 药物作用的强弱可以用效价来表示

D. 效价是指产生一定效应所需药物的剂量的大小

E. 效能是临床较为常用的衡量药物作用强度的指标

5. 受体的共同特征是：

A. 与配体结合具有饱和性　　B. 与配体结合具有专一性

C. 与配体结合是可逆的　　D. 与配体之间具有高亲和力

E. 效应的多样性

6. 药物的作用机制包括：

A. 对酶的影响　　B. 影响生理物质转运

C. 影响核酸代谢　　D. 参与或干扰细胞代谢

E. 作用于细胞膜的离子通道

7. 评价药物安全性的指标包括：

A. LD_{50}　　B. ED_{50}

C. LD_{50}/ED_{50}　　D. TD_{5}～ED_{95}间的距离

E. LD_{50}～ED_{50}间的距离

8. 部分激动药是：

A. 具有激动药与拮抗药两重特性

B. 与激动药共存时（其浓度未达到E_{max}时），其效应与激动药拮抗

C. 量效曲线高度（E_{max}）较低

D. 内在活性较大

E. 与受体结合亲和力小

参考答案

一、单选题　1. B　2. A　3. C　4. D　5. A　6. D　7. B　8. B　9. A　10. A

二、多选题　1. ABCD　2. BD　3. ACE　4. ABCDE　5. ABCDE　6. ABCDE　7. CD　8. ABCD

项目二　药物代谢动力学

学习目标

知识目标：掌握药物的体内过程及其影响因素。

熟悉药物跨膜转运的主要方式及其影响因素。

熟悉药物代谢动力学的一些基本概念及其临床意义。

能力目标：能够解释首关消除、药酶诱导剂和抑制剂、生物利用度、半衰期的概念。

能够解释临床用药中采用负荷剂量的目的。

药物代谢动力学，简称为药动学，是研究药物体内过程及体内药物浓度随时间变化的规律。药物在体内虽然不一定集中分布于靶器官，但在分布达到平衡后药理效应强弱与药物血浆浓度成比例。可以利用药动学规律科学地计算药物剂量以达到所需的血药浓度并掌握药效的强弱久暂，以获得较好的疗效，减少不良反应。

一、药物的转运

先导案例

某人过量服用苯巴比妥（酸性药）中毒，有何办法加速脑内药物排至外周，并从尿内排出。

某病人病情危急，需立即达到稳态浓度以控制病情，应如何给药？

药物进入机体产生药理效应，为何又会逐渐失去作用呢？

学习提示

解救处理：

①急性中毒者人工呼吸、给氧等支持治疗。②服药5～6h内的中毒者立即洗胃。③应用利尿剂，加速毒物排泄。

药物在体内主要包括药物的吸收、分布、代谢和排泄过程。这些过程必须通过各种具有脂类性质的生物膜（包括细胞膜和各种细胞器膜），称此为药物的跨膜转运。药物的转运方式主要有被动转运和主动转运两种。

1. **被动转运**（passive transport）

被动转运是指药物依赖于膜两侧的浓度差，从高浓度一侧向低浓度一侧转运，当细胞膜两侧药物浓度达到平衡时，转运即停止。其特点是不消耗能量，且无饱和性。绝大多数药物的转运属于被动转运。被动转运分为以下几种类型。

（1）简单扩散（simple diffusion） 简单扩散又称为脂溶扩散（lipid diffusion），是指脂溶性药物通过溶于膜中的脂质而进行的转运。多数药物按简单扩散机制进入体内。扩散速度除取决于膜的性质、面积及膜两侧的浓度差外，还与药物的理化性质有关，分子量小（200Da以下）、脂溶性大（油水分布系数大）、极性小的（不易离子化的）药物较易通过。药物多是弱酸性或弱碱性的有机化合物，其离子化程度由其 pK_a（酸性药物解离常数的负对数值）及其所在溶液的pH而定，这是影响药物跨膜被动转运、吸收、分布、排泄的一个可变因素。

（2）滤过扩散（filtration diffusion） 滤过扩散又称为水溶性扩散，是指直径小于膜孔的水溶性小分子药物，借助膜两侧的流体静压和渗透压差被水携带到低压一侧的过程。如水、乙醇、乳酸等水溶性物质，O_2、CO_2 等气体分子也可通过膜孔滤过扩散。细胞膜的膜孔较小，只有小分子药物可以通过；毛细血管壁的膜孔较大，多数药物可以通过；肾小球的膜孔更大，药物及其代谢产物均可以通过肾小球滤过而排泄。

（3）易化扩散（facilitated diffusion） 易化扩散又称为载体转运，是靠载体顺浓度梯度跨膜转运的方式，其特点是不需要能量，有较高的特异性，并有竞争性抑制现象。如葡萄糖和氨基酸的吸收，其吸收速度较快。

2. **主动转运**（active transport）

主动转运是指药物逆着生物膜两侧的浓度差，从低浓度一侧向高浓度一侧转运。其特点是需要特殊的载体，且消耗能量，转运过程中有饱和现象和竞争性抑制现象。属于主动转运的药物并不多，主要在肾小管、神经元及肝细胞中进行。如药物自肾小管分泌排泄过程属于主动转运。

相关链接

pK_a 值

pK_a 值：是药物50%解离时溶液的pH值。

弱酸性药物在酸性环境下不易解离，在碱性环境下易解离。而弱碱性药物则相反，在酸性环境下易解离，在碱性环境中不易解离。

多数药物是弱有机酸或弱有机碱，药物在体液中可部分解离。解离型极性大，脂溶性小，难以扩散；而非解离型极性小，脂溶性大，容易扩散。

二、药物的体内过程

先导案例

美国加州一位吸毒的年轻母亲最近被法庭宣判有罪，她的主要罪名并非吸毒藏毒，而是谋杀。原因是她仅3个月大的儿子在家中突然死亡，法医最初的结论为，死因是新生儿综合征，但是后来经过解剖得出新的结论：孩子死于甲基苯丙胺（中枢兴奋药）中毒。可是，一个新生儿怎么会接触甲基苯丙胺呢？

学习提示

甲基苯丙胺即冰毒，属兴奋剂，因其原料外观为纯白结晶体，晶莹剔透，故被吸毒、贩毒者称为“冰”(ice)。由于它的毒性剧烈，人们便称之为“冰毒”。该药小剂量时有短暂的兴奋抗疲劳作用，故其丸剂又有“大力丸”之称。

药物的体内过程是机体对药物的处置过程，包括吸收、分布、代谢（生物转化）和排泄。

1. **吸收**（absorption）

药物吸收是指药物自体外或给药部位经过细胞组成的屏蔽膜进入血液循环的过程。药物只有经吸收后才能发挥全身作用。有些用药只要求产生局部作用，则不必吸收，如皮肤、黏膜的局部用药。某些只需在肠腔内发挥作用的药，如抗酸药和轻泻药，虽然是口服给药，也无需吸收。但即使是这些情况，药物仍可能被吸收而产生吸收作用。吸收的速度和程度直接影响着药物起效的快慢和作用的强度。不同给药途径有着不同的药物吸收过程和特点。

（1）胃肠道给药　口服（per os）是最常用的给药途径，因为给药方便，大多数药物能充分吸收。胃肠道的广泛吸收面、内容物的拌和作用以及小肠内适中的酸碱性（pH5～8）对药物解离影响小等因素均有利于药物的吸收。大多数药物在胃肠道内是以简单扩散方式被吸收的。影响胃肠道对药物吸收的因素有很多，如药物的剂型、颗粒大小、胃肠道的pH值、胃排空和肠蠕动性、胃内容物、胃肠病理情况等。

口服药物在胃肠黏膜吸收后，首先经门静脉进入肝脏，当通过肠黏膜及肝脏时部分药物发生转化，使进入体循环的有效药量减少，这种现象称为首过消除（first pass elimination），或首关效应(first pass effect)。首关消除明显的药物，药效降低，口服疗效差，如硝酸甘油的首关消除可达90%，一般采用舌下给药。多数药物口服虽然方便有效，但其缺点是吸收较慢，欠完全，不适用于在胃肠破坏的、对胃刺激大的、首关消除多的药物，也不适用于昏迷及婴儿等不能口服的病人。

舌下（sublingual）及直肠（per rectum）给药主要通过局部黏膜吸收，可避免首关消除。吸收也较迅速，但吸收面积较小，吸收不规则，一般只适用于首关消除明显、用药量少、脂溶性高的药物。

相关链接

影响药物在胃和肠中吸收的因素

① 溶解度：多数药物以脂溶扩散的方式被吸收。

② pH：pH主要通过改变解离与非解离分子的比值而影响吸收。弱酸性药在酸性环境中非解离型多，脂溶性大，吸收多；反之在碱性环境中吸收少。弱碱性药在碱性环境中非解离型多，脂溶性大，吸收多；反之在酸性环境中吸收少。

（2）注射给药　静脉注射（intravenous，iv）可使药物迅速而准确地进入体循环，没有吸收过程，故作用发挥快，但因其以很高的浓度、极快的速度到达靶器官，故也最危险。肌内注射（intramuscular，im）及皮下注射（subcutaneous，sc）药物也可全部吸收，一般较口服快。吸收速度取决于局部循环，局部热敷或按摩可加速吸收，注射液中加入少量缩血管药则可延长药物的局部作用。动脉注射（intra-arterial，ia）可将药物输送至该动脉分布部位发挥局部疗效以减少全身反应。例如将溶纤药直接用导管注入冠状动脉以治疗心肌梗死。注射给药还可将药物注射至身体任何部位发挥作用，如局部麻醉。注射给药需要由医护进行操作，不方便，如果计算剂量有误，过量注入将无法回收。

（3）吸入　药物直接由肺部吸收进入体循环。肺泡表面积大（达200m^2），与血液只隔肺泡上皮及毛细血管内皮各一层，而且血流量大，药物只要能到达肺泡，吸收极其迅速，气体及挥发性药物（如全身麻醉药）可直接进入肺泡。药物溶液需要经喷雾器分散为微粒，气雾剂（aerosol）可将药液雾化为直径达 5μm 左右的微粒，可以达到肺泡而迅速吸收，如在雾化器及口鼻罩间加用一个气室则效果更好。2～5μm 直径以下的微粒可重被呼出，10μm 直径微粒可在小支气管沉积。后者可用于异丙肾上腺素治疗支气管哮喘。较大雾粒的喷雾剂（nebula）只能用于鼻咽部的局部治疗，如抗菌、消炎、祛痰、通鼻塞等。目前临床应用的气雾剂应该严格控制所含液体或固体药物颗粒直径的大小，防止分散度过大或过细，造成滞留在咽喉或随气体排出，而不能起效。

（4）经皮（transdermal）给药　除汗腺外，皮肤不透水，但脂溶性药物可以缓慢通透。许多杀虫药可以经皮吸收而中毒。利用这一原理可以经皮给药可达到局部或全身药效，近年来有许多促皮吸收剂如氮酮，可与药物制成贴皮剂，如硝苯地平贴皮剂可达到持久的全身疗效，对于容易经皮吸收的硝酸甘油也可制成缓释贴皮剂预防心绞痛发作，每日只贴一次。

一般情况下，吸收速度按快慢顺序依次为：吸入、舌下、直肠、肌内注射、皮下注射、口服、经皮给药；就吸收程度而言为：舌下、肌内注射、吸入、皮下注射和直肠吸收较完全，口服给药次之。

2. 分布（distribution）

药物从血循环通过多种生理屏障转运到各组织器官的过程称为分布。大多数药物在体内的分布是不均匀的，药物分布受很多因素的影响。

（1）药物与血浆蛋白的结合　大多数药物进入循环后首先与血浆蛋白发生不同程度地可逆性结合而形成结合型药物，未与血浆蛋白结合的药物称为游离型药物。结合型药物相对分子质量大，不易跨膜转运暂时失去药理活性，不被代谢和排泄，贮存在血浆中，故消除速度较慢，作用维持时间较长。当血浆中游离型药物的浓度随着其分布和消除降低时，结合型药物可释放出游离型药物。结合型药物与游离型药物处于动态平衡之中。游离型药物相对分子质量小，易转运到作用部位产生药理效应，通常游离型药物与药理作用强度密切相关。药物与血浆蛋白结合的特异性很低，而血浆蛋白结合点有限，因此药物与血浆蛋白的结合具有饱和性。两个或两个以上药物可能竞争性地与同一蛋白结合而发生置换现象，被置换出的游离型药物浓度增高，药效或毒性增强。如抗凝血药华法林99%与血浆蛋白结合，当与保泰松合用时，结合型的华法林被置换出来，使血浆内游离药物浓度明显提高，抗凝作用明显增强，可造成严重的出血，甚至危及生命。

（2）器官血流量　药物由血液向器官组织的分布速度主要决定于该组织器官的血流量和膜的通透性，如肝、肾、脑等血流丰富的器官药物分布较快，心脏次之，而肌肉、皮肤、脂肪和大多数内脏血液灌注量较低。吸收的药物通过循环迅速向全身组织输送，首先向血流量大的器官分布，而后再向血流量小的组织转移，这种现象称为再分布（redistribution）。如静脉注射硫喷妥钠首先在血流量大的脑中发挥麻醉效应，然后向脂肪等组织转移，麻醉作用很快消失。

（3）组织的亲和力　药物与组织细胞结合是由于药物与某些组织细胞成分具有特殊的亲和力，使这些组织中的药物浓度高于血浆游离药物浓度，使药物的分布具有一定的选择性。如碘主要集中在甲状腺，钙沉积于骨骼。多数情况下，药物与组织的结合是药物在体内的一种贮存方式，如硫喷妥钠再分布到脂肪组织。因此，脂肪组织是脂溶性药物的巨大储存库。

（4）体液的 pH 值和药物的解离度　在生理情况下细胞内液 pH 值为 7.0，细胞外液为 7.4。升高血液 pH 值可使弱酸性药物由细胞内向细胞外转运，降低血液 pH 值则使弱酸性药物向细胞内转移，弱碱性药物则相反。因此，当弱碱性药物如苯巴比妥中毒时，口服碳酸氢钠碱化血液可促使巴比妥类酸性药物由脑细胞向血浆转运；同时碱化尿液，可减少肾小管对弱酸性药物的重吸收促使药物从尿液中排出。

（5）体内屏障

① 血脑屏障。脑是血流量较大的器官，但药物在脑组织浓度一般较低，这是由于血脑屏障所致。此屏障能阻碍许多大分子、水溶性或解离型药物通过，只有脂溶性高的药物才能以简单扩散的方式通过。血脑屏障的通透性也并非一成不变，如炎症可改变其通透性，脑膜炎患者，血脑屏障对青霉素的通透性增高，可使药物在脑脊液中达到治疗浓度，而青霉素对于健康人即使注射大剂量也难以进入脑脊液。

② 胎盘屏障。胎盘绒毛与子宫血窦之间的屏障称为胎盘屏障，由于母体与胎儿间交换营养成分与代谢废物的需要，其通透性与一般毛细血管无显著差别。应该注意的是几乎所有的药物都能穿透胎盘进入胎儿体内，在妊娠期间应禁用对胎儿发育有影响的药物。

③ 血眼屏障。吸收入血的药物在房水、晶状体和玻璃体等组织的浓度远低于血液，此现象是由血眼屏障所致，故作用于眼的药物多以局部应用为好。与血脑屏障类似，脂溶性或小分子药物比水溶性或大分子药物容易通过血眼屏障。

3. 代谢（metabolism）

（1）药物代谢的作用　药物作为一种外来活性物质进入体内后，机体要动员各种机制使药物发生化学结构的改变，即药物的转化（transformation）或称生物转化又称药物代谢，从体内消除，代谢是药物在体内消除的重要途径。

药物经代谢后作用一般均降低或完全消失，但也有经代谢后药理作用或毒性（包括致癌、致畸、致突变在内）反而增高者。如对乙酰氨基酚代谢产物对肝脏有毒性作用。能大量吸收进入体内的药物多数是极性低的脂溶性药物，在排泄过程中易被再吸收，不易消除。体内药物主要在肝脏进行生物转化而失去药理活性，并转化为极性高的水溶性代谢物而利于排出体外。生物转化与排泄统称为消除。

（2）药物代谢步骤　药物代谢分两步进行，第一步为氧化、还原、水解反应，又称为Ⅰ相反应；第二步为结合反应，又称为Ⅱ相反应。多数药物经过Ⅰ相反应而灭活，但少数例外反而活化，故生物转化不能称为解毒过程。Ⅱ相反应与体内葡萄糖醛酸、硫酸、乙酰基、甲基、甘氨酸等结合，结合后使药物活性降低或灭活，并使极性增加。各药在体内转化过程不同，有的只经一步转化，有的完全不变自肾排出，有的经多步转化生成多个代谢产物。

（3）细胞色素 P_{450} 单氧化酶系　生物转化靠酶催化主要是肝微粒体中的细胞色素 P_{450} 单氧化酶系，也称为肝药酶。此酶系由多种酶组成。其特点是专一性很低，能催化许多脂溶性药物的代谢；活性和含量不稳定，且个体差异较大，受遗传、年龄、病理状态及某些药物等多种因素的影响。

（4）药物代谢酶的诱导与抑制　某些药物可使药酶的活性增强或减弱，因而影响该药物本身及其他药物的疗效，在临床联合用药时，应特别注意药物之间的相互影响。

① 药酶诱导剂。是指凡能使药酶的活性增强或合成加速的物质。许多药物本身具有这种特性，如苯巴比妥、苯妥英钠、利福平等，它们可加速药物自身和其他某些药物的代谢，使药效降低。特别是苯巴比妥的药酶诱导作用很强，与抗凝血药双香豆素合用时，可加速抗凝血药的代谢，使其作用减弱。而连续用药，也能加速自身的代谢产生耐受性。药酶诱导作用可解释连续用药产生的耐受性、交叉耐受性、停药敏化现象、药物相互作用、遗传差异、个体差异等。

② 药酶抑制剂。是指凡能使药酶活性降低或合成减少的物质。有些药物如氯霉素、对氨基水杨酸、异烟肼、保泰松等，它们能减慢某些药物的代谢，使其药效增强，如氯霉素与苯妥英钠合用，可使苯妥英钠的代谢减慢而作用增强，甚至出现毒性反应。

相关链接

药物代谢的酶

根据存在的部位不同，药物代谢需要的酶可分为微粒体酶系和非微粒体酶系。前者属于非专一性酶，是促进药物生物转化的主要酶系统，主要存在于肝细胞内质网上，又称肝药酶。其中主要的氧化酶系是细胞色素 P_{450}，由于其与 CO 结合后的吸收光谱主峰在 450nm 处而命名。其特点是选择性低，能对多种药物进行代谢。非微粒体酶系是专一性酶，存在于血浆、细胞质和线粒体中。可对水溶性较大、脂溶性较小的药物及其结构与体内正常代谢物相类似的物质进行生物转化，单胺氧化酶、黄嘌呤氧化酶、醇和醛脱氢酶、胆碱酯酶、乙酰转移酶、磺基转移酶以及谷胱甘肽-*S*-转移酶等均属于此类酶。

4. 排泄（excretion）

排泄是药物的原形或其代谢物通过排泄器官或分泌器官排出体外的转运过程。药物及其代谢产物主要经尿排泄，其次经粪排泄。挥发性药物主要经肺随呼气排泄。药物的汁液和乳汁排泄也是药物的排泄途径。

（1）肾脏排泄　肾脏是药物排泄最重要的器官。药物及其代谢物经肾排泄，包括肾小球滤过、肾小管分泌及肾小管重吸收三种方式。影响药物排泄的因素有尿量和尿液的pH值。

① 肾小球滤过。未结合的游离型药物及其代谢产物均可经过肾小球滤过。滤过速度取决于药物的分子量和血浆内药物浓度。血浆蛋白结合可延缓滤过速度。

② 肾小管分泌。某些药物可通过肾小管分泌而排泄，这是一个主动转运过程，需要载体协助。除了特异性转运机制分泌葡萄糖、氨基酸外，肾小管细胞具有两种非特异性转运机制分别分泌阴离子（酸性药物离子）和阳离子（碱性药物离子），经同一转运机制分泌的药物彼此间产生竞争性抑制。如丙磺舒与青霉素合用，可竞争性抑制青霉素的分泌，提高青霉素的血药浓度，延长其作用时间。见表1-1。

表1-1 常见的酶诱导剂和酶抑制剂及相互作用

药物种类		受影响的药物
诱导剂	巴比妥类	巴比妥类、氯霉素、氯丙嗪、可的松、香豆素类、洋地黄毒苷、地高辛、阿霉素、雌二醇、保泰松、睾酮
	灰黄霉素	华法林
	保泰松	氨基比林、可的松、地高辛
	苯妥英钠	可的松、地塞米松、地高辛、茶碱
	利福平	香豆素类、地高辛、糖皮质激素类、美托洛尔、口服避孕药、普萘洛尔、奎尼丁
抑制剂	氯霉素、异烟肼	安替比林、双香豆素、丙磺舒、甲苯磺丁脲
	西咪替丁	氯氮䓬、地西泮、华法林
	双香豆素	苯妥英钠
	去甲替林、口服避孕药	安替比林
	保泰松	苯妥英钠、甲苯磺丁脲

③ 肾小管重吸收。药物自肾小球滤过进入肾小管后，可有不同程度的重吸收，这一过程属于被动扩散方式。脂溶性药物重吸收多，排泄速度慢；水溶性药物重吸收少，易从尿中排出，排泄速度快。

（2）胆汁排泄　许多药物及其代谢物可经胆汁排泄进入肠道，某些药物在肠道内又被重吸收，入血经门静脉入肝可形成肝肠循环，这使血药浓度增高，作用时间延长。某些抗生素如红霉素、四环素经胆汁排泄，在胆道内浓度较高，可以治疗胆道感染性疾病。

（3）其他途径的排泄　有些药物可以简单扩散的方式经乳汁排泄，乳汁略呈酸性且富含脂质，所以脂溶性高的药物和弱碱性药物如吗啡、阿托品等可自乳汁排出。故在哺乳期间用药应慎重，以免对乳儿产生不良反应。对于挥发性药物可通过肺呼气排出；有些药物还可以通过唾液、泪液、汗液等排泄。

三、血药浓度的动态变化

先导案例

有些人生病吃药时，常常要超过医师指定的剂量。他们认为：多吃药，病就好得快。

还有一种情况：有的药物如磺胺嘧啶、新诺明等，医生处方时常要求第一次加倍，以后再正常服用。

以上两个观点哪个正确？为什么？

学习提示

血药浓度（plasma concentration）系指药物吸收后在血浆内的总浓度，包括与血浆蛋白结合的或在血浆游离的药物，有时也可泛指药物在全血中的浓度。药物作用的强度与药物在血浆中的浓度成正比，药物在体内的浓度随着时间的变化而变。

1. 血药浓度-时间曲线

药物在体内的吸收、分布、代谢和排泄是一连续变化的动态过程。它影响着药物作用开始的快慢、作用持续时间的长短，而且也与药物的治疗效果或毒性密切相关。药物的体内过程可用药物浓度随时间变化的动态过程来表示。在给药后不同时间采集血样，测定其中药物浓度。常以时间为横坐标，以血药浓度为纵坐标，可绘出血药浓度-时间曲线，简称药-时曲线。通过曲线可定量地分析药物在体内的动态变化。

非静注给药的药-时曲线一般可分为三期：潜伏期、持续期及残留期（如图 1-5）。

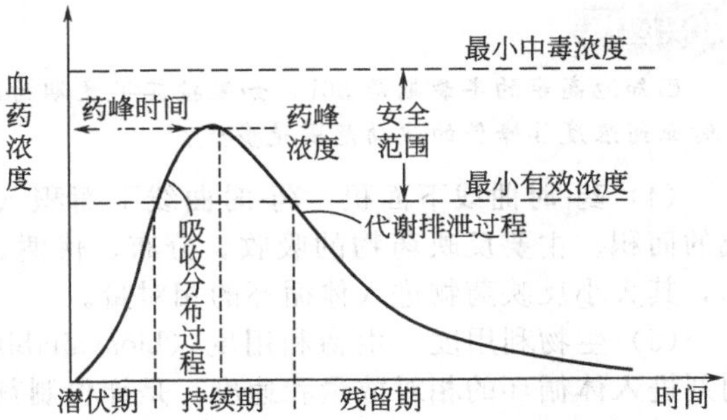

图 1-5　肌内注射给药的药-时曲线

潜伏期是指从用药开始到出现疗效的时间，主要反映药物的吸收和分布过程。静注给药时一般无潜伏期。持续期是指血药浓度维持在最低有效浓度之上的时间，其长短取决于药物的吸收和消除的速度。残留期是指药物虽然降至最低有效浓度以下，但尚未自体内完全消除的时间，其长短取决于药物的消除速度。残留期长反映药物在体内蓄积，在此期多次反复用药易致蓄积性中毒。

2. 药动学参数

（1）峰浓度和达峰时间　峰浓度（peak concentration，c_{max}）是指药物经血管外给药吸收后的血药浓度最大值，此时吸收速度与消除速度相等。达峰时间（peak time，T_{max}）是指从给药至峰浓度的时间。两者是反映药物吸收快慢的重要指标。

（2）表观分布容积　表观分布容积（apparent volume of distribution，V_d）是指药物在体内达到动态平衡时，体内总药量 A(mg) 与血药浓度 c(mg/L) 之比：$V_d=A/c$，其本身不代表真正的容积，只反映药物在体内分布的情况。

分布容积的主要意义是：①根据药物的分布容积，可以推算体内药物总量或求算达到某一有效血药浓度时的药物剂量；②根据分布容积的大小，可推断药物的分布范围。值的大小与血药浓度成反比，即血药浓度越高，V_d 值越小，可推断药物大部分分布于血浆中或血流丰富的心、肝、肾等重要脏器中；反之，血药浓度越小，V_d 值越大，表明药物分布广泛，或浓集于血浆外某些组织。

知识应用

给予一个 70kg 体重患者地高辛 0.5mg，测其血浆药物浓度为 0.7ng/ml，计算其 V_d，并说明其分布趋势。

（3）血浆半衰期　血浆半衰期（half life time，$t_{1/2}$）是血药浓度下降一半所需要的时间。它反映了药物在体内的消除或蓄积情况，用于指定或调整给药方案。

其临床意义如下。

① 可根据半衰期确定给药间隔时间。半衰期短，则给药间隔时间短；反之，则给药间隔时间长。这样既保证了药物疗效，又避免了引起蓄积中毒。通常给药间隔时间约为一个半衰期。

② 预测停药后药物基本消除的时间。一次给药后，药物需经 4～5 个 $t_{1/2}$ 从体内基本消除。

③ 预测连续给药达到稳态血药浓度的时间（steady state plasma concentration，c_{ss}）。如果按 $t_{1/2}$ 间隔重复给药，大约需经 4～5 个 $t_{1/2}$ 后达到稳态的血药浓度。如需立即达到稳态的血药浓度，临床上常采用口服首剂加倍或静注 1.44 倍，此时药物吸收速率与消除速率达到平衡。

相关链接

药物剂量的设计和优化

① 维持量。在大多数情况下，临床多采用多次间歇给药或是持续滴注，以使稳态血药浓度维持在一个治疗浓度的范围。因此要计算药物维持剂量（maintenance dose）。为了维持选定的稳态浓度或靶浓度，需要调整给药速度以使进入体内的药物速度等于体内消除药物的速度。所谓给药速度，是给药量和给药间隔时间之比，也即单位时间的给药量。

② 负荷量。因维持给药通常需要 4～5 个半衰期才能达到稳态治疗浓度，增加剂量或缩短给药时间均不能提前达到稳态，因此，如果病人急需达到稳态治疗浓度以迅速控制病情时，可用负荷量（loading dose）给药法。负荷量是首次剂量加大，然后再给予维持剂量，使稳态治疗浓度（即事先为病人设定的靶浓度）提前产生。

知识应用

已知地高辛的半衰期是36h，如果按其半衰期为间隔给药，大约经多长时间体内药物可以达到稳态浓度？此时血药浓度谷峰值的波动范围是多少？

(4) 药-时曲线下面积 药-时曲线下面积（area under curve，AUC)，即药时曲线与横坐标围成的面积。主要反映药物的吸收、分布、代谢、消除等全貌，是评价药物吸收程度的一个重要指标，其大小反映药物进入体循环的相对量。

(5) 生物利用度 生物利用度（bioavailability，*F*）是指药物被吸收利用的程度，即一种药物制剂进入体循环的相对数量和速度，是评价制剂吸收程度的重要指标。生物利用度可分为绝对生物利用度和相对生物利用度，其计算方式为：

绝对生物利用度 $F(\%)=(AUC_{口服} \div AUC_{静注})\times 100\%$

相对生物利用度 $F(\%)=(AUC_{被试} \div AUC_{参比})\times 100\%$

生物利用度的意义：

① 它是生物药剂学的一项重要参数，也是评价药剂质量、生物等效性的重要指标；

② 绝对生物利用度可用于评价同一药物不同途径给药的吸收程度；

③ 相对生物利用度主要用于比较两种制剂的吸收情况；

④ 生物利用度反映药物吸收速率对药效的影响。

(6) 清除率 清除率（clearance，CL）是机体消除器官在单位时间内清除药物的血浆容积，也就是单位时间内有多少毫升血浆中所含药物被机体清除。因为它是体内肝脏、肾脏和其他所有消除器官清除药物的综合，故实际上是总体清除率（total body clearance），又因为它是根据血浆药物浓度计算的，也称血浆清除率（plasma clearance)。清除率以单位时间的容积（ml/min或L/h）表示。

清除率的临床意义：CL也不是药物的实际排泄量。肝、肾功能不全的病人，应适当调整剂量或延长用药间隔时间，以免过量蓄积而中毒。肝清除率是指单位时间内肝脏清除药物的血浆容积，肝清除率小的药物易受肝功能、血浆蛋白结合力及肝药酶诱导或抑制药的影响。肝清除率大的药物受肝血流量影响较大。

药物以原形自肾消除的百分率比较容易测定。自肾排泄多的药物易受肾功能影响，自肾排泄少的药物易受肝功能影响。

相关链接

治疗药物浓度监测（therapeutic drug monitoring，TDM)

TDM是在药代学原理指导下，采用先进分析技术测定血中或其他体液中的药物浓度，用于药物治疗的指导与评价。TDM主要通过测血药浓度，反映药物药理效应。因为大多数药物血药浓度与药物药理效应之间具有一定的良好的间接的相关性。

对于治疗指数窄、毒性反应强的药物；同一剂量给药，个体间血药浓度差异很大的药物；具有非线性药代学特点的药物；肝、肾功能不全或衰竭的患者，使用经肝肾代谢或排泄的药物时；胃肠功能不良，口服药物时；长期用药患者，在出现明显药效学改变时；怀疑患者药物中毒，但临床上又不能明确鉴别时；合并用药有药物相互作用影响疗效时，需要监测其血药浓度。

相关链接

见图1-6，同一药物相同剂量的3种制剂，在口服后分别测得3条药-时曲线（A、B、C)，其血药曲线下面积（AUC）值均相等，讨论3种制剂的疗效哪个最好？为什么？

3. 时间药理学与临床用药

时间药理学又称时辰药理学，是自20世纪50年代开始研究近年来得到迅速发展的一门边缘学科，它属于药理学的范畴，也是时间生物学的一个分支。主要包括两方面：①充分发挥药物的治疗作用而最大限度地减少不良反应；②探讨常用药物和新药影响生物节律的药动学作用。经研究证实，很多药物的作用与人们的生物节律有着极其密切的关系。同一种药物同等剂量因给药时间不同，作用也不一样。运用时间药理学知识制订合理的给药方案，对提高药物疗效，降低不良反应和药物用量具有很重要的临床价值。

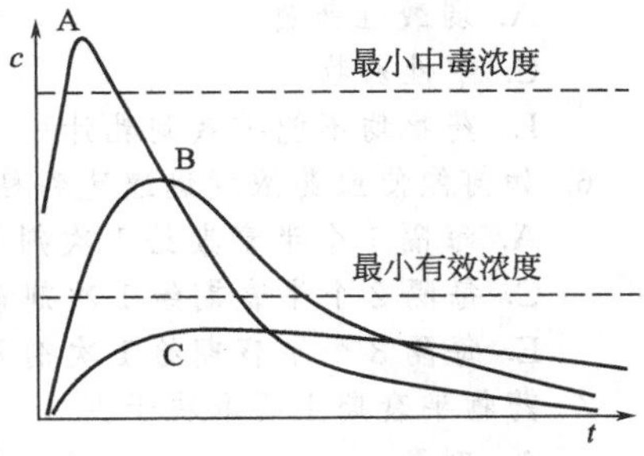

图 1-6

人体的一些生理功能或病理现象呈明显的昼夜节律。研究这些现象的形成特征，可改变治疗学的某些观点，为临床合理用药提供重要依据。这在心血管系统中有明显表现，如人体血压、心率的昼夜节律（人体血压上午 9：00～10：00 时最高，此后逐渐下降，凌晨 3：00 时达最低值，在早晨清醒前又开始回升；心律达峰值时约在中午 12：00 时，而在睡眠时维持在较低的水平），心肌梗死和心源性猝死的昼夜节律（心肌梗死发作的频率一般在早晨醒后明显增加，并于 09：00～10：00 达高峰），心绞痛发作的昼夜节律（无论稳定或不稳定型心绞痛，其发作均具有相似的昼夜节律。00：00～06：00 发作次数最少，06：00 以后增多，10：00～11：00 达发作峰值，这一节律在劳累型心绞痛特别显著）。

时间药理学与临床实践相结合产生时间治疗学。在激素治疗、免疫和化疗等领域已有许多研究报道，并取得了一定的效果。与常规给药方法不同，时间性治疗是根据机体生理、生化和病理功能表现的节律性变化，以及药物在体内的代谢动力学特征、靶器官的敏感性节律等，制订出合理的给药剂量和给药时间，以获得最佳疗效和最小毒副作用。

血压在上午 9～11 点为高峰值，夜间入睡后则下降到一天中的最低点。治疗高血压一般只需白天用药，且上午用药量略大；若夜间继续用药，则血压下降得更低，易诱发脑血栓。凌晨 4 点，人体对胰岛素最为敏感，此时，即使给予低剂量的胰岛素，也可达到满意效果。上午 8 点可口服作用强而持久的降糖药物，使药效与体内血糖浓度变化的规律相适应。磺脲类通过刺激胰岛细胞释放胰岛素并抑制胰岛细胞分泌高血糖素，经口服吸收后需要一定时间才能发挥降血糖作用，所以在饭前 30min 服用为宜。

知识应用

胆固醇的合成受机体节律性影响，夜间合成增加。临床应用降血脂药物如辛伐他汀、洛伐他汀等能降低胆固醇，选择什么时间用药作用最好？洋地黄在夜间用药，机体敏感性较白天给药要高 40 倍，应选择什么时间给药最好？为什么？支气管哮喘患者多是黎明前加重的夜间发作型（由于黎明前血中肾上腺素浓度低下，而组胺浓度升高），使用 1 次/天的茶碱缓释剂，应选择何时给药更合理？

自我提高

一、单选题

1. 大多数药物通过生物膜的转运方式是：
   A. 主动转运　B. 被动转运　C. 易化扩散
   D. 滤过　E. 经离子通道
2. 药物经下列过程时属于主动转运的是：
   A. 肾小管再吸收　B. 肾小管分泌　C. 肾小球滤过
   D. 经血脑屏障　E. 胃黏膜吸收
3. 大多数药物的排泄主要通过：
   A. 肾脏　B. 汗腺　C. 胆道
   D. 皮脂腺　E. 肠道
4. 肝肠循环是指：
   A. 药物经十二指肠吸收后，经肝脏转化再入血被吸收的过程
   B. 药物从胆汁排泄入十二指肠后可被重吸收，再经肝脏转化，又进入体循环的过程
   C. 药物在肝脏和小肠间往复循环的过程
   D. 药物在肝脏和大肠间往复循环的过程
   E. 以上说法全不对
5. 乳汁偏酸性，容易从血液扩散到乳汁中的药物是：

A. 弱酸性药物
B. 弱碱性药物
C. 中性药物
D. 药物均能扩散到乳汁中
E. 药物均不能扩散到乳汁中

6. 如何能使血药浓度迅速达到稳态浓度：
A. 每隔1个半衰期给1次剂量
B. 首剂加倍
C. 每隔2个半衰期给1次剂量
D. 增加给药次数
E. 每隔3个半衰期给1次剂量

7. 药物半衰期主要取决于：
A. 剂量
B. 消除速率
C. 给药途径
D. 给药间隔
E. 分布容积

8. 药物与血浆蛋白结合后：
A. 作用增强
B. 代谢加快
C. 排泄加速
D. 暂时失活
E. 转运加快

9. 首关消除常发生的给药途径是：
A. 口服
B. 肌内注射
C. 舌下含服
D. 静脉滴注
E. 皮下注射

10. 某药与肝药酶抑制剂合用后其效应：
A. 减弱
B. 增强
C. 不变
D. 消失
E. 以上都不是

11. 关于药物被动转运的特点，不正确的是：
A. 逆浓度差转运
B. 不消耗能量
C. 不饱和现象
D. 不需要载体
E. 无竞争性抑制

12. 下面关于胎盘屏障的描述正确的是：
A. 是指胎盘绒毛与子宫壁间的屏障
B. 几乎所有药物都能穿过胎盘屏障
C. 游离型药物不能穿过胎盘屏障
D. 结合型药物不能穿过胎盘屏障
E. 妊娠期间孕妇可使用所有药物

13. 临床上可用丙磺舒来增加青霉素的疗效，原因是：
A. 在杀菌作用上有协同作用
B. 二者竞争肾小管的分泌通道
C. 对细菌代谢双重阻断
D. 延缓耐药性产生
E. 以上都不是

二、多选题

1. 关于药物被动转运的特点，正确的是：
A. 顺浓度差转运
B. 不消耗能量
C. 不饱和现象
D. 不需要载体
E. 存在竞争性抑制

2. 影响脂溶扩散的因素，正确的是：
A. 膜两侧的浓度差
B. 药物的脂溶性
C. 药物的解离度
D. 药物所在环境的酸碱度
E. 药物的水溶性

3. 药物的生物转化叙述正确的为：
A. 主要在肝进行
B. 第一步为氧化、还原和水解，第二步为结合
C. 代谢与排泄统称为消除
D. 使多数药物药理活性增强，并转化为极性高的水溶性代谢物
E. 主要在肾进行

4. 可以避免首过效应的给药途径是：
A. 舌下给药
B. 直肠给药
C. 静脉注射
D. 口服给药
E. 吸入给药

5. 有关药物与血浆蛋白结合的描述正确的是：
A. 结合型有药理活性，而游离型无药理活性　B. 可影响药物的转运
C. 结合是可逆的，具有饱和性　D. 结合率低，药物作用强
E. 结合率高，药物作用强

6. 属于肝药酶诱导剂的有：
A. 灰黄霉素　B. 苯巴比妥　C. 异烟肼
D. 苯妥英钠　E. 利福平

7. 属于肝药酶抑制剂的有：
A. 苯巴比妥　B. 氯霉素　C. 利福平
D. 异烟肼　E. 西咪替丁

8. 大多数药物经代谢转化后：
A. 极性增加　B. 极性减小　C. 药理活性减弱或消失
D. 药理活性增强　E. 药理活性基本不变

9. 肝肠循环的特点是：
A. 使进入体循环的药量减少　B. 使药物的作用时间明显缩短
C. 使药物的作用时间明显延长　D. 药时曲线表现出双峰现象
E. 药物由胆汁排泄到肠道，在肠道被再吸收而形成的循环

10. 影响 P_{450} 酶活性的因素有：
A. 营养状况　B. 种族和遗传因素　C. 药物
D. 年龄　E. 病理因素

参考答案

一、单选题　1. B　2. B　3. A　4. B　5. B　6. B　7. B　8. D　9. A　10. B　11. A　12. B　13. B

二、多选题　1. ABCD　2. ABCD　3. ABC　4. ABCE　5. BCD　6. ABDE　7. BDE　8. AC　9. CDE　10. ABCDE

项目三　影响药物作用的因素

学习目标

知识目标：能够知道影响药物作用的药物和机体两方面因素。
掌握长期反复用药对药效的影响。

能力目标：能够运用药学知识对处方中配伍用药的合理性加以分析说明。
能够举例说明药物的协同作用和拮抗作用。
区别耐受性与耐药性，精神性依赖和生理性依赖的不同。

同样剂量的某一药物在不同的病人不一定都能达到相等的血药浓度，相等的血药浓度也不一定都能达到相等的药效。差异可能很大，甚至出现质的差异，即一般病人不会出现的异常危害性反应。这种因人而异的药物反应称为个体差异。

药物的作用常受到多种因素的影响，这些因素归纳起来主要包括两方面：一是药物方面的因素；二是机体方面的因素。在临床用药时，应考虑到对药物作用的影响，研究用药的个体化，以达到最佳治疗效果，并减少不良反应。

一、药物方面的因素

先导案例

不少对症治疗药物如退热药、镇痛药、止吐药、催眠药等，只需给一次药就可奏效。但也有一些药物如抗菌药、抗寄生虫药等，为了达到治疗目的，常常连续给药达一定的次数和时间，这一过程叫做“疗程”。

为什么治疗疾病需要一定的疗程？

学习提示

疗程是针对病情经用药多长时间后所达到何种程度，然后再决定新的治疗方案，称为一个疗程。一般慢性疾病或比较长时间用药的疾病就要按疗程用药，就是把一个疾病分段治疗观察，因为慢性病一两天是看不到效果的。

1. 药物的剂量

同一药物在不同剂量或浓度时作用强度有量的差异。如小剂量的催眠药物可产生镇静作用，增加剂量有催眠作用，剂量再增大可有抗惊厥作用。剂量的大小可决定药物在体内的浓度，因而在一定范围内，剂量越大，血药浓度越高，作用也越强。但超过一定范围，则会引起毒性反应，甚至导致死亡。因此，临床用药一定要注意药物剂量与作用之间的关系，严格掌握用药的剂量，确保用药安全有效。

2. 药物剂型和给药途径

同一种药物可制成多种剂型，采用不同的给药途径，如供口服给药的有片剂、胶囊、口服液；供注射给药的有水剂、乳剂、油剂；还有控制释放速度的控释剂。不同给药途径药物的吸收速度和程度往往不同，通常注射药物比口服吸收快、达到作用部位的时间短，因而起效快，作用显著。注射剂中水溶性制剂比脂溶性制剂和混悬剂吸收快、起效快。口服制剂中液体制剂的吸收要快于固体制剂。控释制剂和缓控释制剂能按要求缓慢释放其制剂中的有效成分，使药效持久，可减少给药次数，并可使血药浓度保持平稳。药物的制备工艺和原辅料的不同，也可能显著影响药物的吸收和生物利用度，如不同药厂生产的相同剂量的地高辛片，口服后的血药浓度可相差7倍。

有的药物采用不同的给药途径时，还会产生不同的作用和用途，如硫酸镁内服可以导泻和利胆，而注射则产生镇静和降低颅内压作用。

一般规律是静脉注射＞（或快于）吸入＞肌内注射＞皮下注射＞口服＞经肛＞贴皮。

3. 药物的化学结构

许多药物的药理作用特异性与其特异性的化学结构有着密切的关系。一般说来，结构相似的药物能与同一受体或酶结合，产生相似或相反的作用。如吗啡、可待因结构相似而都具有镇痛作用；烯丙吗啡虽然与吗啡结构相似，但为吗啡的拮抗剂。化学结构完全相同的光学异构体，多数药物其左旋体比右旋体作用强。而有些药物其左旋体和右旋体的药理作用可能完全不同，如奎宁为左旋体有抗疟作用，而其右旋体奎尼丁为抗心律失常药。

4. 药物时间和给药次数

许多药物需要在适当的时间给药才能充分发挥其治疗作用，给药时间应根据具体药物的特点和病情而定。一般情况下，饭前服药吸收较好，且发挥作用较快；饭后服药吸收较差，显效也较慢，但是对胃肠道刺激性较强的药物宜饭后服用。催眠药宜在临睡前服用，助消化药宜在进餐前片刻或进餐时服用。用药的次数应根据病情的需要和药物的半衰期而定。对半衰期短的药物给药次数要相应增加。长期用药应注意避免蓄积中毒。对毒性大或消除慢的药物常规定每日用量和疗程。为防止药物蓄积中毒，在肝、肾功能不全时，可减少所用药量或延长给药时间。

5. 药物的相互作用

两种或两种以上药物同时或先后序贯应用时，药物之间的相互影响和干扰，可改变药物的体内过程及机体对药物的反应性，从而使药物的药理效应或毒性发生变化。药物相互作用主要表现在两个方面。

（1）药动学方面

① 影响药物的吸收。某些药物改变胃肠道的 pH 值，影响药物的吸收，如抗酸药物氢氧化铝提高了胃肠道 pH 值，影响阿司匹林等弱酸性药物的吸收；某些药物同时服用时，可相互结合而妨碍吸收，如铁剂、钙、镁等离子能与四环素类药物形成不溶性络合物；多数药物在小肠上段吸收，促进胃排空的药物能加速药物吸收，抑制胃排空药物能延缓药物吸收。

② 影响血浆蛋白结合。许多药物能与血浆蛋白发生可逆性结合而暂时失去药理活性。由于血浆蛋白对药物的结合量有一定限度，如同时使用两种以上药物时，可能发生对血浆蛋白的竞争与置换现象，置换出游离型药物作用会明显增强。如阿司匹林与血浆蛋白的亲和力相对较高，可将双香

豆素从血浆蛋白的结合位点上置换出来，导致双香豆素的抗凝血作用增强，甚至导致出血现象。

③ 影响药物的生物转化。药酶诱导剂和药酶抑制剂对药物的作用可影响其他药物的代谢过程。肝药酶诱导剂如苯巴比妥、利福平、苯妥英钠及香烟、酒等能增加肝转化药物的消除而使药效减弱。肝药酶抑制剂如异烟肼、氯霉素、西咪替丁等能减慢经肝转化药物的消除而使药效加强。

④ 影响肾排泄。多数药物主要经肾脏排泄，某些药物通过改变尿液的 pH 值可影响药物的解离度进而影响药物的再吸收，使药物的排泄加速或减慢。如碱化尿液可加速酸性药物自肾排泄，减慢碱性药物自肾排泄；反之，酸化尿液可加速碱性药物排泄，减慢酸性药物排泄。药物也可以通过影响另一药物在肾小管主动分泌而影响其作用，如丙磺舒可竞争性抑制青霉素和头孢霉素类药物自肾小管分泌而减少其排泄而增加后者的毒性反应。

（2）药效学方面 药效学的相互作用大致有两种。

① 协同作用。是指两药合用时引起的效应大于单用效应的总和。如抗心绞痛采用硝酸甘油与普萘洛尔合用，抗心绞痛作用相加而各药剂量相应减少，不良反应降低。磺胺类药物和甲氧苄啶合用可使抗菌作用明显增强。而庆大霉素和呋塞米合用时，耳毒性增强，不良反应加重。

② 拮抗作用。是指两药的效应小于它们分别作用的总和。如受体激动剂和受体拮抗剂合用使药理作用减弱。

在临床上，采用药物间的协同作用多用于增强治疗效果；而采用拮抗作用，多用于减少不良反应或解救药物中毒。

二、机体方面的因素

先导案例

2008 年 10 月 11 日、12 日，中央电视台“科技教育”频道连续播放《上瘾的药物》（上下集）节目，讲述广东、福建等地一些青少年服用联邦止咳露等依赖性处方药上瘾后，对自身健康的影响，以及家长哭诉这类药物给家庭带来的危害。节目中知情人小李告诉记者，自己曾经是这些口服液的受害者。大约 5 年前，他还在上中学时，就在一帮伙伴的怂恿下稀里糊涂地开始“喝药”。他说，自己经常喝的两个牌子是“联邦止咳露”和“可非”，这两种药虽是处方药，但在小药店里，很容易买到。“这些口服液很容易上瘾，不喝就感到身体不适，没精神、打哈欠、流鼻涕、失眠、易激动、恶心等症状，喝下去会感到轻松愉快、精力充沛，同时有飘飘然的感觉。”现在小李虽然已经戒掉了药瘾，但是，这些年喝止咳露，“花费的钱，将近十万元”，而且，“这些药喝久了，对记忆力有很大损害”。

思考：

① 本案例中患者出现何种情况？

② 反复用药可以引起机体哪些变化？

③ 影响药物作用的因素有哪些？

学习提示

联邦止咳露

联邦止咳露是复方磷酸可待因溶液的商品名称，主要成分是磷酸可待因、盐酸麻黄碱等。磷酸可待因属于中枢性镇咳药，一般用于无痰的干咳。其止咳作用强，成瘾性比吗啡弱。而盐酸麻黄碱则具有平喘、兴奋和麻醉作用，目前它是临床常用的传统镇咳药之一。鉴于磷酸可待因及盐酸麻黄碱有成瘾性和中枢兴奋性作用，世界卫生组织和我国药品监督管理部门已将联邦止咳露等含可待因成分在 0.2% 以下的复方制剂按处方药管理，正常服用不会成瘾，不良反应为口干、便秘、头晕、心悸、嗜睡。

1. 年龄

国家药典规定用药剂量在 14 岁以下为儿童剂量，14～60 岁间为成人剂量，60 岁以上为老人剂量。儿童和老人的剂量应以成人剂量为参考酌情减量。这主要是因为儿童和老人的生理功能与成人相比有较大差异所致。

儿童的各器官和组织正处于发育、生长时期，年龄越小，器官和组织的发育越不完全。药物使用不当会造成器官和组织发育障碍，甚至发生严重不良反应，造成后遗症。如儿童血脑屏障和脑组织发育不完善，对中枢抑制药和中枢兴奋药非常敏感，使用吗啡、哌替啶极易出现呼吸抑制，而对尼可刹米、氨茶碱、麻黄碱等又容易出现中枢兴奋而致惊厥。由于肝、肾功能发育不全对药物代谢和排泄的能力较低，应用氯霉素可引起“灰婴”综合征（肝脏的结合代谢能力低下导致药物在组织中蓄积而产生很高的药物浓度所致）。儿童体液占体重比例较大，对水盐的调节能力差，如高热时使用解热药引起出汗过多极易造成脱水。服用四环素类药物也容易沉积于骨骼和牙齿，造成骨骼发育障碍和牙齿变灰褐色。

老年人由于各系统器官的功能逐渐衰退，对药物的代谢和排泄能力降低，对药物作用靶点的敏感性升高或降低使反应性发生相应改变，如苯二氮䓬类药物在老年人中更易引起精神错乱。降压药物在老年人中因心血管反射减弱常引起直立性低血压。因此，60 岁以上的老年人应减少用药量，一般规定其用量约为成年人的 3/4。还应考虑老年人常患多种疾病，同时服用多种药物时应注意药物间的相互作用。

相关链接

目前已知最常见会引起中毒而造成耳聋的药物：①抗生素类。链霉素，卡那霉素，丁胺卡那霉素，庆大霉素，新霉素，小诺霉素，红霉素，氯霉素，四环素，多黏菌素，万古霉素，利福平。②其他类药物。保泰松，阿司匹林，吲哚美辛，甲硝唑（灭滴灵），普萘洛尔，本巴比妥，乙胺碘呋酮等。

2. **性别**

性别对药物反应无明显差别。但女性在特殊生理期如经期、妊娠期和哺乳期用药应谨慎。妇女在经期不宜服用峻泻药和抗凝血药以免盆腔充血月经增多；对已知的致畸药物如锂盐、乙醇、华法林、苯妥英钠及性激素等在妊娠前 3 个月胎儿器官发育期内应严格禁用；在妊娠晚期和哺乳期间还应考虑药物通过胎盘及乳汁对胎儿及婴儿发育的影响，因为胎盘及乳腺对药物都没有屏障作用。

相关链接

反应停事件

反应停（沙利度胺）最早于 1956 年在原西德上市，主要治疗妊娠呕吐反应，因此迅速流行于欧洲、亚洲（以日本为主）、北美、拉丁美洲的 17 个国家，美国由于种种原因并未批准该药在美国上市，只有少数患者从国外自己购买了少量药品。到 1960 年左右，上述国家突然发现许多新生儿的上肢、下肢特别短小，甚至没有臂部和腿部，手脚直接连在身体上，其形状酷似“海豹”，部分新生儿还伴有心脏和消化道畸形、多发性神经炎等。大量的流行病学调查和大量的动物实验证明这种“海豹肢畸形”是由于患儿的母亲在妊娠期间服用沙利度胺所引起。“海豹肢畸形”患儿在日本大约有 1000 名，在西德大约有 8000 名！全世界患儿超过 1 万人！这就是著名的“沙利度胺不良反应事件”。

3. **遗传因素**

在同样摄取标准剂量的药物之后，有些人由于药物代谢快，血浆中药物浓度过低而疗效不佳，大多数人药物代谢正常，血浆中药物达到有效浓度而有显著药效；也有些人由于药物代谢慢，血浆中药物浓度过高，有可能出现中毒症状。药物反应多数已从遗传异常表型获得解释，现在已经形成一个独立的药理学分支——药物遗传学。药物遗传学（pharmacogenetics）是药理学与遗传学相结合的边缘学科，研究遗传因素对药物代谢的影响，特别是由于遗传因素引起的异常药物反应。对于有药物代谢遗传缺陷家族史的人，在使用敏感药物时应慎重从事，例如对有 6-磷酸葡萄糖脱氢酶（G6PD）缺乏症家族史的人使用抗疟药、解热止痛药和磺胺类药时应预先检查其 G6PD 活性，以免引起溶血反应。对有因药物而引起恶性高热家族史的人，在使用麻醉剂前应检测其血清中磷酸肌酸激酶（CPK）的活性，避免发生麻醉意外。

所以使用药物时应根据患者的遗传特点，建立药物使用个体化原则，这样可以提高药效，减少或避免发生不良的药物反应。

4. **疾病状态**

疾病本身能导致药物代谢动力学和药物效应动力学的改变。肝肾功能损伤易引起药物体内蓄积、产生过久或过强的药物作用，甚至发生毒性反应。此外要注意患者有无潜在性疾病影响药物疗效，如氯丙嗪诱发癫痫；非甾体抗炎类药物激活溃疡病；氢氯噻嗪加重糖尿病；抗 M 胆碱药诱发青光眼等。营养不良者由于蛋白质、维生素、钙、镁等缺乏，蛋白质合成减少，使药物与血浆蛋白结合率降低，血中游离型药物增多，肝药酶活性降低，使药物代谢减慢。因脂肪组织减少，可影响药物的储存，结果使药物半衰期延长，甚至引起毒性反应。

5. **心理因素**

患者的精神状态与药物疗效关系密切，如情绪激动可使血压升高，也可引起失眠。患者处于焦虑、恐惧、悲观、失望等消极状态时，往往会影响药物的治疗效果。临床上使用安慰剂就是利用心理因素来达到对某些疾病的治疗效果。安慰剂是不具有药理活性的剂型（如含有乳糖或淀粉的片剂或含盐水的注射剂），对于头痛、心绞痛、手术后痛、感冒咳嗽、神经官能症等能获得30%～50%的疗效。影响心理变化的因素有患者的文化素质、疾病性质、人格特征以及医生和护士的语言、表情、态度、信任程度、技术操作熟练程度、工作经验等。

6. **长期用药引起的机体反应性变化**

（1）耐受性和耐药性　耐受性（tolerance）为机体在连续多次用药后反应性降低，要达到原来反应必须增加剂量。耐受性在停药后可消失，再次连续用药后又可发生。如亚硝酸类药物的扩血管作用在连续用药数天后开始产生耐受性，2～3周后耐受性达高峰，停药10天以上，又可恢复作用。如在短时间内连续用药产生的耐受性称为快速耐受性。如麻黄碱、加压素很容易产生快速耐受性。有时机体对某药物产生耐受性后，应用同一类药物（即使是第一次使用）时也会出现敏感性降低，称为交叉耐受性。

耐药性（resistance）是指病原体或肿瘤细胞对反复应用的化疗药物的敏感性降低，也称抗药性。是因为长期反复应用抗菌药，特别是剂量不足时，病原体产生了使抗菌药失活的酶，改变了通透性而阻止抗菌药物的进入或改变了靶结构和代谢过程。滥用抗菌药物是病原体产生耐药性的重要原因，因此临床用药时，应注意合理应用抗生素等抗菌药物，以防止耐药性的产生。

（2）药物依赖性和停药症状或停药综合征　药物依赖性（drug dependence）是在长期应用某种药物后，机体对这种药物产生了生理性的或是精神性的依赖和需求，此时若一旦停药就会产生痛苦，从而使患者强制地连续或周期性地要求应用这些药物来避免停药后的不适。按其程度可分为生理依赖性和精神依赖性两种。

生理依赖性（physiological dependence）也称躯体依赖性（physical dependence）过去也称为成瘾性（addiction）。这是由于滥用药物机体已形成一种适应状态，一旦中断用药会出现戒断综合征。如镇痛药吗啡、哌替啶等药物以及海洛因等毒品均可引起生理依赖性，若突然中断用药，病人会出现流涎、流泪、出汗、哈欠思睡、腹痛、腹泻、肢体疼痛，严重可致休克等戒断症状。

精神依赖性（psychological dependence）也称为心理依赖性（psychological dependence），过去也称为习惯性（habituation），是指机体在精神上对某种药物产生了依赖性，停药后渴望再次用药，但无戒断症状。常易产生精神依赖性的药物有镇静催眠药、中枢抑制药或兴奋药及吸烟、饮酒。

接受药物治疗的病人在长期反复用药后突然停药可发生停药症状（withdrawal symptoms）或称停药综合征（withdrawal syndrome），如高血压患者长期应用β-肾上腺素受体阻断药在突然停药后，血压及心率可反跳性升高，这类病人必须逐渐减量停药。

耐受性、依赖性、停药综合征都是一种生物学现象，是药物应用的自然结果。它不只是发生在药物滥用的个体，就是应用正确的药物和剂量，也同样可以出现耐受性、依赖性和停药症状。

三、合理用药原则

先导案例

一名急性胰腺炎病人接受手术后发生感染，外科医生每天使用20万单位的庆大霉素进行抗感染治疗，三天后病人退烧，医生继续给药。连续给药29天后，病人死于急性肾功能衰竭。此间，医生没有对该病人进行过血样检测。

试分析这起医疗事故的原因？

学习提示

庆大霉素一般的使用标准是每次8万单位，每6h一次，每天2～3次。按照规定，使用7～10天后，不管是否有效，都应该停药。治疗期间每周应做肾功能检测。

世界卫生组织1985年在内罗毕召开的合理用药专家会议上，把合理用药定义为：“合理用药要求患者接受的药物适合他们的临床需要、药物的剂量符合他们个体需要、疗程足够、药价对患者及其社区最为低廉。”目前尚无一个公认明确的合理用药定义。绝对合理的用药也是难以达到的，一般所指的合理用药只是相对的。本书中所指的合理用药是指能够充分发挥药物的治疗效果而尽量避免或减少不良反应的发生。

临床用药千变万化。但是，要做到合理用药还是有共同原则可以遵循的。一般说来，合理用药应考虑如下几点。

1. 确定诊断，明确用药目的

明确诊断是合理用药的前提。应该尽量认清病人疾病的性质和病情严重的程度，并据此确定当前用药所要解决的问题，从而选择有针对性的药物和合适的剂量，制订适当的用药方案。在诊断明确以前常常必须采取一定的对症治疗，但应注意不要因用药而妨碍对疾病的进一步检查和诊断。

2. 制订详细的用药方案

要根据初步选定拟用药物的药效学和药动学知识，全面考虑可能影响该药作用的一切因素，扬长避短，仔细制订包括用药剂量、给药途径、投药时间、疗程长短，以及是否联合用药等内容的用药方案，并认真执行之。

3. 及时完善用药方案

用药过程中既要认真执行已定的用药方案，又要随时仔细观察必要的指标和试验数据，以求判定药物的疗效和不良反应，并及时修订和完善原定的用药方案，包括在必要时采取新的措施。

4. 少而精和个体化

任何药物的作用都有两面性，既有治疗作用，又有不良反应。药物的相互作用更为复杂，既可能提高疗效，对病人有利，也可能增加药物的不良反应，对病人造成损害。不同病人可因其病情不同对药物作用的敏感性也不同，这就使情况更为复杂。因此，用药方案要强调个体化。除去经过深思熟虑认为必要的联合用药外，原则上应抱“可用可不用的药物尽量不用”的态度，争取能用最少的药物达到预期的目的。这里所说的“少用药”并非考虑节约或经济问题，主要的是要尽量减少药物对机体功能的不必要的干预和影响。

相关链接

药物滥用

药物滥用（drug abuse）一般是指违背了公认的医疗用途和社会规范而使用任何一种药物。这种使用往往是自行给药，因而对用药者的健康和社会都会造成一定损害。

药物滥用一词是20世纪60年代中期国际上开始采用的专用词汇，它与我们平时所说的“滥用抗生素”、“滥用激素”等滥用药物中的“滥用”概念截然不同。药物滥用的概念是指长期地使用过量具有依赖性潜力的药物，这种用药与公认医疗实践的需要无关，导致了成瘾性以及出现精神混乱和其他异常行为。

药物滥用的范围包括：

① 麻醉药品，如阿片类、可卡因类、大麻类等。

② 精神药品，包括中枢抑制剂，如镇静催眠药；还有中枢兴奋剂，如咖啡因；此外还有致幻剂，如麦司卡林、LSD等。

③ 挥发性有机溶剂，如汽油、打火机燃料和涂料溶剂等，有抑制和致幻作用，具有耐受性甚至精神依赖性。

④ 烟草，其主要成分尼古丁长期使用也可致瘾。

⑤ 酒精，长期酗酒也会产生生理依赖和心理依赖性。

自我提高

一、单选题

1. 影响药物效用的因素是：

A. 年龄和性别　　B. 体重　　C. 给药时间

D. 病理状态　　E. 以上都是

2. 不同给药途径的药物药效出现时间从快到慢的顺序为：

A. 皮下注射＞肌内注射＞静脉注射＞口服
B. 静脉注射＞口服＞皮下注射＞肌内注射
C. 静脉注射＞肌内注射＞皮下注射＞口服
D. 肌内注射＞静脉注射＞皮下注射＞口服
E. 肌内注射＞口服＞皮下注射＞静脉注射

3. 先天性遗传异常对药物代谢动力学的影响主要表现在：
A. 口服吸收速度变化　B. 药物体内生物转化异常
C. 口服吸收速度变化　D. 肾脏排泄速度变化
E. 以上都不对

4. 关于合理用药的叙述正确的是：
A. 为了充分发挥药物疗效　B. 以治愈疾病为标准
C. 应用统一的治疗方案　D. 采用多种药物联合应用
E. 在化学治疗中，除对因治疗外还需要对症治疗

5. 短期内应用麻黄碱数次后其效应降低，属于：
A. 习惯性　B. 快速耐受性　C. 成瘾性
D. 交叉耐受性　E. 耐药性

6. 催眠药应该：
A. 黄酒冲服　B. 饭前内服　C. 睡前内服
D. 饭后内服　E. 定时内服

7. 协同作用的意义是：
A. 减少药物不良反应　B. 减少药物的副作用　C. 增加药物的转化
D. 增加药物的排泄　E. 增加药物的疗效

8. 增加食欲的药物应：
A. 黄酒冲服　B. 饭前内服　C. 睡前内服
D. 饭后内服　E. 定时内服

9. 药物个体差异的常见原因之一是：
A. 药物本身的效价　B. 药物本身的效能　C. 病人的药酶活性的高低
D. 药物的化学结构　E. 药物的分子量大小

10. 个别病人服药后出现特异质反应的原因是：
A. 遗传缺陷　B. 年龄　C. 性别
D. 种族　E. 精神因素

11. 下列哪种酶缺乏通常与遗传因素有关：
A. 6-磷酸葡萄糖脱氢酶　B. 胆碱酯酶
C. 单胺氧化酶　D. 谷-丙转氨酶
E. 儿茶酚胺氧位甲基转移酶

12. 在临床上做到合理用药，需了解：
A. 药物作用与副作用　B. 药物的毒性与安全范围
C. 药物的效价与效能　D. 药物的 $t_{1/2}$ 与消除途径
E. 以上都需要

二、多选题

1. 药物的相互作用在药效学方面表现为：
A. 协同作用　B. 拮抗作用　C. 影响吸收
D. 影响排泄　E. 配伍禁忌

2. 药物的相互作用在妨碍吸收方面表现在：
A. 改变胃肠道 pH 值　B. 吸附、络合或结合　C. 影响胃排空
D. 影响肠蠕动　E. 改变肠壁功能

3. 影响药物效应的机体方面因素有：

A. 年龄　B. 性别　C. 个体差异
D. 精神因素　E. 电解质紊乱

4. 影响药物效用的药物方面因素有：
A. 剂量　B. 剂型　C. 给药途径
D. 给药间隔时间　E. 耐受性

5. 关于婴幼儿用药方面，下列描述正确的是：
A. 新生儿肝、肾功能尚发育完全　B. 小儿相当于小型成人，按比例折算剂量
C. 药物与血浆蛋白结合率低　D. 血脑屏障发育尚不完善
E. 对药物反应一般比较敏感

6. 长期用药引起的机体反应有：
A. 耐受性　B. 耐药性　C. 依赖性
D. 停药症状　E. 过敏反应

参考答案

一、单选题　1. E　2. C　3. B　4. E　5. B　6. C　7. E　8. B　9. C　10. A　11. A　12. E
二、多选题　1. AB　2. ABCDE　3. ABCDE　4. ABCDE　5. ACDE　6. ABCD

项目四　药物的配伍变化

学习目标

知识目标：掌握药物配伍变化、药物配伍禁忌及物理配伍变化和化学配伍变化的有关概念。
熟悉临床常用药物的配伍禁忌。
了解药物配伍变化的重要性。
能力目标：能够进行药物配伍不合理处方实例分析。
素质目标：能正确评价药物的疗效，正确判断用药过程中出现的不良反应。

先导案例

案例一：这天上午，李医生刚上班，就来了一个中年女患者。患者说，昨天去亲戚家喝酒，早上起来后就开始腹泻。一个早上腹泻三四次，全是水样便，还有发烧，37．8℃。李医生给她检查后，结合病史诊断为：急性肠炎。在询问病史时，李医生还得知，患者有胃病史，而且这两天胃也痛。于是，李医生不仅给她开了治疗急性肠炎的氟哌酸，还同时给她开了治疗胃痛的胃舒平（复方氢氧化铝）。可是服用后患者疼痛症状并没有减轻反而加重。

案例二：某患者感到咽喉部极度不适，到某人民医院处就诊。接诊医生给予抗感染药治疗，静滴红霉素、克林霉素，患者输液不久，出现过敏性休克症状，经过抗过敏治疗后患者呈植物人状态。患者家属将该医生起诉至法院。

从上面案例不难看出，医生都给患者开了两种以上的药物联合使用，目的是增加治疗效果，降低不良反应，但实事恰恰相反，引起了严重的不良后果。

同学们，请仔细想想为什么会出现这样的结果，如何避免？

学习提示

急性肠炎是由细菌及病毒等微生物感染所引起的人体疾病，是常见病、多发病。其表现主要为腹痛、腹泻、恶心、呕吐、发热等，严重者可致脱水、电解质紊乱、休克等。临床上与急性胃炎同时发病者，又称为急性胃肠炎。本病多发于夏秋季节。

药物的配伍变化是指药物之间直接发生相互作用而引起药物作用性质、强度或疗效上的改变。当应用一种药物疗效不佳时，就需要选择其他的药物进行合理的配伍。配伍禁忌，是指两种以上药物混合使用或药物制成制剂时，发生体外的相互作用，出现使药物中和、水解、破坏失效等理化反应，这时可能发生浑浊、沉淀、产生气体及变色等外观异常的现象。有些药品配伍使药物的治疗作用减弱，导致治疗失败；有些药品配伍使副作用或毒性增强，引起严重不良反应；还有些药品配伍

使治疗作用过度增强，超出了机体所能耐受的能力，可引起不良反应，乃至危害病人等。这些配伍均属配伍禁忌。

临床上经常采用药物配伍，其目的在于：①预期某些药物产生协同作用，以增强疗效，如复方乙酰水杨酸片、复方降压片等；②提高疗效，减少副作用，减少或延缓耐药性的发生等，如磺胺药与甲氧苄氨嘧啶（TMP）联用、阿莫西林与克拉维酸联用；③利用药物间的拮抗作用以克服某些副作用，如用吗啡配阿托品镇痛，以消除吗啡对呼吸中枢的抑制作用及对胆道、输尿管及支气管平滑肌的兴奋作用；④为了防止或治疗合并症而加用其他药物等。

一、药物配伍变化的分类

根据药物和制剂成分的理化性质和药理作用，设计合理处方，对可能发生的配伍变化则应有预见性，探讨其产生的原因和正确的处理或防止办法，以保证用药的安全有效，防止发生医疗事故、生产质量事故。配伍变化可分为物理的、化学的、药理的三个方面；从配伍的意愿来看，可分为有意的、无意的两类；从配伍变化所引起的结果来看，可分为绝对不能配伍（配伍禁忌）、非绝对不能配伍两类。

二、药物的物理配伍变化

物理配伍变化是某些药物配合在一起会发生物理变化，即改变了原先药物的溶解度、外观形状等物理性状，给药物的应用造成了困难。

1. 溶解度改变

不同性质溶剂的制剂配合在一起，常因药物在混合溶液中的溶解度变小而析出沉淀。

如：以丙二醇和水为混合溶剂制成的12.5%的氯霉素注射液当用作输液稀释至浓度在0.25%以上时，会出现氯霉素沉淀。酊剂、流浸膏等与某些药物的水溶液配合，有效成分很可能析出。含黏液质、蛋白质多的水溶液若加入醇能产生沉淀。在某些药物饱和溶液中加入其他物质时可能发生分层或沉淀，如芳香水中加入一定量的盐可使挥发油分离出来。

2. 溶解、液化和结块

与吸湿性很强的药物或制剂，如干浸膏、冲剂、乳酶生、干酵母、胃蛋白酶、无机溴化物等配伍时，在制备、应用或储存中可发生潮解与液化，如牙科常用的消毒剂、止痛剂系利用苯酚与樟脑或苯酚、麝香草酚与薄荷脑的共熔作用而制成的液体滴牙剂。散剂、颗粒剂由于药物稀释后又逐渐干燥而结块。

3. 分散状态或粒径变化

乳剂、混悬剂中分散剂中分散相的粒径可因与其他药物配伍，也可因久贮而粒径变粗，或分散相凝聚而分层或析出，导致使用不方便或分剂量不均，甚至药物的生物利用度下降。

某些胶体溶液可因加入电解质或其他脱水剂使胶体分散状态破坏而沉淀。某些保护胶体，可因加入浓度较高的亲水性物质如糖浆、乙醇或强电解质而使保护胶失去作用。吸附性较强的物质如活性炭、白陶土、碳酸钙等，与剂量较小的生物碱配伍时，能使后者吸附在机体中释放不完全等，均属物理的配伍变化。

三、药物的化学配伍变化

化学配伍变化即某些药物配合在一起会发生化学反应，不但改变了药物的性状，更重要的是使药物减效、失效或毒性增强，甚至引起燃烧或爆炸等。

产生化学配伍变化的原因很复杂，可能由于氧化、还原、分解、水解、复分解、缩合、聚合等反应所产生，反应后可以观察到变色、混浊、沉淀、产气和发生爆炸等，另外疗效改变、产生毒副作用等不易观察到的情况更应引起注意。

1. 变色

药物制剂配伍反应后，可产生有色物质或发生颜色变化，易氧化的药物与pH较高的药物配伍时容易变色。如维生素C与烟酰胺即使干燥粉末混合也会产生橙红色；如多巴胺注射液与碳酸氢钠注射液配伍后会逐渐变成粉红至紫色。

含酚羟基的药物与铁盐相遇颜色变深，如碳酸氢钠和氧化镁粉末能使大黄粉末变为粉红色；氨茶碱或异烟肼与乳糖粉末混合变成黄色。

2. 混浊和沉淀

液体药剂配伍不当，可能发生混浊或沉淀。

(1) pH改变产生沉淀 难溶性的酸和难溶性的碱制成的可溶性盐，其水溶液常因pH改变而析出沉淀。如水杨酸钠或苯巴比妥钠的水溶液遇酸或碱性药物后，会析出水杨酸和巴比妥钠。生物碱可溶性盐的水溶液遇碱或碱性药物后，析出难溶性碱的沉淀。

(2) 水解产生沉淀 如苯巴比妥钠水溶液因水解产生无效的苯乙基乙酰脲沉淀；硫酸锌在中性或弱碱性溶液中易水解产生氢氧化锌沉淀。

(3) 生物碱盐溶液的沉淀 大多数生物碱盐溶液当与鞣酸、碘、碘化钾、溴化钾或乌洛托品等相遇时，能产生沉淀，如黄连素和黄芩苷在溶液中能产生难溶性沉淀。

(4) 复分解产生沉淀 无机药物之间可由复分解而产生沉淀，如硫酸镁溶液遇可溶性钙盐、碳酸氢钠或某些碱性较强的溶液时，均能产生沉淀；硝酸银遇含氯化物的水溶液即产生沉淀。

3. 产气

药物配伍时，偶尔会遇到产气的现象。如溴化铵、氯化铵或乌洛托品与强碱性药物配伍，溴化铵和利尿药配伍，均可产生氨气。乌洛托品与酸类或酸性药物配伍能分解产生甲醛。

有些药物配伍后产生气体属于正常现象，如含漱用的复方硼酸钠溶液、碱性芳香溶液，在配制时产生二氧化碳；泡腾散剂、泡腾片在服用时，系利用其所产生的二氧化碳。

4. 分解破坏、疗效下降

许多药物在固体状态或溶液中加入一定稳定剂时处于较稳定的状态，但当与一些药物制剂配伍后变得不稳定，如：维生素B_{12}与维生素C混合制成溶液时，维生素B_{12}的效价显著降低；乳酸环丙沙星与甲硝唑混合不久，甲硝唑浓度降为90%；红霉素乳糖酸盐与葡萄糖氯化钠注射液配合(pH4.5) 6h效价降低约12%，pH4.0左右时则6h效价失效50%以上（25℃）。

5. 发生爆炸

多由强氧化剂与强还原剂配伍所引起，如高锰酸钾与甘油、甘油和硝酸混合或一起研磨时，均易发生不同程度的燃烧或爆炸，常用的强氧化剂有高锰酸钾、过氧化氢、氯化钾、浓硫酸、浓硝酸等；常用的还原剂有各种有机物、活性炭、硫化物、碘化物、磷、甘油、蔗糖等。

除了物理配伍变化和化学配伍变化外还有药理配伍变化，即是指药物配伍后，它们的体内过程相互影响，造成药理作用的性质、强度、副作用、毒性等的变化，又称为疗效的配伍变化，或药物相互作用。

四、临床常用药物的配伍禁忌（见表1-2）

表1-2 常用药物配伍禁忌表

分类	药物	配伍药物	配伍使用结果
青霉素类	青霉素钠、钾盐；氨苄西林类；阿莫西林类	喹诺酮类、氨基糖苷类、(庆大霉素除外)、多黏菌类	效果增强
		四环素类、头孢菌素类、大环内酯类、氯霉素类、庆大霉素、利巴韦林、培氟沙星	相互拮抗或疗效相抵或产生副作用，应分别使用、间隔给药
		维生素C、维生素B、罗红霉素、维生素C多聚磷酸酯、磺胺类、氨茶碱、高锰酸钾、盐酸氯丙嗪、B族维生素、过氧化氢	沉淀、分解、失败
头孢菌素类	"头孢"系列	氨基糖苷类、喹诺酮类	疗效、毒性增强
		青霉素类、洁霉素类、四环素类、磺胺类	相互拮抗或疗效相抵或产生副作用，应分别使用、间隔给药
		维生素C、B族维生素、磺胺类、罗红霉素、氨茶碱、氯霉素、氟苯尼考、甲砜霉素、盐酸强力霉素	沉淀、分解、失败
		强利尿药、含钙制剂	与头孢噻吩、头孢噻呋等头孢类药物配伍会增加毒副作用

续表

分类	药物	配伍药物	配伍使用结果
氨基糖苷类	卡那霉素、阿米卡星、核糖霉素、妥布霉素、庆大霉素、大观霉素、新霉素、巴龙霉素、链霉素等	抗生素类	本品应尽量避免与抗生素类药物联合应用，大多数本类药物与大多数抗生素联用会增加毒性或降低疗效
		青霉素类、头孢菌素类、洁霉素类、TMP	疗效增强
		碱性药物（如碳酸氢钠、氨茶碱等）、硼砂	疗效增强，但毒性也同时增强
		维生素C、B族维生素	疗效减弱
		氨基糖苷类药物、头孢菌素类、万古霉素	毒性增强
	大观霉素	氯霉素、四环素	拮抗作用，疗效抵消
	卡那霉素、庆大霉素	其他抗菌药物	不可同时使用
大环内酯类	红霉素、罗红霉素、硫氰酸红霉素、替米考星、吉他霉素（北里霉素）、泰乐菌素、替米考星、乙酰螺旋霉素、阿奇霉素	洁霉素类、麦迪霉素、螺旋霉素、阿司匹林	降低疗效
		青霉素类、无机盐类、四环素类	沉淀、降低疗效
		碱性物质	增强稳定性、增强疗效
		酸性物质	不稳定、易分解失效
		含钙、镁、铝、铁的中药如石类、壳贝类、骨类、矾类、脂类等，含碱类、含鞣质的中成药，含消化酶的中药如神曲、麦芽、豆豉等，含碱性成分较多的中药如硼砂等	不宜同用，如确需联用应至少间隔2h
		其他药物	四环素类药物不宜与绝大多数其他药物混合使用
氯霉素类	氯霉素、甲砜霉素、氟苯尼考	喹诺酮类、磺胺类、呋喃类	毒性增强
		青霉素类、大环内酯类、四环素类、多黏菌素类、氨基糖苷类、氯丙嗪、洁霉素类、头孢菌素类、B族维生素、铁类制剂、免疫制剂、环磷酰胺、利福平	拮抗作用，疗效抵消
		碱性药物（如碳酸氢钠、氨茶碱等）	分解、失效
喹诺酮类	吡哌酸、“沙星”系列	青霉素类、链霉素、新霉素、庆大霉素	疗效增强
		洁霉素类、氨茶碱、金属离子（如钙、镁、铝、铁等）	沉淀、失效
		四环素类、氯霉素类、呋喃类、罗红霉素、利福平	疗效降低
		头孢菌素类	毒性增强
磺胺类	磺胺嘧啶、磺胺二甲嘧啶、磺胺甲噁唑、磺胺对甲氧嘧啶、磺胺间甲氧嘧啶、磺胺噻唑	青霉素类	沉淀、分解、失效
		头孢菌素类	疗效降低
		氯霉素类、罗红霉素	毒性增强
		TMP、新霉素、庆大霉素、卡那霉素	疗效增强
	磺胺嘧啶	阿米卡星、头孢菌素类、氨基糖苷类、利卡多因、林可霉素、普鲁卡因、四环素类、青霉素类、红霉素	配伍后疗效降低或抵消或产生沉淀
	恩拉霉素	四环素、吉他霉素、杆菌肽	
抗病毒类	利巴韦林、金刚烷胺、阿糖腺苷、阿昔洛韦、吗啉胍、干扰素	抗菌类	无明显禁忌，无协同、增效作用。合用时主要用于防治病毒感染后再引起继发性细菌类感染，但有可能增加毒性，应防止滥用
		其他药物	无明显禁忌记载

相关链接

药物配伍变化的一般规律

① 静注的非解离性药物，例如葡萄糖等，较少与其他药物产生配伍禁忌，但应注意其溶液的 pH 值。

② 无机离子中的 Ca^{2+} 和 Mg^{2+} 常易形成难溶性沉淀。不能与生物碱配伍。

③ 阴离子型的有机化合物，例如生物碱类、拟肾上腺素类、盐基抗组胺药类、盐基抗生素类，其游离基溶解度均较小，如与 pH 值高的溶液或具有大缓冲容量的弱碱性溶液配伍时可能产生沉淀。

④ 阴离子型有机化合物与阴离子型有机化合物的溶液配伍时，也可能出现沉淀。

⑤ 两种高分子化合物配伍可能形成不溶性化合物，常见的如两种电荷相反的高分子化合物溶液相遇会产生沉淀。例如抗生素类、水解蛋白，胰岛素、肝素等。

⑥ 使用某些（青霉素类、红霉素类等）抗生素，要注意溶剂的 pH 值。溶剂的 pH 值应与抗生素的稳定 pH 值相近，差距越大，分解失效越快。

知识应用

判断下面处方是否合理

铜绿假单胞菌感染性肺炎患者，某男，36 岁。NS 250ml＋氨苄西林钠 5g＋庆大霉霉素 160mg，ivgtt，qd。

自我提高

一、单选题

1. 药物的配伍禁忌主要指：

A. 吸收后和血浆蛋白的竞争性结合
B. 配制过程中发生的物理或化学变化
C. 肝药酶活性的抑制
D. 从肾脏排泄受抑制
E. 以上都不是

2. 下列属于物理配伍变化的是：

A. 变色
B. 分解破坏、疗效下降
C. 发生爆炸
D. 潮解、液化和结块
E. 产气

3. 下列属于化学配伍变化的是：

A. 变色
B. 液化
C. 结块
D. 潮解
E. 粒径变化

4. 下列属于化学配伍变化的是：

A. 分散状态变化
B. 某些溶剂性质不同的制剂相互配合使用时，析出沉淀
C. 发生爆炸
D. 潮解、液化和结块
E. 粒径变化

5. 某些溶剂性质不同的制剂相互配合使用时，析出沉淀或分层属于：

A. 物理配伍变化
B. 化学配伍变化
C. 药理配伍变化
D. 生物配伍变化
E. 液体配伍变化

6. 硫酸锌在弱碱性溶液中，析出沉淀属于：

A. 物理配伍变化
B. 化学配伍变化
C. 药理配伍变化
D. 生物配伍变化
E. 环境配伍变化

7. 生物碱盐的溶液与鞣酸相遇时产生沉淀：

A. 物理配伍变化
B. 环境配伍变化
C. 生物配伍变化
D. 药理配伍变化
E. 化学配伍变化

8. 变色属于：

A. 物理配伍变化
B. 化学配伍变化
C. 药理配伍变化

D. 生物配伍变化 E. 环境配伍变化

9. 当某些含非水溶剂的制剂与输液配伍时会使药物析出，是由于：

A. 溶剂组成改变引起 B. pH值改变引起 C. 离子作用引起

D. 盐析作用引起 E. 直接反应引起

10. 两性霉素B注射液为胶体分散系统，若加入到含大量电解质的输液中出现沉淀，是由于：

A. 直接反应引起 B. pH值改变引起 C. 离子作用引起

D. 盐析作用引起 E. 溶剂组成改变引起

二、多选题

1. 下列属于化学配伍变化的是：

A. 粒径变化 B. 分解破坏、疗效下降

C. 发生爆炸 D. 潮解、液化和结块

E. 产气

2. 下列属于化学配伍变化的是：

A. 变色

B. 分解破坏、疗效下降

C. 某些溶剂性质不同的制剂相互配合使用时，析出沉淀

D. 产气

E. 分散状态或粒径变化

3. 下列属物理配伍变化的是：

A. 变色 B. 发生爆炸 C. 结块

D. 潮解 E. 粒径变化

4. 下列属于物理配伍变化的是：

A. 分散状态变化

B. 某些溶剂性质不同的制剂相互配合使用时，析出沉淀

C. 硫酸锌在弱碱性溶液中，析出沉淀

D. 潮解、液化和结块

E. 粒径变化

5. 下列属于化学配伍变化的是：

A. 粒径变化

B. 生物碱盐的溶液与鞣酸相遇时产生沉淀

C. 某些溶剂性质不同的制剂相互配合使用时，析出沉淀

D. 产气

E. 分散状态变化

参考答案

一、单选题 1. D 2. E 3. A 4. C 5. A 6. B 7. E 8. B 9. A 10. D

二、多选题 1. BCE 2. ABD 3. CDE 4. ABDE 5. BD

模块二

传出神经系统药物应用

项目一　传出神经系统药理概论

学习目标

知识目标：掌握传出神经系统递质及受体生理效应。

熟悉传出神经系统的分类。

了解传出神经系统药物的作用机制与分类。

能力目标：能够应用受体的基本理论和基本知识，推导出本章药物的作用和用途。

先导案例

崔×，男，55岁，因心慌、心烦、乏力3年来诊，病人3年来因此病多处求诊，经诊断为植物神经紊乱。但3年来服用多种药物无效，故来诊。来诊后查体未发现阳性体征，心电图、血液生化检查、心脏彩超正常。故诊断同前，给予丹葛胶囊6粒口服日3次，服药3天后病情好转，服药10天后症状消失，共服药1个月。其后随访无复发。

学习提示

植物神经功能紊乱是一种内脏功能失调的综合征。包括循环系统功能、消化系统功能或性功能失调的症状，多由心理社会因素诱发人体部分生理功能暂时性失调，神经内分泌出现相关改变而组织结构上并无相应病理改变的综合征。

一、传出神经系统分类

传出神经包括支配内脏活动的自主神经和支配骨骼肌活动的运动神经。按解剖学分类，自主神经又分为交感神经和副交感神经。交感神经和副交感神经在到达效应器官之前，分别在相应的神经节更换神经元，因此有节前纤维和节后纤维之分。运动神经自中枢发出后，中途不更换神经元，直接到达所支配的骨骼肌，故无节前和节后纤维之分。此外，传出神经还可按递质分类，传出神经末梢释放的递质主要为乙酰胆碱（acetylcholne，ACh）和去甲肾上腺素（noradrenaline，NA）。根据神经末梢释放的递质不同，传出神经又可分为胆碱能神经和去甲肾上腺素能神经。

1. 胆碱能神经

指能自身合成、贮存乙酰胆碱，兴奋时其末梢释放乙酰胆碱的神经。包括：①运动神经；②交感和副交感神经的节前纤维；③副交感神经节后纤维；④极少数交感神经节后纤维，如支配汗腺分泌的交感神经、支配骨骼肌血管舒张的交感神经。

2. 去甲肾上腺素能神经

指能自身合成、贮存去甲肾上腺素，兴奋时其末梢释放去甲肾上腺素的神经。绝大多数交感神经节后纤维属于这种神经。

除上述两类神经外，还有多巴胺能神经、5-羟色胺能神经、嘌呤能神经和肽能神经。它们主要在局部发挥调节作用。见图 2-1。

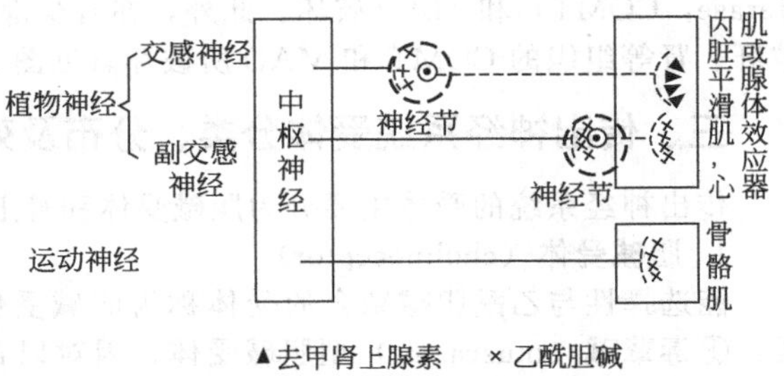

图 2-1 传出神经系统分类

二、传出神经系统突触的化学传递

传出神经末梢与次一级神经元或效应器的衔接处，统称为突触（运动神经末梢与骨骼肌纤维的衔接处称为运动终板，简称终板）。突触是传出神经系统完成信息传递的重要结构。在电镜下观察突触的超微结构，可见衔接处有一间隙，称为突触间隙。传出神经末梢靠近间隙的细胞膜称为突触前膜，此处含有许多线粒体和大量囊泡。线粒体除提供能量外，还含有合成或代谢递质的酶；囊泡内贮存着高浓度的递质。效应器或次一级神经元靠近间隙的细胞膜称为突触后膜，此处含有大量的受体。目前普遍认为，神经冲动的传递依赖于突触前膜处的囊泡释放一种化学物质即递质而完成。突触的化学传递过程包括递质的生物合成、贮存、释放、与受体的结合及消除等环节。传出神经系统药物作用于突触化学传递过程，不同的药物可通过影响突触化学传递中的某一环节而发挥药理作用。

1. 乙酰胆碱的合成、贮存、释放和消除

乙酰胆碱主要是在胆碱能神经末梢胞浆中由乙酰辅酶 A 和胆碱在胆碱乙酰化酶催化下合成，然后即进入囊泡贮存。当神经冲动到达时，神经末梢产生动作电位和离子转移，Ca^{2+} 内流，使较多的囊泡与突触前膜融合，并出现裂孔，通过裂孔将囊泡内的乙酰胆碱递质排出至突触间隙，与突触后膜上的相应受体结合产生效应。乙酰胆碱释放后，在数毫秒内即被突触部位的胆碱酯酶水解成胆碱和乙酸，部分胆碱可被神经末梢再摄取利用。见图 2-2。

2. 去甲肾上腺素的合成、贮存、释放和消除

去甲肾上腺素的合成主要在神经末梢进行。酪氨酸是合成去甲肾上腺素的基本原料，从血液进入神经元后，在酪氨酸羟化酶催化下生成多巴，再经多巴脱羧酶脱羧后生成多巴胺，后者进入囊泡，又经多巴胺 β-羟化酶的催化生成去甲肾上腺素，贮存于囊泡中。当神经冲动到达神经末梢时，囊泡中的去甲肾上腺素释放到突触间隙，与突触后膜上的受体结合产生效应。去甲肾上腺素释放后，约 75%～95%迅速被突触前膜主动摄入神经末梢内，而后被再摄入囊泡中贮存起来，供下次释放所用。这是去甲肾上腺素递质作用消失的主要方式。部分未进入囊泡的去甲肾上腺素可被线粒体膜所含的单胺氧化酶（monoamine oxidase，MAO）破坏。非神经组织如心肌、平滑肌等也能摄取去甲肾上腺素，这部分去甲肾上腺素被细胞内的儿茶酚胺氧位甲基转移酶（catechol-*O*-methyltran-

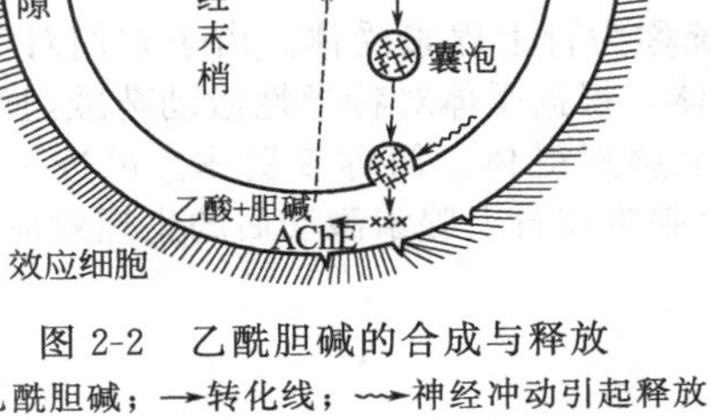

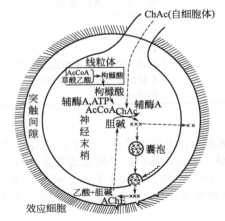

图 2-2 乙酰胆碱的合成与释放

××× 乙酰胆碱；→转化线；⁓→神经冲动引起释放；- -→转运线；ChAc 胆碱乙酰化酶；AcCoA 乙酰辅酶 A；AChE 胆碱酯酶

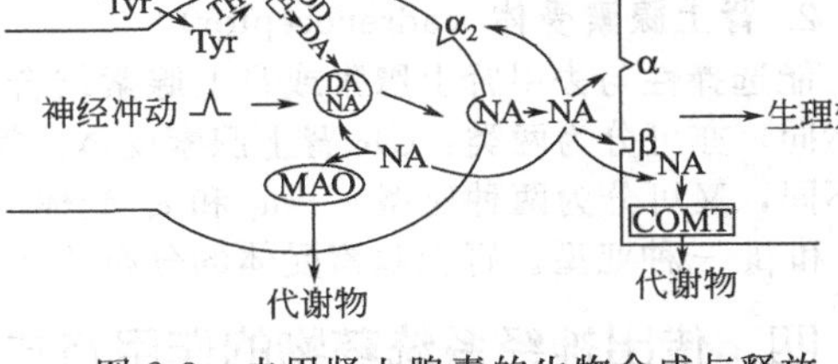

图 2-3 去甲肾上腺素的生物合成与释放

TH—酪氨酸羟化酶；DD—多巴脱羧酶；DA—多巴胺；NA—去甲肾上腺素

sferase，COMT）和 MAO 破坏。此外，亦有少部分去甲肾上腺素从突触间隙扩散到血液中，主要被肝、肾等组织的 COMT 和 MAO 所破坏。见图 2-3。

三、传出神经系统受体分类、分布及效应

传出神经系统的受体主要分为胆碱受体和肾上腺素受体两大类。

1. 胆碱受体（cholinoceptor）

能选择性与乙酰胆碱结合的受体称为胆碱受体。因这些受体对药物的敏感性不同，又分为两类：①毒蕈碱（muscarnic）型胆碱受体，因对以毒蕈碱为代表的拟胆碱药较敏感而得名，简称 M 受体。目前用分子克隆技术发现 M 受体有五个亚型，即 M_1、M_2、M_3、M_4 和 M_5 受体。②烟碱（nicotinic）型胆碱受体，因对烟碱较敏感而得名，简称 N 受体。烟碱型胆碱受体目前分为两个亚型：N_1 与 N_2 受体。N_1 受体分布在神经节细胞上；N_2 受体分布在骨骼肌细胞膜上。胆碱受体的分布及被乙酰胆碱激动后的生理效应见表 2-1。

表 2-1 传出神经系统受体分布及激动后效应

受体名称	分布部位	受体激动后效应
胆碱受体		
M 受体		
M_2 受体	心脏	传导及心率减慢、收缩力减弱
	血管（骨骼肌血管平滑肌）	舒张
M_3 受体	内脏平滑肌	收缩
	外分泌腺	分泌增加
M_1 受体	胃壁细胞	胃酸分泌增加
M_3 受体	瞳孔括约肌、睫状肌	收缩
N 受体		
N_1 受体	神经节	兴奋
	肾上腺髓质	肾上腺素分泌
N_2 受体	骨骼肌	收缩
肾上腺素受体		
α 受体		
α_1 受体	皮肤、黏膜、内脏平滑肌	收缩
	瞳孔开大肌	扩瞳
α_2 受体	去甲肾上腺素能神经突触前膜	抑制去甲肾上腺素释放（负反馈调节）
β 受体		
β_1 受体	心脏	传导及心率加快、收缩力增强
	肾小球旁器细胞	肾素分泌
β_2 受体	支气管平滑肌	舒张
	冠脉、骨骼肌血管	舒张
	去甲肾上腺素能神经突触前膜	促进去甲肾上腺素释放（正反馈）
	肝脏	肝糖原分解增加，促进糖异生
β_3 受体	脂肪组织	脂肪分解

2. 肾上腺素受体（adrenoceptor）

能选择性与去甲肾上腺素或肾上腺素结合的受体统称为肾上腺素受体。由于它们对药物的敏感性不同，亦可分为两类：①α 肾上腺素受体，简称 α 受体，根据受体对特异性激动药或阻断药亲和力的不同，又可分为两种亚型——α_1 和 α_2 受体。②β 肾上腺素受体，简称 β 受体。可进一步分为 β_1、β_2、和 β_3 三种亚型。肾上腺素受体的分布及被去甲肾上腺素或肾上腺素激动后的生理效应见表 2-1。

四、传出神经系统药物的作用方式

1. 直接作用于受体

许多传出神经系统药物能直接与胆碱受体或肾上腺素受体结合，产生激动或阻断受体的效应，分别称为该受体的激动药或阻断药（拮抗药）。

2. 影响递质的化学传递

（1）影响递质的生物合成　密胆碱抑制乙酰胆碱的合成，目前仅用作实验研究的工具药，尚无临床应用价值。

（2）影响递质转化　胆碱能神经的递质乙酰胆碱主要被胆碱酯酶水解而失活，抗胆碱酯酶药能抑制胆碱酯酶活性，减少乙酰胆碱的水解失活，从而发挥拟胆碱作用。

（3）影响递质的释放和贮存　药物可促进神经末梢释放递质而发挥作用。例如，麻黄碱可促进去甲肾上腺素的释放而发挥拟肾上腺素作用；有些药物通过影响递质在神经末梢的再摄取和贮存而发挥作用。例如利血平主要抑制囊泡对去甲肾上腺素的主动再摄取，使囊泡内去甲肾上腺素逐渐减少以至耗竭，从而影响突触的化学传递，表现为拮抗去甲肾上腺素能神经的作用。

五、传出神经系统药物分类

传出神经系统药物可根据其作用性质（激动受体或阻断受体）和对不同类型受体的选择性有差别进行分类，见表 2-2。

表 2-2　传出神经系统药物分类

拟似药	拮抗药
胆碱受体激动剂	胆碱受体阻断药
M,N 受体激动药(乙酰胆碱)	M 受体阻断药(阿托品)
M 受体激动药(毛果芸香碱)	M_1 受体阻断药(哌仑西平)
N 受体激动药(烟碱)	N_1 受体阻断药(美加明)
	N_2 受体阻断药(筒箭毒碱)
抗胆碱酯酶药(新斯的明)	胆碱酯酶复活药(氯磷定)
肾上腺素受体激动药	肾上腺素受体阻断药
α 受体激动药(去甲肾上腺素)	α 受体阻断药(酚妥拉明)
α,β 受体激动药(肾上腺素)	$α_1$ 受体阻断药(哌唑嗪)
β 受体激动药(异丙肾上腺素)	β 受体阻断药(普萘洛尔)
$β_1$ 受体激动药(多巴酚丁胺)	$β_1$ 受体阻断药(阿替洛尔)
$β_2$ 受体激动药(沙丁胺醇)	

自我提高

一、单选题

1. $β_2$ 受体兴奋可引起：
   A. 支气管平滑肌扩张　B. 胃肠平滑肌收缩　C. 瞳孔缩小
   D. 腺体分泌增加　E. 皮肤血管收缩
2. 突触间隙 ACh 消除的主要方式是：
   A. 被 MAO 灭活　B. 被 COMT 灭活　C. 被 AChE 灭活
   D. 被磷酸二酯酶灭活　E. 被神经末梢重摄取
3. 去甲肾上腺素能神经兴奋引起的功能变化不包括：
   A. 心脏兴奋　B. 皮肤黏膜和内脏血管收缩
   C. 支气管平滑肌松弛　D. 胃肠平滑肌兴奋收缩
   E. 瞳孔扩大
4. 关于乙酰胆碱的 M 样作用，错误的是：
   A. 血压升高　B. 心率减慢　C. 胃肠平滑肌兴奋
   D. 瞳孔括约肌收缩　E. 腺体分泌增加
5. N_2 受体兴奋主要引起：

A. 神经节兴奋　B. 心脏抑制　C. 支气管平滑肌收缩
D. 骨骼肌收缩　E. 胃肠平滑肌收缩

6. 治疗支气管哮喘应选用对哪一种受体作用较强的拟肾上腺素类药物：
A. α_1 受体　B. β_1 受体　C. α_2 受体
D. β_2 受体　E. M受体

7. 下述哪类药物可诱发或加重支气管哮喘：
A. α受体激动剂　B. α受体阻断剂　C. β受体激动剂
D. β受体阻断剂　E. 以上都不是

二、多选题

1. 胆碱能神经兴奋时引起：
A. 心率减慢，传导减慢　B. 汗腺全身分泌增加
C. 骨骼肌收缩　D. 瞳孔扩大
E. 胃肠道平滑肌收缩

2. 去甲肾上腺素能神经兴奋时引起：
A. 心脏兴奋　B. 瞳孔缩小
C. 皮肤黏膜和内脏血管收缩　D. 支气管平滑肌舒张
E. 肾上腺髓质分泌肾上腺素

3. 下列哪些药物属于胆碱受体阻断药：
A. 阿托品　B. 哌仑西平　C. 莨菪碱类
D. 后马托品　E. 筒箭毒碱

4. 下列哪些药物属于β受体阻断药：
A. 普萘洛尔　B. 美托洛尔　C. 拉贝洛尔
D. 沙丁胺醇　E. 酚妥拉明

5. α受体阻断药有：
A. 酚妥拉明　B. 普萘洛尔　C. 哌唑嗪
D. 沙丁胺醇　E. 去氧肾上腺素

参考答案

一、单选题　1. A　2. D　3. D　4. A　5. D　6. D　7. D
二、多选题　1. ABCE　2. ACD　3. ABCDE　4. ACDE　5. BD

项目二　胆碱受体激动药

学习目标

知识目标：掌握毛果芸香碱、新斯的明的结构、性质和作用、作用机理和用途。
能力目标：能够应用药物的基本理论和基本知识，提供用药咨询服务。
能够分析、解释涉及本章药物的处方合理性，将疾病与其药物相联系。

拟胆碱药是一类与生理递质乙酰胆碱作用相似的药物。按其作用机制不同分为两大类：胆碱受体激动药和抗胆碱酯酶药。后者又按它们与胆碱酯酶结合形成复合物后水解的难易程度分为两类：一类是可逆性抗胆碱酯酶药，如新斯的明；另一类是难逆性抗胆碱酯酶药，如有机磷酸酯类。

1. M，N胆碱受体激动药

乙酰胆碱（acetylcholine，ACh）

是胆碱能神经递质，现已人工合成。全身用药时可引起M、N胆碱受体激动，作用十分广泛，不良反应多，故无临床实用价值，目前主要用作药理实验的工具药。

先导案例

患者杨某，女，48岁。主诉两眼发胀，视物模糊2年，经检查两眼无明显红肿，角膜稍有润性水肿，右眼瞳孔较大，对光反应迟钝，玻璃体混浊，眼底呈豹纹状，静脉迂曲怒张，血管呈屈膝状，左眼瞳孔较小，反应迟钝，难以见到眼底。视力右眼0.3，左眼0.2，眼压右眼38mmHg，左眼52mmHg。临床诊断为慢性单纯性青光眼。针对此患者临床治疗原则是什么？临床可选用什么药物？

学习提示

慢性单纯性青光眼

慢性单纯性青光眼，又称开角性青光眼。本病多无自觉症状，少数可感头痛、眼胀、视物模糊等。其基本证候为眼压升高、视野缺损和视乳头凹陷。多累及双眼，以20～60岁之间常见，男性略多。本病与房水排出系统病变有关，但确切原因不明。现代西医学多采取药物控制眼压或手术治疗。

2. M胆碱受体激动药

代表药物　　毛果芸香碱

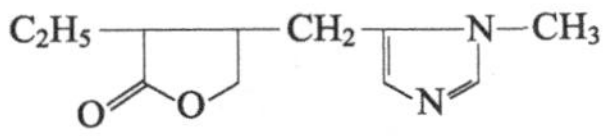

化学名为4-[(1-甲基-1*H*-咪唑-5-基) 甲基]-3-乙基二氢-2(3*H*)-呋喃酮，又名匹鲁卡品。

【性状】本品药用品为硝酸盐，显酸性（强酸弱碱盐），为无色结晶或白色结晶性粉末。易溶于水，微溶于乙醇，不溶于氯仿或乙醚。有手性碳原子，具旋光性。

【体内过程】本药为叔胺类化合物，滴眼后易透过角膜进入眼房，其作用迅速、温和而短暂，用10～20g/L溶液滴眼后，10～15min起效，30～40min作用达高峰，降眼压作用可维持4～8h。

【药理作用】本药选择性激动M受体，对眼和腺体的作用较强，对心血管系统影响较小，但其吸收入血后，对全身的作用也相当广泛，故一般情况下仅在眼科使用，以下仅介绍毛果芸香碱对眼的影响。

（1）缩瞳　激动瞳孔括约肌上的M受体，使瞳孔括约肌向瞳孔中心方向收缩，故瞳孔缩小。

（2）降低眼内压　毛果芸香碱使瞳孔缩小，虹膜向瞳孔中心方向拉紧，其根部变薄，则前房角间隙变大，房水易于通过巩膜静脉窦进入血液循环，故使眼内压降低。

（3）调节痉挛　眼睛的调节主要取决于晶状体的曲度变化，以适应于近视或远视的要求。毛果芸香碱能激动睫状肌上的M受体，使睫状肌向瞳孔的中心方向收缩，与之相连的悬韧带松弛，晶状体因其本身的弹性而自然变凸，屈光度增加。这样远处的物体不能成像于视网膜上，故看远物模糊，仅看近物清楚，这种作用称为调节痉挛（图2-4）。

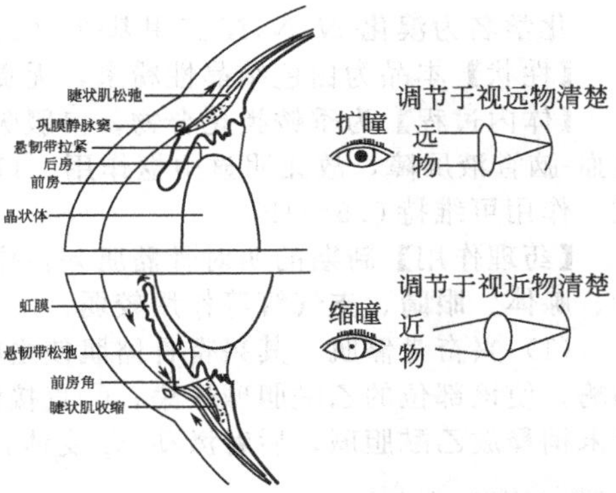

图2-4　眼部结构示意

相关链接

眼内压与青光眼

由睫状体上皮细胞分泌及血管渗出而产生的房水经瞳孔流入眼前房，经前房角间隙、小梁网流入巩膜静脉窦，最后进入血液循环。房水不断循环维持一定的眼内压。若房水回流不畅，则可致眼内压升高。病理性高眼压合并视功能障碍即称为青光眼。一般将青光眼分为闭角型和开角型两种。闭角型青光眼由于虹膜根部组织堵塞前房角入口，使房水回流受阻，眼内压升高。开角型青光眼主要是小梁网和巩膜静脉窦变性或硬化，阻碍房水循环，使眼内压升高。

【临床用途】

（1）青光眼　毛果芸香碱对闭角型青光眼，使前房角间隙扩大，眼内压迅速降低，疗效较佳。对开角型青光眼，可能通过扩张巩膜静脉窦周围的小血管以及收缩睫状肌后，小梁网结构发生改变，使房水易于经小梁网渗入巩膜静脉窦中，眼内压下降，故也有一定疗效。

（2）虹膜炎　与扩瞳药阿托品交替使用，防止虹膜与晶状体粘连。

（3）解救阿托品类药物中毒　本药与阿托品是一对拮抗剂。当阿托品类药物中毒时，可用本药解救，反之亦然。给药方式为皮下或肌内注射，每次5～10mg，给药次数依病情而定。

【不良反应】多为滴眼时药物经鼻泪管吸收产生各种M受体激动症状，故滴眼时应压迫内眦，防止药物吸收。

相关链接

胆碱酯酶（cholinesterase）

胆碱酯酶可分为真性胆碱酯酶和假性胆碱酯酶。前者简称胆碱酯酶，主要存在于胆碱能神经末梢、突触间隙，特别是在运动神经终板突触后膜的皱褶中聚集较多，也存在于胆碱能神经元内和红细胞中。主要作用是水解乙酰胆碱，对乙酰胆碱的特异性高，水解作用强。假性胆碱酯酶广泛存在于神经胶质细胞、血浆、肝、胃肠中，对乙酰胆碱的特异性较低，可水解其他胆碱酯类，例如琥珀胆碱。

抗胆碱酯酶药可抑制胆碱酯酶的活性，使乙酰胆碱不被破坏，在突触间隙积聚，激动M、N受体，产生拟胆碱作用。按它们与胆碱酯酶结合后水解速度的快慢而分为两类：一类是可逆性抗胆碱酯酶药，例如新斯的明；另一类是难逆性抗胆碱酯酶药，例如有机磷酸酯类。

3. 可逆性抗胆碱酯酶药

学习提示

新斯的明由于不良反应较重，一般不用于治疗，仅用于药物诊断试验（重症肌无力）；吡啶斯的明作用时间长，不良反应小，是临床常用药物。

代表药物 溴新斯的明

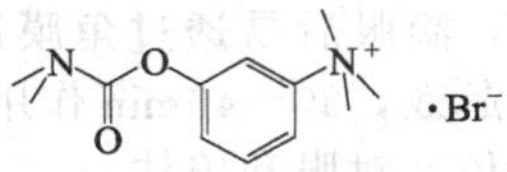

化学名为溴化-*N*,*N*,*N*-三甲基-3-[（二甲氨基）甲酰氧基]苯铵。

【性状】本品为白色结晶性粉末，无臭，味苦。易溶于水，可溶于乙醇，几乎不溶于乙醚。

【体内过程】为季铵类化合物，口服吸收少而不规则，口服剂量为注射量的10倍以上。不易透过血-脑脊液屏障，故无明显中枢作用。口服后0.5h起效，作用维持2～3h。注射后5～15min起效，作用可维持0.5～1h。

【药理作用】新斯的明对骨骼肌兴奋作用最强；对胃肠道、膀胱平滑肌作用次之；对心脏、血管、腺体、眼睛、支气管等作用较弱。

（1）兴奋骨骼肌　其兴奋骨骼肌使之收缩作用最强，原因是：①抑制神经-肌肉接头处的胆碱酯酶，使该部位的乙酰胆碱聚集；②直接激动运动终板上N_2受体，使骨骼肌收缩；③促进运动神经末梢释放乙酰胆碱，后者激动N_2受体，使骨骼肌兴奋。

知识拓展

重症肌无力

本病是一种影响神经肌肉传递的自身免疫性疾病，其主要病因是体内异常的自身抗体破坏了神经肌接头突触后膜的N_2乙酰胆碱受体，导致传递障碍、肌肉麻痹。主要特征为骨骼肌进行性收缩无力，表现为眼睑下垂，肢体无力，咀嚼、吞咽困难及呼吸困难。

（2）兴奋胃肠道和膀胱等平滑肌　治疗手术后腹气胀和尿潴留。新斯的明通过抑制胃肠部位及膀胱部位的胆碱酯酶，使乙酰胆碱在突触间隙的量增多，激动上述部位的M受体，从而使处于抑制状态的胃肠道、膀胱平滑肌收缩。

（3）减慢房室传导，降低心室率。

（4）对抗非去极化型肌松药。

【临床用途】

① 临床利用新斯的明强烈兴奋骨骼肌的作用，治疗重症肌无力。

② 可治疗手术后腹气胀、尿潴留。

③ 治疗阵发性室上性心动过速。

④ 筒箭毒碱过量中毒解救。

【不良反应】过量可产生恶心、呕吐、腹痛、肌肉颤动等，其中M受体激动症状可用阿托品对抗。本药禁用于机械性肠梗阻、尿路梗阻和支气管哮喘患者。

【药物相互作用】抗胆碱酯酶药可减慢酯类局麻药及琥珀胆碱的代谢灭活，导致后二者出现毒性反应；氨基糖苷类抗生素、多黏菌素、利多卡因等药可阻滞神经肌肉接头，使骨骼肌张力减弱，导致抗胆碱酯酶药作用降低，临床应避免上述药物合用。

【禁忌证】机械性肠梗阻、尿路梗塞、支气管哮喘患者禁用。

可逆性抗胆碱酯酶药见表 2-3。

表 2-3 可逆性抗胆碱酯酶药

药名	化学结构	作用特点	适应证	注意事项
毒扁豆碱	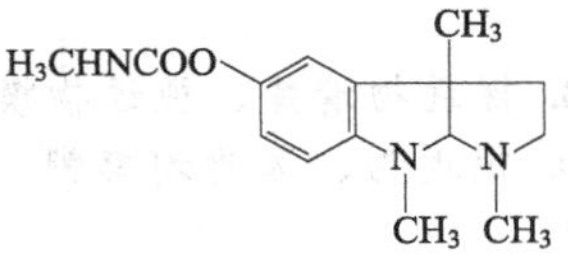	具有与新斯的明相似的可逆性抑制胆碱酯酶的作用，在化学上属于叔胺类化合物，口服及注射均易吸收，易透过血-脑脊液屏障，产生中枢作用。因选择性较差，同毛果芸香碱相比，其缩瞳、降低眼内压作用强而持久，滴眼后约 5min 起效，降眼压作用可维持 1～2 天，其收缩睫状肌作用较强，常引起眼痛、头痛	临床上主要局部使用治疗青光眼	滴眼时应压迫内眦，避免药液流入鼻腔后吸收，引起中毒。毒扁豆碱水溶液不稳定，滴眼剂应以 pH 4～5 的缓冲液配制，并置于棕色瓶内避光保存，否则易氧化成红色，疗效减弱，刺激性增大，不能使用
溴吡斯的明（Pyridostigmine，吡斯的明）	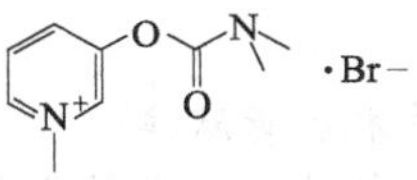	作用比新斯的明弱、持久，副作用较轻	治疗重症肌无力，也用于治疗手术后腹气胀和尿潴留	不良反应及禁忌证同新斯的明
多奈哌齐（Donepezil，安理申，Anicept）	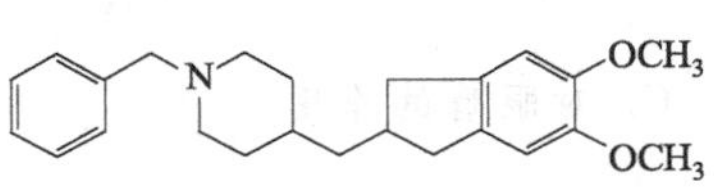	第二代胆碱酯酶抑制剂，主要抑制脑组织的胆碱酯酶，也抑制胸部横纹肌处的胆碱酯酶，对心脏、小肠部位的胆碱酯酶无抑制，对中枢神经毒性较小	适用于轻、中度阿尔茨海默型痴呆症	
安贝氯铵（Ambenonium，酶抑宁）	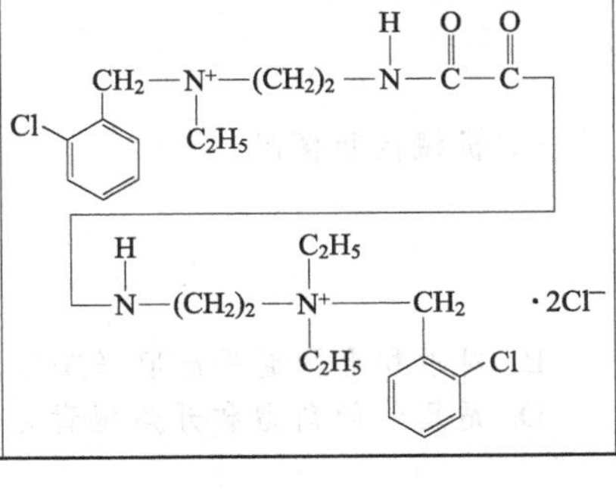	作用较新斯的明强、持久	临床主要用于治疗重症肌无力	不良反应及禁忌证同新斯的明

知识应用

患者，女，56 岁。2 个月前开始感到左眼疼痛，视物模糊，视灯周围有红晕，偶伴有轻度同侧头痛，但症状轻微，常自行缓解。3 天前突然感觉左侧剧烈头痛、眼球胀痛，视力极度下降。在地方医院诊断为左眼急性闭角型青光眼。遂嘱用 2% 毛果芸香碱频点左眼，2h 后自觉头痛、眼胀减轻，视力有所恢复。但 4h 后患者出现全身不适、流泪、流涎、心悸、上腹不适而急诊求治。体格检查：左眼视力为 0.6，右眼 1.4。左眼睫状充血（＋＋）。瞳孔约 2mm 大小，对光反射较弱。眼压：左眼 26mmHg，右眼 16mmHg。前房角镜检左窄Ⅲ，右眼基本正常。

问题：①该患者使用毛果芸香碱滴眼后症状为何能够缓解？

② 4h 后患者出现全身不适、出汗、流泪、流涎、心悸、上腹不适，原因是什么？

自我提高

一、单选题

1. 毛果芸香碱滴眼可引起：
A. 缩瞳、升高眼内压、调节痉挛
B. 缩瞳、降低眼内压、调节麻痹
C. 扩瞳、降低眼内压、调节麻痹
D. 扩瞳、升高眼内压、调节痉挛
E. 缩瞳、降低眼内压、调节痉挛
2. 毛果芸香碱使瞳孔缩小的原理：
A. 兴奋虹膜括约肌上的M受体
B. 兴奋虹膜辐射肌上的α受体
C. 兴奋睫状肌上的M受体
D. 兴奋睫状肌上的α受体
E. 兴奋虹膜括约肌上N_2受体
3. 毛果芸香碱对视力的影响是：
A. 视近物模糊、视远物清楚
B. 视近物清楚、视远物模糊
C. 视近物、远物均清楚
D. 视近物、远物均模糊
E. 使调节麻痹
4. 有关新斯的明的叙述，错误的是：
A. 对骨骼肌的兴奋作用最强
B. 为难逆性抗胆碱酯酶药
C. 可直接激动N_2受体
D. 可促进运动神经末梢释放ACh
E. 禁用于支气管哮喘患者
5. 新斯的明可用于治疗：
A. 琥珀胆碱过量引起的呼吸麻痹
B. 手术后肠麻痹
C. 室性心动过速
D. 支气管哮喘急性发作
E. 有机磷农药中毒
6. 新斯的明的哪项作用最强大：
A. 对心脏的抑制作用
B. 促进腺体分泌作用
C. 对眼睛的作用
D. 对中枢神经的作用
E. 骨骼肌兴奋作用
7. 某患者于腹部手术后发生尿潴留，经分析为膀胱麻痹所致，最好选用：
A. 东莨菪碱
B. 新斯的明
C. 毒扁豆碱
D. 琥珀胆碱
E. 山莨菪碱
8. 新斯的明的禁忌证是：
A. 青光眼
B. 重症肌无力
C. 机械性肠梗阻
D. 尿潴留
E. 高血压

二、多选题

1. 毛果芸香碱：
A. 选择性激动M胆碱受体
B. 对眼和胃肠道平滑肌兴奋作用强
C. 对眼的作用较毒扁豆碱温和而短暂
D. 适用于闭角型和开角型青光眼的治疗
E. 可松弛瞳孔开大肌，引起缩瞳
2. 治疗重症肌无力的药物有：
A. 新斯的明
B. 毒扁豆碱
C. 吡斯的明
D. 毛果芸香碱
E. 阿托品
3. 具有降低眼压可用于治疗青光眼的药物是：
A. 毒扁豆碱
B. 山莨菪碱
C. 毛果芸香碱
D. 新斯的明
E. 阿托品
4. 下列哪种情况禁用新斯的明：
A. 青光眼
B. 尿路梗塞
C. 支气管哮喘
D. 机械性肠梗阻
E. 尿潴留

参考答案

一、单选题　1. E　2. A　3. B　4. B　5. B　6. E　7. B　8. C

二、多选题　1. ACD　2. AC　3. AC　4. BCD

项目三　胆碱受体阻断药

学习目标

知识目标：掌握代表药物阿托品的结构、性状、作用、用途、不良反应等。

了解其他 M 受体阻断药的作用特点。

能力目标：能够应用药物的基本理论和基本知识，提供用药咨询服务。

能够分析、解释涉及本章药物的处方合理性，将疾病与其药物相联系。

胆碱受体阻断药能与胆碱受体结合，阻断乙酰胆碱或胆碱受体激动药与胆碱受体结合，从而产生抗胆碱作用。根据胆碱受体阻断药对 M 受体和 N 受体选择性的不同，可分为 M 受体阻断药和 N 受体阻断药。

先导案例

腹痛：患者王某，白天走在街头，闻到了一阵香味，原来是烤羊肉串的味道，便与其他人一样买几串吃了起来。当天晚上便感觉腹部出现阵阵疼痛，不一会便上了 4～5 次厕所，排便稀。

问题：王某为何出现腹部疼痛？

学习提示

胃肠痉挛是指胃、腹部痉挛性发作而出现的阵发性疼痛，大多数是由于胃肠功能失调所致，部分是由于胃肠道器质性病变所致。

一、茄科生物碱类 M 胆碱受体拮抗药

1. 阿托品和阿托品类生物碱

代表药物　硫酸阿托品

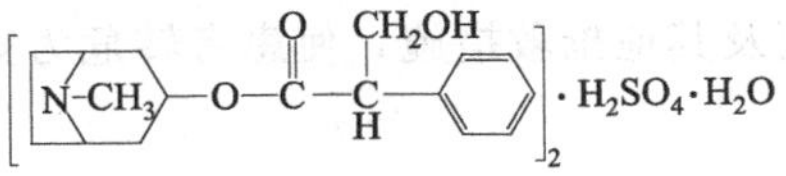

化学名：(±)-α-(羟甲基)苯乙酸-8-氮杂双环[3,2,1]-3-辛醇酯硫酸盐一水合物。

【性状】本品为无色结晶或白色结晶性粉末，含一分子结晶水，在空气中有风化性，无臭，味苦，极易溶解于水，易溶于乙醇，难溶于氯仿、丙酮和乙醚，经 120℃ 干燥 3h 后，熔点不低于 189℃，熔融时同时分解。

【体内过程】阿托品属叔胺类化合物，口服易吸收，1h 作用达高峰，$t_{1/2}$ 约 4h，作用可维持 3～4h。肌内注射或静脉给药后，起效及达峰时间更快，维持时间较短。眼科局部使用，作用可维持数日。本药全身分布，可透过血-脑脊液屏障及胎盘。80%以上从肾排泄，其中 1/3 为原形药物，仅少量随乳汁和粪便排出。

【药理作用】阿托品能竞争性拮抗乙酰胆碱对 M 受体的激动作用。本身不激动 M 受体，却能阻断乙酰胆碱与 M 受体结合，从而拮抗乙酰胆碱的作用。对 M_1、M_2、M_3 受体均可阻断。各脏器对阿托品的敏感性不同，而且随剂量不同其效应也有差别。

(1) 抑制各种外分泌腺体的分泌　阿托品对汗腺、唾液腺的阻断分泌作用最强，对泪腺、支气管腺体的阻断分泌作用次之，对胃酸分泌影响较小。

(2) 对眼的影响　阿托品局部和全身给药对眼均有扩瞳、眼内压升高和调节麻痹作用。

(3) 缓解平滑肌痉挛　阿托品阻断多种内脏平滑肌的 M 受体，使之松弛。当平滑肌处于过度活动或痉挛状态时，松弛作用更明显。其解痉作用随器官的不同而有差异：缓解胃肠道平滑肌痉挛

疗效较好，对膀胱逼尿肌也有解痉作用，对胆管、输尿管、支气管的解痉作用较弱，对子宫平滑肌无明显影响。对胃肠道括约肌的作用主要取决于括约肌的功能状态，例如胃幽门括约肌痉挛时，阿托品具有松弛作用，但作用不恒定。

(4) 解除迷走神经对心脏的抑制　较大剂量的阿托品（1～2mg）通过阻断心脏的M受体，解除迷走神经对心脏的抑制，从而提高窦房结自律性，加快心率，改善传导阻滞。对于迷走神经张力高的青壮年，心率加速作用显著。

(5) 扩张血管，改善微循环　一般治疗量阿托品对血管无明显影响；大剂量阿托品可使皮肤及内脏血管扩张，增加组织血液灌注量，改善微循环。阿托品的扩血管作用机制未明，但与M受体阻断作用无关。可能是机体对阿托品所引起的体温升高的代偿性散热反应，也可能是阻断小血管平滑肌的α受体的结果或与其钙拮抗作用有关。

(6) 兴奋中枢神经系统　一般剂量（0.5mg）对中枢神经系统的作用不明显；较大剂量（1～2mg）可轻度兴奋延髓呼吸中枢；剂量再增大（3～5mg）可兴奋大脑皮层，出现烦躁不安、多言、谵妄；中毒剂量（10mg以上）可产生幻觉、定向障碍、运动失调和惊厥，有时可由兴奋转入抑制，出现昏迷及呼吸麻痹。

【临床用途】

(1) 抑制腺体分泌　治疗严重的盗汗症和流涎症，也用于全身麻醉前给药，以减少呼吸道腺体分泌，防止分泌物阻塞呼吸道及吸入性肺炎的发生。

(2) 治疗虹膜睫状体炎　0.5%～1%阿托品溶液滴眼，可松弛虹膜括约肌和睫状肌，使之充分休息，有助于炎症消退，其扩瞳作用又可防止虹膜与晶状体粘连，防止瞳孔闭锁；也用于儿童验光配镜，因阿托品使睫状肌充分调节麻痹，晶状体固定，便于准确测定晶状体的屈光度。

(3) 缓解内脏绞痛　对胃肠绞痛及膀胱刺激症状如尿频、尿急效果好；对胆绞痛、肾绞痛的疗效差，常与镇痛药哌替啶合用，以增加疗效。

(4) 抗缓慢型心律失常　常治疗迷走神经过度兴奋所致的窦性心动过缓、窦房阻滞、房室传导阻滞等缓慢型心律失常。

(5) 抗休克　利用大剂量阿托品能解除血管痉挛、改善微循环的作用，治疗中毒性菌病、中毒性肺炎、暴发型流行性脑脊髓膜炎等引起的感染性休克。对于休克伴心率过快或高热者不用阿托品。由于阿托品抗休克时所用剂量较大，中枢兴奋等副作用较多，目前临床往往用山莨菪碱代替。

(6) 解救有机磷酸酯类中毒　阿托品作为有机磷酸酯类急性中毒的对症治疗药，可迅速有效地控制M样症状，配合对因治疗药及其他抢救措施，使患者转危为安。

相关链接

有机磷酸酯类中毒

有机磷酸酯类为难逆性抗胆碱酯酶药，能与胆碱酯酶牢固结合，时间稍久，胆碱酯酶即难以恢复活性，故称难逆性抗胆碱酯酶药，对人体毒性很强。主要用作农业及环境卫生杀虫剂。常用的毒性相对较低的有机磷酸酯类为敌百虫（Dipterex）、马拉硫磷（Malathion）及乐果（Rogor）；强毒性有机磷酸酯类为敌敌畏（DDVP）、对硫磷（1605）、内吸磷（1059）和甲拌磷（3911）等；剧毒类为沙林（Sarin）、塔朋（Tabun）及梭曼（Soman），剧毒类往往用作神经毒气（战争毒剂）。因此掌握有机磷酸酯类的中毒机制、中毒症状及防治措施，对生产、使用及国防均有重大意义。

【不良反应】治疗量常见的副作用为口干、皮肤干燥、畏光、视力模糊、面部发红、心悸、体温升高、排尿无力等；过大剂量可出现焦躁、幻觉、言语不清、精神错乱、谵妄、高热、抽搐、惊厥等中毒症状；严重时可由兴奋转入抑制，出现昏迷、血压下降、呼吸抑制。阿托品的致死量在成人为80～130mg，儿童为10mg。

知识拓展

阿托品的贮存：阿托品碱性较强，在弱酸性、近中性条件下较稳定，pH3.5～4.0最稳定，在碱性溶液中易水解，在制备注射液时，应注意调整溶液的pH，加入适量氯化物稳定剂，采用中性硬质玻璃安瓿，注意灭菌温度。

知识应用

某胆结石引起胆绞痛的患者，医生为缓解患者的疼痛，处方如下：
Rp：硫酸阿托品注射液 0.5mg×1 支用法：0.5mg 立即肌内注射。
试分析该处方是否合理，为什么？

【药物相互作用】

① 与碱性药包括含镁或钙的制酸药、碳酸酐酶抑制药、碳酸氢钠、枸橼酸盐等配伍应用时，阿托品排泄延迟，作用时间和（或）毒性增加。

② 与金刚烷胺、吩噻嗪类药、其他抗胆碱药、扑米酮、普鲁卡因胺、三环类抗抑郁药配伍应用，阿托品的毒副反应可加剧。

③ 与单胺氧化酶抑制剂（包括呋喃唑酮、丙卡巴肼等）配伍应用时，可加强抗 M 胆碱的副作用。

④ 与甲氧氯普胺并用时，后者的促进胃肠运动作用可被拮抗。

【禁忌证】青光眼及前列腺肥大者禁用阿托品，后者是因为阿托品可能加重排尿困难。

2. **其他 M 胆碱受体阻断药**（见表 2-4）

表 2-4 其他 M 胆碱受体阻断药

药名	化学结构	作用特点	适应证	注意事项
山莨菪碱	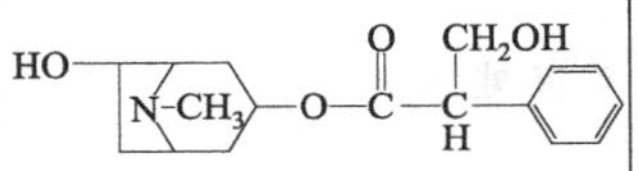	①对胃肠道平滑肌、血管平滑肌解痉作用选择性高，解痉作用的强度与阿托品相似而稍弱；②抑制腺体分泌和扩瞳作用仅为阿托品的 1/20～1/10；③不易透过血-脑脊液屏障，故中枢作用不明显	临床常用于解除胃肠绞痛、抗感染中毒性休克以及治疗多种微循环障碍性疾病。尤其在抗感染中毒性休克方面已取代了阿托品的地位	青光眼患者禁用
东莨菪碱	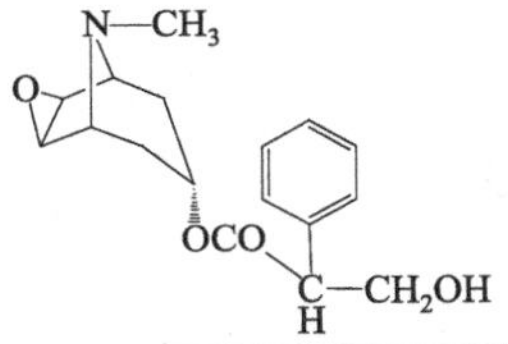	①中枢抑制作用较强，随剂量增加依次可出现镇静、催眠、麻醉；②扩瞳、调节麻痹及抑制腺体分泌作用较阿托品强，对心血管系统及内脏平滑肌的作用较弱	临床主要用于全身麻醉前给药及中药麻醉。还用于预防晕动病和抗震颤麻痹	同山莨菪碱

二、合成类 M 胆碱受体拮抗剂

后马托品（Homatropine）和托吡卡胺（Tropicamide，托品酰胺）为合成扩瞳药，两药均属短效 M 受体阻断剂，适用于眼底检查和成人验光配镜。二者与阿托品相比的特点见表 2-5。

表 2-5 阿托品的合成代用品

药名	浓度/(g/L)	扩瞳作用		调节麻痹作用	
		高峰/min	消退/天	高峰/h	消退/天
后马托品	10	40～60	1～2	0.5～1	1～2
托吡卡胺	5～10	20～40	0.25	0.5	<0.25
硫酸阿托品	10	30～40	7～10	1～3	7～12

自我提高

一、单选题

1. 与阿托品 M 受体阻断作用无关的是：
   A. 腺体分泌减少　B. 胃液分泌减少　C. 眼调节麻痹
   D. 尿潴留　E. 中枢神经兴奋

2. 阿托品用于麻醉前给药主要是由于：
A. 抑制呼吸道腺体分泌 B. 抑制排尿 C. 抑制排便
D. 防止心动过缓 E. 镇静
3. 阿托品抗休克的主要机理是：
A. 心率加快，增加心输出量 B. 扩张血管，改善微循环
C. 扩张支气管，降低气道阻力 D. 兴奋中枢神经，改善呼吸
E. 收缩血管，升高血压
4. 治疗胆绞痛宜首选：
A. 阿托品 B. 哌替啶 C. 阿司匹林
D. 阿托品＋哌替啶 E. 丙胺太林
5. 阿托品对眼的作用是：
A. 散瞳，升高眼压，视远物模糊 B. 散瞳，升高眼压，视近物模糊
C. 散瞳，降低眼压，视近物模糊 D. 散瞳，降低眼压，视远物清楚
E. 散瞳，升高眼压，视近物清楚
6. 阿托品对内脏平滑肌松弛作用最明显者为：
A. 子宫平滑肌 B. 胆管、输尿管平滑肌
C. 支气管平滑肌 D. 痉挛状态的胃肠道平滑肌
E. 血管平滑肌
7. 有中枢抑制作用的M胆碱受体阻断药是：
A. 阿托品 B. 山莨菪碱 C. 东莨菪碱
D. 丙胺太林 E. 后马托品
8. 有机磷酸酯类中毒病人出现口吐白沫、恶心、呕吐和呼吸困难时，应立即注射：
A. 阿托品 B. 碘解磷定 C. 麻黄碱
D. 肾上腺素 E. 新斯的明
9. 阿托品的不良反应不包括：
A. 口干 B. 大小便失禁 C. 心率加快
D. 视物模糊 E. 皮肤干燥
10. 阿托品中毒时可用哪种药物治疗：
A. 毒扁豆碱 B. 酚妥拉明 C. 东莨菪碱
D. 后马托品 E. 山莨菪碱
11. 麻醉前给药可用：
A. 毛果芸香碱 B. 贝那替嗪 C. 东莨菪碱
D. 后马托品 E. 毒扁豆碱
12. 下列何药中毒时可用阿托品进行治疗：
A. 新斯的明 B. 卡比多巴 C. 东莨菪碱
D. 筒箭毒碱 E. 美加明
13. 具有较强胃酸分泌抑制作用的药物是：
A. 山莨菪碱 B. 丙胺太林 C. 东莨菪碱
D. 后马托品 E. 哌仑西平
14. 东莨菪碱的作用特点是：
A. 兴奋中枢，增加腺体分泌 B. 兴奋中枢，减少腺体分泌
C. 有镇静作用，减少腺体分泌 D. 有镇静作用，增加腺体分泌
E. 抑制心脏，减慢传导

二、多选题

1. 阿托品对眼的作用有：
A. 散瞳 B. 调节麻痹 C. 眼内压降低
D. 眼内压升高 E. 视近物模糊

2. 阿托品可用于治疗：
A. 窦性心动过速　B. 虹膜睫状体炎　C. 胃肠绞痛
D. 有机磷酸酯类中毒　E. 感染性休克伴高热
3. 阿托品可用于：
A. 缓慢性心律失常　B. 麻醉前给药　C. 青光眼
D. 感染中毒性休克　E. 胃肠绞痛
4. 阿托品禁用于：
A. 支气管哮喘　B. 青光眼　C. 虹膜睫状体炎
D. 前列腺肥大　E. 感染中毒性休克
5. 防治晕动病可选用：
A. 地西泮　B. 氯丙嗪　C. 东莨菪碱
D. 雷尼替丁　E. 苯海托明
6. 阿托品对平滑肌的作用特点包括：
A. 对过度活动或痉挛的平滑肌松弛作用明显
B. 对支气管平滑肌松弛作用较强
C. 对胆道平滑肌松弛作用较弱
D. 对膀胱逼尿肌也有解痉作用
E. 可降低胃肠蠕动的幅度和频率
7. 山莨菪碱主要用于治疗：
A. 麻醉前给药　B. 晕动病　C. 青光眼
D. 感染性休克　E. 内脏平滑肌绞痛
8. 能代替阿托品作为快速短效的扩瞳剂的药物是：
A. 毛果芸香碱　B. 去氧肾上腺素　C. 去甲肾上腺素
D. 后马托品　E. 琥珀胆碱
9. 阿托品救治有机磷酸酯类中毒的原则是：
A. 尽早用药，先于碘解磷定
B. 大量用药，直至阿托品化
C. 重症病人应与胆碱酯酶复活药合用
D. 反复持久用药，直至症状消失后8～24h
E. 用胆碱酯酶复活剂后，应调整阿托品剂量
10. 阿托品一般不用于：
A. 心源性休克　B. 过敏性休克　C. 失血性休克
D. 疼痛性休克　E. 感染中毒性休克

参考答案

一、单选题　1. B　2. A　3. B　4. D　5. B　6. D　7. C　8. A　9. B　10. A　11. C　12. A　13. E　14. C

二、多选题　1. ABDE　2. BCD　3. ABDE　4. BD　5. CE　6. ACDE　7. DE　8. BD　9. ABCDE　10. ABCD

项目四　肾上腺素受体激动药

学习目标

知识目标：掌握代表药物的结构、性状、作用、用途、不良反应等。
了解其他肾上腺素受体激动药的作用特点。

能力目标：能够应用药物的基本理论和基本知识，提供用药咨询服务。
能够分析、解释涉及本章药物的处方合理性，将疾病与其药物相联系。

先导案例

患者，女，26 岁，因左踝部肿痛 3 天，局部见脓性分泌物入院诊治。入院查体：37.8℃ ，P78 次/min，R19 次/min，BP110/70mmHg，一般情况好，心、肺、腹（—），查左踝部见一 3.5cm×3.5cm 大小红肿区，表面见脓性分泌物，局部有压痛。诊断为左足蜂窝炎。给予局部外用消毒杀菌药处理，并做青霉素皮试（—）后，给予青霉素 400 万单位加 5% GS 250ml 中静脉滴注，液体滴入 50ml 后病人突感呼吸困难、胸闷、心慌、四肢发凉，继之烦躁不安，神志不清。查体，T 37℃ ，P 85 次/min，R 30 次/min，BP 85/50mmHg，神志不清，叫之能应，口唇发绀，双肺（—），HR 85 次/min，四肢末梢凉，发绀。临床诊断为青霉素所致过敏性休克。针对此患者临床上应采取什么抢救措施？选用什么药物抢救患者？为什么？

学习提示

过敏性休克

绝大多数过敏性休克是典型的Ⅰ型变态反应于全身多器官，尤其是循环系统的表现。外界的抗原性物质（某些药物是不全抗原，但进入人体后可与蛋白质结合成全抗原）进入体内能刺激免疫系统产生相应的抗体，其中 IgE 的产量，因体质不同而有较大差异。这些特异性 IgE 有较强的亲细胞性质，能与皮肤、支气管、血管壁等的“靶细胞”结合。以后当同一抗原再次与已致敏的个体接触时，就能激发引起广泛的第Ⅰ型变态反应，其过程中释放的各种组胺、血小板激活因子等是造成多器官水肿、渗出等临床表现的直接原因。

一、构效关系及分类

肾上腺素受体激动药与肾上腺素受体结合并激动受体，产生与肾上腺素相似的作用。因它们属于胺类而作用又与交感神经兴奋的效应相似，故也称拟交感胺类。该类药物的化学结构中苯环、α 位或 β 位碳原子的氢及末端氨基由不同基团取代时，可致药物对受体的亲和力、对受体的激动效应以及药物的体内过程均发生变化。

去甲肾上腺素、肾上腺素、异丙肾上腺素、多巴胺、多巴酚丁胺等在苯环第 3、第 4 位碳原子上均有羟基，形成儿茶胺，故这些药物又称儿茶酚胺类。

二、α、β 受体激动药

肾上腺素是肾上腺髓质分泌的主要激素。药用肾上腺素是家畜肾上腺提取物或人工合成品。

代表药物 盐酸肾上腺素

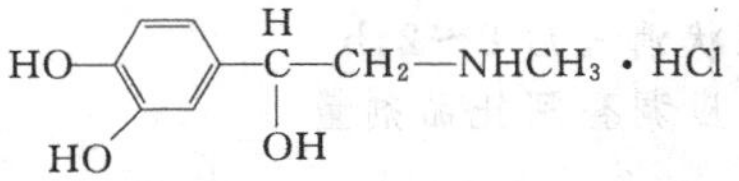

化学名为(*R*)-4-[2-(甲氨基)-1-羟基乙基]-1,2-苯二酚盐酸盐，又名副肾碱。

【性状】本品为白色结晶性粉末，易溶于水，游离体极微溶于水；药用品为其盐酸盐。

【体内过程】口服使胃黏膜血管收缩，又易被碱性肠液破坏，故不产生吸收作用。皮下注射因局部血管收缩，吸收缓慢，可维持作用 1h。肌内注射吸收快，维持时间 20～30min。不易进入中枢神经系统。

【药理作用】肾上腺素对 α、β 受体都有强大的激动作用。

（1）心脏　激动心肌、窦房结和传导系统的 β_1 受体，引起心脏强烈兴奋，表现为心肌收缩力加强，传导加快，心率加快，心输出量增加，并能舒张冠状血管，改善心肌血液供应，是强效心脏兴奋药。其不利的一面是心肌耗氧量增加对心脏正、异位起搏点的自律性均升高，过量或静脉给药速度过快，可引起心律失常，出现期前收缩、心动过速，甚至心室纤颤。

（2）血管　可激动血管平滑肌的 α_1 受体和 β_2 受体，对血管有收缩和舒张双重作用。由于体内不同部位血管受体分布和密度不同，肾上腺素对血管的作用表现也不一致。皮肤黏膜血管、腹腔内脏血管以 α_1 受体占优势，故肾上腺素对上述部位的血管收缩作用强烈。骨骼肌血管和冠脉血管以 β_2 受体占优势，故上述血管呈现舒张效应。肾上腺素对脑血管、肺血管收缩作用微弱，有时因血压升高而被动扩张。此外肾上腺素主要使小动脉毛细血管前括约肌收缩，对静脉及大动脉收缩作用较弱。

（3）血压　低浓度静滴肾上腺素能增加心输出量，使收缩压上升，骨骼肌血管的舒张抵消或超过皮肤黏膜及内脏血管的收缩，故舒张压不变或下降，脉压加大。较大剂量或静脉快速注射，α 受体激动作用占优势，血管收缩超过血管舒张，外周阻力增加，收缩压和舒张压均升高。

相关链接

肾上腺素升压作用的翻转

静脉注射较大剂量肾上腺素后，血压迅速上升，继而迅速下降至原水平以下，然后再恢复到原水平。这是由于血管平滑肌的 β_2 受体比 α_1 受体对低浓度的肾上腺素更敏感之故。如果事先用 α 受体阻断药取消肾上腺素的缩血管作用，再用肾上腺素时则其扩血管作用就明显表现出来，导致血压下降这种现象称为肾上腺素升压作用的翻转。

(4) 支气管　激动支气管平滑肌的 β_2 受体，产生强大的舒张作用，尤以痉挛状态时舒张作用明显。肾上腺素还激动支气管黏膜血管的 α_1 受体，产生缩血管作用，降低血管通透性，减轻黏膜水肿和充血。此外肾上腺素能抑制肥大细胞释放组胺、白三烯等过敏物质，这些均为本药治疗支气管哮喘急性发作的药理学基础。

(5) 代谢　肾上腺素明显提高机体代谢率和耗氧量，促进糖原、脂肪分解，使血糖升高、血中游离脂肪酸含量升高。

【临床用途】

(1) 抢救心脏骤停　肾上腺素对突然停搏的心脏有起搏作用。可用于因麻醉、手术意外、溺水、急性传染病、药物中毒和心脏高度传导阻滞等引起的心脏骤停。现主张静脉给药，同时进行有效的人工呼吸和心脏挤压。对电击所致心脏骤停，可配合除颤器或利多卡因等进行抢救，也能收到一定疗效。

相关链接

心脏骤停及抢救药物

心脏骤停又称心脏性猝死，指突然发生的心脏有效搏动停止。心脏骤停时的心脏电活动大多是心室纤颤，少数为室性心动过速。心脏骤停最重要的急救措施是国际规范化心肺脑复苏术。使用的主要药物有肾上腺素、利多卡因、碳酸氢钠、血管收缩药、血管舒张药和其他心脏兴奋剂等。其中肾上腺素是目前被公认为最有效且被广泛用于抢救心脏骤停的首选药，配合利多卡因消除心室纤颤或室性心动过速，再合用阿托品可解除迷走神经对心脏的抑制，上述三者合称为抢救心脏骤停的“新三联”用药，静脉给药的同时，可行心外按摩、挤压，形成人为的血液循环，促进药物通过血液循环到达心肌而发挥药效。

(2) 抗过敏性休克　肾上腺素是抢救过敏性休克的首选药物。通过它的收缩支气管黏膜血管、消除黏膜水肿、松弛支气管平滑肌、抑制过敏物质释放以及升压等作用，迅速缓解过敏性休克的症状。一般采用皮下或肌内注射，必要时亦可用生理盐水稀释后缓慢静脉注射。

相关链接

休　克

是由各种病因引起的急性循环功能障碍，使组织血液灌流量严重不足，导致细胞损伤、重要器官功能代谢紊乱和结构损害的全身性病理过程。根据休克的病因，把休克大致分为以下5类：①失血性休克；②创伤性休克；③感染性休克；④心源性休克；⑤过敏性休克。尽管休克的病因不同，但有效灌流量减少使微循环发生障碍，是多数休克发生的共同基础。其主要临床表现为：血压下降，面色苍白，皮肤湿冷，脉搏细速，神志淡漠，甚至昏迷等。

(3) 治疗支气管哮喘　用于控制支气管哮喘急性发作，皮下或肌内注射能于数分钟内奏效，但维持时间较短。

(4) 局麻佐药及局部止血　一般在每100ml局部麻醉药中加入1g/L肾上腺素0.2～0.4ml，可延缓局麻药的吸收，延长局麻时间，减轻毒性反应。鼻黏膜或牙龈出血时，可用浸有（1∶2000）～（1∶1000）溶液的棉球或纱布填塞局部而止血。

【不良反应】一般剂量可引起心悸、不安、头痛等，但经休息可消失。剂量过大产生剧烈的搏动性头痛，血压剧烈上升，有诱发脑出血的危险，亦可引起心律失常，甚至心室纤颤，故应严格掌握剂量。

【相互作用】

① α受体阻滞剂以及各种血管扩张药可对抗本品的加压作用。

② 与全麻药合用，易产生心律失常，直至室颤。用于指、趾部局麻时，药液中不宜加用本品，

以免肢端供血不足而坏死。

③ 与洋地黄、三环类抗抑郁药合用，可致心律失常。

④ 与麦角制剂合用，可致严重高血压和组织缺血。

⑤ 与利血平、胍乙啶合用，可致高血压和心动过速。

⑥ 与β受体阻滞剂合用，两者的β受体效应互相抵消，可出现血压异常升高、心动过缓和支气管收缩。

⑦ 与其他拟交感胺类药物合用，心血管作用加剧，易出现副作用。

⑧ 与硝酸酯类合用，本品的升压作用被抵消，硝酸酯类的抗心绞痛作用减弱。

【禁忌证】器质性心脏病、高血压、脑动脉硬化、甲状腺功能亢进和糖尿病患者禁用。

其他肾上腺素受体激动药的作用与作用特点见表 2-6。

表 2-6 其他肾上腺素受体激动药的作用与作用特点

药名	化学结构	作用特点	适应证	注意事项
盐酸多巴胺（DA）	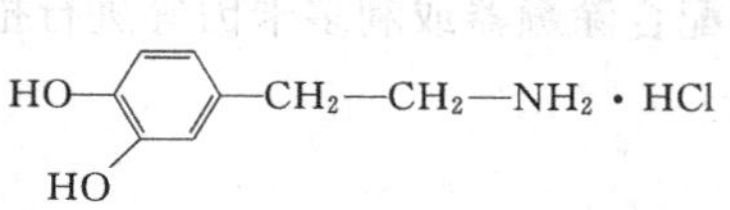	激动α和β受体，其中对β_2受体作用较弱，还能激动肾、肠系膜和冠状血管的多巴胺受体，也具有促进去甲肾上腺素能神经末梢释放去甲肾上腺素的能力。心律失常发生率比肾上腺素低。使肾血管舒张，肾血流量及肾小球滤过率均增加，还能直接抑制肾小管对去甲肾上腺素的重吸收，有排钠利尿的效应	①对心源性休克可作为首选药。对其他种类的休克患者，如伴有心肌收缩力减弱、心输出量减少、尿量减少者也很适宜。②对急性肾功能不全者，与利尿剂合用可增强疗效	用药前应注意补充血容量和纠正酸中毒
麻黄碱（Ephedrine，麻黄素）	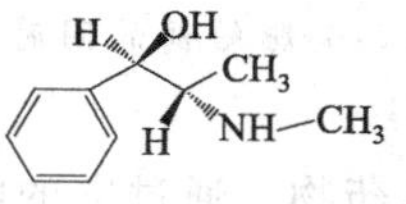	作用与肾上腺素相似但较弱，中枢兴奋作用较强。能促进去甲肾上腺素能神经末梢释放递质，但短期内反复使用易产生快速耐受性	主要用于预防支气管哮喘发作和轻症的治疗、防治腰麻或硬膜外麻醉引起的低血压、缓解充血性鼻塞和皮肤黏膜过敏反应	禁忌证同肾上腺素
盐酸去氧肾上腺素（Phenylephrine，新福林）和甲氧明（Methoxamine，甲氧胺）	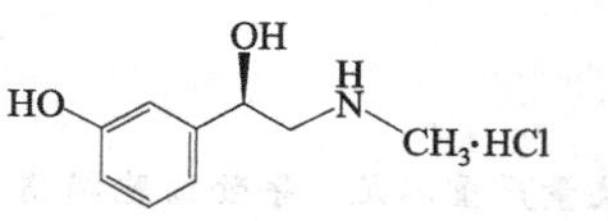	两药作用比去甲肾上腺素弱而持久，用于各种原因引起的低血压。因缩血管、升压能反射性减慢心率，去氧肾上腺素能激动瞳孔开大肌上α_1受体，具有不升高眼内压、不麻痹睫状肌而快速、短效扩瞳等特点	可用于治疗阵发性室上性心动过速。去氧肾上腺素临床还可用于眼底检查	
重酒石酸间羟胺（Metaraminol，阿拉明，Aramine）	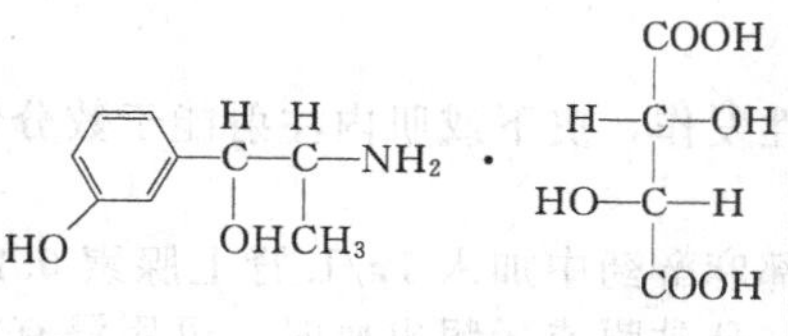	与去甲肾上腺素相比作用较弱而持久。促使去甲肾上腺素能神经末梢释放去甲肾上腺素，故短时连续使用可产生快速耐受性。升压作用可靠，维持时间长，不易引起少尿及心律失常，可肌内注射	临床用于各种休克早期的治疗	同山莨菪碱

知识应用

患者，男性，45 岁，教师。因牙痛肿胀，发热，接受青霉素试敏。既往无青霉素过敏史。皮试后 30s 病人主诉全身发痒，四肢麻木，随即表现心悸气短，呼吸困难，面色苍白，四肢厥冷，口唇发紫，随即晕倒、昏迷。查体：T 39.1℃，呼吸 36 次/min，血压 8.0/4.0kPa(60/30mmHg)，心率 150 次/min，律整，未闻及杂音。瞳孔对光反射迟钝，颈软，双肺呼吸音粗，可闻及干啰音，腹软，肝脾未触及，病理反射未引出。

自我提高

一、单选题

1. 使用过量最易致心律失常的药物是：
   A. 异丙肾上腺素　B. 多巴胺　C. 肾上腺素
   D. 麻黄碱　E. 去甲肾上腺素
2. 抢救过敏性休克的首选药是：
   A. 多巴酚丁胺　B. 异丙肾上腺素　C. 去甲肾上腺素
   D. 多巴胺　E. 肾上腺素
3. 舒张肾及肠系膜血管最强的拟肾上腺素药是：
   A. 间羟胺　B. 多巴胺　C. 去甲肾上腺素
   D. 肾上腺素　E. 麻黄碱
4. 微量肾上腺素与局麻药配伍的目的是：
   A. 防止过敏性休克　B. 中枢镇静作用
   C. 局部血管收缩，促进止血　D. 延长局麻作用时间及防止吸收中毒
   E. 防止出现低血压
5. 多巴胺舒张肾及肠系膜血管的机制是：
   A. 阻断 α 受体　B. 激动 β_1 受体　C. 激动 β_2 受体
   D. 激动 DA 受体　E. 直接作用
6. 伴有心收缩力减弱及尿量减少的休克病人应选用：
   A. 间羟胺　B. 肾上腺素　C. 多巴酚丁胺
   D. 去甲肾上腺素　E. 多巴胺

二、多选题

1. 麻黄碱与肾上腺素相比，具有以下特点：
   A. 可口服给药　B. 中枢兴奋较明显
   C. 扩张支气管作用强、快、短　D. 扩张支气管作用温和而持久
   E. 反复应用易产生快速耐受性
2. 肾上腺素的临床用途是：
   A. 支气管哮喘　B. 与局麻药配伍及局部止血
   C. 过敏性休克　D. 房室传导阻滞
   E. 治疗心功能不全
3. 多巴胺对受体的作用特点是：
   A. 对 β_2 受体的影响微弱　B. 激动心脏 β_1 受体
   C. 激动血管 α 受体　D. 激动 H_2 受体
   E. 激动血管多巴胺受体

参考答案

一、单选题　1. C　2. E　3. B　4. D　5. D　6. E
二、多选题　1. ABDE　2. ABC　3. ABCE

项目五　肾上腺素受体阻断药

学习目标

知识目标：掌握代表药物酚妥拉明、普萘洛尔的结构、性状、作用、用途、不良反应等。
了解其他肾上腺素受体阻断药的作用特点。
能力目标：能够应用药物的基本理论和基本知识，提供用药咨询服务。
能够分析、解释涉及本章药物的处方合理性，将疾病与其药物相联系。

肾上腺素受体阻断药是一类能与肾上腺素受体结合并阻断受体，从而发挥抗肾上腺素作用的药物。按它们对肾上腺素受体选择性的不同，可分为α受体阻断药和β受体阻断药两大类。

先导案例

福建患者田某，29岁，右足冬季受外伤后，长期不能穿鞋，复受寒湿，外伤虽愈但感右足趾麻木疼痛。逐渐右大趾皮色紫黯，疼痛加剧，夜重昼轻，行走困难。曾用很多民间验方和中西药物治疗无效，两年后右足大趾溃烂疼痛难忍，经诊断为血栓闭塞性脉管炎，用酚妥拉明治疗，请遵医嘱执行处方。

Rp：酚妥拉明片剂　25mg×50

用法：25mg，4次/日，口服

学习提示

血栓闭塞性脉管炎：多发生于青壮年男性，多有重度嗜烟历史。典型的临床表现为间歇性跛足、休息痛及游走性血栓性静脉炎。该病主要侵犯肢体，尤其是下肢的中、小动脉及其伴行的静脉和皮肤浅静脉，受累血管呈现血管壁全层的非化脓性炎症，管腔内有血栓形成，管腔呈现进行性狭窄以至完全闭塞，引起肢体缺血而产生疼痛，严重者肢端可发生不易愈合的溃疡及坏疽。病因至今尚不清楚。可能导致永久性功能障碍或肢体丢失，甚至死亡。

一、α受体阻断药

α受体阻断药选择性地与α受体结合，阻止神经递质去甲肾上腺素或拟肾上腺素药与α受体结合而产生抗肾上腺素作用。根据作用持续时间的不同，可分为短效和长效两类：前者与α受体结合较疏松，阻断作用较弱，维持时间较短，可被大剂量激动药竞争拮抗，故称竞争性α受体阻断药；后者与α受体结合牢固，阻断作用较强，维持时间较长，大剂量激动药也难完全拮抗其阻断作用，故称非竞争性α受体阻断药。

1. 短效类

代表药物

酚妥拉明

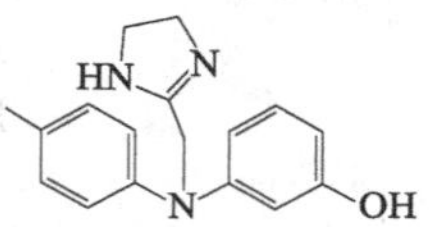

化学名为3-[[(4,5-二氢-1*H*-咪唑-2-基) 甲基](4-甲基苯基) 氨基] 苯酚，又名立其丁。

【性状】游离碱为结晶，mp. 174～175℃，其盐酸盐为具有苦味的结晶，mp. 239～240℃，溶于水、乙醇，难溶于氯仿、丙酮、乙酸乙酯。

【体内过程】口服给药生物利用度低，其效果仅为注射给药的1/5，故临床常采用肌内注射或静脉给药，体内代谢迅速，大多以无活性代谢产物形式自尿中排出，$t_{1/2}$约1.5h。肌内注射作用维持30～45min。

【药理作用】

(1) 血管与血压　静脉注射酚妥拉明，能通过直接舒张血管平滑肌及阻断α_1受体作用，使血管舒张，外周阻力下降，血压下降。

(2) 心脏　酚妥拉明对心脏有兴奋作用，表现为心肌收缩力加强，心率加快，心输出量增加。心脏兴奋的原因：一是血管舒张、血压下降引起的反射作用；二是阻断心脏交感神经末梢突触前膜的α_2受体，取消负反馈作用、促进递质释放所致。

(3) 其他　拟胆碱作用使胃肠平滑肌兴奋；组胺样作用使胃酸分泌增加、皮肤潮红等。

【临床用途】

(1) 治疗外周血管痉挛性疾病　对肢端动脉痉挛性疾病、血栓闭塞性脉管炎等均有明显疗效。

(2) 治疗组织缺血坏死　在静滴去甲肾上腺素发生外漏时，可用本药5mg溶于10～20ml生理盐水中，做皮下浸润注射。

(3) 抗休克　本药能使毛细血管前括约肌开放，解除小血管痉挛，增加组织血液灌注量，改善微循环，又可加强心肌收缩力，增加心输出量，这些均有利于休克的纠正。给本药前必须补足血容量，否则可致血压下降。

(4) 治疗嗜铬细胞瘤　用于嗜铬细胞瘤所致高血压危象及手术前治疗。

相关链接

嗜铬细胞瘤与高血压危象

肾上腺髓质及交感神经节中的嗜铬细胞无限制生长即形成嗜铬细胞瘤。该肿瘤细胞可持续性或阵发性向血液及组织释放肾上腺素和去甲肾上腺素，导致患者出现持续性或阵发性高血压、头痛、出汗、心悸及代谢紊乱等一系列临床症状。手术切除肿瘤为本病的根治措施。但术前患者骤发高血压危象（血压急剧升高，剧烈头痛、头昏、视力模糊、气促、心动过速，甚至出现心绞痛、肺水肿、高血压脑病等表现），应立即使用药物抢救。可用酚妥拉明 5mg 加入 5% 葡萄糖溶液 20ml 缓慢静脉推注，同时密切观察血压，当血压降至 160/100mmHg 左右时即停止推注，继之以 10～50mg 酚妥拉明溶于 5% 葡萄糖生理盐水 500ml 中缓慢静脉滴注。一般案例约需 40～60mg 方可控制。

知识应用

患者，男，65 岁，10 年前开始发现左手中指苍白、青紫、麻木和疼痛，曾被某医学院附属医院诊断为肢端动脉痉挛症（旧称雷诺病），并经治疗后好转。一年半前又发现右手中指、无名指颜色苍白、发冷、麻木，继而出现阵发性针刺样疼痛，尤以夜间或天冷时为重，其后手指颜色渐变青紫。给予患者酚妥拉明治疗，如何指导患者用药？采取何种措施？

Rp：

酚妥拉明片剂　25mg×100

用法：25mg　3 次/日　口服

试分析该处方是否合理，为什么？

(5) 治疗急性心肌梗死及充血性心脏病所致的心力衰竭　酚妥拉明扩张小动脉，降低外周阻力，使心脏后负荷明显降低，改善心脏泵血功能；扩张小静脉，减少回心血量，使左室舒张末期压力和肺动脉压下降，消除肺水肿，这些均有利于心衰的纠正。

【不良反应】

(1) 消化道症状　本药的拟胆碱作用和组胺样作用可致恶心、呕吐、腹痛、腹泻、胃酸增多等消化道症状，可诱发溃疡病。消化性溃疡患者禁用。

(2) 心血管功能紊乱　静脉给药量大可引起心动过速、心律失常、心绞痛、体位性低血压等心血管功能紊乱。应缓慢注射或静脉滴注。冠心病患者慎用。

【相互作用】与胍乙啶合用，体位性低血压或心动过缓的发生率增高。

【禁忌证】低血压、严重动脉硬化、心脏器质性损害、肾功能减退者忌用。

2. 长效类

代表药物　　酚苄明（苯苄胺）

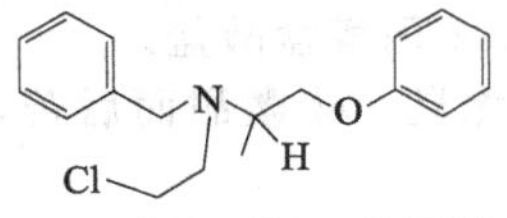

化学名为 *N*-(1-甲基-2-苯氧乙基)-*N*-(2-氯乙基) 苯甲胺。

【性状】常用其盐酸盐，为白色或类白色结晶性粉末；无臭，几乎无味。在乙醇或氯仿中易溶，在水中极微溶解。熔点为 137～140℃。

【体内过程】口服吸收 20%～30%，因肌内注射刺激性较强，临床只作口服或静脉给药。因在体内需转化为亚乙基亚氨基才起作用，故起效缓慢，即使静脉注射也需 1h 才能充分发挥作用。本药排泄缓慢，大量给药可蓄积于脂肪组织。1 次用药作用可维持 3～4 天。

【药理作用】本药与酚妥拉明相比，其特点为：①起效缓慢，作用强大而持久；②扩血管及降压强度取决于血管受交感神经控制的程度，当患者处于直立位或低血容量时，酚苄明的降压作用更为显著。

【临床用途】主要用于外周血管痉挛性疾病、抗休克、治疗嗜铬细胞瘤和良性前列腺增生。

【不良反应】体位性低血压、心悸是本药最常见的不良反应。亦可见胃肠道刺激症状，如恶心、呕吐；中枢抑制症状，如嗜睡、疲乏等。

哌唑嗪（Prazosin） 选择性 α_1 受体阻断剂，对 α_2 受体无明显阻断作用，因而不促进去甲肾上腺素的释放，加快心率、使心脏兴奋的作用较轻，为一线常用抗高血压药物。

育亨宾（Yohimbine） 选择性 α_2 受体阻断剂，目前主要用作科研工具药，无临床使用价值。

【相互作用】

① 与拟交感胺类合用，升压效应减弱或消失。

② 与胍乙啶合用，易发生体位性低血压。

③ 与二氮嗪合用时拮抗后者抑制胰岛素释放的作用。

④ 本品可阻断左旋去甲肾上腺素引起的体温过高，亦可阻断利血平引起的体温过低症。

【禁忌证】低血压、心绞痛、心肌梗死、对本品过敏者禁用。

二、β受体阻断药

β受体阻断药能选择性地与β受体结合，阻断去甲肾上腺素能神经递质或拟肾上腺素药与β受体结合而产生效应。在整体情况下，本类药物的阻断作用依赖于机体交感神经的张力，当交感神经张力增高时，本类药的阻断作用较强。

先导案例

48岁的朱先生因工作繁忙、心理压力大而患有高血压病多年；既往有支气管哮喘病史。不久前的一天，他因到外地出差，劳累过度和精神抑郁而出现头晕、头痛等症状，伴有心悸、胸闷等，故急到酒店附近某私人诊所就诊。医生诊断他为高血压、心动过速（早期心衰），在给予常规降压治疗的同时，给予普萘洛尔（心得安）口服，以减慢心率，减少心肌耗氧量。经上述治疗后，朱先生的高血压症状明显好转，但出现呼吸困难、脸色发绀、额出冷汗等症状，故到酒店隔壁某药店咨询药师。药师经询问用药史尤其是既往病史后，考虑为普萘洛尔所致的支气管哮喘发作，嘱其停用普萘洛尔，使用沙丁胺醇（舒喘灵）气雾剂喷喉后，朱先生上述症状立即缓解。

先导案例

支气管哮喘（Bronchial Asthma，简称哮喘）

是由多种细胞特别是肥大细胞、嗜酸粒细胞和T淋巴细胞参与的慢性气道炎症，在易感者中此种炎症可引起反复发作的喘息、气促、胸闷和/或咳嗽等症状，多在夜间或凌晨发生，此类症状常伴有广泛而多变的呼气流速受限，但可部分地自然缓解或经治疗缓解，此种症状还伴有气道对多种刺激因子反应性增高。

代表药物 盐酸普萘洛尔

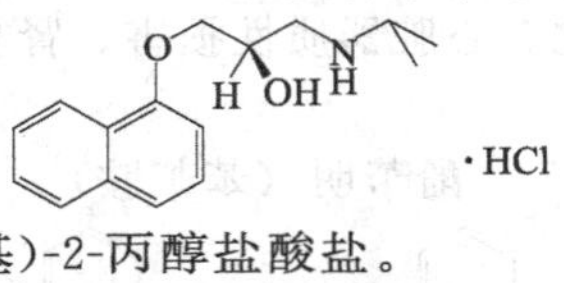

化学名为1-异丙氨基-3-(1-萘氧基)-2-丙醇盐酸盐。

【性状】本品为白色结晶性粉末，无臭、味微甜而后苦，遇光易变质，mp. 161～165℃，溶于水、乙醇，微溶于氯仿。

【体内过程】口服吸收率大于90%，主要在肝脏代谢，其代谢产物为4-羟普萘洛尔，仍具有β受体阻断药的活性。首关消除率60%～70%，生物利用度仅为30%。口服后血浆药物达峰时间为1～3h，$t_{1/2}$为2～5h。老年人肝功能减退，$t_{1/2}$可延长。当长期或大剂量给药时，肝的消除能力饱和，其生物利用度可提高。血浆蛋白结合率大于90%。易于通过血脑屏障和胎盘屏障，也可分泌于乳汁中。其代谢产物90%以上经肾排泄。不同个体口服相同剂量的普萘洛尔，血浆药物浓度相差可达25倍，这可能是由于肝消除功能不同所致。因此临床用药需从小剂量开始，逐渐增加到适当剂量。

【药理作用】具有β受体阻断作用，对 β_1 和 β_2 受体的选择性很低，无内在拟交感活性。

（1）心血管系统 对心脏的作用是本类药最主要的作用。阻断心脏的 β_1 受体，心率减慢，传导减慢，心肌收缩力减弱，心输出量减少，心肌耗氧量减少。阻断血管平滑肌的 β_2 受体，加之心功能受抑制，反射性兴奋交感神经，使血管收缩，外周阻力增加，肝、肾、骨骼肌血管及冠脉血流量减少。

（2）支气管平滑肌 阻断支气管平滑肌的 β_2 受体，使支气管平滑肌收缩，管径变小，增加呼吸道阻力。该作用对正常人影响较小，但对支气管哮喘患者，可诱发或加重哮喘。

(3) 代谢 本类药对血糖和血脂正常者的脂肪和糖代谢影响较小，但可抑制交感神经兴奋引起的脂肪分解，减弱肾上腺素的升高血糖作用，延缓用胰岛素后血糖水平的恢复，且往往会掩盖低血糖症状如心悸等，从而使低血糖不宜及时察觉。

(4) 肾素 可阻断肾脏近球细胞的 β_1 受体而抑制肾素释放，这可能是产生降压作用的原因之一。

【临床用途】

(1) 抗心律失常 对多种原因引起的快速型心律失常有效。

(2) 抗心绞痛及心肌梗死 对典型心绞痛有良好疗效；对心肌梗死，长期应用可降低复发和猝死率。

(3) 抗高血压 能使高血压患者的血压下降。

(4) 其他辅助治疗 甲状腺功能亢进及甲状腺危象，降低基础代谢率，对控制激动不安、心动过速和心律失常等症状有效。普萘洛尔适用于治疗偏头痛、肌震颤、肝硬化所致上消化道出血等。噻吗洛尔用于青光眼的治疗。

【不良反应】一般不良反应为消化道症状；偶见过敏反应，如皮疹、血小板减少；严重不良反应为诱发或加重支气管哮喘，诱发急性心力衰竭，诱发低血糖，长期用药后突然停用，可产生反跳现象使原来病症加剧，故应逐渐减小剂量至停药。

【相互作用】

① 与可乐定同用而需停药时，须先停用本品，数天后再逐步减停可乐定，以免血压波动。

② 与洋地黄苷类同用，可发生房室传导阻滞而致心率过慢，故须严密观察。

③ 与肾上腺素、苯福林或拟交感胺类同用，可引起显著高血压、心率过慢，也可能出现房室传导阻滞，故须严密观察。

④ 可使非去极化肌松药如氯化筒箭毒碱、加拉碘铵等增效，时效也延长。

⑤ 可影响血糖水平，故与降糖药同用时，须调整后者的剂量。

⑥ 与异丙肾上腺素或黄嘌呤同用，可使后两者疗效减弱。

⑦ 与单胺氧化酶抑制剂同用，可致极度低血压，禁用。

⑧ 与吩噻嗪类同用，可使两者的血药浓度均升高。

⑨ 与利血平同用，两者作用相加，β受体阻滞作用增强，有可能出现心动过缓及低血压。

【禁忌证】心功能不全、窦性心动过缓、重度房室传导阻滞和支气管哮喘禁用。肝功能不良时慎用。

β受体阻断作用的药物比较见表 2-7。

表 2-7 β受体阻断作用的药物比较

药物	作用机制	药理作用	适应证	禁忌证	不良反应
拉贝洛尔	同时拮抗 α、β 受体	使 α、β_1、β_2 效应都减弱；降血压，减慢心率，减少心肌耗氧量，增加冠状动脉流量	各种类型高血压；冠心病、心肌梗死	儿童、孕妇；哮喘患者；心动过缓、传导阻滞；脑出血患者	眩晕、乏力；胸闷、直立性低血压；胃肠道症状
普萘洛尔	拮抗 β_1、β_2 受体	使 β_1、β_2 效应都减弱；降血压，减慢心率，减少心肌耗氧量，增加冠状动脉流量；增加呼吸道阻力；阻止脂肪和糖原分解	各种类型高血压；冠心病、心肌梗死；各种快速型心律失常；甲状腺功能亢进	哮喘和过敏性鼻炎患者；心衰、传导阻滞、心动过缓患者	低血压、心动过缓；乏力、嗜睡、头晕；恶心、腹泻；性功能障碍
吲哚洛尔	拮抗 β_1、β_2 受体，但对 β_2 受体，有部分激动作用	使 β_1 效应减弱；部分激动 β_2 受体，舒张骨骼肌血管，更有利于降压；心脏抑制作用小	各种类型高血压（尤其伴心动过缓）；绞痛；快速型心律失常	支气管哮喘；心功能衰竭、循环衰竭	大剂量引起反常血压升高；胃肠道症状；头晕、嗜睡、性功能障碍
美托洛尔	拮抗 β_1 受体	使 β_1 效应减弱；不会显著影响呼吸道阻力	各种类型高血压；心绞痛；室上性心律失常	传导阻滞、心动过缓、心衰；肝肾功能不全、孕妇；糖尿病、甲状腺功能亢进	头痛、眩晕、失眠、疲倦；胃部不适

自我提高

一、单选题

1. 肾上腺素升压作用可被下列哪类药物所翻转：
   A. N受体阻断药　B. β受体阻断药　C. α受体阻断药
   D. M受体阻断药　E. 以上都不是
2. 普萘洛尔的禁忌证是：
   A. 肥厚型心肌病　B. 心律失常　C. 心绞痛
   D. 急性心肌梗死　E. 心功能不全
3. 可治疗外周血管痉挛性疾病的药物是：
   A. 拉贝洛尔　B. 酚妥拉明　C. 拉贝洛尔
   D. 美托洛尔　E. 噻吗洛尔
4. 可诱发或加重支气管哮喘的药物是：
   A. 酚妥拉明　B. 妥拉唑啉　C. 酚苄明
   D. 普萘洛尔　E. 哌唑嗪
5. 下列有关酚妥拉明临床用途的叙述，错误的是：
   A. 支气管哮喘　B. 难治性充血性心力衰竭
   C. 外周血管痉挛性疾病　D. 肾上腺嗜铬细胞瘤
   E. 休克
6. 可用于诊治嗜铬细胞瘤的药物是：
   A. 肾上腺素　B. 酚妥拉明　C. 阿托品
   D. 吲哚洛尔　E. 雷尼替丁
7. 下列哪种情况可选用普萘洛尔？
   A. 心绞痛伴有心动能不全　B. 心绞痛伴有窦性心动过缓
   C. 心绞痛伴有支气管哮喘　D. 心绞痛伴有高血压
   E. 心绞痛伴有重度房室传导阻滞
8. 下列有关普萘洛尔的叙述，错误的是：
   A. 阻断 β_1 受体　B. 阻断 β_2 受体
   C. 膜稳定作用　D. 使肾素释放减少
   E. 具有内在拟交感活性
9. 普萘洛尔不宜用于下列何种疾病：
   A. 高血压　B. 窦性心动过缓　C. 心绞痛
   D. 甲状腺功能亢进症　E. 窦性心动过速
10. 普萘洛尔可用于：
    A. 房室传导阻滞　B. 支气管哮喘　C. 甲状腺功能亢进症
    D. 窦性心动过缓　E. 以上都不是
11. 能对抗去甲肾上腺素缩血管作用的药物是：
    A. 酚妥拉明　B. 普萘洛尔　C. 阿托品
    D. 多巴胺　E. 吲哚洛尔

二、多选题

1. 酚妥拉明扩张血管的机制是：
   A. 激动血管 β_2 受体　B. 直接扩张血管
   C. 阻断 α_1 受体　D. 抑制肾素释放
   E. 阻断突触前膜 α_2 受体
2. 应用β受体阻断药的注意事项有：
   A. 重度房室传导阻滞禁用　B. 长期用药不能突然停药

C. 支气管哮喘慎用或禁用
D. 外周血管痉挛性疾病禁用
E. 窦性心动过缓禁用

3. 酚妥拉明的临床用途是：
A. 用于肾上腺嗜铬细胞瘤的诊治
B. 治疗因静脉滴注去甲肾上腺素发生的外漏
C. 治疗外周血管痉挛性疾病
D. 治疗充血性心力衰竭
E. 抗休克

4. 酚妥拉明治疗顽固性充血性心力衰竭的药理学基础是：
A. 直接兴奋心脏，使心收缩力、心率和输出量增加
B. 缓解心衰引起反射性小动脉和小静脉收缩
C. 减轻心脏前、后负荷，改善心功能
D. 降低肺血管阻力，减轻肺水肿
E. 抑制心脏，降低氧耗量，改善心功能

5. 普萘洛尔的药理作用有：
A. 抑制心脏功能
B. 减少肾素分泌
C. 减少心、肝、肾血流量
D. 膜稳定作用
E. 抗血小板聚集作用

参考答案

一、单选题 1. C 2. E 3. B 4. D 5. A 6. B 7. D 8. E 9. B 10. C 11. A

二、多选题 1. BC 2. ABCDE 3. ABCDE 4. BCD 5. ABCDE

模块三

中枢神经系统药物应用

项目一　局　麻　药

学习目标

知识目标：掌握代表药物普鲁卡因的结构、性状、作用、用途、不良反应等。
了解其他局麻药的作用特点。

能力目标：能够应用药物的基本理论和基本知识，提供用药咨询服务。
能够分析、解释涉及本章药物的处方合理性，将疾病与其药物相联系。

先导案例

欧某，男，25岁。于2007年11月16日15时，在朋友黄某陪同下去“李某牙医诊所”看牙病。牙医李某给欧某注入普鲁卡因麻醉后，欧某感到全身不适、呕吐、呼吸急促、呼吸衰竭，李某等人迅速将欧某送到区某某医院抢救，因呼吸心搏骤停，抢救无效死亡。

学习提示

普鲁卡因的不良反应有过敏反应，抑制心脏和扩张血管作用，中枢神经系统作用。

一、概述

局部麻醉药（local anesthetics）简称局麻药，是一类能在用药局部可逆性阻断神经冲动的发生和传导的药物。在保持意识清醒的情况下，可逆地引起局部组织痛觉消失。按化学结构可分为两类：第一类为酯类，主要有普鲁卡因、丁卡因等；第二类为酰胺类，主要有利多卡因、布比卡因等。

【药理作用】

1. 局麻作用

低浓度时可抑制感觉神经冲动的发生和传导，使感觉丧失。麻醉的顺序为：痛觉最先消失，其次是温觉、触觉、压觉。较高浓度时运动神经亦可受到影响，出现麻醉。神经冲动传导的恢复则按相反顺序进行。局麻药能和神经细胞膜电压门控性钠通道结合，阻断 Na^+ 内流，阻止神经动作电位的产生和冲动的传导而产生局麻作用。

2. 吸收作用

麻药吸收进入血液循环并达到一定浓度后会引起全身作用，其作用的程度及性质取决于单位时间内进入血液循环的剂量，主要表现为中枢神经和心血管方面的不良反应。

（1）中枢神经系统　中枢神经系统的作用是先兴奋后抑制，出现不安、视听觉紊乱、肌肉震颤，甚至惊厥，最后转入昏迷，呼吸衰竭而死亡。

（2）心血管系统　主要表现为心脏抑制如心肌兴奋性降低、心肌收缩力减弱、传导减慢和不应期延长，甚至心跳停止。还可使血管扩张、血压下降。

（3）变态反应　常为荨麻疹、支气管痉挛和血压下降等，多见于酯类局麻药。因此，要询问过敏史、做皮肤过敏试验和准备急救药品。

相关链接

局麻方法

（1）表面麻醉 表面麻醉（surface anaesthesia）是将局麻药涂于局部黏膜表面，使黏膜下的感觉神经末梢麻醉，常用于眼、鼻、咽喉、气管、尿道等黏膜部位的浅表手术。常选用穿透力强的丁卡因。

（2）浸润麻醉 浸润麻醉（infilrtion anaesthesia）是将药物注入皮下或手术切口部位，使局部神经末梢麻醉，适应于浅表小手术。常选用穿透力小、毒性低的普鲁卡因或利多卡因。

（3）传导麻醉 传导麻醉（conduction anaesthesia）是将药物注射到外周神经干，阻断神经冲动传导，使该神经分布的区域麻醉，适用于四肢及口腔手术。常用药为普鲁卡因或利多卡因。

（4）蛛网膜下腔麻醉 蛛网膜下腔麻醉（subarachnoidal anaesthesia）又称腰麻，是将药物注入腰椎蛛网膜下腔内，麻醉该部位的脊神经根，适用于腹部及下肢手术。常用药为普鲁卡因。

（5）硬膜外麻醉 硬膜外麻醉（epidural anaesthesia）是将药物注入硬脊膜外腔，透过硬脊膜麻醉附近的脊神经根，适用于颈部至下肢手术，常用药为利多卡因。

课堂互动

临床上在使用局部麻醉药做浸润麻醉时，可加入适量的肾上腺素，请分析其药理依据是什么？

二、常用局麻药

1. 酯类局麻药

相关链接

麻醉药发展简史

1846年以前，外科手术不常见，疾病的病理生理学和合理的外科治疗均处于萌芽时期，无菌术与创伤感染的预防几乎茫然无知。此外，因有效麻醉术的缺乏，人们视手术为畏途。由于种种原因，手术虽然做了一些，但死亡率甚高。在病人剧烈疼痛未解除之前，细致的解剖与精巧技能的运用都是不可能的。1844年2月11日在哈特福特，根据牙医 Horace Wells 博士本人的意愿和建议，经深呼吸吸入氧化亚氮后拔除了他的一颗臼齿，未出现任何疼痛。1845年，Horace Wells 博士来到波士顿马萨诸塞医院，公开表演他的发明，由于过早拿走气囊，病人疼痛大叫，表演失败。1846年9月30日波士顿的牙医 William T. G. Morton（是 Wells 博士的学生及协作者），在同一地点让一位患者吸入乙醚，然后拔了一颗牙，未出现任何疼痛。这一经典示范备受赞扬，闻名遐迩，马萨诸塞医院的手术室被命名为“乙醚大厅”，永远留作第一次公开表演外科麻醉的纪念。这一发明本身在麻醉和外科上开辟了一个新纪元。乙醚很快被用于普外科和产科。William T. G. Morton 对于谁是麻醉剂的合法发明人与他人发生了一场争吵，他作为抱憾终生的人而死去，他死后却合法地获得了发明外科麻醉的荣誉。他的墓碑撰文：William T. G. Morton 吸入麻醉的创始人与启示者，在他之前，外科手术从来就是痛苦的，手术中的痛苦被他驱逐而消逝。自他伊始，科学控制了痛苦。

代表药物 盐酸普鲁卡因

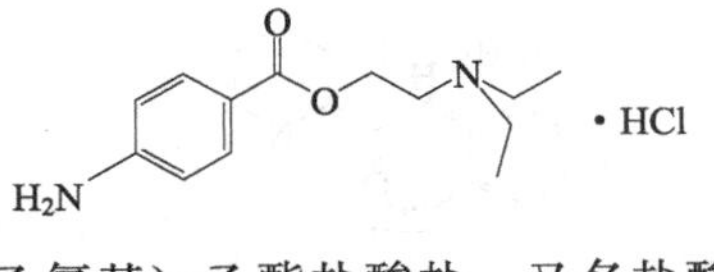

化学名为4-氨基苯甲酸-2-(二乙氨基)乙酯盐酸盐，又名盐酸奴佛卡因。

【性状】本品为白色结晶或结晶性粉末，无臭，味微苦，随后有麻痹感。mp 154～157℃。易溶于水，略溶于乙醇，微溶于氯仿，几乎不溶于乙醚。

【作用特点】

（1）局麻作用弱而短 起效快（1～3min），维持30～45h。

（2）穿透力弱 一般不用于表面麻醉。临床广泛用于浸润、传导、腰麻、硬膜外麻醉。

（3）毒性小。

（4）过敏反应 少数病人用药后可发生皮疹、哮喘甚至休克。用药前需询问过敏史，并做皮试。

（5）局部封闭 用0.25%～0.5%普鲁卡因溶液注于损伤或炎症的病灶区域，可以减少病灶对中枢神经系统的影响，缓解症状。

(6) 禁与磺胺类和强心苷类药合用　因本品能减弱磺胺类药的抗菌效力，增强强心苷的作用及毒性。

代表药物　　盐酸丁卡因

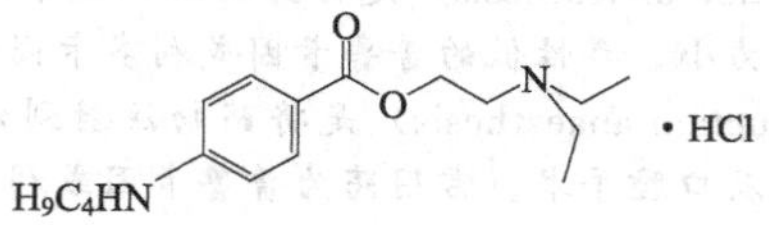

化学名4-(丁氨基)苯甲酸-2-(二甲氨基)乙酯盐酸盐，又名盐酸地卡因，属于长效局麻药。

【性状】本品为白色结晶或结晶性粉末；无臭、味微苦，有麻舌感。本品在水中易溶，在乙醇中溶解，在乙醚或苯中不溶。熔点为147～150℃。

【作用特点】

(1) 穿透力强　主要用于表面麻醉；亦可用于传导麻醉和椎管内麻醉，但须严格控制剂量。

(2) 局麻效力强　其局麻强度比普鲁卡因大10倍左右。起效缓慢，作用可维持2～3h。

(3) 毒性强　毒性比普鲁卡因大10～12倍，不宜用于浸润麻醉，以免吸收中毒。

2. 酰胺类局麻药

代表药物　　盐酸利多卡因

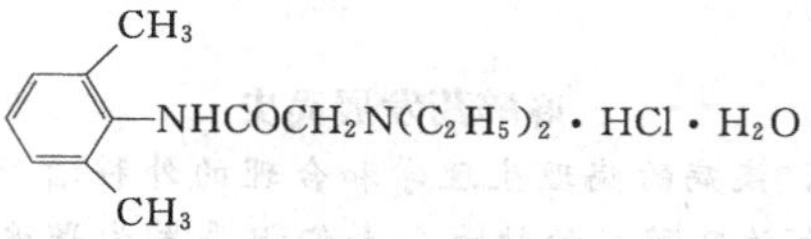

化学名为*N*-(2,6)-二甲苯基-2-(二乙氨基)乙酰胺盐酸盐一水合物，又名盐酸赛罗卡因。属于中效局部麻醉药。

【性状】白色结晶性粉末，无臭，味微苦，有麻木感；在水、乙醇中易溶，氯仿中可溶，乙醚中不溶。

【作用特点】

(1) 起效快　局麻作用强而持久，穿透力强，水溶液稳定，

(2) 毒性　强于普鲁卡因而较丁卡因弱，安全范围较大，广泛用于各种局麻。

(3) 弥散较广　腰麻时不易控制麻醉平面，应慎用。

(4) 变态反应罕见　与酯类局麻药之间无交叉过敏。

(5) 利多卡因静脉注射还可用于抗心律失常。

代表药物　　布比卡因

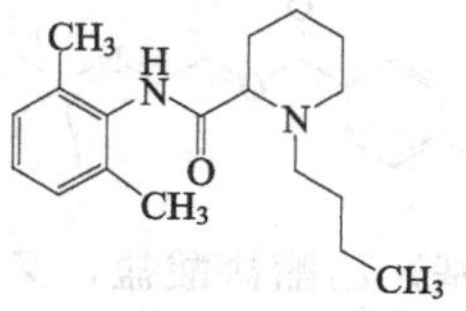

化学名为1-丁基-2-[*N*-(2,6-二甲基苯胺甲酰基)]哌啶。

【性状】本品盐酸盐为结晶性粉末，无臭，味苦，熔点255～256℃。溶于乙醇，微溶于氯仿、乙醚。为长效局麻药。又名麻卡因。

【作用特点】

① 属于长效、强效局麻药。其水溶液稳定。

② 穿透力较弱，不适用于表面麻醉。常用于浸润麻醉、传导麻醉和椎管内麻醉。

③ 心脏毒性较强，且复苏困难，应注意。

常用局麻药的特点比较见表3-1。

表 3-1 常用局麻药的特点比较

药 物	作用	毒性	穿透性	维持时间/h	主 要 用 途
普鲁卡因	弱	小	弱	0.5～1	浸、传、腰、硬，局部封闭
丁 卡 因	强	大	强	2～3	表、传、腰、硬。
利多卡因	中	较小	较强	1～2	表、浸、传、硬，抗心律失常
布比卡因	强	较大	较弱	3～5	浸、传、腰、硬

自我提高

一、单选题

1. 与局麻药合用，可延长局麻药作用时间的药物是：
   A. 肾上腺素　B. 酚妥拉明　C. 麻黄碱　D. 多巴胺　E. 异丙肾上腺素
2. 局麻药的作用机制是：
   A. 在细胞膜内侧阻断 Na^+ 通道，阻碍神经膜去极化
   B. 在细胞膜外侧阻断 Na^+ 通道，阻碍神经膜去极化
   C. 在细胞膜内侧阻断 Ca^{2+} 通道，阻碍神经膜去极化
   D. 在细胞膜外侧阻断 Ca^{2+} 通道，阻碍神经膜去极化
   E. 阻断 K^+ 外流，阻碍神经膜去极化
3. 作浸润麻醉时，对普鲁卡因过敏者可选用：
   A. 丁卡因　B. 利多卡因　C. 普鲁本辛　D. 普鲁卡因胺　E. 对氨基苯甲酸
4. 普鲁卡因一般不用于：
   A. 硬膜外麻醉　B. 蛛网膜下隙麻醉　C. 传导麻醉　D. 浸润麻醉　E. 表面麻醉
5. 丁卡因不用于浸润麻醉，主要是因为：
   A. 作用过强　B. 麻醉作用维持时间过短　C. 毒性大
   D. 溶解度小　E. 对黏膜刺激性强
6. 常用于抗心律失常的局麻药是：
   A. 普鲁卡因　B. 利多卡因　C. 丁卡因　D. 布比卡因　E. 以上都不是
7. 下列有关利多卡因的叙述，错误的是：
   A. 局麻强度、持续时间介于普鲁卡因与丁卡因之间
   B. 可用于各种局麻方法　C. 有抗心律失常作用
   D. 常引起变态反应　E. 毒性比丁卡因小
8. 属于酯类的局麻药是：
   A. 普鲁卡因　B. 利多卡因　C. 布比卡因　D. 辛可卡因　E. 依替卡因

二、多选题

1. 以下哪些不是普鲁卡因过量引起的不良反应：
   A. 惊厥　B. 呼吸麻痹　C. 肾功能衰竭　D. 心脏抑制　E. 支气管哮喘
2. 与普鲁卡因比较，利多卡因的特点是：
   A. 与酯类局麻药无交叉过敏　B. 作用较强
   C. 有抗心律失常作用　D. 可用于各种局部麻醉
   E. 变态反应罕见
3. 布比卡因主要用于：
   A. 浸润麻醉　B. 表面麻醉　C. 传导麻醉
   D. 蛛网膜下隙麻醉　E. 硬膜外麻醉
4. 表面麻醉可选用：
   A. 普鲁卡因　B. 利多卡因　C. 丁卡因　D. 布比卡因　E. 普鲁卡因胺
5. 属于酰胺类的局麻药是：
   A. 普鲁卡因　B. 丁卡因　C. 利多卡因　D. 布比卡因　E. 普鲁卡因胺

参考答案

一、单选题 1. A 2. A 3. B 4. E 5. C 6. B 7. D 8. A

二、多选题 1. CE 2. ABCDE 3. ACDE 4. BC 5. CD

项目二 镇静催眠药

镇静催眠药是指能引起镇静和近似于生理性睡眠的药物。它的种类繁多（迄今已合成 2000 余种），早在 19 世纪人们就使用安眠药，如溴剂、巴比妥类。由于它们催眠效果不太理想，副作用较多，且易成瘾，现今，上述的几类安眠药已有被淘汰的趋势。1952 年，有人对甲苯丙醇的分子结构加以改造，合成了眠尔通（安宁），此药因催眠效果好，曾一度风行。几年以后，人们最为熟悉的地西泮得以问世。由于地西泮作用可靠，副作用较小，其使用越来越广泛。镇静药和催眠药之间并没有明显界限，只有量的差别。小剂量使用时具有镇静效果，使患者处于安静状态，称为镇静药，适当使用镇静药有利于病人休养。能引起患者类似正常睡眠状态的药物，称为催眠药，有助于避免失眠损害人体健康和影响正常生活。

相关链接

睡眠时相及药物作用特点

入睡开始，先进入“正相睡眠”，此时脑电活动呈现同步化慢波，分 1、2、3、4 级，其中 3、4 级亦称“慢波睡眠”（slow wave sleep，SWS）。此时呼吸平稳，心率↓，BP↓，代谢↓，全身肌肉松弛，但仍能维持一定姿势，由于此时眼球不做转动，所以称非快动眼睡眠（non-rapid-eye movement sleep，NREMS），随着睡眠加深，脑电图慢波逐渐增多，全期历程 70～100min；然后转入所谓“异相睡眠”。此时睡眠很深，但脑电活动却与觉醒相仿，呈现“去同步化快波”，故称“异相”或“反常相”，亦称“快波睡眠”（FWS）。其主要表现：呼吸浅快，心率↑，BP↑，脑血流倍增，脸及四肢常有抽动，梦魇增多，男性有举阳，特别是眼球有急剧动作，伴以全身肌肉完全松弛，所以“异相”也称“快动眼睡眠”（rapid eye movement sleep，REMS）。

在一昼夜睡眠中，两个睡眠时相交替 4～5 次，据分析：正相睡眠（慢波），与肌肉组织休整，恢复体力活动疲劳有关；异相睡眠（快波），与神经系统发育、记忆功能、恢复脑力活动疲劳有关。

目前常用镇静催眠药都有不同程度抑制快波睡眠，以致影响记忆和学习。特别是巴比妥类，长期应用停药后 REMS 反跳延长，引起病态焦虑，激惹易怒，多梦，惊恐，呼吸、循环系统反应导致停药困难（被迫重新用药）；苯二氮䓬类影响较小，故为首选。

一、苯二氮䓬类药物

学习目标

知识目标：掌握苯二氮䓬类药物的结构、性状、作用、用途、不良反应等。

了解其他苯二氮䓬类药的作用特点。

能力目标：能够应用药物的基本理论和基本知识，提供用药咨询服务。

能够分析、解释涉及本章药物的处方合理性，能够将疾病与其药物相联系。

苯二氮䓬类（benzodiazepine，BZ）是近几十年发展起来的一类镇静、催眠、抗焦虑药。由于其安全范围大，目前几乎取代了传统的镇静催眠药，成为临床首选药。本类药物多为 1,4-苯并二氮䓬的衍生物，化学结构相似，根据 $t_{1/2}$ 的长短，可分为：①长效类，地西泮、氟西泮；②中效类，硝西泮、奥沙西泮；③短效类，艾司唑仑、三唑仑等。

先导案例

患者：男，30 岁，长期睡眠不佳，连续服用地西泮近一个月，感觉症状好转，即停药。停药一天后，突然出现失眠、焦虑、兴奋、心动过速等症状。

问题：出现此现象的原因是什么？如何解决？

学习提示

苯二氮䓬类药物在体内的代谢主要在肝脏中进行，代谢途径相似，*N*-1 去甲基化，C-3 羟基化，苯环酚羟基化等。代谢产物有些具有生理活性，如地西泮去甲基生成的甲西泮，然后 C-3 羟基化生成奥沙西泮均为活性代谢物，且广泛应用于临床。

1. **苯二氮䓬类**

代表药物

地西泮

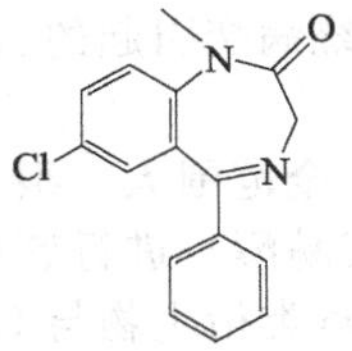

化学名为 1-甲基-5-苯基-7-氯-1,3-二氢-2*H*-1,4-苯并二氮-2-酮。又名安定、苯甲二氮䓬。

【性状】本品为白色或类白色结晶性粉末，无臭，味微苦，mp 130～134℃。微溶于水，溶于乙醇，易溶于氯仿及丙酮，略微溶于乙醚，在空气中稳定。

【体内过程】地西泮口服吸收迅速而完全，服药后 1h 血药浓度达高峰；肌内注射因 pH 值的影响，吸收慢而不规则。易通过血-脑屏障和胎盘屏障。静脉注射时，药物先分布于脑组织和其他血流丰富的组织，然后再分布和蓄积于脂肪和肌肉组织，故静脉注射作用出现快而短。在肝内转化为仍具有药理活性的去甲地西泮和奥沙西泮，最终与葡萄糖醛酸结合，经肾排泄。

【作用机制】目前认为，苯二氮䓬类的中枢作用主要与药物加强中枢抑制性神经递质 γ-氨基丁酸（GABA）功能有关。可能和药物作用于不同部位的 $GABA_A$ 受体密切相关。$GABA_A$ 是一个大分子复合体，为神经元膜上的配体-门控性 Cl^- 通道。在 Cl^- 通道周围含有 5 个结合位点（binding sites），包括 γ-氨基丁酸（GABA）、苯二氮䓬类、巴比妥类（barbiturates）、印防已毒素（picrotoxin）和乙醇（ethanol）等。$GABA_A$ 受体含有 14 个不同的亚单位，按其氨基酸排列次序可分为 α、β、γ、δ 亚单位，α、β 和 γ 亚单位是产生对 BZ 类高度亲和的基本需要。GABA 作用于 $GABA_A$ 受体，使细胞膜对 Cl^- 通透性增加，Cl^- 大量进入细胞膜内引起膜超级化，使神经元兴奋性降低。苯二氮䓬类与 $GABA_A$ 受体复合物上的 BZ 受点结合，可以诱导受体发生构象变化，促进 GABA 与 $GABA_A$ 受体结合，增加 Cl^- 通道开放的频率而增加 Cl^- 内流，产生中枢抑制效应。巴比妥类药物结合 $GABA_A$ 受体的巴比妥类受点，通过增加 GABA 与 $GABA_A$ 受体的亲和力并通过延长 Cl^- 通道开放时间而增加 Cl^- 内流，增强 GABA 的抑制作用。

【药理作用】

（1）抗焦虑作用　焦虑是多种精神失常的常见症状，患者多有恐惧、紧张、忧虑、失眠并伴有心悸、出汗、震颤等症状。苯二氮䓬类抗焦虑作用的选择性较高，小剂量即可明显改善上述症状，对各种原因引起的焦虑均有显著疗效。主要用于焦虑症。抗焦虑作用可能是通过对边缘系统中的 BZ 受体的作用而实现的。

（2）镇静催眠作用　苯二氮䓬类随着剂量增大，出现镇静及催眠作用。能明显缩短入睡时间，显著延长睡眠持续时间，减少觉醒次数。主要延长非快动眼睡眠（NREMS）的第 2 期，对快动眼睡眠（REMS）的影响较小，停药后出现反跳性 REMS 睡眠延长较巴比妥类轻，其依赖性和戒断症状也较轻微。缩短 3 期和 4 期的 NREMS 睡眠，减少发生于此期的夜惊或梦游症。

（3）抗惊厥、抗癫痫作用　苯二氮䓬类有抗惊厥作用，临床上可用于辅助治疗破伤风、子痫、小儿高热惊厥及药物中毒性惊厥。地西泮静脉注射是目前治疗癫痫持续状态的首选药物。

（4）中枢性肌肉松弛作用　苯二氮䓬类有较强的肌肉松弛作用，可缓解动物的去大脑僵直，也可缓解人类大脑损伤所致的肌肉僵直。

（5）其他　较大剂量可致暂时性记忆缺失。一般剂量对正常人呼吸功能无影响，较大剂量可轻度抑制肺泡换气功能，有时可致呼吸性酸中毒，对慢性阻塞性肺部疾病患者，上述作用可加剧。对心血管系统，小剂量作用轻微，较大剂量可降低血压、减慢心率。常用作心脏电击复律及各种内窥镜检查前用药。

【临床用途】

(1) 焦虑症 疗效较好，主要用于焦虑症的持续状态。

(2) 失眠 应该根据失眠的类型选择药物。

(3) 麻醉前给药 可减轻患者对手术的恐怖情绪，减少麻醉药用量，增加麻醉药使用的安全性。

(4) 惊厥和癫痫 用于小儿高热、破伤风、子痫和药物中毒所致的惊厥。起效快，安全性大，常静脉注射用于癫痫持续状态（为首选药物）。

(5) 肌肉痉挛 可缓解由中枢神经系统病变引起的肌张力增强或者由局部病变如腰肌劳损所致的肌肉痉挛。

【不良反应】苯二氮䓬类毒性较小，安全范围大，很少因用量过大而引起死亡。苯二氮䓬类药物过量中毒可用氟马西尼（Flumazenil，安易醒）进行鉴别诊断和抢救。氟马西尼是苯二氮䓬结合位点的阻断剂，特异地竞争性阻断苯二氮䓬类衍生物与 $GABA_A$ 受体上特异性结合位点结合，但对巴比妥类和其他中枢抑制药引起的中毒无效。

最常见的不良反应是嗜睡、头昏、乏力和记忆力下降。大剂量时偶见共济失调。静脉注射速度过快可引起呼吸和循环功能抑制，严重者可致呼吸及心跳停止。与其他中枢抑制药、乙醇合用时，中枢抑制作用增强，加重嗜睡、昏睡、呼吸抑制、昏迷，严重者可致死。长期应用仍可产生耐受性，需增加剂量。久服可发生依赖性和成瘾，停用可出现反跳和戒断症状，表现为失眠、焦虑、兴奋、心动过速、呕吐、出汗及震颤，甚至惊厥。由于三唑仑的药物依赖性较强，目前临床上已逐渐少用。

相关链接

焦 虑 症

焦虑症又称焦虑性神经症，是以广泛性焦虑症（慢性焦虑症）和发作性惊恐状态（急性焦虑症）为主要临床表现，常伴有头晕、胸闷、心悸、呼吸困难、口干、尿频、尿急、出汗、震颤和运动性不安等症，其焦虑并非由实际威胁所引起，或其紧张惊恐程度与现实情况很不相称。

知识应用

长期服用地西泮产生药物依赖性，突然停药出现戒断症状，所以，停药时应逐渐减量。

一位癫痫患者，由于某种诱因出现癫痫的持续状态，医生给予如下处理，分析是否合理，为什么？

处方：地西泮 10mg 肌内注射，10min 后未见好转，重复给药一次。

【相互作用】

① 与其他中枢抑制药、乙醇合用，可增强中枢抑制作用，加重嗜睡、昏迷、呼吸抑制，严重者可致死。临床如需合用，应减少剂量。

② 肝药酶诱导剂如苯巴比妥、苯妥英钠等可显著缩短地西泮的半衰期，增加清除率。

③ 肝药酶抑制剂如西咪替丁等药物可抑制地西泮在肝脏的代谢，使半衰期延长，清除率降低。

【禁忌证】年老体衰，心、肺及肝功能减退者慎用。急性窄角性青光眼、重症肌无力、孕妇及哺乳期妇女忌用。

2. 其他常见苯二氮䓬类药物（见表 3-2）

表 3-2 其他常见苯二氮䓬类药物

药名	化学结构	作用特点	适应证	注意事项
氟西泮	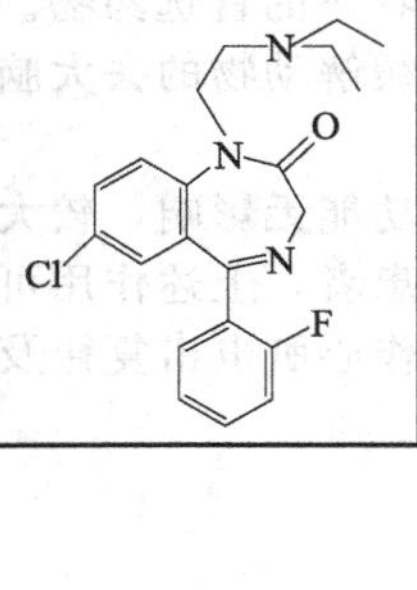	催眠作用强而持久，缩短 REMS	治疗入睡困难、夜间屡醒及早醒等各类睡眠障碍	长期使用可产生耐受性与依赖性；肝、肾功能不全者慎用；应定期检查肝功能与白细胞计数；用药期间不宜驾驶车辆、操作机械或高空作业；长期用药后骤停可能引起惊厥等撤药反应；服药期间勿饮酒

续表

药名	化学结构	作用特点	适应证	注意事项
硝西泮	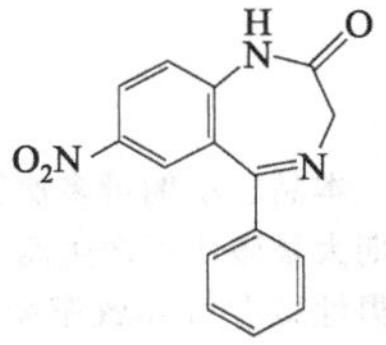	引起近似生理性睡眠，无明显后遗效应。抗癫痫作用强	用于各种失眠，亦可治疗癫痫，尤其对阵挛性发作效果较好	服药后偶有头痛；服药同时避免饮酒；小儿忌用；重症肌无力患者禁用
氟硝西泮	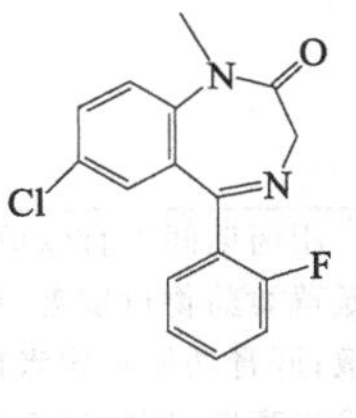	口服后吸收迅速，可透过胎盘和分泌入乳汁。在肝脏代谢，主要活性代谢物为去甲氟硝西泮，主要以代谢物形式由尿排出。本品单次用药半衰期10～22h，长期应用可达20～36h。药理作用与硝西泮类似，但镇静催眠和肌松作用较强。用于各种类型失眠能够迅速诱导入睡。不良反应与氯氮䓬相似	用于术前镇静及各种失眠症。催眠作用开始快，可持续5～7h；可用作静脉麻醉药（单用或诱导麻醉），诱导时间较长，约135s，但效果满意；与肌松药——箭毒合用，可稳定麻醉达1～2h	诱导麻醉时大多数病人有轻度呼吸抑制；本品与芬太尼、氯胺酮等有明显协同作用，故合用时应注意减量
氯硝西泮	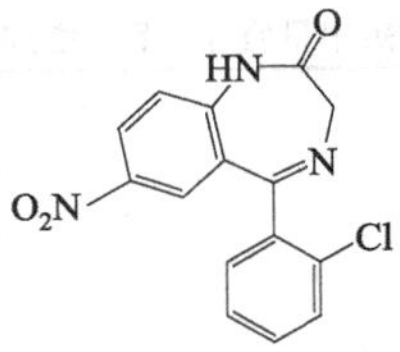	口服后吸收迅速而完全，达峰时间1～2h，半衰期为24～48h。本品除具有苯二氮䓬类药物的一般药理作用外，还具有比较强的抗惊厥作用。不良反应与氯氮䓬相似，本品与中枢抑制药物有协同作用，故服药期间忌酒	控制各型癫痫，尤适用于失神发作、婴儿痉挛症、肌阵挛性、运动不能性发作及Lennox-Gastaut综合征	对苯二氮䓬药物过敏者，可能对氯硝西泮过敏；氯硝西泮可以通过胎盘及分泌入乳汁；幼儿中枢神经系统对氯硝西泮异常敏感；老年人中枢神经系统对氯硝西泮较敏感；肝肾功能损害者能延长氯硝西泮的清除半衰期；癫痫患者突然停药可引起癫痫持续状态；严重的精神抑郁可使病情加重，甚至产生自杀倾向，应采取预防措施；避免长期大量使用而成瘾，如长期使用应逐渐减量，不宜骤停
奥沙西泮	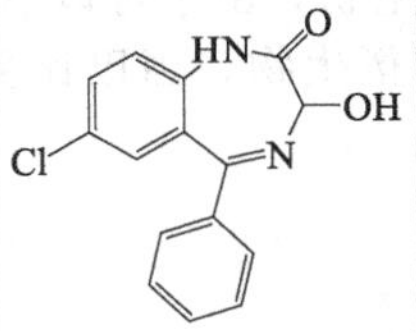	是地西泮主要代谢产物，抗焦虑、抗惊厥作用较强；催眠、肌肉松弛作用较弱；嗜睡、共济失调不良反应较少，口服吸收缓慢而不完全，消除快	主要用于短期缓解焦虑、紧张、激动，也可用于催眠，用作焦虑伴有精神抑郁的辅助用药，并能缓解急性酒精戒断症状	脑组织有器质性损害者慎用；老年体弱者用药后常见萎靡不振，注意观察并减量。动物实验对胎儿有不良影响，孕妇慎用；肝、肾功能不全时是否需调整剂量：肾功能不全（或受损）者慎用，需用时注意调整剂量；其他：可以空腹服用，也可以与食物或牛奶同服以减轻对胃部的刺激
三唑仑	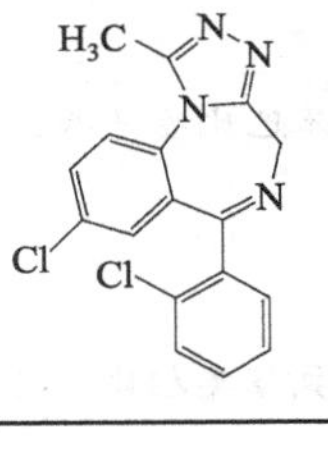	镇静催眠作用强，是地西泮的45倍；起效快，持续时间短；白天嗜睡少，可出现早醒和白天焦虑现象	主要用于严重失眠症，做短程治疗，也可用于焦虑及神经紧张等	同地西泮，但由于消除快，次日偶有反跳性焦虑现象；经常使用可产生依赖性，戒断症状可能特别严重

续表

药名	化学结构	作用特点	适应证	注意事项
氯氮䓬	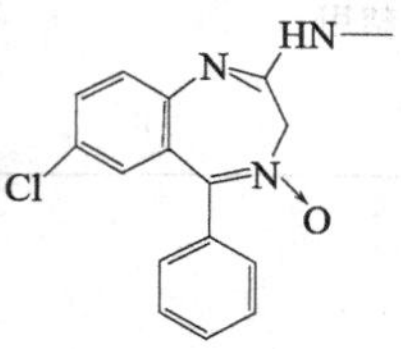	口服后吸收完全但较缓慢，肌内注射吸收缓慢且不规则。药物缓慢进入脑组织，也能透过胎盘。达到血液高峰浓度为4h，半衰期5～30h不等。长期应用可引起代谢物积聚。原药及代谢物均由尿排出。本药不良反应较少，偶有恶心或嗜睡，可有轻度宿醉现象。偶有皮疹、粒细胞减少、肝损害。久用容易产生耐受和依赖，一旦停药，会出现戒断反应	治疗焦虑性神经症，缓解焦虑、紧张、担心、不安与失眠等症状；治疗失眠症；治疗肌张力过高或肌肉僵直的疾病；与抗癫痫药合用控制癫痫发作	本品以小剂量多次服用为佳，长期大量服用可产生耐受性并成瘾，男性患者可导致阳痿。久服骤停可引起惊厥；老年人用药后易引起精神失常甚至昏厥，故应慎用；哺乳期妇女及孕妇应忌用，尤其是妊娠开始3个月及分娩前3个月
艾司唑仑	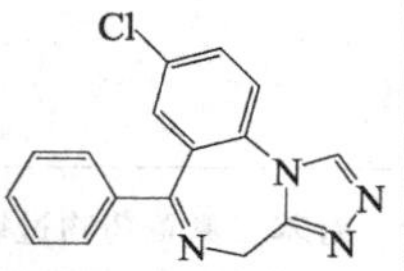	具有较强的镇静、催眠、抗惊厥、抗焦虑作用和较弱的中枢性骨骼肌肉松弛作用；口服吸收迅速完全；半衰期12～15h，作用持续6h	主要用于抗焦虑、失眠。也用于紧张、恐惧及抗癫痫和抗惊厥	用药期间不宜饮酒；对其他苯二氮䓬类药物过敏者，可能对本药过敏；肝肾功能损害者能延长本药消除半衰期；癫痫患者突然停药可导致发作；严重的精神抑郁可使病情加重，甚至产生自杀倾向，应采取预防措施；避免长期大量使用而成瘾，如长期使用应逐渐减量，不易骤停；出现呼吸抑制或低血压常提示超量；对本类药耐受量小的患者初用量宜小，逐渐增加剂量

二、巴比妥类药物

学习目标

知识目标：掌握巴比妥类药物的结构、性状、作用、用途、不良反应等。

了解此类药物的作用特点。

能力目标：能够应用药物的基本理论和基本知识，提供用药咨询服务。

能够分析、解释涉及本章药物的处方合理性，能够将疾病与其药物相联系。

1903年德国人合成巴比妥酸盐，发现其具有催眠作用，成为临床上应用较早的一类镇静催眠药。巴比妥类药物均为丙二酰脲（由丙二酸二乙酯与脲缩合而成）的衍生物，由于可以形成烯醇型而呈现酸性，故称巴比妥酸（Barbituric Acid）。巴比妥类是巴比妥酸的衍生物。当巴比妥酸 C_5 上的氢被不同基团取代时，即成为具有镇静、催眠作用的巴比妥类药物。

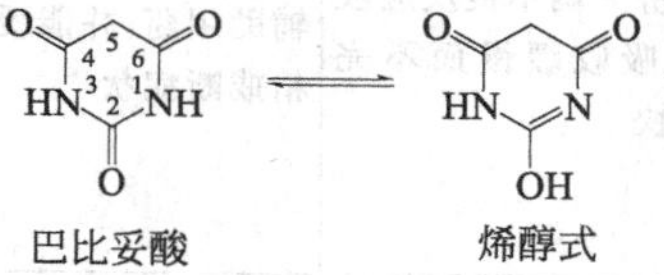

巴比妥酸　　　烯醇式

先导案例

宋某，女，49岁，烦躁、焦虑、失眠1年余，医生诊断为焦虑性失眠，给予苯巴比妥治疗。

请问：用此药是否正确，如果不对，应选用何种药物，为什么？

学习提示

巴比妥类药物也是通过GABA受体而发生作用，主要作用于亚型，但与苯二氮䓬类相比，其选择性较低。

1. **巴比妥类**

代表药物 苯巴比妥

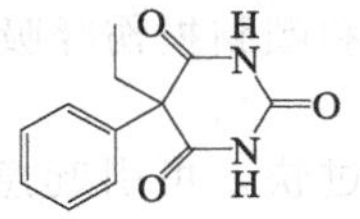

化学名为5-乙基-5-苯基-2,4,6-(1*H*,3*H*,5*H*)嘧啶三酮，又名鲁米那。

【性状】本品为白色有光泽的结晶或结晶性粉末，无臭，味微苦，mp 174.5～178℃。在空气中较稳定，难溶于水，能溶于乙醇、乙醚，在氯仿中略溶。

【体内过程】巴比妥类药物口服或肌内注射均易吸收，分布广泛，易通过血-脑屏障和胎盘屏障。各药进入脑组织的速度快慢取决于其自身脂溶性的高低，脂溶性高者，进入脑组织速度快，显效快，维持时间短；脂溶性低者则相反。硫喷妥钠脂溶性最高极易通过血脑屏障，静脉注射后即可奏效，但又因迅速由脑组织转移到外周脂肪组织（再分布）故作用短暂（约15min）。而苯巴比妥脂溶性较小，即使静脉注射也要30min才起效。脂溶性高的药物如司可巴比妥等主要在肝脏代谢而失效，作用持续时间较短。而脂溶性较小的药物如苯巴比妥主要以原形自肾脏排泄而消除，故作用持续时间较长。尿液pH值对苯巴比妥的影响较大，碱化尿液时，该药解离增多，肾小管再吸收减少，可加速自尿中的排泄。此类药物主要经肝代谢，经肾排泄。

【作用机制】研究认为，巴比妥类药物的作用机制与激活$GABA_A$受体有关，能增强GABA能神经的抑制功能，主要通过延长Cl^-通道开放时间，增加Cl^-内流而产生作用。

【药理作用】巴比妥类对中枢神经系统有普遍性抑制作用。其剂量的从小到大，中枢抑制作用由弱变强，相应表现为镇静、催眠、抗惊厥及抗癫痫、麻醉等作用。大剂量对心血管系统也有抑制作用。10倍催眠量可引起呼吸中枢麻痹而致死。由于安全性差，易发生依赖性，其应用已日渐减少，目前在临床上主要用于抗惊厥、抗癫痫和麻醉。

（1）镇静催眠　小剂量巴比妥类药物可引起安静，缓解焦虑、烦躁不安状态；中等剂量可催眠，即缩短入睡时间，减少觉醒次数和延长睡眠时间。巴比妥类药物品种不同，起效时间和持续时间不同。巴比妥类药物可改变正常睡眠模式，缩短REMS睡眠。引起非生理性睡眠。久用停药后，可“反跳性”地显著延长REMS睡眠时相，伴有多梦，引起睡眠障碍。因此，巴比妥类已不作为镇静催眠药常规使用。

巴比妥类药物在非麻醉剂量时主要抑制多突触反应。减弱易化，增强抑制。与其激活$GABA_A$受体有关。在没有GABA时，巴比妥类能模拟GABA的作用，增加Cl^-的通透性，使细胞膜超极化。与BZ类药物增加Cl^-通道的开放频率不同，巴比妥类主要延长Cl^-通道的开放时间。此外，巴比妥类还可减弱或阻断谷氨酸作用于相应的受体后去极化导致的兴奋性反应，引起中枢抑制作用。

（2）抗惊厥　苯巴比妥有较强的抗惊厥作用及抗癫痫作用，临床用于癫痫大发作和癫痫持续状态的治疗。临床也应用于小儿高热、破伤风、子痫、脑膜炎、脑炎及中枢兴奋药引起的惊厥。

（3）麻醉　硫喷妥钠可用作静脉麻醉。

【临床用途】临床用于抗惊厥，治疗癫痫大发作和癫痫的持续状态，麻醉及麻醉前给药，增强中枢抑制药物等作用。

【不良反应】

（1）后遗效应　服用催眠剂量的药物后，次晨可出现头晕、困倦、嗜睡、精神不振及定向障碍等症。故服药期间不可从事驾车、机械操作和高空作业等。

（2）耐受性和依赖性　长期反复应用可产生耐受性，需加大剂量才能达到原来的效果；久用也可产生依赖性，包括躯体依赖性和精神依赖性，突然停药可产生戒断症状。耐受性产生的原因可能与其诱导肝药酶加速自身代谢有关。

（3）过敏反应　少数人用药后出现皮疹、血管神经性水肿、药热等过敏反应。

（4）肝药酶诱导作用　苯巴比妥是肝药酶诱导剂，提高肝药酶活性，可加速自身药物和其他药物的代谢。

(5) 对呼吸系统的影响 催眠量的巴比妥类对正常人的呼吸没有明显的影响，但对已有呼吸功能不全者（严重肺气肿和哮喘者）则可显著降低每分钟呼吸量及动脉血氧饱和度。中等剂量巴比妥类可轻度抑制呼吸中枢，严重肺功能不全和颅脑损伤呼吸抑制患者禁用。中毒剂量可致昏迷、呼吸衰竭而死亡。

【中毒及解救】剂量过大或静脉注射过快，可引起急性中毒表现为昏迷、血压下降、呼吸抑制等。

抢救措施主要有：①排除毒物。根据情况采取洗胃、导泄、碱化血液和尿液、血液透析等方法。②支持和对症治疗。保持呼吸道通畅、给氧或进行人工呼吸、必要时进行气管插管或气管切开，给予呼吸兴奋药或升压药等。

相关链接

全身麻醉药

全身麻醉药简称全麻药，是一类作用于中枢神经系统，能可逆地引起意识、感觉和反射消失的药物。应用后可消除疼痛和达到骨骼肌松弛，以助于实施手术。分为吸入麻醉药和静脉麻醉药两类。癫痫持续状态为大发作连续发生，患者持续昏迷，则为持续状态，为内科急症，需全力抢救。

知识应用

某患者医生诊断为癫痫持续状态：一次给予苯巴比妥 100～200mg，缓慢静注。

试分析是否合理，为什么？

【相互作用】苯巴比妥为肝药酶诱导剂，提高药酶的活性，可加速自身及苯妥英钠、双香豆素、皮质激素等药物的代谢，合用时可加速以上药物的代谢速度，使其作用减弱、作用时间缩短，应予以注意。随着剂量增加，中枢抑制加强（镇静，催眠，麻醉抗惊厥，麻痹死亡），安全范围小，久用可成瘾。

【禁忌证】支气管哮喘，严重肺功能及颅脑损伤致呼吸中枢抑制者禁用。长期服用本类药物易产生依赖性耐受性和蓄积中毒。

2. **其他镇静催眠药**（见表 3-3）

表 3-3 其他镇静催眠药

药名	化学结构	作用特点	适应证	注意事项
水合氯醛 (Chloral Hydrate)	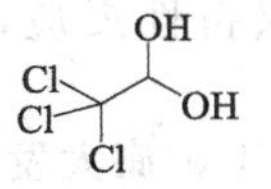	本品口服吸收迅速，不缩短 REMS 睡眠，无宿醉后遗效应。安全范围较小，口服因其具有强烈的胃黏膜刺激性，易引起恶心、呕吐及上腹部不适等，久用可产生耐受和成瘾，戒断症状较严重，应防止滥用	临床用于催眠，尤其适用于顽固性失眠或对其他催眠药无效的失眠；也可用于子痫、小儿高热及中枢兴奋药所致的惊厥	因对本品的敏感性个体差异较大，剂量上应注意个体化。胃炎及溃疡患者不宜口服，直肠炎和结肠炎患者不宜灌肠给药
唑吡坦 (Zolpidem)	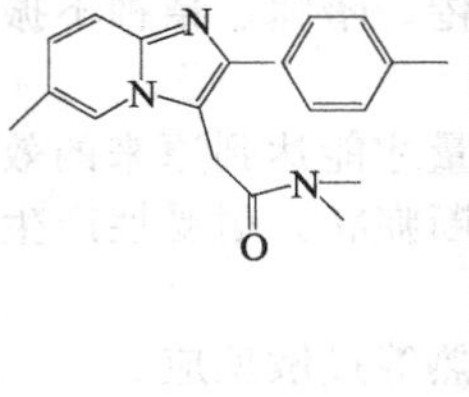	唑吡坦对正常睡眠时相干扰少，可缩短睡眠潜伏期，减少觉醒次数和延长总睡眠时间。后遗效应、耐受性、药物依赖性和停药戒断症状轻微。安全范围大，但与其他中枢抑制药（如乙醇）合用可引起严重的呼吸抑制	治疗偶发性、暂时性、慢性失眠症	有眩晕、嗜睡、恶心、头痛、记忆减退、夜寝不安、腹泻、摔倒等；患有肾脏病、肝脏病、呼吸困难以及肌肉病症（如肌无力）等时，必须告知医生；年老者慎服；服药期间，应节制饮用烈性酒；有可能减低驾驶员和机器操作者的注意力；服用一片安眠药后，如是半夜起床，有可能会出现：反应迟缓，有摔倒的危险，眩晕

续表

药名	化学结构	作用特点	适应证	注意事项
佐匹克隆(Zopiclone)	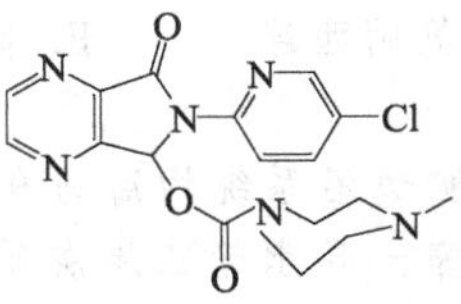	又称唑比酮、忆梦返(Imovane),是一新型快速催眠药,属于环吡咯酮类。可缩短睡眠潜伏期,减少觉醒次数,提高睡眠质量。通过激动苯二氮䓬受体,增强 GABA 的抑制作用,不仅缩短入睡潜伏期,还可以提高睡眠质量,对记忆几乎无影响	各种因素引起的失眠症,包括时差、工作导致的失眠及手术前焦虑导致的失眠等	本品不推荐用于孕妇及哺乳期妇女;肌无力症,需在医学监护下使用本品;服用本品时,应避免饮酒;肝脏机能不全者,使用本品需适量。可能有白天瞌睡,口苦,口干,肌张力减低,酒醉感。对本品过敏者、呼吸代偿机能不全者、幼儿病人禁用
扎来普隆(Zaleplon)	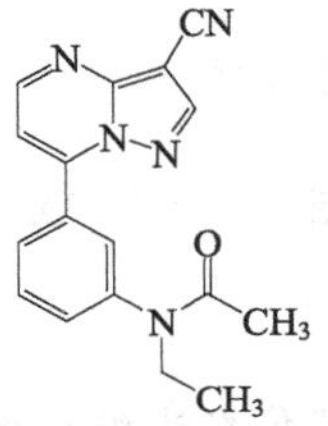	本药的服药剂量与苯二氮䓬类镇静催眠药相比更小,服用更安全,它的总半衰期短,作用发挥迅速,起效快,排泄迅速,连续用药无蓄积。服药次晨无嗜睡现象,与酒精没有叠加作用。醒来后无宿醉效应	适用于入睡困难的失眠症的短期治疗	本品为国家特殊管理的第二类精神药品,必须严格遵守国家对精神药品的管理条例。严格在医生指导下使用;不要超过医生指定的使用期限。长期服用可能会产生依赖性。有药物滥用史的患者慎用;在服用扎来普隆后,如发现行为和思考异常,请和医生联系;服用扎来普隆或其他安眠药期间,禁止饮酒

自我提高

一、单选题

1. 地西泮的作用机制是:
   A. 不通过受体,直接抑制中枢
   B. 作用于苯二氮䓬受体,增加 GABA 与 GABA 受体的亲和力
   C. 作用于 GABA 受体,增加体内抑制性递质的作用
   D. 诱导天生一种新蛋白质而起作用　　E. 以上都不是
2. 地西泮抗焦虑作用的主要部位是:
   A. 中脑网状结构　B. 下丘脑　C. 边沿系统　D. 大脑皮层　E. 纹状体
3. 苯巴比妥钠连续应用产生耐受性的主要原因是:
   A. 再分布于脂肪组织　B. 排泄加快　C. 被假性胆碱酯酶破坏
   D. 被单胺氧化酶破坏　E. 诱导肝药酶使自身代谢加快
4. 下列药物中 $t_{1/2}$ 最长的是:
   A. 地西泮　B. 氯氮䓬　C. 氟西泮　D. 奥可西泮　E. 氯丙嗪
5. 有关地西泮的叙述,错误的为:
   A. 口服比肌注吸收迅速　B. 口服治疗量对呼吸及循环影响小
   C. 能治疗癫痫持续状态　D. 较大量可引起全身麻醉
   E. 其代谢产物也有作用
6. 苯巴比妥过量中毒,为了促使其快速排泄:
   A. 碱化尿液,使解离度增大,增加肾小管再吸收
   B. 碱化尿液,使解离度减小,增加肾小管再吸收
   C. 碱化尿液,使解离度增大,减少肾小管再吸收

D. 酸化尿液，使解离度增大，减少肾小管再吸收

E. 以上均不对

7. 镇静催眠药中有抗癫痫作用的药物是：

A. 苯巴比妥 B. 司可巴比妥 C. 巴比妥 D. 硫喷妥 E. 以是都不是

8. 对各型癫痫均有一定作用的苯二氮䓬类药物是：

A. 地西泮 B. 氯氮䓬 C. 氟西泮 D. 氯硝西泮 E. 奥沙西泮

9. 巴比妥类产生镇静催眠作用的机理是：

A. 抑制中脑及网状结构中的多突触通路 B. 抑制大脑边沿系统的海马和杏仁核

C. 抑制脑干网状结构上行激活系统 D. 抑制脑室—导水管四周灰质

E. 以上均不是

10. 地西泮的抗焦虑作用主要是由于：

A. 增强中枢神经递质 γ-氨基丁酸的作用 B. 抑制脊髓多突触的反射作用

C. 抑制网状结构上行激活系统 D. 抑制大脑—丘脑异常电活动扩散

E. 阻断中脑—边沿系统的多巴胺通路

二、多选题

1. 苯二氮䓬类具有下列哪些药理作用：

A. 镇静催眠作用 B. 抗焦虑作用 C. 抗惊厥作用 D. 镇吐作用

E. 抗晕动作用

2. 关于苯二氮䓬类抗焦虑作用，下列叙述哪些正确：

A. 小于镇静剂量即有良好的抗焦虑作用 B. 抗焦虑作用的部位在边沿系统

C. 对持续性症状宜选用长效类药物 D. 对中断性严重焦虑者宜选用中、短效类药物

E. 地西泮和氯氮䓬是常用的抗焦虑药

3. 苯二氮䓬类可能引起下列哪些不良反应：

A. 嗜睡 B. 共济失调 C. 依靠性 D. 成瘾性

E. 长期使用后忽然停药可出现戒断症状

4. 巴比妥类可能出现下列哪些不良反应：

A. 眩晕、困乏 B. 精神运动不协调

C. 偶见致剥脱性皮炎 D. 中等剂量即可轻度抑制呼吸中枢

E. 严重肺功能不全或颅脑损伤致呼吸抑制者禁用

5. 巴比妥类镇静催眠药的特点是：

A. 连续久服可引起习惯性 B. 忽然停药易发生反跳现象

C. 长期使用忽然停药可使梦魇增多 D. 长期使用忽然停药可使快动眼时间延长

E. 长期使用可以成瘾

6. 关于苯二氮䓬类的作用机制，下列哪些是正确的：

A. 促进 GABA 与 $GABA_A$ 受体结合 B. 促进 Cl^- 通道开放

C. 使 Cl^- 通道开放时间延长 D. 使 Cl^- 内流增大

E. 使 Cl^- 通道开放的频率增加

7. 关于苯二氮䓬类的体内过程，下列叙述哪些正确：

A. 口服吸收良好 B. 与血浆蛋白结合率高

C. 分布容积大 D. 脑脊液中浓度与血清游离药物浓度相等

E. 主要在肝脏进行生物转化

8. 解救口服巴比妥类药物中毒的病人，应采取：

A. 补液并加利尿药 B. 用硫酸钠导泻

C. 用碳酸氢钠碱化尿液 D. 用中枢兴奋药维持呼吸

E. 洗胃

参考答案

一、单选题　1. C　2. C　3. E　4. C　5. D　6. C　7. A　8. D　9. C　10. A

二、多选题　1. ABC　2. ABCDE　3. ABCDE　4. ABCDE　5. ABCDE　6. AE　7. ABCDE　8. ABCDE

项目三　抗癫痫药物

学习目标

知识目标：掌握抗癫痫药物的结构，体内过程、作用与用途、不良反应。
　　　　　熟悉卡马西平的作用特点。
　　　　　了解癫痫的概念和主要表现。

能力目标：能够应用药物的基本理论和基本知识，提供用药咨询服务。
　　　　　能够分析、解释涉及本章药物的处方合理性，能够将疾病与其药物相联系。

一、癫痫分类

癫痫系多种原因引起脑部神经元群阵发性异常放电所致的发作性运动、感觉、意识精神、植物神经功能异常的一种疾病，俗称羊痫风或者羊癫风。癫痫的发病率很高，患者不仅身心受到伤害，而且严重影响学习、工作甚至日常生活。癫痫的分类很复杂，临床常见以下几种类型。

（一）局限性发作

大脑局部异常放电且指扩散至局部者，只表现大脑局部功能紊乱的症状。

1. 单纯局限性发作

又称局灶性癫痫。主要特征是不影响意识。根据发作时被激活的皮质部位不同，而表现出多种临床症状。每次发作持续20～60S（运动型发作、感觉性发作、植物神经性发作、精神性发作）。

2. 复合型局限性发作

3. 局限性发作继发全身强直-阵挛性发作

（二）全身性发作

异常放电涉及全脑，导致意识丧失。

1. 失神性发作

又称小发作，主要表现为突然短暂的神志丧失和动作中断，每次发作约持续30s，多见于儿童。

2. 强制-阵挛性发作

又称大发作，发作时患者突然意识丧失，全身肌肉痉挛，一次发作持续数分钟，发作后出现疲劳性昏睡。发作时或发作间期，脑电图异常。

3. 非典型失神发作

主要表现为阵发性精神失常和无意识非自主运动，如摇头、唇抽动等，持续数分钟或数日不等。

4. 肌阵挛性发作

易发生于婴儿、儿童、青少年，均表现为肌肉阵挛性抽搐，脑电图呈爆发性棘波。

抗癫痫药（antiepileptic drugs）发展较慢，自1912年发现苯巴比妥后，直到1938年才发现苯妥英。两种传统药物一直应用至今。1964年发现了丙戊酸钠。近20余年，又合成了很多新的药物，仍停留在对症治疗水平。抗癫痫药是一类抑制脑细胞异常放电的产生或扩散，从而阻止运动、感觉、意识或精神失常发生的药物，长期应用可控制症状。临床常用的药物有苯妥英钠、卡马西平、乙琥胺、丙戊酸钠、地西泮等。

先导案例

患者：宋××，19岁，患癫痫2年，服用苯妥英钠近一年，先后出现牙龈增生、眼球震颤、共济失调等不良反应。随即停药，一天后患者症状加重并出现癫痫持续状态。分析原因，如何处理？

学习提示

癫痫持续状态为大发作连续发生，患者持续昏迷，则为持续状态，为内科急症，需全力抢救。

二、常用药物

代表药物 苯妥英钠

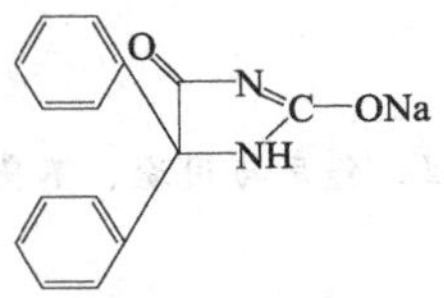

化学名为5,5-二苯基-2,4-咪唑烷二酮钠盐，又名大伦丁钠。

【性状】本品为白色粉末；无臭，味苦；在空气中渐渐吸收二氧化碳，分解成苯妥英。苯妥英的结构类似苯巴比妥，可因互变异构而显酸性，pK_a值8.3，常因部分水解而发生浑浊，故本品应密闭保存。

【体内过程】起效慢，一次给药后约12h血浆达峰浓度，连续服用治疗量6～10天达稳态血药浓度。个体差异大，吸收慢且不规则，制剂生物利用度显著不同。有条件者最好在临床药物监控下给药，剂量个体化。在治疗量下，不产生中枢抑制（与巴比妥类不同），过量可致兴奋，治疗期间不影响病人学习工作，不影响智力发育。

【作用机制】

① 膜稳定作用（各种组织可兴奋膜：如中枢、外周神经元、心肌细胞）。阻止病灶放电向正常组织扩散（阻滞Na^+通道，抑制Na^+内流）。

② 增强中枢GABA功能（抑制GABA再摄取，诱导GABA受体增生等）。

【药理作用】

① 抗癫痫。

② 治疗外周神经痛。

③ 抗心律失常。

【临床用途】

① 苯妥英钠为治疗大发作和局限性发作的首选药，对精神运动性发作也有效，缓慢注射可缓解癫痫的持续状态，对小发作和肌阵挛性发作无效。

② 对三叉神经痛疗效较好，也可用于舌咽神经痛和坐骨神经痛。

③ 主要用于强心苷中毒引起的室性早搏（见心律失常）。

【不良反应】

(1) 局部刺激　本药碱性强，刺激性大，不易肌内注射。口服可引起食欲减退、恶心、呕吐、上腹部疼痛，宜饭后服用。

(2) 牙龈增生　长期服用可见牙龈增生，多见于儿童和青少年，发生率为20%，应注意口腔卫生，经常按摩牙龈，一般停药3～6个月可自行消退。

(3) 神经系统反应　用药剂量过大或用药时间过长，可引起中枢神经系统的反应。血药浓度达20μg/ml时，可致眩晕、共济失调、头痛、眼球震颤等；血药浓度达40μg/ml时，可出现精神错乱；血药浓度达50μg/ml时，可致昏睡或昏迷。故应控制和调整剂量，用药期间做好血药浓度监测。

(4) 血液系统反应　长期服用可抑制二氢叶酸还原酶，导致巨幼细胞性贫血，应补充甲酰四氢叶酸或亚叶酸钙进行治疗。

(5) 过敏反应　可出现药疹、皮疹、粒细胞减少、再生障碍性贫血，偶见肝损害。用药期间应定期检查血常规和肝功能。

(6) 其他　偶见女性多毛症及男性乳房增大，静脉注射过快可引起血压下降、心律失常甚至心脏骤停。久服本药骤停，可致癫痫发作加剧，甚至诱发癫痫的持续状态。

相关链接

癫痫误区

1. 急于求成认为癫痫可以短期治愈。
2. 不能坚持正规服药。
3. 重复用药或无原则地多药合用。
4. 不能正确理解癫痫病人的个体化治疗。
5. 对癫痫治愈和控制失去信心。
6. 忽视癫痫病人的心理问题。要是小梁网和巩膜静脉窦变性或硬化，阻碍房水循环，使眼内压升高。

知识应用

癫痫患者，发作时表现为肌肉阵挛性抽搐，脑电图呈爆发型棘波。医生开具处方如下，分析是否正确，为什么？

苯妥英钠 50mg×100

用法：每日三次，每次 150mg，口服

癫痫持续状态：可用 150～250mg 苯妥英钠，加葡萄糖注射液 20～40ml，6～8min 缓慢静注。

试分析该处方是否合理，为什么？

【相互作用】苯妥英钠为肝药酶诱导剂，能加速多种药物如避孕药、维生素 D、保泰松等药物的代谢，并使之药效降低。氯霉素、异烟肼可抑制肝药酶活性，使苯妥英钠血药浓度增高。故苯妥英钠与以上药物联合应用时，应注意调整剂量。

【禁忌证】妊娠早期用药可致畸胎，故孕妇禁用。

代表药物 卡马西平

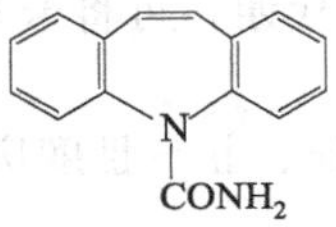

化学名为 5*H*-二苯并 *b*,*f* 氮杂䓬-4-甲酰胺，又名酰胺咪嗪。

【性状】本品为白色或几乎白色的结晶性粉末，mp 189～193℃。几乎不溶于水，在乙醇中微溶，易溶于氯仿

【体内过程】口服吸收较慢，约 2～6h 血药浓度达高峰。血浆蛋白结合率为 80%。在肝中代谢为有活性的环氧化物。单次给药半衰期约为 35h。因该药为药酶诱导剂，用药 3～4 周后，半衰期可缩短 50%。

【作用机制】与苯妥英钠相似，治疗浓度阻滞 Na^+、Ca^{2+} 通透性，提高放电兴奋阈值，也可阻止放电扩散，提高脑内 GABA 浓度增强其抑制。

【药理作用】作用机制与苯妥英钠相似，是一种有效的广谱抗癫痫药，对各种典型的癫痫均有不同程度的疗效，对复杂部分性发作（颞叶性，精神运动性发作）疗效较好；对强直-阵挛性发作（大发作）和单纯部分性发作也有效；对失神性发作（小发作）效果较差。对癫痫的复合性局限性发作有良好疗效，对强直-阵挛性发作也是首选药之一。临床还可用于外周神经痛、抗躁狂抑郁、抗心律失常等。卡马西平对外周神经痛疗效优于苯妥英钠。

【临床用途】为广谱抗癫痫药。

① 对复杂局限性发作疗效较好，对强直阵挛性发作和单纯局限性发作也有效。

② 治疗外周神经痛，疗效优于苯妥英钠。

③ 抗躁狂，有一定疗效，可用于锂盐治疗无效者，或与锂盐合用治疗躁狂症。

【不良反应】用药初期可见头昏、眩晕、恶心、呕吐和共济失调等，亦可见皮疹和心血管反应，一般不需中断治疗，症状逐渐消失。大剂量可致甲状腺功能减低、房室传导阻滞，应注意控制剂量。少数患者可出现骨髓抑制（再生障碍性贫血，粒细胞减少和血小板减少）、肝损害等，应特别注意。

【药物相互作用】

① 与对乙酰氨基酚合用，尤其是单次超量或长期大量应用，肝脏中毒的危险增加，后者的疗

效则降低。

② 与香豆素等抗凝药合用，由于卡马西平对肝代谢酶的正诱导，抗凝药的血药浓度降低，半衰期缩短，抗凝效应减弱，应测定凝血酶原时间而调整药量。

③ 与碳酸酐酶抑制药合用，出现骨质疏松的危险性增加，出现早期症状时碳酸酐酶抑制药即应停用，必要时给予相应的治疗。

④ 与氯磺丙脲、氯贝丁酯（安妥明）、去氨加压素（Desmopressin）、赖氨加压素（Lypressin）、垂体后叶素、加压素等合用，可加强抗利尿作用，合用的各药都需减量。

⑤ 与含雌激素的避孕药、环孢素、洋地黄类（可能地高辛除外）、雌激素、左旋甲状腺素或奎尼丁合用时，由于卡马西平对肝代谢酶的正诱导，这些药的效应都会减低，用量应做调整，改用仅含孕激素（黄体酮）的口服避孕药。

⑥ 与多西环素（强力霉素）合用，后者的血药浓度可能降低，必要时需调整用量。

⑦ 红霉素与醋竹桃霉素以及右丙氧吩可抑制卡马西平的代谢，引起后者血药浓度的升高，出现毒性反应。

⑧ 氟哌啶醇、洛沙平、马普替林、噻吨类或三环类抗抑郁药可增强卡马西平对中枢神经的抑制，降低惊厥阈，从而降低抗惊厥药的疗效，需调整用量以控制癫痫发作。

⑨ 锂可以降低卡马西平的抗利尿作用。

⑩ 与单胺氧化酶（MAO）抑制药合用时，可引起高热或（和）高血压危象、严重惊厥甚至死亡，两药应用至少要间隔 14 天。当卡马西平用作抗惊厥剂时，MAO 抑制药可以改变癫痫发作的类型。

⑪ 卡马西平可以降低诺米芬辛（Nomifensine）的吸收并加快其消除。

⑫ 苯巴比妥和苯妥英加速卡马西平的代谢，可将卡马西平的 $t_{1/2}$ 降至 9～10h。

【禁忌证】

对乙内酰脲类药有过敏史或阿斯综合征、Ⅱ～Ⅲ度房室阻滞、窦房结阻滞、窦性心动过缓等心功能损害者禁用。

相关链接

常见抗癫痫药物的临床应用

(1) 部分性癫痫发作　卡马西平、丙戊酸钠、苯妥英钠、氯硝西泮、拉莫三嗪。

(2) 强直阵挛性大发作　卡马西平，丙戊酸钠、苯妥英钠、拉莫三嗪、托吡酯。

(3) 失神性发作　乙琥胺、氯硝西泮、丙戊酸钠、拉莫三嗪。

(4) 癫痫持续状态　地西泮（iv）、苯妥英钠。

知识应用

案例：患者，王××，男，35 岁，患癫痫病十余年，一直用苯妥英钠维持治疗，不良反应轻微。最近患者出现三叉神经痛，是否继续以上治疗，如果改变用药，改为什么最好？

三、其他抗癫痫药物（表 3-4）

表 3-4　其他抗癫痫药物

药名	化学结构	作用特点	适应证	注意事项
苯巴比妥	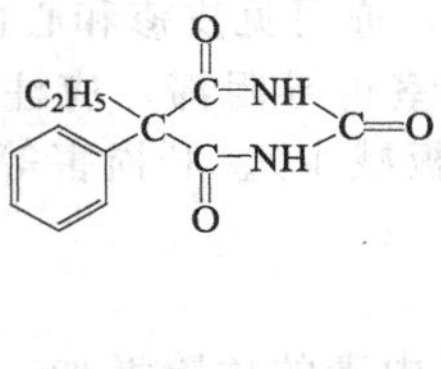	广谱（除对失神小发作外均有效），但因有中枢抑制而不作为首选；起效快（口服 1～2h 起效）；高效、低毒、价廉	对大发作效果好，可作为首选药之一，对精神运动性发作、部分发作有效，但对小发作无效。本品中枢抑制作用较强，不作长期维持用药	用药后可出现头晕、困倦等后遗效应，久用可产生耐受性及成瘾性；多次连用应警惕蓄积中毒。少数病人可出现皮疹、药热、剥脱性皮炎等过敏反应；长期用于治疗癫痫时不可突然停药，以免引起癫痫发作，甚至出现癫痫持续状态；对严重肺功能不全（如肺气肿）、支气管哮喘及颅脑损伤呼吸中枢受抑制者慎用或禁用；肝肾功能不良者慎用；肝硬化或肝功能严重障碍者禁用

续表

药名	化学结构	作用特点	适应证	注意事项
乙琥胺	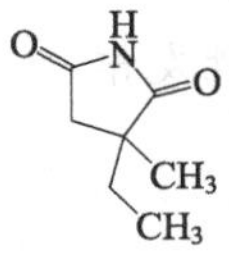	口服吸收完全，肝脏代谢，少量原形经肾排出；治疗小发作的常用药，对其他癫痫无效；不良反应少，常见副作用为恶心、呕吐、食欲减退、嗜睡、头昏等；偶见粒细胞减少、嗜酸性白细胞增多、再障，须定期检查血象	小发作首选药，对其他癫痫无效	不良反应较小，常见的是恶心、呕吐、上腹部不适、食欲减退；其次眩晕、头痛、嗜睡、幻觉及呃逆；偶见粒细胞减少、白细胞总数减少、再生障碍性贫血；有时可引起肝、肾损害，故用药时需注意检查血象及肝肾功能；个别病人可出现荨麻疹、红斑狼疮等过敏反应，应立即停药。对本药过敏者禁用；孕妇及哺乳期妇女应慎用；对琥珀酰亚胺类药物如甲琥胺及苯琥胺可能有交叉过敏反应；有贫血、肝功能损害和严重肾功能不全时，用药应慎重考虑
丙戊酸钠	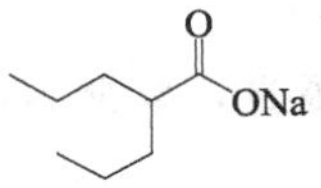	口服易吸收；对各种类型癫痫发作均有不同程度疗效，对失神小发作疗效优于乙琥胺，对全身性肌强直阵挛性发作不及苯妥因钠；不良反应轻（常见厌食、恶心、呕吐），偶见肝损害、肝炎，甚至肝功能衰竭而死亡，对胎儿有致畸作用	属广谱类抗癫痫药，尤对小发作效果好，但因有肝毒性，不作首选	用药期间避免饮酒，饮酒可加重镇静作用；停药应逐渐减量以防再次出现发作；取代其他抗惊厥药物时，丙戊酸钠片应逐渐增加用量，而被取代药应逐渐减少用量；外科系手术或其他急症治疗时应考虑可能遇到的时间延长，或中枢神经抑制药作用的增强；用药前和用药期间应定期做全血细胞（包括血小板）计数、肝肾功能检查；对诊断的干扰，尿酮试验可出现假阳性，甲状腺功能试验可能受影响；可使乳酸脱氢酶、丙氨酸氨基转移酶、天冬氨酸氨基转移酶轻度升高并提示无症状性肝脏中毒。血清胆红素可能升高提示潜在的严重肝脏中毒

四、抗癫痫药物应用的一般原则

1. 正确选药

正确选药来源于正确诊断，临床发作类型（症状特点、脑电图）：

大发作　苯妥英钠、卡马西平、苯巴比妥等；

癫痫持续状态　地西泮首选（iv）；

精神运动性发作　卡马西平、苯妥英钠等；

小发作　乙琥胺（首选）、丙戊酸钠、硝西泮等。

2. 长期、规律用药

抗癫痫病药物治疗，目前仍是一种对症治疗，用药时可控制症状，停药后症状复发，甚至恶化，导致癫痫持续状态。一般来说，大发作减药过程至少需要1年，失神性发作需要6个月，有少数病人需终身用药，要长期规律服药，以保证有效药物浓度。

3. 剂量个体化

抗癫痫药物的有效剂量个体差异很大，一般先由小剂量开始，逐渐加量，直至完全控制发作而无毒性反应为止。在急诊情况下，开始可用负荷量。由于许多抗癫痫药需要连用数日才能达稳态血浓，故增量不宜太急。根据血药浓度和临床指征每隔1周调整一次剂量。

4. 关于停药换药

癫痫治疗过程中，不宜随便更换药物，如因药物毒副作用需更换时，应采取逐渐过渡的方法，先在原药基础上加用新药，而后逐渐减少原药至完全停用，以免出现癫痫持续状态。

5. 关于毒副作用

大多数抗癫痫药物在长期应用中，可致粒细胞减少，注意定期查血象，有少数患者可出现过敏反应，肝、肾损伤等，在治疗过程中，要认真观察，及时处理。

自我提高

一、单选题

1. 苯妥英钠是何种疾病的首选药物：
   A. 癫痫小发作　B. 癫痫大发作　C. 癫痫精神运动性发作
   D. 帕金森病发作　E. 小儿惊厥
2. 乙琥胺是治疗何种癫痫的常用药物：
   A. 失神小发作　B. 大发作　C. 癫痫持续状态　D. 部分性发作
   E. 中枢疼痛综合征
3. 治疗三叉神经痛和舌咽神经痛的首选药物是：
   A. 卡马西平　B. 阿司匹林　C. 苯巴比妥　D. 戊巴比妥钠
   E. 乙琥胺
4. 下列哪种药物属于广谱抗癫痫药：
   A. 卡马西平　B. 丙戊酸钠　C. 苯巴比妥　D. 苯妥英钠
   E. 乙琥胺
5. 关于苯妥英钠作用的叙述，下列哪项是错误的：
   A. 降低各种细胞膜的兴奋性　B. 能阻滞 Na^+ 通道，减少 Na^+ 内流
   C. 对正常的低频异常放电的 Na^+ 通道阻滞作用明显
   D. 对正常的低频放电也有明显阻滞作用
   E. 也能阻滞 T 型 Na^+ 通道，阻滞 Ca^{2+} 内流
6. 关于苯妥英钠的体内过程，下列叙述哪项不正确：
   A. 口服吸收慢而不规则，宜肌内注射　B. 癫痫持续状态时可做静脉注射
   C. 血浆蛋白结合率高　D. 生物利用度有明显个体差异
   E. 主要在肝脏代谢

二、多选题

1. 下列哪些药物对癫痫失神发作无效：
   A. 苯妥英钠　B. 卡马西平　C. 苯巴比妥　D. 扑米酮
   E. 丙戊酸钠
2. 下列哪些药物大剂量或长期使用可能引起再生障碍性贫血：
   A. 乙琥胺　B. 卡马西平　C. 苯妥英钠　D. 地西泮
   E. 扑米酮
3. 关于卡马西平作用叙述，下列哪些是正确的：
   A. 能阻滞 Na^+ 通道　B. 能抑制癫痫病灶放电
   C. 能阻滞四周神经元放电　D. 对精神运动性癫痫有良好疗效
   E. 治疗舌咽神经痛
4. 下列哪些药物可治疗癫痫持续状态：
   A. 地西泮　B. 卡马西平　C. 戊巴比妥钠　D. 苯巴比妥
   E. 扑米酮
5. 苯妥英钠可以治疗下列哪些疾病：
   A. 快速型心律失常　B. 癫痫大发作　C. 三叉神经痛　D. 舌咽神经痛
   E. 癫痫小发作

参考答案

一、单选题　1. B　2. A　3. A　4. B　5. E　6. A

二、多选题　1. ABCD　2. ABCE　3. ABCDE　4. ABCD　5. ABCD

项目四　抗精神失常药物

学习目标

知识目标：掌握氯丙嗪的作用、用途、不良反应。

熟悉丙米嗪的作用、不良反应。

了解抗精神失常药的分类。

能力目标：能够应用药物的基本理论和基本知识，提供用药咨询服务。

能够分析、解释涉及本章药物的处方合理性，能够将疾病与其药物相联系。

精神失常是由多种原因引起的精神活动障碍的一类疾病，表现为思维、情感和行为活动等缺陷。临床分为精神分裂症、躁狂症、抑郁症和焦虑症等。常用的抗精神失常药有抗精神病药、抗躁狂药、抗抑郁药和抗焦虑药。本章着重介绍抗精神病药和抗抑郁药。

先导案例

患者：张××，女，35岁，癫痫病史10年，妊娠280天，预行剖宫产术。术前注射氯丙嗪、异丙嗪各50mg，哌替啶100mg。患者进入深睡状态，20min后体温由原来的36.5℃降至32℃。体温为什么发生了变化？

学习提示

由于氯丙嗪对下丘脑的体温调节中枢有较强的抑制作用，不但降低发热机体的体温，而且还能降低正常体温。它与异丙嗪、哌替啶等组成人工冬眠合剂，可使患者深睡，体温、基础代谢及组织耗氧量均降低，增强患者对缺氧的耐受力，减轻机体对伤害性刺激的反应，并可使神经传导阻滞及中枢神经系统反应性降低，此种状态称为“人工冬眠”。

一、抗精神病药

精神分裂症是以思维、情感、行为之间不协调，精神活动与现实脱离为主要特征的一类常见的精神病。根据临床症状，将其分为两型，即Ⅰ型和Ⅱ型。前者以阳性症状（幻觉和妄想）为主，后者则以阴性症状（情感淡漠、主动性缺乏）为主。本节将主要述及的药物大多对Ⅰ型治疗效果好，对Ⅱ型则效果较差甚至无效。

抗精神分裂症药主要用于治疗精神分裂症，由于对其他精神病的躁狂症也有效，故亦称为抗精神病药，这类药物大都是多巴胺受体拮抗剂。根据其化学结构，将抗精神分裂症药又分为四类，即吩噻嗪类、噻吨类、丁酰苯类及其他。

（1）吩噻嗪类　20世界40年代在研究吩噻嗪类抗组胺药物异丙嗪（Promethazine）时发现其有镇静作用，继续研究构效关系发现氯丙嗪（Chlorpromazine）具有很强的抗精神病作用，从而开始了化学药物治疗精神病的新领域。但氯丙嗪毒副作用大，对其进行构效关系的研究及结构改造，得到了一系列药物，如三氟丙嗪（Trifupromazine）、三氟拉嗪（Trifluoperazine）、奋乃静（Perphenazine）、氟奋乃静（Fluphenazine）、氟奋乃静庚酸酯（Fluphenazine Enanthate）、哌普嗪（Pipotiazine）等。

（2）噻吨类　吩噻嗪环上的N原子被C原子替代，并通过双键与侧链相连，就构成了噻吨类（又称硫杂蒽类）抗精神病药，该类化合物的侧链许多与吩噻嗪类相同。由于侧链为双键，所以存在顺、反两种异构体，活性一般是顺式大于反式。

（3）丁酰苯类　在研究镇痛药哌替啶的衍生物的过程中，N原子上连有丁酰苯侧链时具有很强的抗精神失常作用，最早应用的该类化合物为氟哌啶醇（Haloperidol），通过构效关系的研究发现了生理活性更强的三氟哌多（Trifluperidol）、螺哌隆（Spiperone）、氟阿尼酮（Fluanisone）、匹莫齐特（Pimozide）等。

（4）苯二氮䓬类　此类药物的典型代表是氯氮平（Clozapine）和氯噻平（Clothiapine），氯氮平对治疗精神病有效，并较少产生锥体外系副作用且基本上不发生迟发性运动障碍，表明抗精神病作用能与锥体外系副作用分开。通过结构改造得到洛沙平（Loxapine）、阿莫沙坪（Amoxapine）等同类药物。

(5) 其他类型 在普鲁卡因胺的结构改造中，发现了苯甲酰胺类抗精神病药舒必利(Sulpiride)，进一步研究发现了一系列新药，瑞莫必利（Remoxipride)、吗茚酮（Malindone)、萘莫必利（Nemonapride)、奥昔哌汀（Oxypertine）等。受氯氮平的启发，发现了利培酮（Risperidone）和奥氮平（Olanzapine)。

1. 吩噻嗪类

代表药物 盐酸氯丙嗪

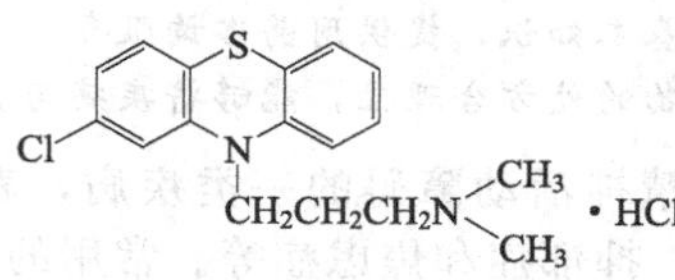

化学名为 *N*,*N*-二甲基-2-氯-10*H*-吩噻嗪-10-丙胺盐酸盐，又名冬眠灵，是第一个用于治疗精神病的药物。

【性状】本品为白色或乳白色结晶性粉末，有吸湿性，水、氯仿、乙醇中易溶。5%的水溶液pH值约4.5。

【体内过程】口服吸收慢而不规则，2～4h达血药浓度峰值。食物、抗胆碱药均能明显延缓吸收。肌内注射吸收迅速，到达血液后，90%以上与血浆蛋白结合。氯丙嗪分布于全身，脑、肺、肝、脾、肾中较多，其中脑内浓度可达血浆浓度的10倍。氯丙嗪主要在肝代谢，经肾排泄。因其脂溶性高，易蓄积于脂肪组织，排泄缓慢，停药数月后尿中仍可检出原形药物和代谢药物。不同个体口服相同剂量的氯丙嗪后血药浓度可相差10倍以上，故给药剂量应个体化。

【作用机制】目前认为，吩噻嗪类抗精神病药物主要通过阻断中枢-边缘和中脑-皮质系统的 D_2 样受体而发挥治疗作用。多种抗精神病药物在发挥抗精神病作用时，都不同程度地引起锥体外系反应，这是由于阻断黑质-纹状体系统的 D_2 样受体所致。

【药理作用】氯丙嗪对多种受体具有阻断作用，如DA（多巴胺）受体、M受体、5-HT受体和肾上腺素α受体，因此对机体作用广泛，且不良反应也较多。与治疗精神病关系最为密切的是对DA受体的阻断作用。

(1) 中枢神经系统

① 抗精神病作用。动物试验中，氯丙嗪能明显减少自发活动，易诱导入睡，但动物对刺激有良好的觉醒反应，与巴比妥类催眠药不同，加大剂量也不引起麻醉；氯丙嗪能减少动物的攻击行为，使之驯服，易于接近。正常人口服治疗量的氯丙嗪后，可出现安静、活动减少、感情淡漠和注意力下降、对周围事物不感兴趣、答话缓滞，而理智正常，在安静环境下易入睡，但易唤醒，醒后神志清楚，随后又易入睡。精神分裂症患者服用后则显现良好的抗精神病作用，能迅速控制兴奋躁动状态，大剂量连续用药能消除患者的幻觉和妄想等症状，减轻思维障碍，使病人恢复理智，情绪安定，生活自理。

② 镇吐作用。氯丙嗪具有强大的镇吐作用。小剂量抑制延髓催吐化学感受区（CTZ）多巴胺受体，大剂量能直接抑制呕吐中枢；但对刺激前庭引起的呕吐无效，故对晕动症无效；对顽固性呃逆有缓解作用。

③ 对体温的调节作用。氯丙嗪对下丘脑的体温调节中枢有较强的抑制作用，不但降低发热机体的体温，而且还能降低正常体温，这点与解热镇痛药不同，后者只降低发热者的体温而不降低正常体温。氯丙嗪的降温作用随外界环境温度的变化而变化，环境温度越低其降温作用越明显，与物理降温同用有协同作用。氯丙嗪与其他中枢抑制药如异丙嗪、哌替啶等组成人工冬眠合剂，可使患者深睡，体温、基础代谢及组织耗氧量均降低，增强患者对缺氧的耐受力，减轻机体对伤害性刺激的反应，并可使神经传导阻滞及中枢神经系统反应性降低，此种状态称为“人工冬眠”。

(2) 对植物神经系统的作用 氯丙嗪能阻断α肾上腺素受体和M胆碱受体。阻断α肾上腺素受体可致血管扩张、血压下降，但由于连续用药可产生耐受性，且有较多副作用，故不适于高血压的治疗，阻断M胆碱受体作用较弱，可引起口干、便秘和视力模糊等副作用。

(3) 对内分泌系统的影响　结节-漏斗系统中的D_2亚型受体可促使下丘脑分泌多种激素，如催乳素释放抑制因子、卵泡刺激素释放因子、黄体生成素释放因子和CRH等。氯丙嗪阻断该系统的D_2亚型受体，增加催乳素的分泌，抑制促性腺激素和糖皮质激素的分泌。氯丙嗪也可抑制垂体生长激素的分泌，故可用于巨人症的治疗。

【临床用途】

(1) 抗精神分裂症　主要用于Ⅰ型精神分裂症（精神运动性兴奋和幻觉妄想为主）的治疗，尤其对急性患者效果显著，但不能根治。

(2) 治疗呕吐和顽固性呃逆　对多种药物和疾病引起的呕吐具有显著的镇吐作用，对顽固性呃逆有显著疗效，对晕动症无效。

(3) 用于低温麻醉与人工冬眠　物理降温配合氯丙嗪应用可降低患者体温，因而可用于低温麻醉。

【不良反应】

由于氯丙嗪的药理作用广泛，临床用药时间长，所以不良反应较多。

(1) 神经系统

① 锥体外系症状

a. 震颤麻痹（帕金森综合征）。多见于老年人，表现为表情呆滞、震颤、肌张力增高、动作迟缓等。

b. 静坐不能。表现为坐立不安、运动不停、心烦意乱等。

c. 急性肌张力障碍。多见于青少年，起病急，主要累及头颈部、舌、口、眼、面等肌群，造成吞咽困难，口难张开，斜颈，颜面怪相。

d. 迟发性运动障碍。仅见于部分长期用药者，可见口-舌-咀嚼肌不自主刻板运动，四肢舞蹈样动作，停药后也难以消失，抗胆碱药反而使其加重。

② 药源性精神失常。氯丙嗪本身可引起精神失常，如兴奋、躁动、幻觉、妄想或萎靡、淡漠、消极及意识障碍等，应与原有疾病鉴别，一旦发生应立即减量或停药。

③ 惊厥与癫痫。少数病人用药过程中出现局部或全身抽搐，脑电图异常，有惊厥和癫痫病史者更易发生。

④ 神经阻滞药恶性综合征。多由于剂量过大或多种药物合用引起的体温调节和锥体外系功能紊乱产生的一种严重的不良反应，表现为高热、肌僵直、妄想、意识不清、循环衰竭，有生命危险。

(2) 心血管系统　直立性低血压，持续性低血压休克，多见于老年人伴动脉硬化、高血压患者，心电图异常，心律失常。

(3) 内分泌系统　长期用药可引起内分泌紊乱，如乳腺增大、泌乳、月经紊乱、抑制儿童生长等。

(4) 其他　过敏反应，可出现皮疹、皮炎、粒细胞缺乏；再生障碍性贫血；偶尔引起肝脏损害；眼结膜、巩膜、视网膜色素沉着、晶状体浑浊等。

相关链接

精神分裂症临床表现

(1) 联想障碍：联想过程缺乏连贯性和逻辑性是精神分裂症的特征性症状。

(2) 情感淡漠、情感不协调也是精神分裂症的特征。情感淡漠最早涉及的是较细腻的情感，病情加重后，患者对周围事物的情感反应变得迟钝，最后，病人可丧失与周围环境的情感联系。

(3) 意志活动减退或缺乏：患者活动减少，主动性缺乏，行为孤僻、被动、退缩。

(4) 患者常发生幻觉、妄想及紧张症候群。此外，绝大多数患者自知力也受到损害。

知识应用

案例：一晕动症患者，需乘坐长途汽车，为防止途中呕吐，出发前半小时口服氯丙嗪两片。问：该方法是否合理，为什么？

【药物相互作用】

氯丙嗪与麻醉药、镇静催眠药、镇痛药和乙醇等中枢抑制药合用可产生明显的协同作用，如与镇痛药合用可有效缓解晚期癌症剧痛。某些肝药酶诱导药如苯妥英钠、卡马西平等，可加速氯丙嗪的代谢，合用时应注意适当调整剂量。

【禁忌证】青光眼及前列腺肥大者禁用阿托品，后者是因为阿托品可能加重排尿困难。

2. 其他抗精神失常药物（表 3-5）

表 3-5 其他抗精神失常药物

药名	化学结构	作用特点	适应证	注意事项
泰尔登	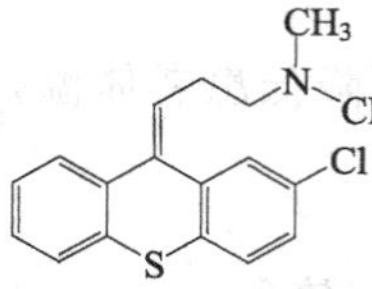	抗精神分裂症及抗幻觉、妄想作用弱；抗肾上腺素作用、抗胆碱作用弱；镇静作用强；锥体外系反应少见	适用于带有强迫状态或焦虑、抑郁情绪的精神分裂症患者、焦虑性神经官能症以及更年期抑郁症	大剂量引起癫痫大发作
氟哌啶醇	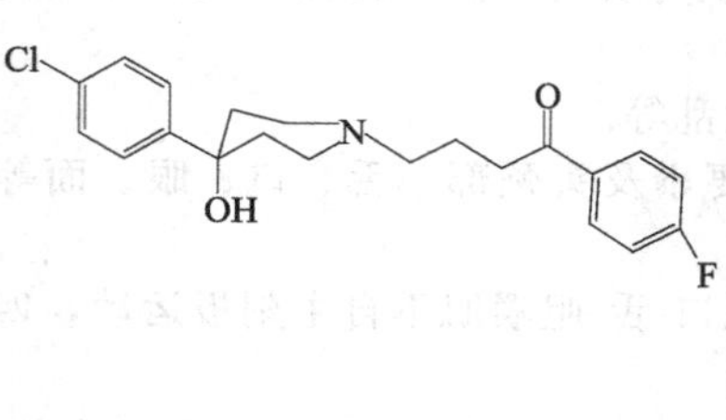	抗精神病作用强，镇吐作用弱；镇静降压作用弱；锥体外系反应强	用于急、慢性各型精神分裂症、躁狂症、抽动秽语综合征；控制兴奋躁动、敌对情绪和攻击行为的效果较好。因本品心血管系不良反应较少，也可用于脑器质性精神障碍和老年性精神障碍	常见锥体外系反应，降低剂量可减轻或消失。尚可引起失眠、头痛、口干及消化道症状；大剂量长期使用，可引起心律失常、心肌损伤，故心功能不全者禁用；有报道，肌注后引起呼吸肌运动障碍，故服用时应注意；可影响肝功能，但停药后可逐渐恢复；与麻醉药、镇痛药、催眠药合用时，应减量；曾有致畸报道，故孕妇忌用
匹莫齐特	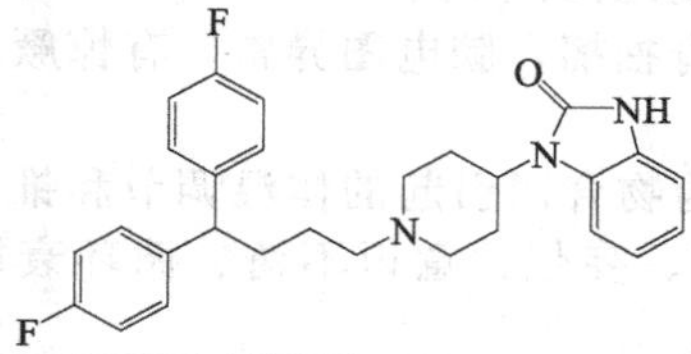	抗幻觉、妄想作用较强，并使慢性退缩被动的病人活跃起来；镇静、降压、抗胆碱等副作用较弱，锥体外系反应则较强	精神分裂症、躁狂症和秽语综合征	常见有锥体外系反应，其他有口干、乏力、失眠等；易引起室性心律失常，故对伴有心脏病的患者禁用

二、抗抑郁药物

学习目标

知识目标：掌握氯丙嗪的作用、用途、不良反应；熟悉丙米嗪的作用、不良反应。

了解抗精神失常药的分类。

能力目标：能够应用药物的基本理论和基本知识，提供用药咨询服务。

能够分析、解释涉及本章药物的处方合理性，能够将疾病与其药物相联系。

随着现代生活节奏的加快，抑郁症成为一种常见疾病，表现为情感生活呈现过分低落，超过了正常变异的界限，常有强烈的自杀倾向。该病可能与脑内去甲肾上腺素减少和五羟色胺相对缺乏有关。抗抑郁药是主要用于治疗情绪低落、抑郁消极的药物，各种抗抑郁药均可使70%左右的病人病情明显改善。维持治疗可使反复发作的抑郁减少复发。临床经验表明抗抑郁药对治疗焦虑性障碍和惊恐发作、强迫性障碍及恐惧症也有效。

先导案例

案例：患者，男，75岁，患抑郁症5年，一直服用丙米嗪治疗，最近出现排尿困难，B超提示：前列腺肥大。该患者是否继续服用此药，为什么？

学习提示

抑郁症的治疗

当前抑郁症有两大类治疗方法，一类是心理治疗，另一类是药物治疗。心理治疗以认知心理治疗和人际心理治疗的疗效较好。适用于有认知曲解的轻、中度抑郁症，重度抑郁症宜将认知心理治疗与抗抑郁药联用。1991 年 Kupfer 提出抑郁症全程治疗概念。将治疗分为 3 期：急性期，约 6～12 周，目标是达到缓解；巩固期，约 4～9 个月，目标是预防复燃；维持期，约 6 个月～2 年，目标是预防复发。

目前临床使用的抗抑郁药包括三环类抗抑郁药、NA 再摄取抑制剂、5-HT 再摄取抑制剂及其他抗抑郁药。这里介绍三环类抗抑郁药的代表药物丙米嗪。

按抗抑郁药的作用机理，可以将该类药分为四类。

（1）去甲肾上腺素重摄取抑制剂　通过抑制神经突出前端对去甲肾上腺素（NE）和 5-羟色胺（5-HT）的重摄取，从而保持这两种物质在体内的相对浓度来发挥治疗作用。该类药物均为三环化合物，并具有叔胺或仲胺侧链。该类药物有丙咪嗪（Imipramine）、阿米替林（Amitriptyline）、多噻平（Doxepin）、地昔帕明（Desipramine）、普罗替林（Protriptyline）、奥匹哌醇（Opipranol）等。

（2）5-羟色胺重摄取抑制剂　通过抑制神经细胞对 5-羟色胺的重摄取，提高其浓度而发挥治疗作用。由于其具有选择性，副作用相对较小。该类药物有氟西汀（Fluoxetine）、去甲氟西汀（Demethyl Fluoxetine）、氟伏沙明（Fluvoxamine）、氯伏沙明（Clovoxamine）、舍曲林（Sertraline）、茚达品（Indalpine）。

（3）单胺氧化酶抑制剂　去甲肾上腺素、肾上腺素、5-羟色胺、多巴胺等单胺类递质在体内失活是由单胺氧化酶来完成的，该类药物通过抑制单胺氧化酶来保持单胺递质在体内的浓度，从而达到抗抑郁症的目的。该类药物有异烟肼（Isoniazid）、异丙烟肼（Iproniazid）、溴法罗明（Brofaremine）、托洛沙酮（Toloxatone）、吗氯贝胺（Moclobemide）。

（4）其他类型抗抑郁药　安非他酮（Amfebutamone）是通过抑制递质多巴胺 DA 再摄取发挥作用；曲唑酮（Trazodone）的作用类似于三环类药物，但副作用较小；奈法唑酮（Nefazodone）可以阻断 5-羟色胺的再摄取。

这里介绍三环类抗抑郁药的代表药物丙米嗪。

代表药物　　盐酸丙米嗪

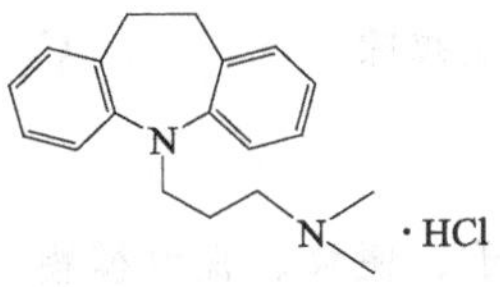

化学名为 *N*,*N*-二甲基-10,11-二氢-5*H*-二苯并[*b*,*f*]氮杂-5-丙胺盐酸盐。

【性状】本品为白色或类白色结晶粉末，无臭。遇光渐变色，易溶于水、乙醇、氯仿，几乎不溶于醚。固体及水溶液一般情况下稳定。

【体内过程】本药口服吸收良好，2～8h 血药浓度达高峰，血浆 $t_{1/2}$ 为 10～20h。在体内广泛分布于各组织，以脑、肝、肾和心脏分布较多。主要在肝代谢，其中间代谢产物地昔帕明仍有较强的抗抑郁作用。丙米嗪及地昔帕明以羟化物或与葡萄糖醛酸结合物的形式自尿排出。

【作用机制】丙米嗪抗抑郁的作用机制尚不明确。目前认为，该药主要阻断 NA、5-HT 在神经末梢的再摄取，从而使突触间隙的递质浓度增高，促进突触传递功能而发挥抗抑郁作用。

【药理作用】

（1）对中枢神经系统的作用　正常人服用丙米嗪后出现安静、思睡、血压下降、头晕、目眩，并常出现抗胆碱能反应，连续用药数天后这些症状可能加重。但抑郁症患者连续服药后，出现精神振奋现象，连续用药 2～3 周后疗效才显著，故不作应急治疗。

（2）对植物神经系统的作用　治疗量的丙米嗪有明显的阻断 M 胆碱受体的作用，表现为视力模糊、口干、便秘和尿潴留。

（3）对心血管系统的作用　治疗量的丙米嗪可降低血压，致心律失常，其中心动过速较常见。另外，本药对心肌有奎尼丁样直接抑制效应，故心血管患者慎用。

【临床用途】

① 临床用于各种原因引起的抑郁症，对内源性抑郁症和更年期抑郁症效果较好，对精神病的抑郁症状效果较差。此外，本药还可用于强迫症的治疗。

② 临床用于治疗儿童遗尿症，剂量依年龄而定，疗效以 3 个月为限。

③ 治疗焦虑和恐惧症

【不良反应】

(1) 外周 M 受体阻断作用 引起口干、视力模糊、便秘、心动过速等副作用。

(2) 心血管系统反应 可见低血压或体位性低血压，大剂量可导致心律失常或心肌损伤。用药期间应查心电图。

(3) 神经系统反应 部分老年人可出现精神失常；少数双向型抑郁症患者用药后可转为躁狂状态。

【药物相互作用】

① 与单胺氧化酶抑制药合用，可出现严重的不良反应，如高血压危象、高热、惊厥、昏迷等。

② 丙米嗪可抑制胍乙啶的摄取，对抗胍乙啶的降压作用。

③ 与抗精神分裂症药或苯海索（安坦）等合用，抗胆碱作用增强。

【禁忌证】因抗抑郁药易致尿潴留和升高眼内压，故前列腺肥大、青光眼患者禁用。

自我提高

一、单选题

1. 吩噻嗪类药的抗精神分裂症作用机制是：
   A. 阻断中枢多巴胺受体　B. 阻断中枢 α 受体　C. 阻断中枢 M 受体　D. 激动中枢多巴胺受体　E. 激动中枢 α 受体
2. 氯丙嗪不用于：
   A. 躁狂抑郁症的躁狂症状　B. 晕车呕吐　C. 低温麻醉　D. 人工冬眠　E. 顽固性呃逆
3. 下列不属于吩噻嗪类药的是：
   A. 奋乃静　B. 三氟拉嗪　C. 氯普噻吨　D. 硫利达嗪　E. 氯丙嗪
4. 氯丙嗪不具有的不良反应是：
   A. 压升高　B. 口干、便秘、视力模糊　C. 肝损害　D. 锥体外系反应　E. 皮疹、粒细胞减少
5. 小剂量氯丙嗪镇吐作用的主要作用部位是：
   A. 人胃黏膜感受器　B. 大脑皮质　C. 延脑呕吐中枢　D. 延脑催吐化学感受区　E. 中枢 α 受体
6. 对伴有抑郁或焦虑的精神分裂症应选用：
   A. 氯丙嗪　B. 氟哌啶醇　C. 五氟利多　D. 丙米嗪　E. 氯普噻吨
7. 纠正氯丙嗪引起血压下降禁用：
   A. 去甲肾上腺素　B. 肾上腺素　C. 去氧肾上腺素　D. 间羟胺　E. 甲氧明
8. 氯丙嗪常引起内分泌紊乱的原因是阻断：
   A. 黑质-纹状体通路多巴胺受体　B. 中脑-皮质通路多巴胺受体　C. 中脑-边缘系统通路多巴胺受体　D. 结节-漏斗通路多巴胺受体　E. 中枢 5-HT 受体
9. 下列丙米嗪的错误叙述是：
   A. 三环类抗抑郁药　B. 对正常人无影响　C. 可使抑郁症患者情绪提高

D. 可用于小儿遗尿　　E. 起效较慢

二、多选题

1. 氯丙嗪临床常用于：
   A. 精神分裂症　　B. 人工冬眠　　C. 各种呕吐　　D. 感染
   E. 高血压危象
2. 氯丙嗪引起的锥体外系反应有：
   A. 惊厥与癫痫　　B. 震颤麻痹　　C. 静坐不能
   D. 迟发性运动障碍　　E. 急性肌张力障碍
3. 氯丙嗪降温作用的特点是：
   A. 降温作用随环境温度的变化而改变　　B. 使产热减少，不影响散热过程
   C. 降低正常与发热患者的体温　　D. 使产热和散热均减少
   E. 剂量越大，降温作用越明显
4. 注射氯丙嗪可引起低血压或体位性低血压，是因为：
   A. 抑制血管运动中枢　　B. 直接扩张血管　　C. 阻断α受体　　D. 阻断M受体
   E. 阻断DA受体

参考答案

一、单选题　1. A　2. B　3. C　4. A　5. D　6. E　7. B　8. D　9. B

二、多选题　1. AB　2. BCDE　3. AC　4. ABC

项目五 镇 痛 药

学习目标

知识目标：掌握吗啡、哌替啶的作用、临床应用、不良反应。
了解可待因、芬太尼、曲马多等药的作用特点及应用。

能力目标：能够应用药物的基本理论和基本知识，提供用药咨询服务。
能够分析、解释涉及本章药物的处方合理性，能够将疾病与其药物相联系。

镇痛药是一类作用于中枢神经系统，减少或消除疼痛的药物。它与体内释放的内源性镇痛物质一样，直接作用于阿片受体，通过激动阿片受体，激活脑内镇痛系统，阻断痛觉传导，产生中枢性镇痛作用。

镇痛药的作用机理不同于解热镇痛药，能缓解解热镇痛药不能控制的剧烈疼痛，如严重创伤、烧伤、外科手术及恶性肿瘤等引起的各种急性锐痛，以减轻病人痛苦，防止病情恶化，有利于治疗和恢复健康。由于镇痛药主要作用于中枢神经系统，故有抑制呼吸中枢的作用，长期使用能产生耐药及成瘾性等副作用，故按国家“麻醉药物管理条例”管理。

先导案例

大家都知道，长期吸毒的人，一旦突然停止吸食，会出现烦躁不安、失眠、疼痛、流涕、出汗、震颤、呕吐、虚脱，甚至危及生命。为什么？如果想戒毒，如何解决？

学习提示

纳　洛　酮

纳洛酮为阿片类药物中毒的首选药物，用于麻醉镇痛药物和非麻醉镇痛药物过量，安眠药中毒，急性乙醇中毒，休克，脑梗死，新生儿缺血缺氧性脑病等。

目前临床使用的镇痛药分为：①阿片生物碱类镇痛药，如吗啡、可待因；②人工合成镇痛药，如哌替啶、芬太尼等；③其他镇痛药，如罗痛定、曲马多等；④阿片受体拮抗剂，纳洛酮、纳曲酮。本章主要介绍第一类代表药吗啡和第二类代表药哌替啶。

一、阿片生物碱类镇痛药

吗啡（Morphine）是1804年从植物阿片中分离提纯得到的生物碱，1925年确定了吗啡的分子结构，1952年成功地进行了人工合成，1968年确定了吗啡的绝对构型。

吗啡的化学结构上可认为是部分氢化菲的衍生物，其母体结构上含有A、B、C、D、E共五个环，其编号如下：

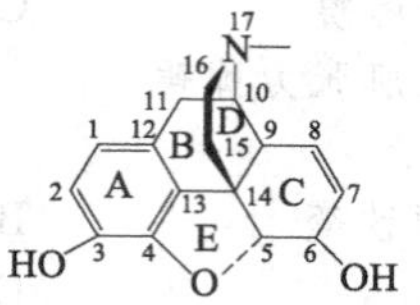

吗啡结构中含有五个手性中心（5*R*，6*S*，9*R*，10*S*，14*R*），吗啡的天然提取物为左旋体。吗啡的镇痛活性与分子的构型有密切关系，构型改变，不仅会使镇痛活性降低，甚至产生不同的作用。

代表药物　　　　盐酸吗啡

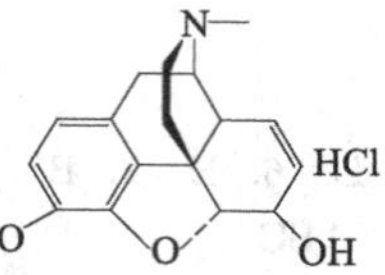

化学名为17-甲基-4,5α-环氧-7,8-二脱氢吗啡喃-3,6α-二醇盐酸盐。

【性状】本品为白色有丝光的针状结晶或结晶性粉末；无臭味苦；熔点为200℃。水溶液呈左旋性，遇光易变质。本品在水中溶解，在乙醇中略溶，在氯仿或乙醚中几乎不溶。

【体内过程】吗啡口服后易从胃肠道吸收，但首关消除强，生物利用度仅为25%。常注射给药，皮下注射30min后吸收60%，硬膜外或椎管内注射可快速渗入脊髓发挥作用。但与海洛因、可待因和美沙酮不同，较难通过血脑屏障，因此脑内浓度较低，但足以发挥药理作用。可通过胎盘屏障进入胎儿体内。大部分经肝脏代谢，主要代谢物吗啡-6-葡萄糖苷酸的生物活性比吗啡强，但也难透过血脑屏障。吗啡血浆$t_{1/2}$为2～3h，吗啡-6-葡萄糖苷酸的$t_{1/2}$长于吗啡。主要经肾排泄，肾功能损害及老年人排泄较慢。

【作用机制】吗啡的作用可通过：①激动脊髓胶质区、脑室导水管周围灰质和丘脑内侧的阿片受体，形成突触前抑制，减少P物质释放，产生脊髓和脊髓以上水平的镇痛效应；②激动边缘系统、蓝斑核的阿片受体，消除疼痛的情绪反应，产生欣快感；③激动中脑盖前核的阿片受体呈现缩瞳效应；④激动延脑孤束核的阿片受体产生镇咳、呼吸抑制，同时引起中枢交感张力降低，使血压下降；⑤激动脑干极后区、孤束核、迷走神经背核等部位的阿片受体、导致胃肠活动改变等。

近年来有研究证明，吗啡还能够抑制由疼痛引起的内、外侧通路之间以及皮层-丘脑之间的信息流动，该效应能够被阿片受体拮抗剂纳洛酮所阻断。上述研究结果表明，吗啡通过抑制疼痛的情绪和感觉维度起到镇痛作用，进而在皮层和丘脑水平阐明了吗啡的镇痛机制。

【药理作用】

(1) 中枢神经系统

① 镇痛、镇静。吗啡的镇痛作用广泛，对各种疼痛有强大的镇痛作用，对慢性持续性钝痛的作用强于间断性锐痛。吗啡还有明显的镇静作用，可改善患者由疼痛引起的焦虑、紧张、恐惧等情绪反应，并可产生欣快感，在外界环境安静的情况下诱导入睡。临床用于各种原因所致的疼痛，尤其是对其他药物无效的急性锐痛；因吗啡有镇静和扩血管作用，可减轻患者的恐惧心理和心脏负荷，有利于心肌梗死引起的疼痛；对内脏绞痛应合用解痉药阿托品；对神经压迫性疼痛效果较差。

② 抑制呼吸。治疗量的吗啡明显降低呼吸中枢对CO_2的敏感性，使呼吸频率减慢、潮气量降低，剂量增大，抑制作用增强。急性中毒时呼吸频率可减至3～4次。呼吸抑制是吗啡急性中毒致死的主要原因。

③ 镇咳。吗啡具有强大的镇咳作用，对各种原因引起的咳嗽均有效，但易成瘾，临床用可待

因代替。

④ 其他中枢作用。兴奋支配瞳孔的副交感神经而缩瞳；兴奋延髓催吐化学感受区而致恶心、呕吐；抑制促性腺释放激素和促肾上腺皮质释放激素的释放使血中LH（黄体生成素）、FSH（卵泡刺激素）和ACTH（促肾上腺皮质激素）水平降低；还抑制抗利尿激素的释放。

（2）平滑肌

① 胃肠道平滑肌。胃肠道存在高密度的阿片受体，吗啡兴奋平滑肌，提高张力，使胃蠕动减慢；提高小肠及大肠的平滑肌张力，减弱推进性蠕动，导致肠内容物滞留；提高回盲瓣及肛门括约肌的张力，使肠内容物通过受阻。吗啡通过上述作用，减弱便意和排便反射，引起便秘。临床用于急慢性腹泻，若为细菌感染，常合用抗菌药物。

② 胆道平滑肌。治疗量的吗啡引起胆道括约肌痉挛性收缩，使胆道排空受阻，胆囊内压明显增高。所以用于胆绞痛时，合用阿托品予以缓解。

③ 其他平滑肌。吗啡降低子宫张力，对抗缩宫素兴奋子宫作用，使产妇产程延长；提高输尿管及膀胱括约肌张力，引起尿潴留；大剂量可引起支气管收缩，诱发或加重哮喘。

（3）心血管　吗啡扩张动脉和静脉，降低外周血管阻力和抑制压力感受器反射，产生体位性低血压；吗啡对呼吸抑制导致CO_2积聚可使血管扩张、颅内压增高。

【临床用途】

（1）疼痛　吗啡用于各种原因的疼痛。特别是对其他镇痛药无效的疼痛，如手术后伤口痛，骨折、严重创伤、烧伤和晚期恶性肿瘤疼痛等。心肌梗死引起的剧痛，血压正常者也可用吗啡止痛；对胆绞痛和肾绞痛需加用解痉剂，如阿托品等；对神经压迫性疼痛疗效较差。

（2）心源性哮喘　心源性哮喘是因左心衰竭，引起的突发性的肺水肿而导致的呼吸困难、气促和窒息感。临床常需进行综合治疗（包括强心，利尿，扩张血管等）。静脉注射吗啡也是治疗的主要措施，这是因为吗啡具有镇静和欣快作用，可迅速缓解病人的紧张和窒息感；抑制呼吸中枢对二氧化碳的敏感性，降低外周阻力，减少了回心血量，有利于左心衰竭的缓解和肺水肿的消除。但若病人伴有休克、昏迷、严重肺部疾患或痰液过多则应禁用。

（3）腹泻　可用于止泻，效果明显。一般以含少量吗啡的阿片酊配成复方制剂用于严重单纯性腹泻。

（4）咳嗽　吗啡止咳作用强大，但因成瘾性强，一般不用。必要时，以可待因代替用于无痰性干咳。

【不良反应】

（1）一般不良反应　治疗量吗啡可引起眩晕、恶心、呕吐、便秘、呼吸抑制、排尿减少等。

（2）耐受性和依赖性　反复使用吗啡容易产生耐受性和依赖性，此时必须加大剂量才能达到原有效果。如果突然停药出现戒断症状，表现为烦躁不安、失眠、出汗、流泪、呕吐、腹泻、肌肉疼痛、震颤，甚至虚脱、意识丧失。注射一定量的吗啡即可缓解。

（3）急性中毒　吗啡用量过大可致急性中毒，表现为昏迷、针尖样瞳孔、呼吸高度抑制、血压降低甚至休克，呼吸麻痹是主要的致死原因。抢救措施为立即人工呼吸、吸氧、静脉注射阿片受体拮抗剂纳洛酮等，也可用尼可刹米兴奋呼吸中枢。

相关链接

吗啡易被氧化为毒性较大的伪吗啡（又称双吗啡）和*N*-氧化吗啡而变色。空气中的氧、日光、紫外线或铁离子均可促进此反应，中性或碱性条件下氧化加速。故配制本品注射剂时常采取各种措施提高其稳定性。

知识应用

长期吸毒的人，一旦突然停止吸食，会出现烦躁不安、失眠、疼痛、流涕、出汗、震颤、呕吐、虚脱，甚至危及生命。长期吸毒的人，对该药形成了依赖性，突然停药出现了戒断症状。如果想戒掉，应逐渐减少毒品用量。

试分析该处方是否合理，为什么？

【药物相互作用】

镇静催眠药、三环类抗抑郁药、胆碱酯酶抑制药、乙醇等可增强吗啡的中枢抑制作用，延长作用时间；吩噻嗪类药物可增强吗啡的镇静、镇痛及心血管作用；氢氯噻嗪类利尿药可加重直立性低血压等。

【禁忌证】吗啡能通过胎盘或者乳汁抑制胎儿或者新生儿的呼吸，同时能对抗催产素对子宫的兴奋作用而延长产程，故分娩止痛及哺乳妇女止痛禁用。由于抑制呼吸及致支气管收缩，故支气管哮喘及肺心病患者禁用。因致颅内压增高，故颅脑损伤患者禁用。肝功能严重减退患者亦禁用。

代表药物 可待因

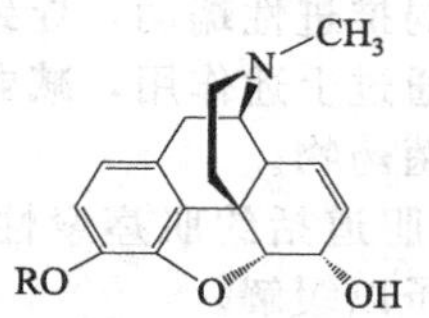

可待因（Codeine）是吗啡的一个重要的衍生物。临床上用其磷酸盐，常含有一个半分子的结晶水。

化学名为17-甲基-3-甲氧基-4,5α-环氧-7,8-二脱氢吗啡喃-6α-二醇磷酸盐倍半水合物，又称甲基吗啡，在阿片中含量约为0.5%。口服易吸收，首过效应较少，吸收率可达60%。吸收后，大约10%的可待因脱甲基后转变为吗啡而产生作用，所以可待因的正统作用仅为吗啡的1/10（可待因本身与阿片受体的亲和力很低），作用持续时间与吗啡相似；镇咳作用为吗啡的1/4；镇静作用不明显，欣快感及成瘾性弱于吗啡。在一般剂量时，呼吸抑制作用较轻，无明显的便秘、尿潴留及体位性低血压等副作用。

临床上可用于中等程度疼痛的止痛，与解热镇痛药合用有协同作用。也是典型的中枢镇咳药。

二、人工合成镇痛药

由于天然吗啡的来源有限，在吗啡半合成衍生物研究的基础上，人们进行了大量的吗啡结构改造研究，发现了许多新的合成镇痛药，按化学结构类型可划分为如下几类。

（1）吗啡喃类 吗啡喃母核与吗啡相比少了E环。左啡诺（Levorphanol），镇痛活性比吗啡强4倍，作用可维持8h；布托啡烷（Burotphanol）具有激动-拮抗双重作用（阿片μ受体拮抗剂，κ受体激动剂），临床主要作为拮抗性镇痛药。

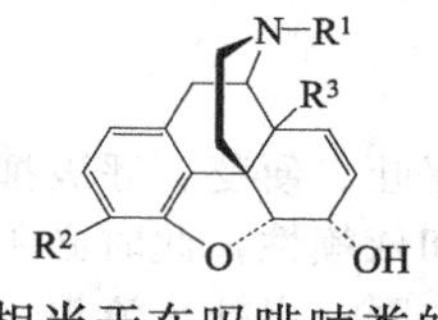

	R^1	R^2	R^3
左啡诺	CH_3	OH	H
布托啡烷	CH_2—◇	OH	OH

（2）苯吗喃类 相当于在吗啡喃类的基础上再去掉C环，主要品种有喷他佐辛（Pentazocine），它是第一个非麻醉性镇痛药，成瘾性很小；非那佐辛（Phenazocine）镇痛作用为吗啡的10倍；氟痛新（Fluopentazocine，赛克洛斯）镇痛作用强于喷他佐辛，并且有安定和肌肉松弛作用。

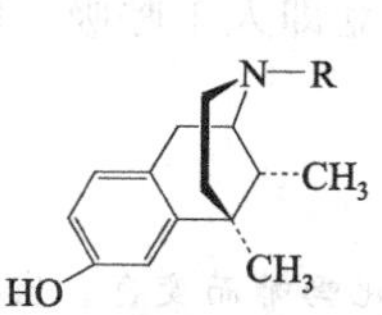

	R
喷他佐辛	$—CH_2=CH(CH_3)_2$
非那佐辛	$—CH_2CH_2C_6H_5$
氟痛新	$—CH_2CH_2CH_2NHC_6H_5$

（3）哌啶类 只保留吗啡结构中的A、D两个环，根据两个环的连接方式不同，分为两种情况。

① 苯环（A环）与哌啶环（D环）直接相连。如哌替啶（Pethidine）为本类药物中的第一个合成类镇痛药，其镇痛活性只有吗啡的1/6～1/8，但哌替啶的分子结构相对于吗啡而言则简化了许多。

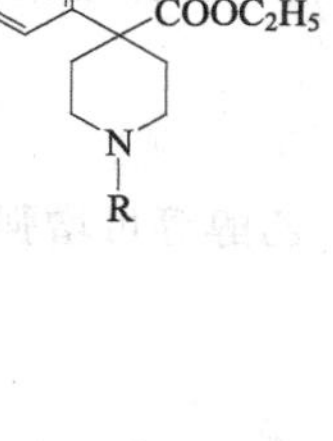

	R
哌替啶	CH_3
匹米诺定	$CH_2CH_2CH_2NHC_6H_5$

② 4-苯氨基哌啶类。在A环（苯环）、D环（哌啶环）之间插入N原子即得芬太尼，其镇痛活性相当于哌替啶的550倍，比吗啡要强80～100倍。

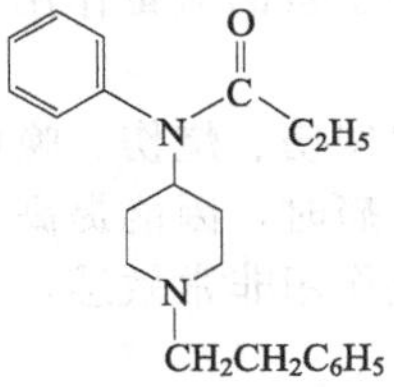

芬太尼

(4) 氨基酮类 1946年人们在研究中发现，一些结构中含有氨基和酮基的化合物也能产生镇痛活性，似乎吗啡D环（哌啶环）被简化掉也仍能保持镇痛作用，氨基酮类的典型代表是盐酸美沙酮，化学结构如下：

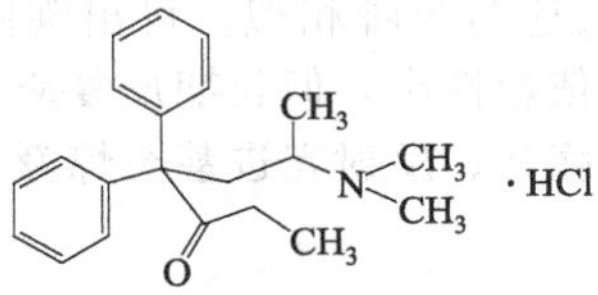

盐酸美沙酮结构中有两个苯环及氨基和酮基，但似乎无哌啶环结构。在盐酸美沙酮基础上，进行结构修饰，1957年人们又发现了右丙氧芬（Dextropropoxyphene），在右丙氧芬中发现，其右旋体是活性异构体。

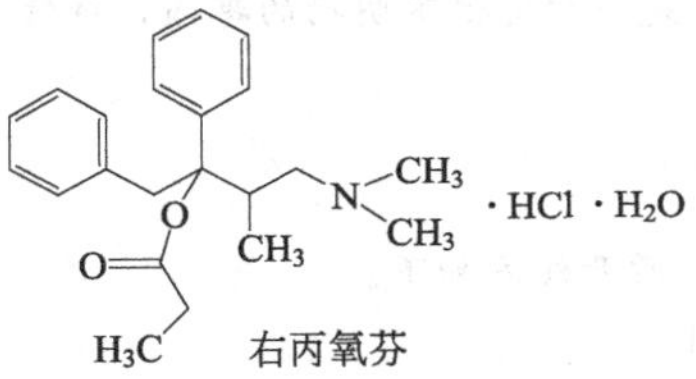

右丙氧芬

代表药物

盐酸哌替啶

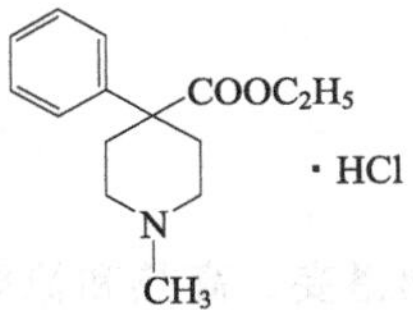

化学名为1-甲基-4-苯基-4-哌啶甲酸乙酯盐酸盐。

【性状】本品为白色结晶性粉末，无臭或几乎无臭，味微苦，mp 186～190℃。极易溶于水与乙醇、丙酮、醋酸乙酯，几乎不溶于乙醚。水溶液pH为4.5。本品常温下在空气中稳定，但容易吸潮，制成的片剂吸潮后易变黄，故应密闭保存。

【体内过程】本品口服易吸收，生物利用度40%～60%，1～2h血药浓度达高峰；皮下或肌内注射吸收更快，起效快，临床常注射给药。血浆蛋白结合率为40%。能透过胎盘屏障进入胎儿体内。主要在肝代谢，部分转化为具有中枢兴奋作用的去甲哌替啶，反复大量使用哌替啶引起的肌肉震颤、抽搐甚至惊厥可能与此有关。代谢产物以结合型或游离型自尿排出。

【作用机制】哌替啶对肠肌运动有抑制作用，其肠道作用可能与阿片受体无关。

【药理作用】哌替啶与阿片受体结合，产生与吗啡相似但较弱的药理作用。

(1) 中枢神经系统 皮下或肌内注射后10min可起效，其特点为：①镇痛、镇静作用持续时间短，仅为2～4h，镇痛强度约为吗啡的1/10，镇静、欣快作用较吗啡弱；②有抑制呼吸和引起恶心、呕吐作用；③无明显镇咳、缩瞳作用；④药物依赖性发生较慢。

(2) 心血管系统 治疗量能扩张血管，引起体位性低血压或晕厥。也可使脑血管扩张，致颅内压增高。其机制同吗啡相似。

(3) 内脏平滑肌　特点为：①对胃肠平滑肌的作用类似吗啡，但作用弱、持续时间短，故不引起便秘，无止泻作用；②能引起胆道括约肌痉挛，使胆内压增高，但比吗啡作用弱；③治疗量不引起支气管平滑肌痉挛；④不影响缩宫素对子宫的兴奋作用，故不延长产程。

【临床用途】

(1) 镇痛　可用于各种急性剧痛，如创伤、烧伤、晚期癌症、手术疼痛、内脏绞痛等。还可用于诊断性检查的镇痛。用于内脏平滑肌绞痛时，因能提高平滑肌兴奋性，故需同时应用平滑肌解痉药如阿托品等。新生儿对哌替啶抑制呼吸作用非常敏感，故临产前2～4h内不宜使用。因可产生药物依赖性，对于慢性钝痛，也不宜应用。

(2) 心源性哮喘　可用于心源性哮喘，其机制同吗啡相似。

(3) 麻醉前给药　其镇静作用可消除患者术前紧张、恐惧情绪，减少麻醉药用量。

(4) 人工冬眠　常与氯丙嗪、异丙嗪合用组成冬眠合剂，用于人工冬眠疗法。但对老年人、婴幼儿、呼吸功能不全者冬眠合剂中不宜联合哌替啶，以免抑制呼吸。

【不良反应】治疗量哌替啶不良反应与吗啡相似。可出现眩晕、恶心、呕吐、口干、心悸、低血压等，但很少引起便秘和尿潴留。依赖性小，但长期反复应用仍可产生，所以应控制使用。剂量过大明显抑制呼吸。可致震颤、肌肉痉挛、反射亢进甚至惊厥。纳洛酮不能对抗其惊厥，中毒解救时需配合抗惊厥药。

相关链接

快痛与慢痛

疼痛按其性质可分为两类，即快痛与慢痛。快痛（剧痛）是一种尖锐而定位清楚的疼痛，如严重创伤、战伤、烧伤、晚期癌症等。慢痛（钝痛）是一种定位不明确的疼痛，持续时间长，如牙痛、头痛、神经痛、肌肉痛、关节痛和痛经等。

知识应用

李某，女，40岁，诊断为胆绞痛，所开处方如下。

RP：盐酸哌替啶注射液　50mg×1

用法：50mg　肌内注射

硫酸阿托品　0.5mg×1

用法：0.5mg　肌内注射

请分析该处方是否合理？

【药物相互作用】

本品与单胺氧化酶抑制药合用可引起谵妄、高热和惊厥，严重时呼吸抑制、昏迷甚至死亡。氯丙嗪和三环类抗抑郁药增强本药的呼吸抑制作用，合用时应酌情减量。与氨茶碱、肝素钠、呋塞米、头孢哌酮钠等药配伍，易产生浑浊或沉淀。

【禁忌证】支气管哮喘和颅脑外伤病人禁用。

其他人工合成的阿片类镇痛药（见表3-6）。

表3-6　其他人工合成的阿片类镇痛药

药名	化学结构	作用特点	适应证	注意事项
枸橼酸芬太尼	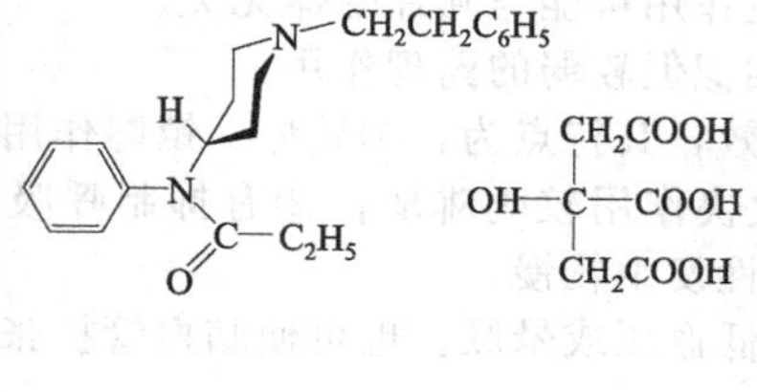	镇痛效价强，镇痛作用起效较快；对循环系统影响轻微；呼吸抑制作用明显	为阿片受体激动剂，属强效麻醉性镇痛药，镇痛作用产生快，但持续时间较短，用于麻醉前、中、后的镇静与镇痛，也用于各种原因引起的疼痛	静注时可能引起胸壁肌肉强直，一旦出现，需用肌肉松弛剂对抗；静注太快出现呼吸抑制；孕妇、心律失常病人慎用；支气管哮喘、呼吸抑制、对本品特别敏感的病人以及重症肌无力病人禁用；有弱成瘾性、不宜与单胺氧化酶抑制剂合用

续表

药名	化学结构	作用特点	适应证	注意事项
盐酸美沙酮	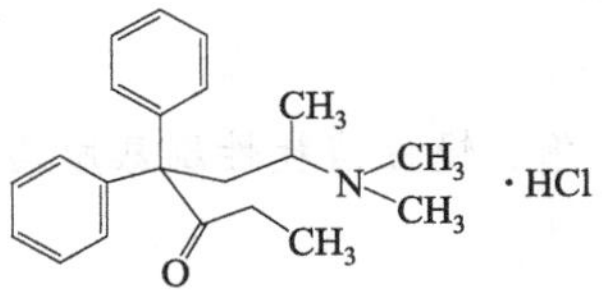	镇痛强度大；作用持久；镇痛和控制戒断症状剂量时对意识、感觉（视、听、嗅、触觉）、智力和运动功能无影响，同时有消除恐惧和焦虑作用	用于创伤、术后、癌症引起的重度疼痛的镇痛治疗；用于阿片类依赖的脱毒治疗；用于阿片类依赖的替代维持治疗	本品可导致呼吸抑制，故呼吸功能不全者禁用；忌作为麻醉前和麻醉中用药；美沙酮过量中毒时可应用纳洛酮注射剂抢救； 对于阿片依赖脱毒治疗和替代维持治疗者，应遵循不同的治疗原则，此外，根据患者药物依赖严重程度和其生理状况进行个体化用药；由于反复慢性用药导致蓄积及个体差异，故应在连续用药过程中经常根据治疗效果和病人反应及时调整用药剂量；服药期间慎用镇静、催眠药，禁忌饮酒
喷他佐辛	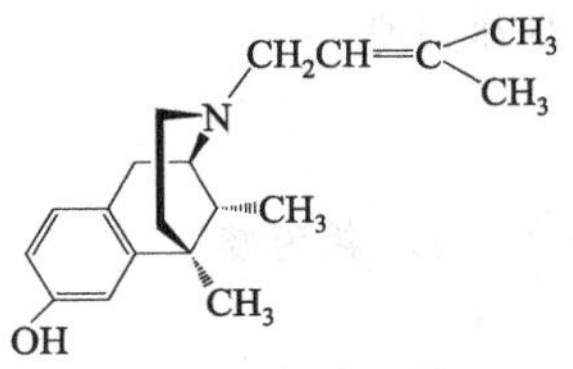	对 μ 受体有拮抗作用，成瘾性很小，属于非麻醉品；对心血管系统的作用不同于吗啡，加快心率，升高血压；中枢兴奋	镇痛效力较强，皮下注射 30mg 约相当于吗啡 10mg 的镇痛效应，适用于各种慢性剧痛	国外认为本品不易成瘾，故列为非成瘾性镇痛药，不作为麻醉药品管理。但据报道，有 2 例连续用药一年以上，也出现成瘾现象，故仍应注意，切不可滥用；大剂量可引起呼吸抑制、血压上升及心率加速；对吗啡有耐受性的人，使用本药能减弱吗啡的镇痛作用，并可促使成瘾者产生戒断症状；该药物加强括约肌对胆汁流出的阻力，因此不推荐在胆道内窥镜检查之前或对有胆道疾病的病人使用；该药一部分在肝内代谢，另一部分以原药从肾脏排出。因此，肝肾功能差的患者应慎用；该药不可用于缓解心肌梗死的疼痛，因为它有升高肺动脉压和中心静脉压的倾向，从而加重心脏的负荷；长期反复注射该药，可使皮下组织或肌肉内产生无菌性脓肿、溃疡和瘢痕形成；颅内压增高、孕妇、肝肾功能损害者慎用

自我提高

一、单选题

1. 盐酸吗啡加热的重排产物主要是：
   A. 双吗啡　B. 可待因　C. 苯吗喃　D. 阿朴吗啡　E. N-氧化吗啡

2. 结构中没有含氮杂环的镇痛药是：
A. 盐酸吗啡 B. 枸橼酸芬太尼 C. 二氢埃托啡 D. 盐酸美沙酮 E. 喷他佐辛
3. 吗啡不具有下列哪项作用：
A. 镇痛 B. 镇静 C. 镇咳 D. 止吐 E. 止泻
4. 治疗胆绞痛，吗啡需合用阿托品的原因是因为后者可：
A. 减弱吗啡的成瘾性 B. 对抗吗啡的呼吸抑制作用
C. 解除吗啡所致的胆道括约肌痉挛 D. 对抗吗啡引起的瞳孔缩小
E. 对抗吗啡引起的嗜睡的副作用
5. 吗啡一般不用于治疗：
A. 急性锐痛 B. 心源性哮喘 C. 急、慢性消耗性剧烈腹泻
D. 心肌梗死 E. 肺水肿
6. 哌替啶的各种临床应用错误的是：
A. 可用于麻醉前给药 B. 可用于支气管哮喘 C. 可代替吗啡用于各种剧痛
D. 可用于与氯丙嗪、异丙嗪组成冬眠合剂 E. 可用于治疗肺水肿

二、多选题

1. 吗啡与哌替啶的共性有：
A. 激动中枢阿片受体 B. 用于人工冬眠 C. 提高胃肠平滑肌及括约肌张力
D. 引起体位性低血压 E. 产生依赖性
2. 哌替啶（杜冷丁）的临床应用为：
A. 心源性哮喘 B. 冬眠疗法 C. 各种剧痛 D. 麻醉前给药 E. 剧烈咳嗽
3. 属于非麻醉品的药物是：
A. 芬太尼 B. 喷他佐辛 C. 罗通定 D. 哌替啶 E. 曲马多
4. 可缓解心源性哮喘的药物有：
A. 毒毛旋花子苷 K B. 呋塞米（速尿） C. 哌替啶 D. 氨茶碱
E. 吗啡
5. 吗啡的不良反应有：
A. 恶心，呕吐 B. 便秘 C. 排尿困难
D. 粒性白细胞减少 E. 成瘾性
6. 可引起体位性低血压的药物有：
A. 吗啡 B. 喷他佐辛 C. 罗通定 D. 氯丙嗪 E. 哌替啶
7. 吗啡的药理作用有：
A. 镇痛 B. 镇静 C. 镇咳 D. 止吐 E. 扩张脑血管
8. 哌替啶的药理作用有：
A. 镇痛 B. 镇静 C. 镇咳 D. 缩瞳 E. 扩张脑血管

参考答案

一、单选题 1. D 2. D 3. D 4. C 5. D 6. B
二、多选题 1. ACDE 2. ABCD 3. BCE 4. ABCDE 5. ABCE 6. ADE 7. ABCE 8. ABE

项目六 解热镇痛抗炎药

学习目标

知识目标：掌握代表药物阿司匹林的结构、性状、作用、用途、不良反应等。
了解对乙酰氨基酚、布洛芬的作用特点。
能力目标：能够应用药物的基本理论和基本知识，提供用药咨询服务。
能够分析、解释涉及本章药物的处方合理性，将疾病与其药物相联系。

先导案例

丁某今年45岁，患冠心病一年多了，血压一直比较低。医生给其开的药是阿司匹林、倍他乐克、丹参滴丸，患者服用后效果并不好，每天都有胸闷胸痛，而且由于血压低，经常头晕。请问患者这种情况怎样治疗比较好？

学习提示

关于冠心病的治疗，一般采取A、B、C方案，即采用阿司匹林、β受体阻滞剂和他汀类降胆固醇药物治疗。阿司匹林常用剂量为80mg，每日一次。β受体阻滞剂的种类很多，患者现在用的是倍他乐克，也是正确的，从小剂量开始，如果能够耐受，应该逐渐增大剂量，剂量越大心率越慢，一般以清晨起床时的心率维持在60次/min左右最好。他汀类药物的种类也很多，此患者可以选用阿托伐他汀10mg或辛伐他汀20mg，每晚一次，口服治疗。经过A、B、C方案治疗后，如果还有心绞痛症状，就应增加硝酸盐制剂，如消心痛（异山梨酯）或欣康缓释片等。冠心病病人如果心肌存在严重缺血，血压也可以偏低，心肌缺血改善后，血压可以回升。

一、解热镇痛抗炎药的作用机制

解热镇痛抗炎药，俗称解热镇痛药，是一类具有解热、镇痛作用，大多数还具有抗炎、抗风湿作用的药物。本类药被称为非甾体抗炎药，根据化学结构的不同，通常分为以下四类：水杨酸类、苯胺类、吡唑酮类和其他有机酸类。尽管结构各异，但均具有共同的作用基础——均可抑制体内前列腺素的生物合成。

1. 解热作用

解热镇痛药只能使发热病人的体温降至正常，但对正常体温无影响，这与氯丙嗪需在物理配合下的降温作用不同。本类药物的解热作用是通过抑制PG（前列腺素）合成酶，减少PG的合成和释放，恢复体温调节中枢的功能，使发热的体温下降。

正常的人体体温一般保持在37℃左右，这种恒定性是依靠丘脑下部体温调节中枢通过调节产热和散热两个过程而维持的。当细菌毒素、病毒或抗原抗体复合物等进入人体后，刺激吞噬细胞，特别是粒细胞释放内热原，内热原进入中枢神经系统，促使中枢性致热物质PG的合成和释放，使体温调定点提高到37℃以上，此时产热增加，散热减少，引起发热。

发热是机体的一种防御反应，而且发热类型也是诊断疾病的重要依据，故不能遇热则退，只有在体温过高或时间过久，体力过度消耗引起头痛、失眠、惊厥甚至昏迷时，适当应用解热镇痛药降低体温，缓解高热引起的并发症，以减轻病人痛苦。解热镇痛药也只是对症治疗。

2. 镇痛作用

解热镇痛药的镇痛作用不如吗啡等成瘾性镇痛药，对各种创伤性剧痛及内脏平滑肌绞痛无效，但对头痛、牙痛、神经痛、肌肉痛、关节痛、月经痛等慢性钝痛有较好的镇痛效果。久用无耐受性和成瘾性，不抑制呼吸。解热镇痛药主要是通过抑制炎症局部PG的合成与释放，阻断PG的致痛作用及增敏作用而发挥镇痛作用。

3. 抗炎抗风湿作用

解热镇痛药除苯胺类外，大多数药物均具有抗炎抗风湿作用，能缓解红、肿、热、痛，控制风湿性和类风湿性关节炎的临床症状，但无病因治疗作用。解热镇痛药的抗炎抗风湿作用原理与镇痛原理相似，通过抑制炎症部位PG的合成和释放，缓解炎症。

二、常见解热镇痛抗炎药

代表药物　　阿司匹林

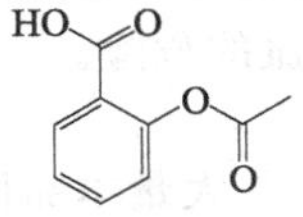

化学名为2（乙酰氧基）苯甲酸，又名乙酰水杨酸。

【性状】白色结晶或结晶性粉末；无臭或微带醋酸臭，味微酸。在乙醇中易溶，在氯仿或乙醚中微溶，在碱溶液中溶解，但同时水解。具有酸性，遇湿气即缓慢水解，mp 135～140℃。

【体内过程】本品吸收后，大部分在肝内水解为水杨酸。水杨酸的血浆蛋白结合率为65%～90%。水杨酸盐结合率为65%～90%。可分布于全身各组织，也能渗入关节腔和脑脊液。水杨酸代谢成水杨尿酸及葡萄糖醛酸结合物，小部分氧化为龙胆酸。游离水杨酸及结合的代谢物从肾脏排泄。在碱性尿中排泄速度加快；还可通过乳汁排泄。

【药理作用】本品有优良的解热、镇痛、抗炎作用。阿司匹林能抑制AA环氧化酶的活性，因此能抑制血小板中血栓素 A_2（TXA_2）的合成，具有抗血栓形成和抗血小板凝聚的作用。

相关链接

阿司匹林是目前临床常用的解热镇痛药物，常用剂型为片剂。某厂阿司匹林片剂生产班组在制粒工序中，由于温控器失灵，导致颗粒干燥温度超过工艺规程温度，干燥后出现较明显的醋酸气味。这是由于阿司匹林含有酯的结构，在干燥中发生了水解，造成整批颗粒料全部报废。

【临床用途】阿司匹林广泛用于治疗感冒引起的发热、头痛、神经痛、关节痛、急性和慢性风湿痛及类风湿痛等，为风湿热、风湿性关节炎及类风湿关节炎首选药。可用于心血管系统疾病的预防和治疗，例如使用小剂量阿司匹林肠溶衣片防治冠状动脉血栓形成和脑血栓，减少缺血性心脏病发作和复发危险。

相关链接

炎症的治疗也使用糖皮质激素类甾体抗炎药（SAIDs），但该类药物不良反应多，患者耐受性较差，应用受到限制。因此非甾体抗炎药在抗炎治疗上使用更加广泛。

【不良反应】较常见的有恶心、呕吐、上腹部不适或疼痛等胃肠道反应。其他还有：胃肠道出血或溃疡；支气管痉挛性过敏反应；皮肤过敏反应；肝、肾功能损害等。

【相互作用】

1. 与其他非甾体抗炎镇痛药

与其他非甾体抗炎镇痛药同用时疗效并不加强，而胃肠道副作用（包括溃疡和出血）增加；此外，由于对血小板聚集的抑制作用加强，还可增加其他部位出血的危险。本品与对乙酰氨基酚长期大量同用有引起肾脏病变的可能。

2. 与任何可引起低凝血酶原血症、血小板减少、血小板聚集功能降低或胃肠道溃疡出血的药物同用时，有加重凝血障碍、引起出血的危险。

3. 与抗凝药

与抗凝药（双香豆素、肝素等）、溶栓药（链激酶、尿激酶）同用，可增加出血的危险。

4. 与尿碱化药

尿碱化药（碳酸氢钠等）、抗酸药（长期大量应用）可增加本品自尿中排泄，使血药浓度下降。但当本品血药浓度已达稳定状态而停用碱性药物，又可使本品血药浓度升高到毒性水平。碳酸酐酶抑制药可使尿碱化，但可引起代谢性酸中毒，不仅能使血药浓度降低，而且使本品透入脑组织中的量增多，从而增加毒性反应。

5. 与尿酸化药

尿酸化药可减低本品的排泄，使其血药浓度升高。本品血药浓度已达稳定状态的患者加用尿酸化药后可能导致本品血药浓度升高，毒性反应增加。

6. 与糖皮质激素

糖皮质激素（简称激素）可增加水杨酸盐的排泄，同用时为了维持本品的血药浓度，必要时应增加本品的剂量。本品与激素长期同用，尤其是大量应用时，当激素减量或停药时可出现水杨酸反应（salicylism），甚至有增加胃肠溃疡和出血的危险。

7. 与胰岛素或口服降糖药物

胰岛素或口服降糖药物的降糖效果可因与大量本品同用而加强、加速。

8. 与甲氨蝶呤

与甲氨蝶呤（MTX）同用时，可减少甲氨蝶呤与蛋白质的结合，减少其从肾脏的排泄，使血药浓度升高而毒性反应增加。

9. 与丙磺舒或磺吡酮

丙磺舒或磺吡酮（Sulfinpyrazone）的排尿酸作用，可因同时应用本品而降低；当水杨酸盐的血药浓度＞50μg/ml 时降低即明显，＞100～150μg/ml 时更甚。此外，丙磺舒可降低水杨酸盐自肾脏的清除率，从而使后者的血药浓度升高。它与其他非激素类消炎药或糖皮质激素类合用，有加强对胃的刺激的作用。激素有一些降低水杨酸浓度的作用，二者合用后如停用激素，则血中水杨酸浓度升高而中毒。它有加强甲氨蝶呤、磺胺及丙戊酸的作用。它降低卡托普利的降压作用。用碳酸酐酶抑制剂治疗青光眼时，阿司匹林可促使发生代谢性酸中毒。乙醇可加强阿司匹林所致的出血时间延长及胃出血。它不能与抗凝药物合用。

【禁忌证】　活动性溃疡病或其他原因引起的消化道出血；血友病或血小板减少症；有阿司匹林或其他非甾体抗炎药过敏史者，尤其是出现哮喘、神经血管性水肿或休克者禁用。

其他解热镇痛抗炎药的作用与作用特点见表 3-7。

表 3-7　其他解热镇痛抗炎药的作用与作用特点

药名	化学结构	作用特点	适应证	注意事项
对乙酰氨基酚	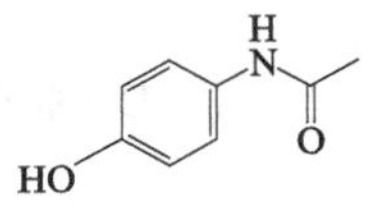	解热镇痛作用缓和持久，为一良好的解热镇痛药，但无抗炎作用	常用于感冒药物的复方成分之一。临床主要用于发热、头痛、神经痛及痛经等。它的解热镇痛作用与阿司匹林相当或稍低	服药时间不能过长，如治疗感冒发烧一般不超过 3 天；用于镇痛一般不超过 5 天，疼痛缓解即可停药，最长疗程也不宜超过 10 天
双氯芬酸	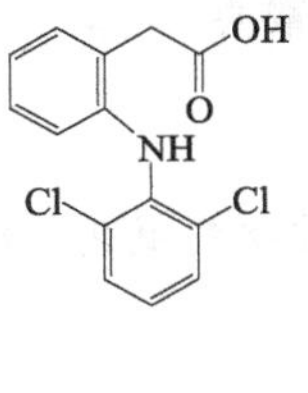	双氯芬酸的抗炎作用强，副作用小，是一种新型的强效消炎镇痛药。其镇痛、消炎及解热作用比吲哚美辛强 2～2.5 倍，比阿司匹林强 26～50 倍。本品剂量小，个体差异小，口服吸收迅速，排泄快，长期应用无蓄积作用	用于类风湿关节炎、神经炎、红斑狼疮及癌症、手术后疼痛，以及各种原因引起的发热	有肝、肾功能损害或溃疡病史者慎用，尤其是老年人。用药期间应常规随访检查肝肾功能
布洛芬	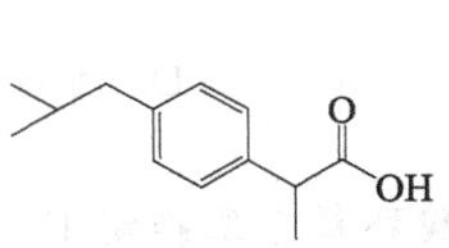	消炎作用与阿司匹林、吲哚美辛相似，为临床常用的镇痛消炎药。消炎镇痛作用强而副作用小	适用于风湿性关节炎、类风湿关节炎、骨关节炎、强直性脊椎炎、神经炎、红斑狼疮、咽炎、咽喉炎及支气管炎等。代谢快，不易积蓄，更适合老年人	对阿司匹林或其他非甾体类消炎药过敏者，对本品有交叉过敏反应。孕妇及哺乳期妇女慎用
吲哚美辛	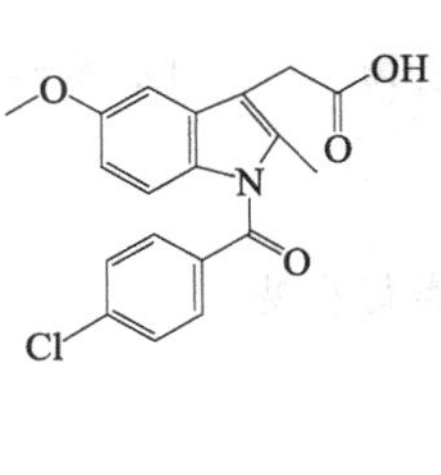	抗炎作用强于阿司匹林。但其不良反应较严重，限制了其使用	对风湿性关节炎、类风湿关节炎有消炎镇痛作用。对痛风性关节炎及骨关节炎疗效更佳。临床主要用于水杨酸类疗效不明显或不易耐受的风湿性关节炎、骨关节炎、强直性脊椎炎、癌症发热以及胆绞痛、输尿管结石引起的绞痛等	对血小板聚集有抑制作用，可使出血时间延长，停药后此作用可持续 1 天，用药期间血尿素氮及血肌酐含量也常增高

知识应用

由于布洛芬是一种长效药物，所以一般不用于普通发热。临床多选择对乙酰氨基酚（扑热息痛）来退烧，布洛芬多用于控制持久的高热情况。欧美儿童病毒性感染（如流感或水痘）引发的高热，如果使用阿司匹林或布洛芬等非甾体抗炎药，经常出现瑞夷综合征而引起严重的后果，因此很少使用阿司匹林或布洛芬来退热，最常选择的是对乙酰氨基酚。

自我提高

一、单选题

1. 在下列药物中，哪一个是芳基烷酸类非甾体抗炎药：

A. 双氯芬酸钠　B. 萘普生　C. 阿司匹林　D. 美洛昔康

2. 有一抗炎药，含酚羟基，与冰醋酸及盐酸共热，放冷后加 $NaNO_2$ 显黄色，再加碱性 β-萘酚，生成橙色沉淀，该药物既可能是：

A. 羟布宗　B. 对乙酰氨基酚　C. 安乃近　D. 贝诺酯

3. 将水杨酸分子中的羟基乙酰化，其作用是：

A. 增大溶解度　B. 增加稳定性　C. 降低刺激性　D. 防止水解氧化

4. 阿司匹林在（　）溶液中较稳定。

A. 强酸　B. 偏酸　C. 中性　D. 碱性

5. 羟布宗分子中 4 位的氢原子，因受（　）的影响而显酸性。

A. 丁基　B. 1,2 位氮-氮键　C. 2 个羰基　D. 酮基

6. 以下（　）是阿司匹林与对乙酰氨基酚所形成的酯。

A. 吲哚美辛　B. 贝诺酯　C. 吡罗昔康　D. 布洛芬

7. 非甾体抗炎药的结构类型可分为：

A. 水杨酸类、吲哚乙酸类、芳基烷酸类、其他类

B. 吲哚乙酸类、芳基烷酸类、吡唑酮类

C. 吡唑酮类、邻氨基苯甲酸类、吲哚乙酸类、芳基烷酸类、苯乙酸类

D. 吡唑酮类、邻氨基苯甲酸类、芳基烷酸类

8. 阿司匹林放置后变色，原因是：

A. 吸潮水解　B. 直接被空气氧化　C. 吸潮水解后被空气氧化　D. 对光敏感

9. 结构为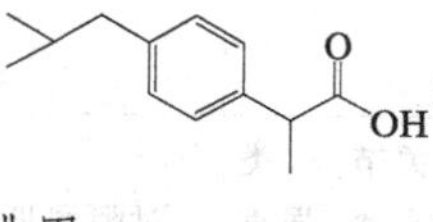的药物与下列哪个药物的作用相似：

A. 咖啡因　B. 苯巴比妥　C. 阿托品　D. 阿司匹林

10. 非甾体抗炎药物是：

A. β-内酰胺酶抑制剂　B. 花生四烯酸环氧合酶抑制剂

C. 二氢叶酸还原酶抑制剂　D. 磷酸二酯酶抑制剂

二、多选题

1. 分子中含有羧基，临床上可用于解热、镇痛、抗炎的药物是：

A. 阿司匹林　B. 双氯芬酸　C. 对乙酰氨基酚　D. 布洛芬

E. 吡罗昔康

2. 下列叙述中与对乙酰氨基酚不相符的是：

A. 具有抗炎、抗风湿作用　B. 易溶于水　C. 为水杨酸类衍生物

D. 刺激性较阿司匹林低

E. 具有解热作用

3. 可与三氯化铁发生显色反应的有：

A. 阿司匹林　B. 羟布宗　C. 可待因　D. 对乙酰氨基酚

E. 贝诺酯

4. 为了检查对乙酰氨基酚中是否有对氨基苯酚，可选用（　）试剂。

A. 三氯化铁　B. 亚硝酸钠-盐酸、碱性 β-萘酚

C. 硝酸　D. 亚硝基铁氰化钠　E. 苦味酸

5. 以下哪些与吲哚美辛的特性相符：

A. 见光敏感，此特性与吲哚环有关

B. 对强酸不稳定，可发生水解，水解后更易发生氧化

C. 对强碱稳定　　D. 可用中和法测定含量

E. 不具有抗炎作用

参考答案

一、单选题　1. B　2. A　3. C　4. C　5. C　6. B　7. C　8. C　9. D　10. B

二、多选题　1. ABD　2. ABC　3. BD　4. ABD　5. ABD

模块四

心血管系统药物应用

项目一 调血脂药

学习目标

知识目标：掌握代表药物非诺贝特、阿昔莫司、洛伐他丁的结构、性状、作用、用途、不良反应等。
了解其他调血脂药的作用特点。

能力目标：能够应用药物的基本理论和基本知识，提供用药咨询服务。
能够分析、解释涉及本章药物的处方合理性，将疾病与其药物相联系。

血脂是血浆或血清中所含的脂类的总称，包括总胆固醇（TC）、三酰甘油（原称甘油三酯，TG）和游离脂肪酸等（FFA）。调血脂药为一类具有调整血浆脂质或脂蛋白的紊乱，治疗高脂血症及产生抗动脉粥样硬化（AS）作用的药物。按其作用机制的不同可分为：①影响胆固醇和甘油三酯代谢药；②HMG-CoA 还原酶抑制药。

先导案例

患者李某，男性，48 岁，无明显症状，健康体检时化验血脂，结果如下：

TG 14mmol/L；TC 28.2mmol/L；LDL-C 2.8mmol/L；HDL-C 0.87mmol/L。空腹血浆 4℃放置 24h 仍呈奶油样浑浊。

问题：李某所患何病？

学习提示

正常人体的血脂结果是：

TG 0.4～1.86mmol/L；TC 3.89～6.48mmol/L；LDL-C 0～4.14mmol/L；HDL-C 1.04～1.74mmol/L。

一、影响胆固醇和三酰甘油代谢的药物

1. 胆汁酸结合树脂

代表药物 考来烯胺

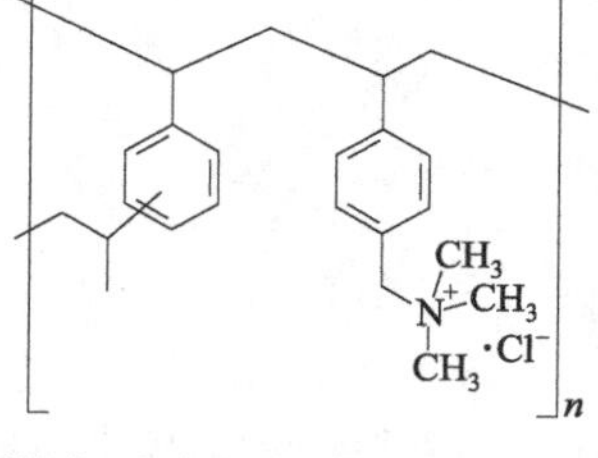

化学名为聚苯乙烯季铵型强碱性阴离子交换树脂的氯化物。

【性状】本品为白色或类白色粉末，无臭或稍带胺臭味，有引湿性。在水、乙醇、氯仿或乙醚

中不溶。

【体内过程】本药口服不从胃肠道吸收，用药后1～2周，血浆胆固醇浓度开始降低，可持续降低1年以上，部分患者有反跳现象。用药后1～3周因胆汁瘀滞所致的瘙痒可以得到缓解。停药1～2周后，可再次出现因胆汁瘀滞所致的瘙痒。停药后2～4周血浆胆固醇浓度恢复至基础水平。

【药理作用】本品为阴离子交换树脂，口服后被吸收，其所含的Cl^-与胆汁酸交换，形成不稳定的络合物排出，减少胆汁酸的肝肠循环，促使胆固醇转化为胆汁酸；肝细胞表面低密度脂蛋白（LDL）受体数目也增加，使自血浆摄取的LDL增加，从而降低血浆低密度脂蛋白胆固醇（LDL-C）。

相关链接

考来烯胺的贮存

含酚酯结构，又因羧基的邻助作用，使其遇湿、碱、受热及微量金属离子催化易水解成水杨酸和醋酸；前者在空气中见光可自动氧化生成醌型化合物而变色（淡黄→红棕色→黑色）。故应密封、防潮、避光保存。

知识应用

某胆结石引起皮肤瘙痒的患者，医生为缓解患者的瘙痒，处方如下：

Rp：考来烯胺散3g。

用法1g/次，3次/天。

试分析该处方是否合理，为什么？

【临床用途】降低胆固醇，考来烯胺在肠道内通过离子交换阻止胆汁酸和胆固醇从肠道吸收，打断胆酸的肝肠循环，进而加速肝胆固醇转化为胆汁酸。此外，由于细胞内胆固醇减少，促进肝细胞合成LDL-C，加速LDL清除，最终使血清LDL-C及TG均降低。临床上主要用于Ⅱa型高脂血症，选择用于家族性高胆固醇血症或多因素的高胆固醇血症，降低冠状动脉粥样硬化和心肌梗死的危险性。但对单纯三酰甘油升高者无效。此外还可以用于胆酸过多而沉积于皮肤的瘙痒和胆管不完全阻塞所致的瘙痒。

【不良反应】不良反应较多，考来烯胺有特殊的臭味和一定的刺激性。还可干扰脂溶性维生素、叶酸及铁、镁、锌的吸收。大剂量可发生脂肪痢、骨质疏松和增加出血倾向。久用可引起高氯性酸血症。常见不良反应主要有：便秘（通常程度很轻，短暂性，但可能很严重，可引起肠梗阻）、烧心感、消化不良、恶心、呕吐、胃痛。

【相互作用】树脂可影响多种药物，尤其是弱酸性药物的吸收，包括叶酸、青霉素G、氢化可的松、铁剂、对乙酰氨基酚、噻嗪类等、普萘洛尔、保泰松、万古霉素、苯巴比妥、双香豆素类以及各种洋地黄制剂等。如需服用，应在服用树脂前1h或4h后服用上述药物。

【禁忌证】对考来烯胺过敏患者、胆道完全闭塞的患者禁用。

2. 苯氧乙酸衍生物——贝特类

贝特类药物氯贝特（又称氯贝丁酯，安妥明）和吉非贝特共同成为该类药物的第一代产品，但不良反应多而且重，临床应用受到局限；第二代贝特类有，非诺贝特、环丙贝特及苯扎贝特等，具有作用强、毒性低的特点。

代表药物　　非诺贝特

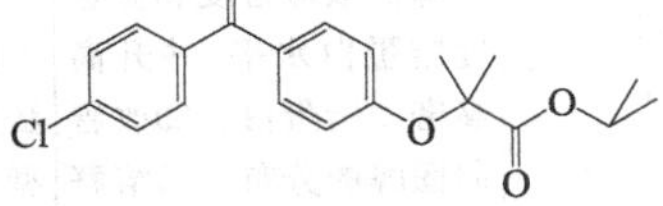

化学名为2-甲基-2-[4-(4-氯苯甲酰基)苯氧基]丙酸异丙酯。

【性状】本品为白色或类白色结晶性粉末。含脂肪酸结构，易于水解。分子中的芳基能与蛋白链某些部分互补。分子中的烷氧羰基是该药物具有活性的必要结构。

【体内过程】本药口服吸收迅速，4h左右达血药浓度高峰，血浆蛋白结合率达99%，24h即可见效。口服在肠道或肝转化为非活性物质非诺贝特酸。在肝与葡萄糖醛酸结合后从肾排出。

【药理作用】目前认为本类药物调血脂作用主要通过以下几种途径：①抑制脂肪酸合成的限速

酶，即乙酰辅酶A羧化酶，减少脂肪组织释放脂肪酸，使肝合成三酰甘油的原料缺乏，进而导致肝合成极低密度脂蛋白（vLDL）减少；②增加脂蛋白脂肪酶（LPL）的活性，加速乳糜微粒（CM）和vLDL的分解代谢，使TG水平降低；③增加高密度脂蛋白（HDL）的合成，减慢HDL的清除，促使胆固醇逆向转运；④促进肠道胆固醇的排泄，促进低密度脂蛋白（LDL）颗粒的清除。

最近有研究发现本类药物的调血脂作用还与机体细胞内、外脂代谢的主要调节者过氧化物酶增值激活受体α（PPAR-α）有关。

【临床用途】调节血脂，非诺贝特主要降低TG，也能降低TC和LDL-C，并有显著增高HDL-C的作用。此外还能增强脂蛋白脂肪酶的活性，加速LDL分解。临床主要用于高三酰甘油血症、高胆固醇血症或混合型高脂血症。

【不良反应】常见胃肠道反应如腹痛、腹泻、恶心等。长期应用有增加胆结石症发生的危险，用药期间可能出现氨基转移酶增高，停药2～4周后即可恢复正常。肝肾功能减退者慎重。

【相互作用】

① 本品有增强香豆素类抗凝剂疗效的作用，同时使用可使凝血酶原时间延长，故合用时应减少口服抗凝药剂量，以后再按检查结果调整用量。

② 本品与胆汁酸结合树脂，如考来烯胺等合用，则至少应在服用这些药物之前1h或4～6h之后再服用非诺贝特。因胆汁酸结合药物还可结合同时服用的其他药物，进而影响其他药物的吸收。

③ 本品应慎与HMG-CoA还原酶抑制剂，如普伐他汀、氟伐他汀、辛伐他汀等合用，可引起肌痛、横纹肌溶解，严重时应停药。

④ 本品主要经肾排泄，在与免疫抑制剂，如环孢素或其他具肾毒性的药物合用时，可能有导致肾功能恶化的危险，应减量或停药。

⑤ 本品与其他高蛋白结合率的药物合用时，可使它们的游离型增加，药效增强，如甲苯磺丁脲及其他磺脲类降糖药、呋塞米等，在降血脂治疗期间服用上述药物，则应调整降糖药及其他药的剂量。

【禁忌证】严重肾功能不全者，严重肝功能不全者，胆石症和胆囊疾病患者，孕妇和哺乳期妇女禁用。

其他苯氧乙酸类衍生物见表4-1。

表4-1 其他苯氧乙酸类衍生物

药名	化学结构	作用特点	适应证	注意事项
吉非贝齐	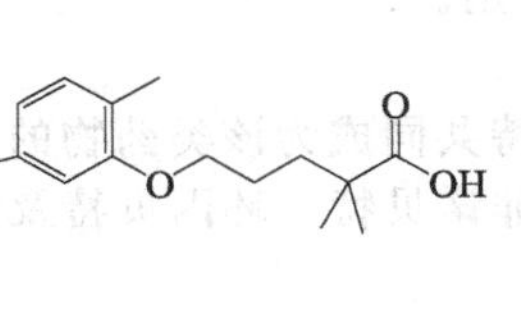	能减少β-脂蛋白的合成，并促进其分解，降低甘油三酯，增加肝外脂蛋白活性，促进vLDL分解而使甘油三酯减少，并抑制动脉粥样硬化的过程	临床常用于Ⅱa、Ⅱb、Ⅳ、Ⅴ型高脂血症，糖尿病引起的血脂过高，血脂过高引起的黄瘤以及冠心病等	严重肝肾功能不全者禁用
环丙贝特	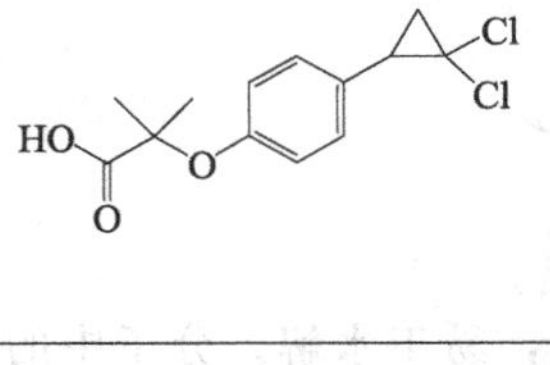	①降血脂作用。可明显降低极低密度和低密度脂蛋白水平，并升高高密度脂蛋白。②改善胆固醇的分布。③溶解纤维蛋白和阻止血小板聚集作用	临床常用于经饮食疗法未能控制的Ⅱ型及Ⅳ型高脂蛋白血症	妇女及哺乳期妇女、肝肾功能不全者禁用
苯扎贝特	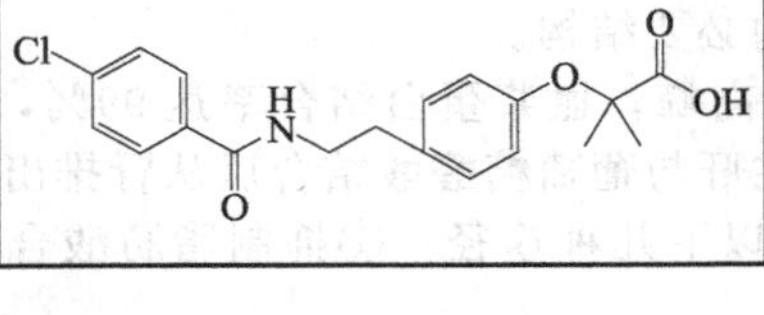	①降低血甘油三酯的作用比降低血胆固醇为强，也使高密度脂蛋白升高。②尚可降低血纤维蛋白原	临床主要用于治疗高甘油三酯血症、高胆固醇血症、混合型高脂血症	同非诺贝特

3. **烟酸类**

烟酸为水溶性维生素，是于1955年第一个广泛用于降低胆固醇水平的药物。现多用其衍生物，如阿西莫司、烟酸肌醇酯等。

代表药物　　阿西莫司

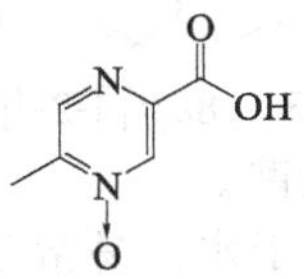

化学名为5-甲基吡嗪-2-羧酸-4-氧化物。

【性状】本品为白色或类白色粉末。

【体内过程】本药口服后吸收迅速而完全，生物利用度为95%，约2h达血药峰浓度，不与血浆蛋白结合，体内被代谢，大部分以原形从肾脏排泄，$t_{1/2}$为2h。

【药理作用】研究表明，本品通过：①抑制脂肪组织的分解，使FFA的生成减少，从而降低了肝脏内TG的合成；②抑制肝脂肪酶活性，减少HDL的分解，加速LDL的分解；③抑制LDL、vLDL的合成，使血中TC和TG降低。

【临床用途】降血脂，阿西莫司有较强的降血脂作用，较第一代药物烟酸强。防治AS和冠心病。临床主要用于治疗高三酰甘油血症（Ⅳ型）、高胆固醇血症（Ⅱa型）和混合型高脂血症（Ⅱb型）。

知识链接

高脂蛋白血症的分型

分型	脂蛋白变化	血脂变化
Ⅰ	CM↑	TG↑↑↑TC↑
Ⅱa	LDL↑	TC↑↑
Ⅱb	vLDL及LDL↑	TG↑↑TC↑↑
Ⅲ	IDL↑	TG↑↑TC↑↑
Ⅳ	vLDL↑	TG↑↑
Ⅴ	CM及vLDL↑	TG↑↑TC↑

【不良反应】肾功能正常时几乎不会有毒性反应，一般不良反应如下。

① 血管扩张反应，感觉温热、皮肤发红（特别在脸面和颈部）、头痛等。

② 腹泻、头晕、乏力、皮肤干燥、瘙痒、恶心、呕吐、高血糖、心律失常等，这些反应基本是大剂量时才会导致的。饭后服用可减少不良反应。

【相互作用】与HMG-CoA还原酶抑制剂合用具有潜在横纹肌溶解的危险，应慎用。

【禁忌证】对本品过敏者、消化性溃疡患者、孕妇及哺乳期妇女、儿童禁用。

二、羟甲戊二酰辅酶A还原酶抑制剂

HMG-CoA还原酶抑制剂——他汀类药物是20世纪90年代调脂治疗取得突破性进展的药物，可分为三代，第一代为发酵方法得到，包括洛伐他汀、辛伐他汀、普伐他汀等；第二代为人工合成消旋体，有氟伐他汀；第三代为人工合成的对映体，有西伐他汀。

先导案例

刘阳，50岁，10年前被诊断为高血脂，开始服用洛伐他汀，治疗三个月后，发现皮肤上有大块皮疹，就去医院进行相应检查，检查认为系洛伐他汀引起的副作用，但医生不让他停药，要求他继续用洛伐他汀进行治疗。经过三个月后，刘阳感到整天乏力、精神不振，就又去医院检查，医生在检查后认为其转氨酶过高，系肝受损所致，要求他立即停止服用洛伐他汀治疗。然而，又过了半年，刘阳感到头晕，头痛，检查后认为系高血脂导致的脑血管供血不足，及脑血管痉挛，并且发现刘阳的胆固醇及甘油三酯超出正常三倍，系严重的高血脂。

问题：刘阳为何出现此症状？该如何用药？

代表药物 洛伐他汀

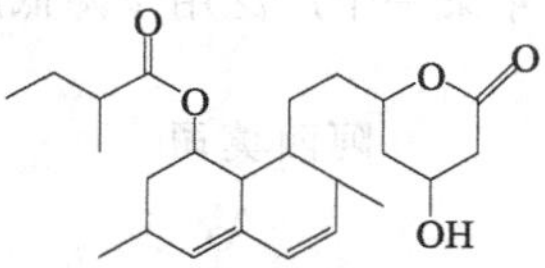

化学名为[1*S*[1*a*(R^*),3*a*,7*β*,8*β*($2S^*$ $4S^*$)8*aβ*]]-2-甲基丁酸-1,2,3,7,8*a*-六氢-3,7-二甲基-8-[2-(四氢-4-羟基-6 氧-2*H*-吡喃 *a*-2-)乙基]-1-萘酯。

【性状】本品为白色结晶性粉末，不溶于水，易溶于氯仿、DMF、丙酮，略溶于甲醇、乙醇、异丙醇、丁醇等。熔点 174.5℃。

【体内过程】本品口服吸收良好，但在空腹时吸收减少 30%。本品在肝内广泛首关代谢，水解为多种代谢产物，包括以*β*-羟酸为主的三种活性代谢产物。本品及*β*-羟酸代谢物的蛋白结合率高达 95%，达峰时间为 2～4h，$t_{1/2}$ 为 3h。83%从粪便排出，10%从尿排出。长期治疗后停药，作用持续 4～6 周。

【药理作用】本品在体内竞争性地抑制胆固醇合成过程中的限速酶羟甲戊二酰辅酶 A 还原酶，使胆固醇的合成减少，也使低密度脂蛋白受体合成增加，主要作用部位在肝脏，结果使血胆固醇和低密度脂蛋白胆固醇水平降低，由此对动脉粥样硬化和冠心病的防治产生作用。本品还降低血清甘油三酯水平。

【临床用途】用于治疗高胆固醇血症和混合型高脂血症。

【不良反应】

① 本品最常见的不良反应为胃肠道不适、腹泻、胀气，其他还有头痛、皮疹、头晕、视觉模糊和味觉障碍。

② 偶可引起血氨基转移酶可逆性升高。因此需监测肝功能。

③ 少见的不良反应有阳痿、失眠。

④ 罕见的不良反应有肌炎、肌痛、横纹肌溶解，表现为肌肉疼痛、乏力、发烧，并伴有血肌酸磷酸激酶升高、肌红蛋白尿等，横纹肌溶解可导致肾功能衰竭，但较罕见。

⑤ 有报道发生过肝炎、胰腺炎及过敏反应如血管神经性水肿。

【相互作用】

① 本品与口服抗凝药合用可使凝血酶原时间延长，使出血的危险性增加。

② 本品与免疫抑制剂如环孢素、阿奇霉素、克拉霉素、红霉素、达那唑、伊曲康唑、吉非贝特、烟酸等合用可增加肌溶解和急性肾功能衰竭发生的危险。

③ 考来替泊、考来烯胺可使本品的生物利用度降低，故应在服用前者 4h 后服用本品。与单胺氧化酶抑制剂（包括呋喃唑酮、丙卡巴肼等）配伍应用时，可加强抗 M 胆碱作用的副作用。

④ 与甲氧氯普胺并用时，后者的促进胃肠运动作用可被拮抗。

【禁忌证】对洛伐他汀过敏的患者、有活动性肝病或不明原因血氨基转移酶持续升高的患者禁用。

其他羟甲戊二酰辅酶 A 还原酶抑制剂见表 4-2。

表 4-2 其他羟甲戊二酰辅酶 A 还原酶抑制剂

药名	化学结构	作用特点	适应证	注意事项
普伐他汀	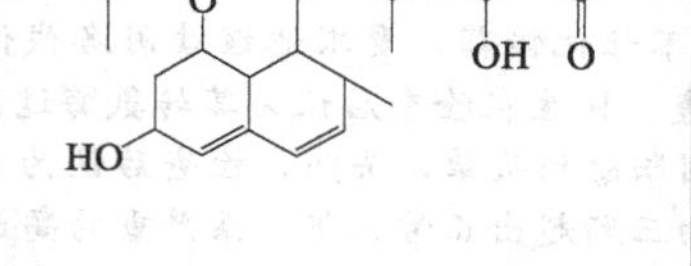	①降脂作用同洛伐他汀，但对肝肾功能不全者，可代偿性地调动其潜在的排泄能力，故不需要减量；②抑制单核巨噬细胞向内皮的黏附和集积，具有抗炎作用，可减少心血管疾病的发生	临床常用于饮食限制仍不能控制的原发性高胆固醇血症或合并有高甘油三酯血症患者（Ⅱa 和Ⅱb 型）	对本品过敏者，活动性肝炎或肝功能试验持续升高者，以及妊娠及哺乳期妇女禁用

续表

药名	化学结构	作用特点	适应证	注意事项
辛伐他汀	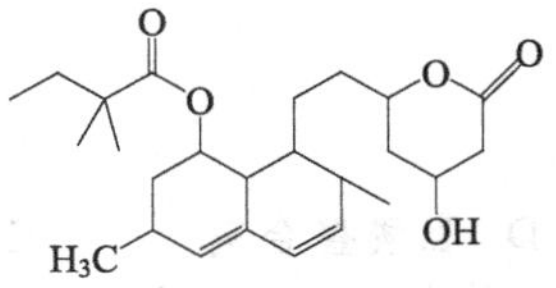	本品本身无活性，口服后转化为β-羟基酸才有活性。调血脂作用是洛伐他汀的2倍，其降低TC和LDL-C的作用比洛伐他汀强，长期应用还能显著延缓AS病变进展和病情恶化	临床常用于治疗高胆固醇血症、冠心病	同普伐他汀
氟伐他汀	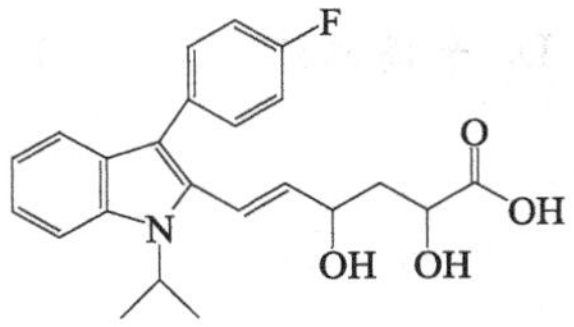	本品氟苯吲哚部分仿拟辅酶，能与HMG-CoA还原酶相互作用，减少细胞内胆固醇贮量，增加低密度脂蛋白的胆固醇(LDL-C)受体数量，恢复细胞内胆固醇代谢稳态，并加速从血浆中清除LDL-C	临床常用于原发性(包括杂合子家族性高胆固醇血症)高胆固醇血症和继发性(包括非胰岛素依赖型糖尿病所引起的)高脂血症	同普伐他汀
西伐他汀	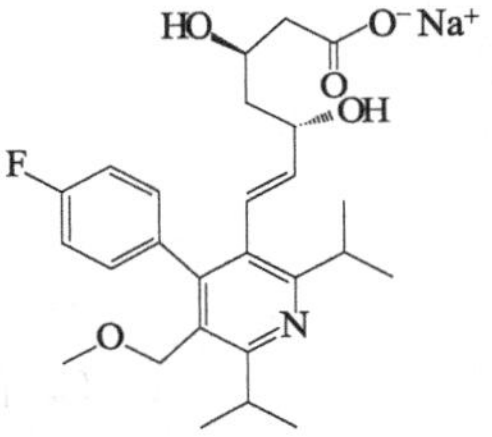	抑制HMG-CoA还原酶，增加肝细胞表面LDL受体表达，抑制vLDL合成，抑制TG生成，升高HDL浓度，延缓动脉粥样硬化的进程	临床主要用于治疗原发性高胆固醇血症、高甘油三酯血症、混合性高脂血症、纯合子和(或)杂合子家族性高胆固醇血症及非家族性高胆固醇血症等	同普伐他汀

自我提高

一、单选题

1. Ⅱa型高脂血症首选：

A. 他汀类　B. 烟酸　C. 弹性酶　D. 胆酸螯合剂　E. 贝特类

2. 关于考来烯胺不正确的是：

A. 属螯合剂　B. 可降低血中胆酸和胆固醇

C. 可延缓动脉粥样硬化的发生　D. 可用于低HDL-C血症

E. 不良反应有便秘、肠梗阻等

3. 随意肌溶解症是下面所列哪种降脂药的不良反应：

A. HMG-CoA还原酶抑制剂　B. 胆汁酸结合树脂

C. 烟酸及衍生物质　D. 贝特类　E. 考来烯胺

4. 下面所列关于他汀类药物不正确的是：

A. 可与胆碱螯合剂合用

B. 只有同烟酸、吉非贝齐等合用时才可出现随意肌溶解症

C. 首选用于高胆固醇血症或以高胆固醇为主的混合型高脂血症

D. 宜从小剂量开始　E. 宜晚间服用

5. 有关贝特类药物错误的是：

A. 蛋白结合率低　B. 和华法林合用有可能出现出血倾向

C. 首选用于高TG血症　D. 首选用于低HDL-C血症

E. 不宜与他汀类合用

6. 下面所列关于高脂蛋白血症的叙述不正确的是：
   A. Ⅰ型高脂血症首要为TG升高，而TC正常或轻度增加
   B. Ⅱa型高脂血症中TC增高，TG正常
   C. Ⅱb型高脂血症TC和TG均增高
   D. Ⅳ型高脂血症TC水平明显增高，TG正常或偏高
   E. Ⅴ型高脂血症TG和TC均升高，以TG升高为主
7. 混合型血脂异常，以高TG为主，首选：
   A. 烟酸　B. 贝特类　C. 他汀类　D. 胆酸螯合剂　E. 弹性酶
8. 混合型血脂异常，以高TC为主，如对于他汀类有禁忌，则次选：
   A. 胆酸螯合剂　B. 贝特类　C. 烟酸　D. 海鱼油制剂　E. 他汀类

二、配伍选择题

[1～4]
   A. 吉非贝齐　B. 阿西莫司　C. 考来烯胺　D. 辛伐他汀　E. 多潘立酮
1. 降胆固醇（TC）的药物为（　）
2. 首选降TC兼降甘油三酯（TG）的药物为（　）
3. 首选降TG兼降TC的药物为（　）
4. 降TG的药物为（　）

[5～8]
   A. 吉非贝齐　B. 阿西莫司　C. 考来烯胺　D. 辛伐他汀　E. 多潘立酮
5. 烟酸类（　）
6. 贝特类（　）
7. 胆酸螯合剂（　）
8. HMG-CoA还原酶抑制剂（　）

[9～12]
   A. 贝特类　B. 胆酸螯合剂＋贝特类　C. 他汀类
   D. 弹性酶　E. ω-3脂肪酸
下面所列情况的首选药物是
9. 高TC血症（　）
10. 高TG血症（　）
11. TG、TC均衡升高（　）
12. 低HDL血症（　）

三、多选题

1. 血脂包括：
   A. 胆固醇　B. 甘油三酯　C. 磷脂　D. 游离脂肪酸　E. 脂蛋白
2. 脂蛋白包括：
   A. 乳糜微粒　B. 极低密度脂蛋白　C. 中密度脂蛋白　D. 高密度脂蛋白
   E. 低密度脂蛋白
3. 高脂血症的临床表现：
   A. 血脂高于同性别正常值　B. 高密度脂蛋白低于同性别正常值
   C. 多伴有脂肪肝和肥胖　D. 可出现角膜弓和眼底改变
   E. 可并发高血压、糖尿病、动脉硬化等
4. 施用血脂调节药应定期检查：
   A. 肝功能　B. 血钙　C. 碱性磷酸酶　D. 肌磷酸激酶　E. 尿常规
5. 以下哪些饮食因素容易导致高脂血症：
   A. 每日摄入过多的脂肪和含胆固醇食物　B. 摄入高糖食物
   C. 大量饮酒　D. 每日摄入总热能过多　E. 高盐饮食
6. HMG-CoA还原酶抑制剂不宜联用：
   A. 影响胆固醇吸收药　B. 环孢素　C. 伊曲康唑　D. 红霉素　E. 烟酸

参考答案
一、单选题 1. A 2. D 3. A 4. B 5. A 6. D 7. B 8. C
二、配伍选择题 1. C 2. D 3. A 4. B 5. B 6. A 7. C 8. D 9. C 10. A 11. B 12. A
三、多选题 1. ABCD 2. ABCDE 3. ABCDE 4. ABCD 5. ABCD 6. BCDE

项目二 抗心绞痛药

学习目标

知识目标：掌握代表药物硝酸甘油、普萘洛尔、维拉帕米的结构、性状、作用、用途、不良反应等。
了解其他抗心绞痛药的作用特点。
能力目标：能够应用药物的基本理论和基本知识，提供用药咨询服务。
能够分析、解释涉及本章药物的处方合理性，将疾病与其药物相联系。

先导案例

胸痛：患者于某，胸痛反复发作多年，近日农忙后发作加剧，每日发作3～5次，每次持续时间2～3min，伴胸闷、气短、乏力、心悸、纳呆、失眠、健忘、舌淡胖边有齿痕，苔薄白脉细。每日需含服硝酸甘油1～3片，才得以缓解。

问题：于某为何出现胸部疼痛？

学习提示

心绞痛是冠状动脉供血不足，心肌急剧的、暂时的缺血与缺氧所引起的综合征，其特点为发作性前胸压榨性疼痛感觉，经休息或含服硝酸甘油后缓解。

一、硝酸酯类

硝酸酯类药物中，以硝酸甘油最常用。此外还有硝酸异山梨酯、单硝酸异山梨酯等。

代表药物 硝酸甘油

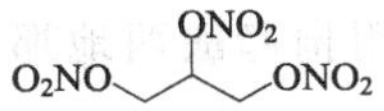

化学名为1,2,3-丙三醇三硝酸酯，又名三硝酸甘油酯。

【性状】本品为浅黄色的油状液体，无臭带甜味；略溶于水，可溶于乙醇；具有挥发性，遇热或撞击易爆炸；沸点145℃，低温条件下可凝固成双棱形晶体或三斜形晶体。本品分子中具有硝酸多元酯结构，脂溶性高。在碱性条件下迅速水解。

【体内过程】硝酸甘油口服生物利用度较低，仅约8%，因首关效应强，故不宜口服。舌下含服的生物利用度达到80%，含服后1～2min起效，持续20～30min。V_d为170L，$t_{1/2}$为2～4min。本品也可经皮肤吸收，用2%硝酸甘油软膏或贴膜剂睡前涂抹在前臂皮肤或胸部皮肤，有效浓度可保持较长时间。本品在肝内经谷胱甘肽-有机硝酸酯还原酶生成易水溶的二硝酸代谢物，仍具有较强的舒张血管作用，强度大约是母体的1/10；还有少量的一硝酸代谢物及无机亚硝酸盐，最后与葡萄糖醛酸结合由肾排出。

【药理作用】本品能在平滑肌细胞或血管内皮细胞中产生内源性的舒张血管活性物质（NO）而舒张血管，从而改善体循环和冠状动脉循环。此外产生的NO还能抑制血小板的聚集和黏附，有利于冠心病的治疗。硝酸甘油的药理作用主要体现在3个方面：①改变血流动力学，降低心肌耗氧量；②改变心肌的血液分布，有利于缺血区的血液供应；③开放侧支循环，增加缺血区的血流灌注。

【临床用途】临床常用于各类型的心绞痛（舌下含服迅速中止发作）、慢性心功能不全、急性心肌梗死，也可用于降低血压或治疗充血性心力衰竭。

【不良反应】硝酸甘油不良反应轻，应用安全。常见的如面颊部皮肤发红、反射性心率加快、搏动性头痛、直立性低血压、晕厥、眼内压增高等多为扩张血管所致。大剂量时可因血压降低而减少冠状动脉灌注压并反射性引起心率加快、心肌收缩力加强而增加心肌耗氧量，反而加重心绞痛。超剂量时可引起高铁红蛋白血症。颅内压升高及青光眼患者禁用。

【相互作用】

① 硝酸甘油与抗高血压药合用，由于其扩张血管作用而使降血压作用增强，易发生直立性低血压，故合用时应减量。

② 硝酸甘油可减弱肝素的抗凝作用，合用时应增加肝素的剂量，但在停用硝酸甘油时应减少肝素的用量，否则容易导致凝血障碍引起出血。

③ 与拟交感胺类合用，硝酸甘油的抗心绞痛作用会减弱。

④ 与阿司匹林合用，会使硝酸甘油的血药浓度升高。

⑤ 与苯巴比妥合用，会使硝酸甘油的血药浓度降低。

⑥ 与乙酰半胱氨酸合用，能缓解硝酸甘油的耐药性产生。

⑦ 与乙醇合用，因乙醇能抑制硝酸甘油的代谢，易引起低血压。

⑧ 硝酸甘油可加强三环类抗抑郁药的降压作用。

⑨ 硝酸甘油与乙酰胆碱、组胺或去甲肾上腺素同用时，疗效可减弱。

相关链接

硝酸甘油的应用方法要得当，片剂宜舌下含服，采用坐姿或半卧姿。心绞痛伴心律快者可同服普萘洛尔；伴高血压者可同服硝苯地平。目前，硝酸甘油已有贴膜剂和口腔喷雾剂。贴膜剂外用贴在左前胸部。喷雾剂因用量小，吸收快，不良反应少而受到患者欢迎。

知识应用

某稳定型心绞痛患者，医生为缓解患者的症状，处方如下：

Rp：休息

硝酸异山梨酯 5～10mg tid

阿替洛尔 12.5～25mg bid

试分析该处方是否合理，为什么？

【禁忌证】禁用于心肌梗死早期（有严重低血压及心动过速时）、严重贫血、青光眼、颅内压增高和对硝酸甘油过敏患者；禁用于使用枸橼酸西地那非的患者，因后者增强硝酸甘油的降压作用。

二、β受体阻滞剂

β受体阻滞剂于20世纪60年代应用于心绞痛的治疗。现临床常用的有十几种，包括普萘洛尔、吲哚洛尔、氧烯洛尔、阿普洛尔、索他洛尔、美托洛尔、阿替洛尔、醋丁洛尔、纳多洛尔、噻吗洛尔、艾司洛尔、拉贝洛尔等，其代表药物为普萘洛尔，最常用的为普萘洛尔、美托洛尔和阿替洛尔。

代表药物 盐酸普萘洛尔

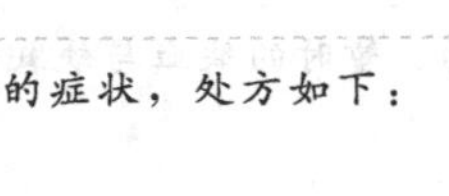

化学名为1-异丙氨基-3-(1-萘氧基)-2-丙醇盐酸盐，又名心得安。

【性状】本品为白色或类白色结晶性粉末，无臭，味微甜而后苦，熔点162～165℃；溶于水，略溶于乙醇，微溶于氯仿；水溶液为弱酸性，游离碱的pK_a为9.5。本品对热稳定，对光、酸不稳定，遇光易变质，在酸性溶液中，侧链氧化分解，在碱性条件下较稳定。

【体内过程】本品口服后吸收比较完全，吸收率约90%。1～1.5h血药浓度达峰值（缓释片为6.6h），但生物利用度低，为30%。血浆蛋白结合率93%，且受遗传控制，并具有立体选择性，其活性异构体左旋普萘洛尔主要与α_1-酸性糖蛋白结合。中国人血浆α_1-酸性糖蛋白水平低，因此中国人对本药更敏感。本品能透过血-脑脊液屏障产生中枢反应，也可进入胎盘屏障，分布容积约为6L/kg。本药在肝脏内广泛代谢，甲状腺功能亢进患者药物代谢及机体清除率增加。口服血中$t_{1/2}$为3.5～6h，静脉注射为2～3h，大部分以代谢物形式排泄。本药可经乳汁少量分泌。不能经透析清除。

【药理作用】本品主要通过降低心肌耗氧量、增加缺血区供血、改善心肌代谢、促进氧合血红蛋白解离，增加组织供氧和抑制血小板聚集来起到抗心绞痛作用。

【临床用途】

（1）抗高血压　普萘洛尔可减少心排出血量而降低血压，作为一线药物可单独或与其他降压药物联合使用。

（2）抗心律失常　普萘洛尔用于纠正快速性室上性心律失常、室性心律失常、洋地黄中毒及麻醉时引起的心律失常，特别是由于循环儿茶酚胺水平增高或心肌对儿茶酚胺的敏感性增高引起的心律失常。另外锑剂中毒引起的心律失常，在其他药物无效时可试用本药。

（3）抗心绞痛　普萘洛尔可抗劳力性心绞痛，常与硝酸酯类药物合用，可增高疗效及减少不良反应的发生。

（4）心肌梗死二级预防　普萘洛尔可降低患者的心肌梗死率。

（5）肥厚型心肌病。

（6）嗜铬细胞瘤（术前准备）。

（7）甲状腺功能亢进。

（8）左房室瓣脱垂综合征。

（9）偏头痛、面神经痛和原发性震颤。

【不良反应】

（1）支气管收缩　因为收缩支气管增加肺呼吸阻力，对哮喘患者有致命性严重不良反应，禁用于阻塞性通气障碍患者。

（2）心律失常　由于有引发心律失常的危险，用普萘洛尔治疗时不能突然停药，应用一周的时间逐渐停药。长期服用会导致β受体上调，造成严重的心绞痛或高血压，需进行监护治疗。

（3）性功能障碍　部分男性患者出现性功能障碍，其确切机制不明，可能是性功能与β受体阻断药有依赖关系。

（4）代谢紊乱　β受体阻断药可减少糖原分解，减少胰高血糖素的分泌。有些患者可以出现快速型低血糖。

【相互作用】

① 本品与维拉帕米合用，可加重对心脏的抑制作用和降压作用。

② 本品与地高辛合用，可使心率明显减慢而致心动过缓。

③ 因本品的抑制胰高血糖素升高血糖的作用，和胰岛素合用，可使胰岛素降低血糖的作用增强和延长，出现低血糖症状。

④ 水杨酸类和吲哚美辛可减弱普萘洛尔的降压作用。

⑤ 西咪替丁可使普萘洛尔在肝内代谢减少，半衰期延长。

【禁忌证】支气管哮喘、心源性休克、心传导阻滞（Ⅱ～Ⅲ度房室传导阻滞）、重度心力衰竭、窦性心动过缓者禁用。

其他β受体阻滞剂见表4-3。

三、钙通道阻滞剂

钙通道阻滞剂又称钙拮抗药，是一类选择性阻滞钙通道，抑制细胞外Ca^{2+}内流，降低细胞内Ca^{2+}浓度的药物。是20世纪70年代以来用来防治心绞痛的药物，可单独使用，也可与硝酸酯类或β受体阻滞剂合用。钙通道阻滞剂种类很多，作用广泛，还可用于抗心律失常和高血压的治疗，因此心肌缺血伴高血压或心律失常者可选用钙通道阻滞剂。常用于抗心绞痛的钙通道阻滞剂有硝苯地平、维拉帕米、地尔硫䓬、普尼拉明及哌克昔林等。

表 4-3 其他β受体阻滞剂

药名	化学结构	作用特点	适应证	注意事项
吲哚洛尔	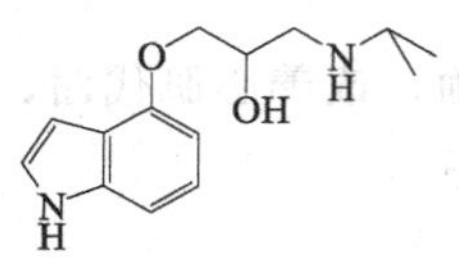	本品类似普萘洛尔，对 β_1、β_2 受体的阻断作用无选择性，但作用强 6～15 倍，且有较强的内在拟交感活性。故对减少心率及心输出量的作用较弱。其降低血浆肾素活性的作用比普萘洛尔弱	临床常用于窦性心动过速，阵发性室上性和室性心动过速、室性早搏、心绞痛、高血压等	窦性心动过缓、重度房室传导阻滞、心源性休克、低血压症、哮喘及过敏性鼻炎病人禁用
艾司洛尔	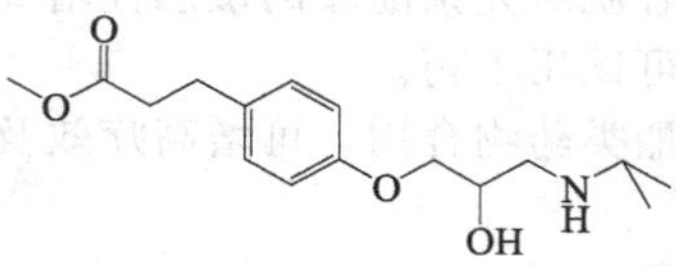	本品为超短效的选择性 β_1 受体阻滞剂，主要在心肌通过竞争儿茶酚胺结合位点而抑制 β_1 受体，具有减缓运动心率、降低血压、降低心肌耗氧量的作用。无内在拟交感活性，治疗剂量无明显的膜稳定作用	临床常用于预防和治疗围手术期所致的心动过速或高血压，窦性心动过速，需急诊处理的异位性室上性心动过速	严重心动过缓、Ⅰ度以上房室传导阻滞、心源性休克、重度心力衰竭者禁用
氟司洛尔	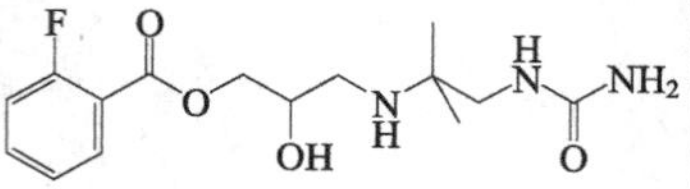	本品为非选择性β受体阻断药，无内在活性和膜稳定性。作用基本与普萘洛尔相似。特点为作用时间短。对房颤、房扑病人的心率能迅速有效地控制。对心肌缺血病人可很快改善血液供应	临床常用于房颤、房扑、心绞痛	哮喘、严重房室传导阻滞、窦性心动过缓、低血压症患者禁用
美托洛尔	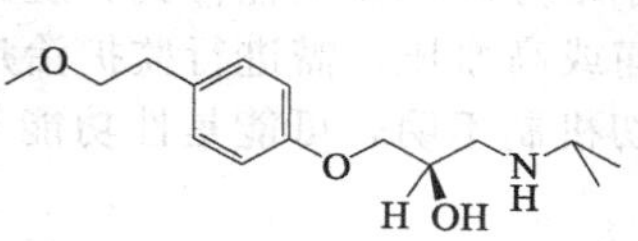	本品为心脏选择性β受体阻断药，对 β_1 受体有选择性阻断作用，无膜稳定作用。其阻断β受体的作用约与普萘洛尔相等，对 β_1 受体的选择性稍逊于阿替洛尔	临床常用于治疗高血压、心绞痛、心肌梗死、肥厚型心肌病、主动脉夹层、心律失常、甲状腺机能亢进、心脏神经官能症等	低血压、显著心动过缓、心源性休克、重度或急性心力衰竭、末梢循环灌注不良、Ⅱ度或Ⅲ度房室传导阻滞、病态窦房结综合征、严重的周围血管疾病禁用
阿替洛尔	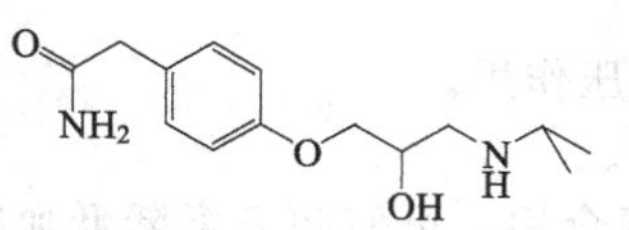	本品为长效的心脏选择性β受体阻断剂，无膜稳定作用，无内源性拟交感活性。其 β_1 受体拮抗作用与普萘洛尔相似，但对 β_2 受体阻滞作用甚微	临床主要用于窦性心动过速及早搏等，也可用于高血压、心绞痛及青光眼	严重窦性心动过缓、房室传导阻滞、心力衰竭患者及孕妇禁用
拉贝洛尔	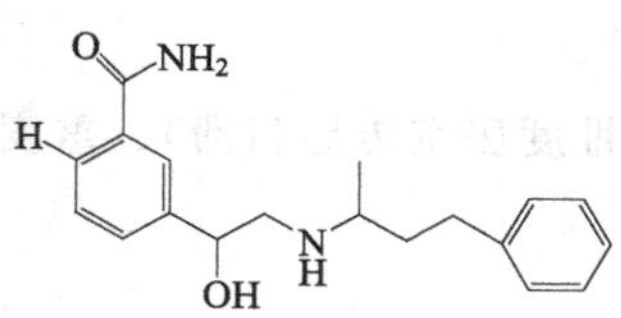	本品为兼有α受体及β受体阻滞作用的降压药，对 β_1 及 β_2 受体无选择作用。与单纯β受体阻滞剂不同，能降低卧位血压和周围血管阻力，一般不降低心输出量或每次心搏出量	临床主要用于治疗轻度至重度高血压和心绞痛；静注能治疗高血压危象	儿童、孕妇、哮喘及脑溢血患者禁用

代表药物 盐酸维拉帕米

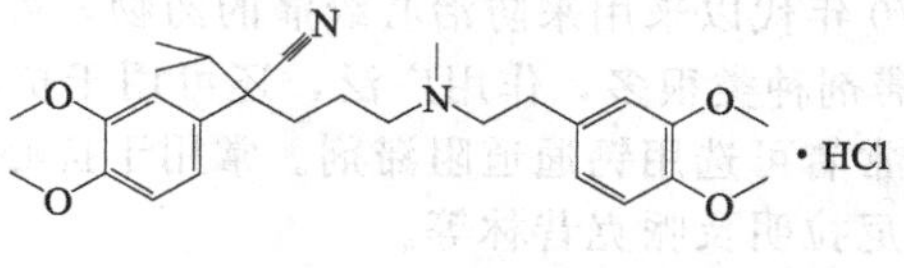

化学名为5-[(3,4-二甲氧基苯乙基)甲氨基]-2-(3,4-二甲氧基苯基)-2-异丙基-戊腈盐酸盐。

【性状】本品为白色结晶或结晶性粉末，无臭，味微苦；盐酸盐易溶于水、乙醇、甲醇、三氯甲烷，微溶于异丙醇、乙酸乙酯，难溶于己烷。熔点140～144℃。

【体内过程】本品口服吸收完全，但吸收率仅有10%～20%。故口服剂量比静脉注射剂量大8～10倍时方能达到相应的血药浓度。口服后2h发挥作用（如P-R间期延长），5h达高峰。静脉注射后，降压作用在5min达高峰，10～20min消失，而负性传导作用1～2min开始起效，10～20min达到高峰，6h后仍可测出。主要在肝脏代谢，70%以上代谢物经肾排出，15%经肠道排出，仅3%～4%以原形从肾排出。故严重肾衰竭的情况下，本品应减量使用。

【药理作用】本品为苯烷基胺类钙通道阻滞剂，可以调节心肌传导细胞、心肌收缩细胞及动脉血管平滑肌细胞上的钙离子内流，从而扩张外周动脉和冠状动脉，增加冠脉流量，降低血压。

【临床用途】口服用于治疗心绞痛、心律失常及高血压；静脉注射用于治疗快速阵发性心动过速的转复、心房扑动或心房颤动心室率的暂时控制。心房扑动或心室颤动合并房室旁路通道时除外。

【不良反应】本品口服耐受性好。常见的不良反应为便秘，其他如头痛、面红、眩晕及瘙痒等，但均少见。静脉注射可能出现的严重不良反应为低血压，特别是在左心衰竭的情况下；其次为房室传导障碍，尤其在窦房结及房室结功能不良的患者，严重者甚至可致室性停搏。病窦综合征、房室传导障碍、心动过缓、洋地黄中毒、低血压、心力衰竭、孕妇等禁用。

【相互作用】

① 本品可减少地高辛、奎尼丁和环孢素的清除，与这些药合用时可使后者毒性增强。

② 苯巴比妥能加速本品的代谢，合用时，本品疗效降低。

③ 本品与β受体阻滞剂均能减慢心率，合用时易致心动过缓甚至室性停搏。

相关链接

维拉帕米的分子结构式中含芳氧苯丙胺结构，与硫氰酸铬铵生成淡红色沉淀。与高锰酸钾溶液反应，使高锰酸钾颜色消退，并产生棕红色沉淀。

知识应用

某阵发性室上性心动过速患者，医生给其开的处方如下：

Rp：10%葡萄糖　　20ml

维拉帕米（异搏定）　5mg 静推

试分析处方的合理性。

【禁忌证】对本药过敏者、严重左心功能不全、重度低血压（收缩压<90mmHg）或心源性休克、病态窦房结综合征（已安装并行使功能的心脏起搏器患者除外）、Ⅱ～Ⅲ度房室传导阻滞（已安装并行使功能的心脏起搏器患者除外）、房颤或房扑合并房室旁路通道者禁用。其他钙通道阻滞剂见表4-4。

表4-4　其他钙通道阻滞剂

药名	化学结构	作用特点	适应证	注意事项
硝苯地平	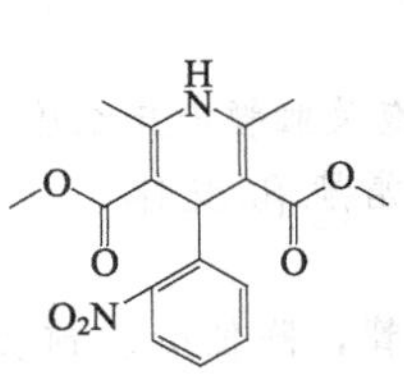	①选择性抑制心肌细胞膜的钙内流，阻断心肌细胞兴奋-收缩偶联，减弱心肌收缩力，减少心肌能量及氧的消耗，通过防止钙超负荷直接保护心肌细胞。②抑制血管、支气管和子宫平滑肌的兴奋-收缩偶联，扩张全身血管（包括肺、肝、肾、脑、股及肠系膜动脉）和冠脉。③抑制血小板聚集	临床适用于预防和治疗冠心病心绞痛，特别是变异型心绞痛和冠状动脉痉挛所致的心绞痛、各种类型的高血压以及患有呼吸道阻塞性疾病的心绞痛病人（疗效优于β受体阻滞剂）	孕妇慎用

续表

药名	化学结构	作用特点	适应证	注意事项
地尔硫䓬	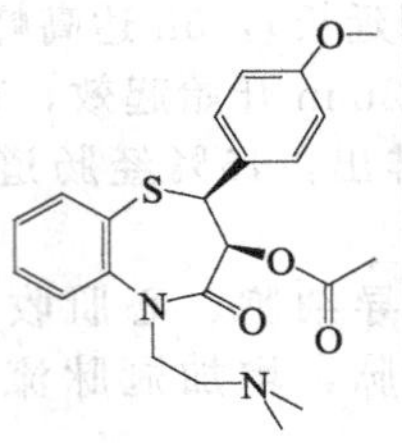	本品对心脏的电生理效应与维拉帕米类似，能阻断去极化的浦氏纤维放电，并消除电去极的心室肌的自动节律性，抑制房室结传导及延长其不应期。其直接减慢心率的作用较强。可扩张冠状动脉及外周血管，使冠脉流量增加和血压下降。可减轻心脏工作负荷及减少心肌耗氧量，解除冠脉痉挛	临床用于室上性心律失常，典型心绞痛、变异型心绞痛，老年人高血压等	Ⅱ度以上房室阻滞或窦房阻滞患者以及孕妇禁用
哌克昔林	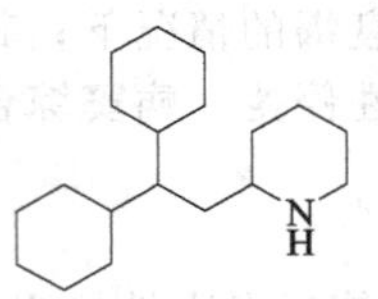	本品为钙拮抗药，具有抑制钙离子内流作用，能舒张血管平滑肌，明显扩张冠状动脉，增加冠脉血流量，对心绞痛效果较好。但由于其副作用较多（周围神经炎、颅内压升高、肝功能障碍），限制了它作为首选抗心绞痛药。同时本品能减慢心率，减轻左心室负荷，从而可降低心肌耗氧量	临床用于治疗心绞痛有较好疗效。用于室性心律失常亦有效，对室上性心律失常疗效较差；对其他抗心律失常药无效的患者，本品往往能奏效	肝肾功能损害者、心肌梗死急性期禁用，糖尿病患者慎用
普尼拉明	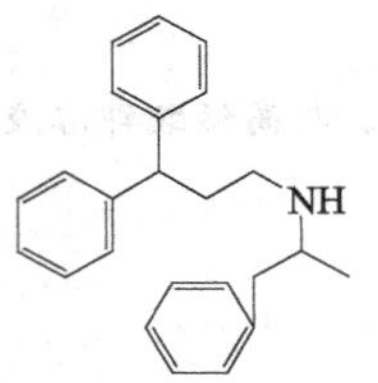	本品除具有阻滞钙离子内流作用外，具有抑制磷酸二酯酶和抗交感神经作用。降低心肌收缩力和松弛血管平滑肌，可增加冠脉流量，同时能降低心肌耗氧量	临床可用于心绞痛的防治。又能抑制心室的传导和减弱心肌收缩力，对早搏和室性心动过速有一定效果	肝功能异常、心力衰竭、高度房室传导阻滞患者忌用

自我提高

一、单选题

1. 抗心绞痛药发挥治疗作用是通过：
   A. 扩张血管　B. 减慢心率、抑制心肌收缩力　C. 减少心室容量　D. 降低心肌耗氧及增加冠状动脉供血　E. 减少心室壁肌张力
2. 临床最常用的硝酸酯类药物是：
   A. 硝酸异山梨酯　B. 硝酸甘油　C. 单硝酸异山梨酯　D. 戊四硝酯　E. 亚硝酸异戊酯
3. 硝酸酯类舒张血管的机制是：
   A. 直接松弛血管平滑肌　B. 阻断 α_1 受体　C. 在平滑肌细胞及血管内皮细胞中产生 NO　D. 阻滞钙离子通道　E. 阻断血管平滑肌 β_2 受体
4. 关于硝酸甘油，不正确的是：
   A. 扩张动脉血管，降低心脏后负荷　B. 扩张静脉血管，降低心脏前负荷　C. 加快心率，增加心肌收缩力　D. 降低室壁张力及耗氧量　E. 减慢心率，减弱心肌收缩力

5. 不属于硝酸甘油不良反应的是：
   A. 心率加快　B. 高铁血红蛋白血症　C. 直立性低血压　D. 头痛
   E. 支气管哮喘
6. 硝酸酯类治疗心绞痛的缺点是：
   A. 室壁张力降低　B. 心室压力降低　C. 外周阻力下降
   D. 心肌耗氧量降低　E. 心率加快
7. 变异型心绞痛患者不宜应用：
   A. 硝酸甘油　B. 普萘洛尔　C. 维拉帕米　D. 硝苯地平
   E. 硝酸异山梨酯
8. 对冠状血管无直接扩张作用的抗心绞痛药是：
   A. 硝苯地平　B. 维拉帕米　C. 普萘洛尔　D. 硝酸甘油
   E. 硝酸异山梨酯
9. 钙拮抗剂治疗心绞痛，不正确的是：
   A. 减慢心率　B. 减弱心肌收缩力　C. 改善缺血区的供血
   D. 增加室壁张力　E. 扩张小动脉而降低后负荷
10. 普萘洛尔不具有的作用：
   A. 降低心肌耗氧量　B. 降低室壁张力　C. 改善缺血区的供血　D. 减慢心率
   E. 减弱心肌收缩力
11. 关于普萘洛尔抗心绞痛的作用中叙述错误的是：
   A. 阻断β受体，抑制心脏活动，降低心肌耗氧量
   B. 增大心室容积，延长射血时间，能相对增加心肌耗氧量，部分抵消其降低心肌耗氧量的有利作用
   C. 促进氧合血红蛋白的解离，增加组织供氧
   D. 抑制心肌收缩力，从而减小心室容积，缩短射血时间，降低心肌耗氧量
   E. 改善缺血区心肌的供血
12. 钙拮抗剂对哪种心绞痛疗效最好：
   A. 稳定型心绞痛　B. 变异型心绞痛　C. 初发型心绞痛　D. 恶化型心绞痛
   E. 自发型心绞痛
13. 硝酸甘油为临床常用抗心绞痛药物，常与β受体阻断剂合用，其重要理由为：
   A. 二者均可使心率减慢　B. 在心室压力改变方面可相互拮抗
   C. 二者均可使心室容积减小　D. 二者均可使心肌收缩减弱
   E. 二者均可使心肌耗氧量下降，有协同作用
14. 对于β受体阻断药不属于禁用或慎用的是：
   A. 支气管哮喘　B. 青光眼　C. 外周血管痉挛性疾病
   D. 心脏传导阻滞　E. 心功能不全
15. 下列哪项是减弱硝苯地平治疗心绞痛的因素：
   A. 心室张力降低　B. 心率加快　C. 心室压力减少
   D. 改善缺血区的供血　E. 增加侧支血流
16. 普萘洛尔、维拉帕米的共同禁忌证是：
   A. 轻、中度高血压　B. 变异型心绞痛　C. 强心苷中毒时心律失常
   D. 甲亢伴有窦性心动过速　E. 严重心功能不全
17. 普萘洛尔、硝酸甘油、硝苯地平治疗心绞痛的共同作用是：
   A. 减慢心率　B. 缩小心室容积　C. 扩张冠脉
   D. 降低心肌耗氧量　E. 抑制心肌收缩力
18. 口服后肝脏首过消除最多的药物是：
   A. 硝苯地平　B. 地尔硫䓬　C. 维拉帕米　D. 普萘洛尔
   E. 硝酸甘油

19. 不影响侧支血流的药物是：
A. 硝苯地平　B. 地尔硫䓬　C. 维拉帕米　D. 普萘洛尔
E. 硝酸甘油

二、多选题

1. 下列哪些药物合用是正确的：
A. 硝酸甘油与普萘洛尔治疗稳定型心绞痛
B. 硝苯地平与普萘洛尔治疗不稳定型心绞痛
C. 强心苷与普萘洛尔治疗心房纤颤
D. 维拉帕米与地尔硫䓬治疗变异型心绞痛
E. 普萘洛尔与噻吗洛尔治疗不稳定型心绞痛
2. 加快心率的药物有：
A. 硝苯地平　B. 维拉帕米　C. 地尔硫䓬　D. 硝酸甘油
E. 普萘洛尔
3. 硝苯地平的适应证是：
A. 稳定型心绞痛　B. 高血压　C. 胆绞痛　D. 脑血管病
E. 变异型心绞痛
4. 硝酸甘油可引起下列哪些作用：
A. 心率加快　B. 外周阻力升高　C. 室壁张力降低　D. 心室容积增大
E. 心室容积缩小
5. 有哮喘病的心绞痛患者，宜选用下列哪些药：
A. 硝酸甘油　B. 普萘洛尔
C. 噻吗洛尔　D. 硝苯地平　E. 单硝酸异山梨酯
6. 下列关于硝苯地平作用的叙述，正确的是：
A. 舒张冠状动脉而增加心肌供血　B. 舒张外周阻力血管而降低心脏后负荷
C. 抑制心肌作用强　D. 对变异型心绞痛疗效好
E. 对心肌细胞有保护作用

参考答案

一、单选题　1. D　2. B　3. C　4. E　5. E　6. E　7. B　8. C　9. D　10. B　11. D　12. B　13. E　14. B　15. B　16. E　17. D　18. E　19. D

二、多选题　1. ABC　2. AD　3. ABE　4. ACE　5. ADE　6. ABDE

项目三　抗心律失常药

学习目标

知识目标：掌握代表药奎尼丁、美西律、艾司洛尔、普罗帕酮、胺碘酮等的结构、性状、作用、用途、不良反应等。了解各类抗心律失常药的作用特点。

能力目标：能够应用药物的基本理论和基本知识，提供用药咨询服务。
能够分析、解释涉及本章药物的处方合理性，将疾病与其药物相联系。

一、概述

心律失常是指心搏频率和节律的异常。心率过快、过慢或心搏节律不同步都会减少心排出血量，尽管有极少数心律失常可以无症状、无害、不需治疗，但是多数尤其是持续的室上性和室性快速心律失常则产生临床症状，严重影响生活质量和活动能力，甚至引起死亡或猝死（大部分是室性快速心律失常所引起），因此需要进行积极有效的治疗。

很多因素可引起心律失常或加剧心律失常。在正常情况下，心脏的冲动来自窦房结，依次经心房、房室结、房室束及浦肯野纤维，最后传至心室肌，引起心脏节律性收缩，顺利完成泵血功能。所以说所有心律失常均是由于冲动形成障碍及冲动传导障碍或两者兼有所引起的。而对心律失常发生的治疗就是减少异位起搏活动、调节折返环路的传导性或有效不应期以消除折返。临床绝大多数的抗心律失常药物均是通过影响心肌电兴奋过程中不同时相的离子通道和离子流，使其电生理特性的兴奋性、传导性等产生变化而起作用。

临床上心律失常分为两类，即缓慢型和快速型心律失常。前者常采用阿托品及异丙肾上腺素治疗。后者包括房性期前收缩、房性心动过速、心房颤动、心房扑动、阵发性室上性心动过速、室性期前收缩、室性心动过速及心室颤动等，主要用本节所述及的药物治疗。近年来有很多效果显著的非药物治疗方法（例如埋藏式自动心脏复律除颤器、射频导管消融等），但由于其适应证、并发症或不同地方的医疗条件及昂贵的医疗费用等原因而只能使部分患者受益，大多数心律失常患者仍需要药物治疗。另一方面，抗心律失常药对某些患者可能引起致死性的心律失常，即所谓的致（促）心律失常作用，以及负性肌力和其他毒性等。因此采用抗心律失常药治疗时应认真斟酌其利弊。

目前，最广泛应用的抗心律失常药物分类，是改良的 Vaughn Williams 分类法，它根据药物作用通道和电生理特点归纳成四大类。

（1）Ⅰ类——钠通道阻滞药　阻滞快钠通道，降低 0 相上升速率（V_{max}），减慢心肌传导，有效地终止钠通道依赖的折返。Ⅰ类药物根据药物与通道作用动力学和阻滞强度的不同又可分为Ⅰa、Ⅰb 和Ⅰc 类，此类药物与钠通道的结合/解离动力学有很大差别，结合/解离时间常数可反映钠通道阻滞药的作用强度。

①Ⅰa 类。结合/解离时间常数 1～12s，适度阻滞钠通道，降低动作电位 0 相上升速率，延长复极过程，且以延长 ERP 更为显著。有奎尼丁、普鲁卡因胺、吡丙胺等。

②Ⅰb 类。结合/解离时间常数＜1s，轻度阻滞钠通道，降低动作电位 0 相上升速率，降低自律性，缩短或不影响 APD。有利多卡因、美西律、苯妥英钠、乙吗噻嗪等。

③Ⅰc 类。结合/解离时间常数≥12s，明显阻滞钠通道，显著降低动作电位 0 相上升速率和幅度，减慢传导性的作用最明显。有普罗帕酮、氟卡尼、莫雷西嗪等。

（2）Ⅱ类——β-肾上腺素受体阻滞剂　降低交感神经效应，减轻由 β 受体介导的心律失常。能降低起搏电流（If），由此减慢窦律，抑制自律性，也能减慢房室结的传导。对病态窦房结综合征或房室传导障碍者作用特别明显。有阿替洛尔、艾司洛尔、美托洛尔、普萘洛尔、纳多洛尔、索他洛尔等。

（3）Ⅲ类——延长动作电位时程药　抑制多种钾电流，延长 APD 和 ERP，对动作电位幅度和去极化速率影响小。有胺碘酮、溴苄胺等。基本为钾通道阻滞剂，延长心肌细胞动作电位时程，延长复极时间，延长有效不应期，有效地终止各种微折返，能有效地防颤、抗颤。此类药物可使动作电位时相延长。目前已批准用于临床的有胺碘酮、溴苄胺、多非利特、伊布利特。

（4）Ⅳ类——钙通道阻滞药　主要阻滞心肌细胞 ICa-L 介导的兴奋收缩偶联，减慢窦房结和房室结的传导，对早后除极和晚后除极电位及 ICa-L 参与的心律失常有治疗作用。有维拉帕米、地尔硫䓬等。

先导案例

心慌：患者女，30 岁，3 年前无诱因间断出现心慌，与活动无关，突然发作，伴轻度胸闷，无胸痛。持续 20～30min 可自行突然好转。无症状时查心电图正常，每年发作 3～4 次，未进一步检查。1h 突发心慌性质程度同前，急来就诊。查生命体征呼吸 160 次/min，其他正常。既往体健，二便正常。

问题：患者可能患有什么疾病？应及时做什么检查？

学习提示

阵发性室上性心动过速患者可由运动或情绪激动诱发，多有反复发作史。非发作期心电图正常，发作时心率多在 160～240 次/min，快而整齐，心音有力，多无心脏杂音，血压正常或稍低。

二、常用抗心律失常药

(一) Ⅰ类药——钠通道阻滞药

1. Ⅰa类 (适度阻滞钠通道)

代表药物 奎尼丁

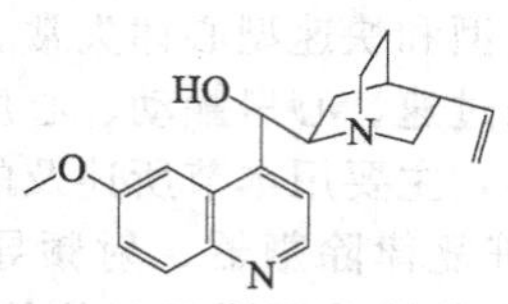

化学名为 (9*S*)-6′-甲氧基辛可宁-9-醇。

【性状】本品硫酸盐为白色针状结晶，熔点 174～175℃，见光变暗，溶于水、乙醇、氯仿，不溶于乙醚。本品含喹啉环，奎尼丁分子中有 2 个氮原子，为二元碱，喹啉环上氮原子碱性较弱，不易与酸成盐，喹核碱环上的氮原子碱性较强。

【体内过程】本品口服后吸收快而完全。生物利用度个体差异大，为 44%～98%。口服后 30min 作用开始，1～3h 达最大作用，持续约 6h。血中半衰期为 6～8h，小儿为 2.5～6.7h。本品主要经肝脏代谢，少量以原形经肾脏排出。血浆的治疗浓度为 3～5μg/ml，超过 6μg/ml 可能引起毒性反应。

【药理作用】本品为Ⅰa类抗心律失常药，对细胞膜有直接作用，主要抑制钠离子的跨膜运动，影响动作电位 0 相。抑制心肌的自律性，特别是异位兴奋点的自律性，降低传导速度，延长有效不应期，提高心房心室肌的颤动阈。本品还可抑制钙离子内流，降低心肌收缩力。

相关链接

奎尼丁的给药方式：本品一般不采用注射给药的方式，因其静脉注射时常可引起低血压和心动过速，所以很少采用。

知识应用

某持续性房颤患者，心室速率在 70～80 次/min，医生为复律患者的房颤，处方如下：

Rp：奎尼丁 0.2mg tid po

试分析处方是否合理，及注意事项。

【临床用途】抗心律失常，本品为广谱抗心律失常药，可治疗各种快速型心律失常，包括频发性室上性和室性期前收缩、室上性和室性心动过速、心房颤动和心房扑动等，是重要的转复心律药物。

【不良反应】

(1) 胃肠道反应　包括恶心、呕吐、腹痛、腹泻及食欲不振等。

(2) 神经系统反应　包括耳鸣、听力丧失、视觉障碍、晕厥、谵妄等，总称为金鸡纳反应。

(3) 心脏毒性　是最为严重的不良反应。用量过大或者个体高敏性时，出现意识丧失、四肢抽搐、呼吸停止，称为奎尼丁晕厥，一旦发生应立即进行人工呼吸、胸外心脏按压、电复律等抢救。

(4) 过敏反应　出现血小板减少、发热、药疹等反应。

【相互作用】

① 奎尼丁与地高辛合用时，能使后者的肾清除率降低而增加其血药浓度，故合用时应减少地高辛用量。

② 药酶诱导剂 (如苯巴比妥、苯妥英钠等) 加速奎尼丁的代谢，使血药浓度降低。

③ 与普萘洛尔、维拉帕米、西咪替丁合用时应减少本药用量。

【禁忌证】对本药过敏或曾用该药引起血小板减少性紫癜、没有起搏器保护的Ⅱ度或Ⅲ度房室传导阻滞、病窦综合征患者禁用。其他Ⅰa类抗心律失常药见表 4-5。

表 4-5　其他Ⅰa类抗心律失常药

药名	化学结构	作用特点	适应证	注意事项
普鲁卡因胺	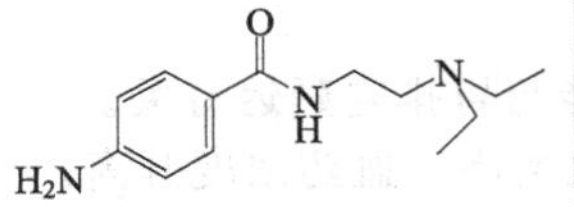	本品能延长心房的不应期，降低房室的传导性及心肌的自律性。但对心肌收缩力的抑制较奎尼丁弱	临床适用于阵发性心动过速、频发早搏（对室性早搏疗效较好）、心房颤动和心房扑动，常与奎尼丁交替使用	严重心力衰竭、完全性房室传导阻滞、束支传导阻滞或肝肾功能严重损害者忌用
丙吡胺	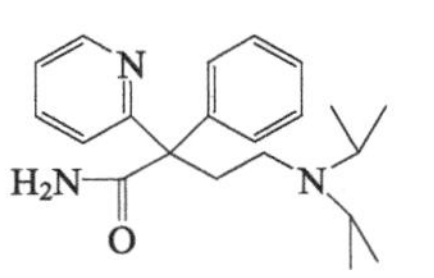	本品可延长不应期、抑制心脏兴奋的传导，作用比奎尼丁强。其抗胆碱作用比奎尼丁更为显著，因此，当治疗房扑或房颤时应同时给予减慢房室传导的药物	临床可用于房性早搏、阵发性房性心动过速、房颤、室性早搏等，对室上性心律失常的疗效较好	病态窦房结综合征、重度房室传导阻滞、充血性心率衰竭及青光眼患者忌用

2. Ⅰb类（轻度阻滞钠通道）

代表药物　　美西律

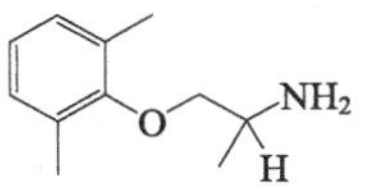

化学名为1-(2,6-二甲基苯氧基)-2-丙胺。

【性状】本品为白色或类白色结晶性粉末，几乎无臭，味苦。mp 200～204℃。本品在水或乙醇中易溶，在乙醚中几乎不溶。

【体内过程】口服后在胃肠道吸收良好。生物利用度为80%～90%，急性心肌梗死者吸收较低。口服后30min作用开始，约持续8h，2～3h达到血药峰浓度。口服200mg的血药峰值为0.3μg/ml，口服400mg时约为1.0μg/ml。2～3h达到血药峰浓度。在体内分布广泛，表观分布容积为5～7L/kg，有或无心力衰竭者相似。血液红细胞内的浓度比血浆中高15%。正常人血浆清除半衰（$t_{1/2}$）期为10～12h。长期服药者为13h，急性心肌梗死者为17h。肝功能受损者半衰期（$t_{1/2}$）也可延长。血浆蛋白结合率为50%～60%。美西律在肝脏代谢成多种产物，药理活性很小。约10%经肾排出。尿pH值不影响药物清除，尿pH值显著异常可以减慢药物清除速度：酸性尿加快其清除速度，碱性尿减慢其清除速度。

【药理作用】本品为Ⅰb类抗心律失常药，可以抑制心肌细胞钠内流，促进钾离子外流，降低动作电位0相除极速度，缩短浦氏纤维的时程和有效不应期，延缓室内传导，提高室颤阈值。在心脏传导系统正常的病人中，美西律对心脏冲动的产生和传导作用不大，临床试验中未发现美西律引起Ⅱ度或Ⅲ度房室传导阻滞。美西律不延长心室除极和复极时程，因此可用于QT间期延长的室性心律失常。

【临床用途】抗心律失常，临床用于各种原因引起的室性心律失常，如室性早搏、室性心动过速、心室颤动及洋地黄中毒引起的心律失常。静脉注射适用于急性室性心律失常。

【不良反应】约20%～30%患者口服发生不良反应。

（1）胃肠反应　最常见。包括恶心、呕吐等，有肝功能异常的报道。

（2）神经反应　为第二位常见不良反应。包括头晕、震颤（最先出现手细颤）、共济失调、眼球震颤、嗜睡、昏迷及惊厥、复视、视物模糊、精神失常、失眠。

（3）心血管反应　窦性心动过缓及窦性停搏一般较少发生。偶见胸痛，促心律失常作用如室性心动过速，低血压及心力衰竭加剧。治疗包括停药、用阿托品、升压药、起搏器等。

（4）过敏反应　如皮疹。

（5）极个别有白细胞及血小板减少。

【相互作用】

① 有临床试验报道美西律与常用的抗心绞痛、抗高血压和抗纤溶药物合用未见相互影响。

② 美西律与奎尼丁、普萘洛尔或胺碘酮合用治疗效果更好。可用于单用一种药物无效的顽固室性心律失常。但不宜与Ⅰb类药物合用。

③ 苯妥英钠或其他肝药酶诱导剂如利福平和苯巴比妥等与美西律合用，可以降低美西律的血药浓度。

④ 在急性心肌梗死早期，吗啡使本品吸收延迟并减少，可能与胃排空延迟有关。

⑤ 制酸药可降低口服本品时的血药浓度，但也可因尿pH值增高，血药浓度升高。

【禁忌证】心源性休克、Ⅱ度或Ⅲ度房室传导阻滞、病窦综合征者，哺乳期妇女及对本品过敏者禁用。

相关链接

美西律的常见制剂规格如下。

片剂：50mg；100mg。针剂：2ml：100mg。胶囊：0.1g。

知识应用

某室性早搏患者，医生为缓解患者的症状，处方如下。

Rp：美西律注射液 0.1g，利多卡因 100mg

10%葡萄糖 500ml。静脉滴注。

试分析该处方是否合理，为什么？

其他Ⅰb类抗心律失常药见表4-6。

表4-6 其他Ⅰb类抗心律失常药

药名	化学结构	作用特点	适应证	注意事项
利多卡因	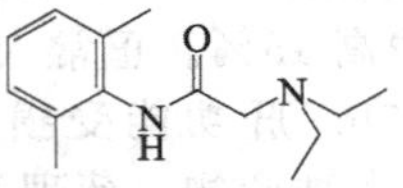	抑制细胞膜上的钠通道而具有膜稳定作用。在缺血损伤部位，此种作用较明显，可缩小正常组织与缺血组织之间的传导差异及不应期的不一致性，并可减轻浦氏纤维的单向阻滞现象，进而防止折返激动的产生。利多卡因还可降低心肌的自律性，提高心室致颤阈值，从而减少室颤的发生	临床常用作局麻药及抗心律失常药（只对室性心律失常有效，而对房性心律失常无效）	对利多卡因及其他局部麻醉药过敏、阿-斯综合征（急性心源性脑缺血综合征）、预激综合征、严重传导阻滞、未经控制的癫痫患者禁用
妥卡尼	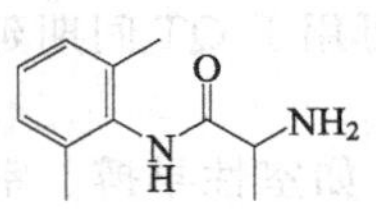	作用于浦氏纤维和心室肌，抑制钠离子内流，促进钾离子外流；降低4相除极坡度，从而降低自律性；明显缩短动作电位时程，相对延长有效不应期及相对不应期；降低心肌兴奋性；减慢传导速度；提高室颤阈。不影响窦房结功能；不影响心室除极和复极时间	临床主要用于严重的室性心律失常的治疗。包括室性早搏、室性心动过速	对妥卡尼过敏者禁用。未安装起搏器的Ⅱ～Ⅲ度房室传导阻滞患者禁用。不用于治疗有致死性室性心律失常的病人
苯妥英钠	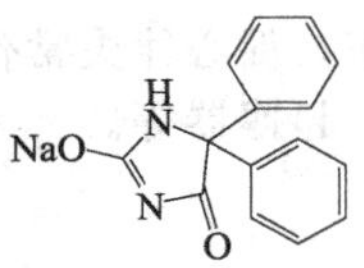	①抗心律失常作用主要是抑制心室和心房的异位节律点，加速房室结的传导，缩短不应期。不影响窦房结和心室内传导。②能阻止脑部病灶发生的异常电位活动向周围正常脑组织的扩散，进而起到抗癫痫的作用	临床适用于治疗全身强直-阵挛性发作、复杂部分性发作（精神运动性发作、颞叶癫痫）、单纯部分性发作（局限性发作）和癫痫持续状态。也可用于治疗三叉神经痛。也适用于洋地黄中毒所致的室性及室上性心律失常，对其他各种原因引起的心律失常疗效较差	对乙内酰脲类药有过敏史或阿斯综合征、Ⅱ～Ⅲ度房室阻滞、窦房结阻滞、窦性心动过缓等心功能损害者禁用

3. Ⅰc类（重度阻滞钠通道）

代表药物 盐酸普罗帕酮

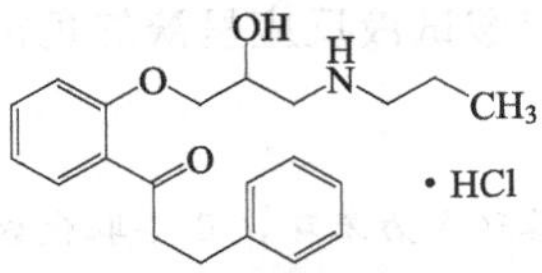

化学名为3-苯基-1-[2-[3-(丙氨基)-2-羟基丙氧基]-苯基]-1-丙酮盐酸盐。

【性状】本品为白色或类白色粉末，无臭，味苦。本品在乙醇、氯仿或冰醋酸中微溶，在水中极微溶解。

【体内过程】本品口服后自胃肠道吸收良好，服后2～3h抗心律失常作用达峰值，作用可持续8h以上，其生物利用度呈剂量依赖性，如100mg普罗帕酮3.4%，而300mg的生物利用度为10.6%。本品与血浆蛋白结合率高，达93%，剂量增加，生物利用度还会提高。肝功能下降也会增加药物的生物利用度，严重肝功能损害时普罗帕酮的清除减慢。普罗帕酮的药代动力学曲线为非线性。该药半衰期为3.5～4h。本品经肾脏排泄，主要为代谢产物，小部分（<1%）为原形物。不能经过透析排出。

【药理作用】本品属于Ⅰc类（即直接作用于细胞膜）的抗心律失常药。具有较弱的β受体阻断作用。可降低收缩期的去极化作用，因而延长传导，动作电位的持续时间及有效不应期也稍有延长，并可提高心肌细胞阈电位，明显减少心肌的自发兴奋性。它既作用于心房、心室（主要影响浦肯野纤维，对心肌的影响较小），也作用于兴奋的形成及传导。本品可降低心肌的应激性，作用持久，PQ及QRS均增加，延长心房及房室结的有效不应期。

【临床用途】本品口服用于治疗室性早搏及预防阵发性室性心动过速。其次用于预防和治疗室上性，包括心房性早搏、阵发性室上性心动过速及预激综合征伴室上性心动过速、心房扑动或心房颤动，但纠正心房扑动和心房颤动效果差。静脉注射用于阵发性室上性心动过速及室上性心动过速（包括伴预激综合征者）。

【不良反应】不良反应较少，主要为口干、舌唇麻木，可能是由于其局部麻醉作用所致。此外，早期的不良反应还有头痛，头晕，其后可出现胃肠道障碍如恶心、呕吐、便秘等，也有出现房室阻断症状。有两例在连续服用两周后出现胆汁郁积性肝损伤的报道，停药后2～4周各酶的活性均恢复正常。

【相互作用】

① 与奎尼丁合用可以减慢代谢过程。

② 与局麻药合用增加中枢神经系统副作用的发生。

③ 普罗帕酮可以增加血清地高辛浓度，并呈剂量依赖型。

④ 与普萘洛尔、美托洛尔合用可以显著增加其血浆浓度和清除半衰期，而对普罗帕酮没有影响。

⑤ 与华法林合用时可增加华法林血药浓度和凝血酶原时间。

⑥ 与西咪替丁合用可使普罗帕酮稳态血药浓度水平提高，但对其电生理参数没有影响。

【禁忌证】无起搏器保护的窦房结功能障碍、窦房结传导阻滞、Ⅱ度或Ⅲ度房室传导阻滞、双束支传导阻滞（除非已安置人工起搏器）、严重肝或肾功能障碍、严重心力衰竭、心源性休克、严重心动过缓、严重低血压、电解质紊乱及对该药过敏者禁用。

（二）Ⅱ类——β-肾上腺素受体阻滞剂

β-肾上腺素受体阻滞剂主要通过阻断β受体而对心脏发挥影响，有些药物尚有膜稳定作用，可以延长心肌的动作电位。它们具有抗心肌缺血等作用，可改善心肌病变，防止严重心律失常及猝死，降低心肌梗死恢复期患者的死亡率是其特点。但本类药物对心室异位节律点的抑制作用较钠通道阻滞剂要弱。代表药物有普萘洛尔、美托洛尔、索他洛尔、艾司洛尔等。

代表药物 艾司洛尔

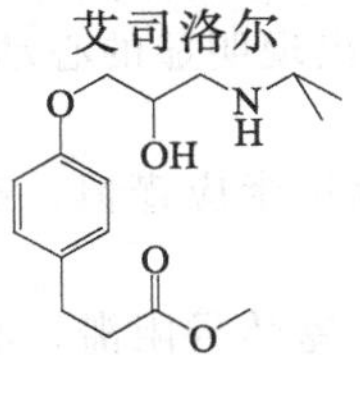

化学名为4-{[3-[(1-甲基乙基)氨基]-2-羟基]丙氧基}苯丙酸甲酯。

【性状】本品为白色或类白色的疏松块状物或粉末。艾司洛尔属于芳氧丙醇胺类化合物，具有氧代丙醇和仲胺结构。其水溶液与硅钨酸试液反应呈淡红色沉淀。

相关链接

艾司洛尔结构上的母核由普萘洛尔的萘环变为苯环，且4-取代碳链末端引入一脂肪酸甲酯，易被血浆脂酶水解，其水解代谢物仅有微弱活性，半衰期只有8min，一旦发生副反应，停药后立即消失。

【体内过程】本品在体内代谢迅速，主要受红细胞胞浆中的酯酶作用，使其酯键水解而代谢。其在人体的总清除率约20L/(kg·h)，大于心输出量，所以本品的代谢不受代谢组织（如肝、肾）的血流量影响。本品的分布半衰期（$t_{1/2}$）约2min，消除半衰期（$t_{1/2}$）约9min。经适当的负荷量，继以0.05～0.3mg/(kg·min)的剂量静点，本品于5min内即可达到稳态血药浓度（如不用负荷量，则需30min达稳态血药浓度)。超过上述剂量，稳态血药水平呈线性增长，但清除与剂量无关。本品半衰期短，通过持续静脉点滴可维持稳态血药浓度，改变静脉点滴速度可很快改变血药浓度。本品在体内代谢为酸性代谢产物和甲醇，其酸性代谢产物在动物体内的活性仅为原形药物的1/1500，所以在正常人体内无β-肾上腺素受体阻滞作用。在用药后24h内，约73%～88%的药物以酸性代谢产物形式由尿排出，仅2%以原形由尿排出。酸性代谢产物消除半衰期（$t_{1/2}$）约3.7h，肾病患者则约为正常的10倍。本品约55%与血浆蛋白结合，其酸性代谢产物10%与血浆蛋白结合。

【药理作用】本品是一快速起效的作用时间短的选择性β_1-肾上腺素受体阻滞剂。其主要作用于心肌的β_1-肾上腺素受体，大剂量时对气管和血管平滑肌的β_2-肾上腺素受体也有阻滞作用。具有典型的β-肾上腺素受体阻滞剂作用：降低心率，降低窦房结自律性，延长窦房结恢复时间。

【临床用途】本品主要用于心房颤动、心房扑动时控制心室率、窦性心动过速。

【不良反应】大多数不良反应为轻度和一过性的。最重要的不良反应是低血压。有报道使用艾司洛尔单纯控制心室率曾发生死亡。

(1) 心血管系统　12%的患者出现有症状的低血压（发汗、头昏眼花），25%患者出现无症状性低血压，其中63%的患者在给药期间该症状消除，剩下的患者80%在停药后30min消除。10%患者低血压时伴随发汗。1%患者出现外周缺血。少于1%的患者有报道出现苍白、面色潮红、心动过缓（心率<50次/min)、胸痛、昏厥、肺水肿和心脏阻滞。在两个不伴有室上性心动过速的严重的冠状动脉疾病患者（心肌后下部梗死或不稳定心绞痛）出现严重的心动过缓、窦性停搏、心搏停止，停药后恢复。

(2) 中枢神经系统　3%患者出现头昏眼花、嗜睡；2%患者出现精神混乱、头痛和激动；1%患者出现疲乏；少于1%的患者出现感觉异常、衰弱、思维异常、焦虑、厌食和轻度头昏眼花；少于1%的患者出现癫痫，其中有2例死亡。

(3) 呼吸系统　少于1%的患者出现支气管痉挛、喘息、呼吸困难、鼻充血。

(4) 消化系统　7%患者出现恶心。1%患者出现呕吐。少于1%的患者出现消化不良、便秘、口干和腹部不适。亦有味觉倒错的报道。

(5) 皮肤（注射部位）及其他　8%患者出现注射部位炎症和硬结。少于1%的患者出现注射部位水肿、红斑、皮肤变色、灼热及外渗性皮肤坏死。少于1%的患者出现尿潴留、语言障碍、视觉异常、肩胛中部疼痛、寒战和发热。

【相互作用】

① 与琥珀胆碱合用可延长琥珀胆碱的神经肌肉阻滞作用5～8min。

② 耗竭儿茶酚胺的药物，如利血平，与β受体阻滞剂合用时有叠加的作用。本品和儿茶酚胺耗竭剂合用时应密切观察低血压的出现或出现明显的心动过缓。它们可能引起眩晕、昏厥或直立性低血压。

③ 心功能抑制的患者合用本品与维拉帕米应谨慎。有同时使用两者出现致命性的心脏停搏的报道。

【禁忌证】严重心动过缓、Ⅰ度以上房室传导阻滞、心源性休克、重度心力衰竭者禁用。

（三）Ⅲ类——延长动作电位时程药

代表药物 胺碘酮

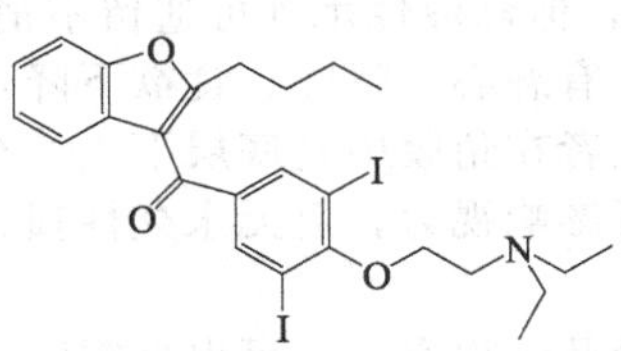

化学名为（2-丁基-3-苯并呋喃基）[4-[2-（二乙氨基）-乙氧基]-3,5-二碘苯基]甲酮，又名乙胺碘呋酮。

【性状】本品为白色或略带黄色结晶性粉末，在有机溶剂中如氯仿、甲醇中易溶，而在水中几乎不溶。熔点156～158℃，熔融时同时分解。

相关链接

胺 碘 酮

胺碘酮为碘代化合物，加硫酸微热、分解、氧化产生紫色的碘蒸气。本品结构中含羰基，加乙醇溶解后，加2,4-二硝基苯肼的高氯酸溶液，反应生成黄色的胺碘酮2,4-二硝基苯肼沉淀，可以用于鉴别。

【体内过程】本品口服吸收迟缓且不规则。生物利用度约为50%，表观分布容积大约为60L/kg，主要分布于脂肪组织及含脂肪丰富的器官，其次为心、肾、肺、肝及淋巴结，最低的是脑、甲状腺及肌肉。在血浆中62.1%与白蛋白结合，33.5%可能与脂蛋白结合。主要在肝内代谢消除，代谢产物为去乙基胺碘酮。单次口服800mg时半衰期为4.6h（组织中摄取），长期服药半衰期（$t_{1/2}$）为13～30天。终末血浆清除半衰期可达40～55天。停药后半年仍可测出血药浓度。口服后3～7h血药浓度达峰值。约1个月可达稳态血药浓度，稳态血药浓度为0.92～3.75μg/ml。4～5天作用开始，5～7天达最大作用，有时可在1～3周才出现。停药后作用可持续8～10天，偶可持续45天。原药在尿中未能测到，尿中排碘量占总含碘量的5%，其余的碘经肝肠循环从粪便中排出。血液透析不能清除本品。

【药理作用】本品属Ⅲ类抗心律失常药。主要的电生理效应是延长各部心肌组织的动作电位及有效不应期，有利于消除折返激动。同时具有轻度非竞争性的α及β肾上腺素受体阻滞和轻度Ⅰ类及Ⅳ类抗心律失常药性质。减低窦房结自律性。对静息膜电位及动作电位高度无影响。由于复极过度延长，口服后心电图有QT间期延长及T波改变，可以减慢心率15%～20%，使PR和QT间期延长10%左右。对冠状动脉及周围血管有直接扩张作用。可影响甲状腺素代谢。

【临床用途】本品口服适用于危及生命的阵发性室性心动过速及室颤的预防，也可用于其他药物无效的阵发性室上性心动过速、阵发心房扑动、心房颤动，包括合并预激综合征者及持续心房颤动、心房扑动电转复后的维持治疗。可用于持续房颤、房扑时室率的控制。除有明确指征外，一般不宜用于治疗房性、室性早搏。

【不良反应】

（1）心血管系统 较其他抗心律失常药对心血管的不良反应要少。

① 窦性心动过缓、窦性停搏或窦房阻滞，阿托品不能对抗此反应。

② 房室传导阻滞。

③ 偶有QT间期延长伴扭转性室性心动过速，主要见于低血钾和并用其他延长QT间期的药物。

④ 以上不良反应主要见于长期大剂量和伴有低血钾时，以上情况均应停药，可用升压药、异丙肾上腺素、碳酸氢钠（或乳酸钠）或起搏器治疗；注意纠正电解质紊乱；扭转性室性心动过速发展成室颤时可用直流电转复。由于本品半衰期长，故治疗不良反应会持续5～10天。

（2）甲状腺反应

① 甲状腺机能亢进，可发生在用药期间或停药后，可出现典型的甲亢征象，也可出现新的心律失常，化验T3、T4均增高。发病率约2%，停药数周至数月可完全消失，少数需用抗甲状腺药、

普萘洛尔或肾上腺皮质激素治疗。

② 甲状腺机能低下，发生率1%～4%，老年人较多见，可出现典型的甲状腺机能低下征象，化验TSH增高，停药后数月可消退，但黏液性水肿可遗留不消，必要时可用甲状腺素治疗。

(3) 胃肠道反应　便秘，少数人有恶心、呕吐、食欲下降，负荷量时明显。

(4) 眼部反应　服药3个月以上者在角膜中基底层下1/3有黄棕色色素沉着，与疗程及剂量有关，儿童发生较少。这种沉着物偶可影响视力，但无永久性损害。少数人可有光晕，极少因眼部副作用停药。

(5) 神经系统　不多见，与剂量及疗程有关，可出现震颤、共济失调、近端肌无力、锥体外系体征，服药1年以上者可有周围神经病，经减药或停药后渐消退。

(6) 皮肤方面　光敏感与疗程及剂量有关，停药后经较长时间（1～2年）才渐退。其他过敏性皮疹，停药后消退较快。

(7) 消化系统　肝炎或脂肪浸润，氨基转移酶增高，与疗程及剂量有关。

(8) 呼吸系统　肺部不良反应多发生在长期大量服药者（一日0.8～1.2g）。主要产生过敏性肺炎、肺间质或肺泡纤维性肺炎，肺泡及间质有泡沫样巨噬细胞及2型肺细胞增生，并有纤维化，小支气管腔闭塞。临床表现有气短、干咳及胸痛等，限制性肺功能改变，血沉增快及血液白细胞增高，严重者可致死。需停药并用肾上腺皮质激素治疗。

(9) 其他　偶可发生低血钙及血清肌酐升高。

【相互作用】

① 增加华法林的抗凝作用，该作用可自加用本品后4～6天，持续至停药后数周或数月。合用时应密切监测凝血酶原时间，调整抗凝药的剂量。

② 增强其他抗心律失常药对心脏的作用。本品可增高血浆中奎尼丁、普鲁卡因胺、氟卡尼的浓度。与Ⅰa类药合用可加重QT间期延长，极少数可致扭转型室速，故应特别小心。从加用本品起，原抗心律失常药应减少30%～50%剂量，并逐渐停药，如必须合用则通常推荐剂量减少一半。

③ 与β受体阻滞剂或钙通道阻滞剂合用可加重窦性心动过缓、窦性停搏及房室传导阻滞。如果发生则本品或前两类药应减量。

④ 增加血清地高辛浓度，亦可能增高其他洋地黄制剂的浓度达中毒水平，当开始用本品时洋地黄类药应停药或减少50%，如合用应仔细监测其血清中药物浓度。本品有加强洋地黄类药对窦房结及房室结的抑制作用。

⑤ 与排钾利尿药合用，可增加低血钾所致的心律失常。

⑥ 增加日光敏感性药物作用。

【禁忌证】甲状腺疾病、碘过敏、心动过缓和房室传导阻滞者禁用。

（四）Ⅳ类——钙通道阻滞药

常见药物有维拉帕米。

自我提高

一、单选题

1. 可以导致甲状腺功能紊乱的抗心律失常药是：
   A. 普萘洛尔　B. 维拉帕米　C. 胺碘酮　D. 普罗帕酮
2. 可以轻度抑制0相钠内流，促进复极过程及4相钾离子外流，相对延长有效不应期，改善传导，而消除单向阻滞和折返的抗心律失常药是：
   A. 利多卡因　B. 普罗帕酮　C. 胺碘酮　D. 普萘洛尔
3. 对强心苷类药物中毒所致的心律失常最好选用：
   A. 普鲁卡因胺　B. 奎尼丁　C. 苯妥英钠　D. 胺碘酮
4. 早期应用于心肌梗死病人可以防止室颤发生的药物是：
   A. 利多卡因　B. 普萘洛尔　C. 苯妥英钠　D. 维拉帕米
5. 能阻断α受体而扩张血管，降低血压并能减弱心肌收缩力的抗心律失常药是：
   A. 普鲁卡因胺　B. 丙吡胺　C. 奎尼丁　D. 苯妥英钠

6. 禁用于慢性阻塞性支气管病变病人的抗心律失常药是：
A. 胺碘酮 B. 普萘洛尔 C. 利多卡因 D. 普鲁卡因胺
7. 下列抗心律失常药不良反应中，哪项描述是不正确的：
A. 普鲁卡因胺可导致药热，粒细胞减少 B. 丙吡胺可致口干、便秘及尿潴留
C. 利多卡因可致红斑狼疮综合征
D. 普罗帕酮可减轻心肌收缩力，诱发急性左心衰或心源性休克
8. 可以干扰碱性磷酸酶、胆红素、乳酸脱氢酶及谷草转氨酶测试结果的抗心律失常药是：
A. 奎尼丁 B. 普鲁卡因胺 C. 美西律 D. 利多卡因
9. 对阵发性室上性心动过速最好选用：
A. 维拉帕米 B. 苯妥英钠 C. 普鲁卡因胺 D. 利多卡因
10. 易导致药热、粒细胞减少和红斑狼疮综合征等过敏反应的抗心律失常药是：
A. 普鲁卡因胺 B. 维拉帕米 C. 普罗帕酮 D. 利多卡因
11. 血浆半衰期长达 40 天，起效慢，作用强，持续时间长，易蓄积中毒的广谱抗心律失常药是：
A. 维拉帕米 B. 利多卡因 C. 普罗帕酮 D. 胺碘酮
12. 对重症肌无力者可以减轻溴新斯的明疗效的药物是：
A. 奎尼丁 B. 普鲁卡因胺 C. 普罗帕酮 D. 苯妥英钠
13. 关于普罗帕酮描述不正确的是：
A. 延长 APD 和 ERP，消除折返
B. 重度阻滞 4 相钠离子内流，降低自律性
C. 阻滞钠通道，减慢传导
D. 阻断 β 受体，减慢心率，抑制心肌收缩力，扩张外周血管

二、多选题

1. 能竞争抑制香豆素类与血浆蛋白结合，增加游离药物浓度而增强其抗凝作用的药物是：
A. 奎尼丁 B. 利多卡因 C. 胺碘酮 D. 普罗帕酮
2. 禁用于心衰、传导阻滞及心源性休克的抗心律失常药：
A. 普萘洛尔 B. 维拉帕米 C. 氟卡尼 D. 普罗帕酮
3. “奎尼丁昏厥”主要的临床表现有：
A. 四肢抽搐 B. 意识丧失 C. 呼吸停止 D. 室速、室颤
4. 可使地高辛血药浓度提高的抗心律失常药是：
A. 胺碘酮 B. 维拉帕米 C. 普罗帕酮 D. 奎尼丁
5. 普萘洛尔的适应证为：
A. 房扑、房颤 B. 交感神经过度兴奋或甲亢所致的窦性心动过速
C. 室性期前收缩 D. 阵发性室上性心动过速
6. 巴比妥类肝药酶诱导剂可加速其代谢，减弱其作用的是：
A. 利多卡因 B. 奎尼丁 C. 维拉帕米 D. 普萘洛尔

参考答案

一、单选题 1. A 2. A 3. C 4. A 5. C 6. B 7. C 8. B 9. A 10. A 11. D 12. A 13. D
二、多选题 1. ACD 2. ABCD 3. ABCD 4. ABCD 5. ABCD 6. ABD

项目四 抗高血压药

学习目标

知识目标：掌握代表药物哌唑嗪、依那普利、氯沙坦、硝普钠、米诺地尔的结构、性状、作用、用途、不良反应等。
了解其他抗高血压药的作用特点。

能力目标：能够应用药物的基本理论和基本知识，提供用药咨询服务。

能够分析、解释涉及本章药物的处方合理性，将疾病与其药物相联系。

先导案例

失明：老胡是一名政工干部，视力一直很好。可近段时间他发现自己的右眼有时看东西一片模糊，有时只能看到光影。到医院经过医生认真系统检查，发现老胡的右眼是因为中心静脉阻塞，造成眼底出血，导致视力下降。

问题：分析老胡出现失明的具体原因？

学习提示

眼底动脉硬化在1～2级时不会影响视力，患者也无任何感觉；当发展到3～4级时，眼底会呈现点片状出血或棉絮状渗出，这时患者会突然出现视物不清或失明。

一、利尿药

利尿药除具有利尿作用外，还具有良好的降压作用，可单用于轻度高血压，也可与其他降压药物合用于中、重度高血压。

二、钙通道阻滞药

血管平滑肌细胞的收缩有赖于细胞内游离钙浓度，若抑制钙离子的跨膜转运，则可使细胞内游离钙浓度下降。钙通道阻滞剂通过阻滞钙通道，使进入细胞内的钙总量减少，导致小动脉平滑肌松弛，外周阻力降低，血压随之下降。外周阻力下降的同时可激活压力感受器介导的交感神经兴奋。应用于治疗高血压的钙通道阻滞剂有硝苯地平、尼群地平、氨氯地平、维拉帕米、地尔硫䓬等。

三、肾上腺素受体阻滞药

1. α受体阻滞药

代表药物 哌唑嗪

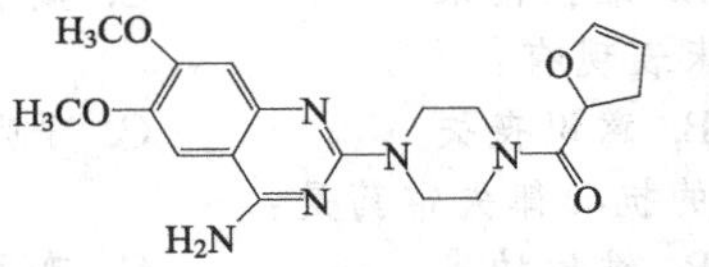

化学名为1-(4-氨基-6,7-二甲氧基-2-喹唑啉基)-4-(2-呋喃甲酰）哌嗪。

【性状】本品为白色或类白色结晶性粉末，溶于乙醇，几乎不溶于水。

【体内过程】本品仅能口服，口服吸收完全，生物利用度50%～85%，血浆蛋白结合率高达97%。本品口服后2h起降压作用，血药浓度达峰时间为1～3h，$t_{1/2}$为2～3h，心力衰竭时$t_{1/2}$延长达6～8h。持续作用10h。本品主要通过去甲基化和共价键结合形式在肝内代谢，随胆汁与粪便排泄，尿中仅占6%～10%。5%～11%以原形排出，其余以代谢物排出。心力衰竭时，清除率比正常为慢，不能被透析清除。

【药理作用】本品可高度选择性阻断突触后膜α_1受体。从而使容量血管和阻力血管扩张，外周阻力下降，回心血量减少，血压下降。

【临床用途】

(1) 降血压 本品是喹唑啉衍生物、选择性突触后α_1受体阻滞剂，松弛血管平滑肌，扩张周围血管，降低周围血管阻力，降低血压。

(2) 抗心力衰竭 本品扩张动脉和静脉，降低心脏前负荷与后负荷，使左心室舒张末压下降，改善心功能，治疗心力衰竭起效快。

(3) 前列腺增生 本品对肾血流量与肾小球滤过率影响小，可通过阻滞膀胱颈、前列腺包膜和腺体、尿道的α_1受体减轻前列腺增生病人排尿困难。

【不良反应】

① 本品可引起晕厥，大多数由体位性低血压引起，偶发生在心室率为100～160次/min的情况下，通常在首次给药后30～90min或与其他降压药合用时出现，如果将首次剂量改为0.5mg，临睡前服用、可防止或减轻这种不良反应。

② 眩晕和嗜睡可发生在首次服药后，在首次服药或加量后第一日应避免驾车和危险的工作，目眩可发生于体位由卧位变为立位时，缓慢起床可避免。此外，目眩在饮酒、长时间站立、运动或天气较热时也可出现，故在上述情况下应慎用本品。

③ 发生率为50%的不良反应依次为眩晕（10.3%）、头痛（7.8%）、嗜睡（7.6%）、精神差（6.9%）、心悸（5.3%）、恶心（4.9%），不良反应多发生在服药初期，可以耐受；其他不良反应发生率为1%～4%的如下：呕吐、腹泻、便秘、水肿、体位性低血压、晕厥、头晕、抑郁、易激动、皮疹、瘙痒、尿频、视物模糊、巩膜充血、鼻塞、鼻出血；发生率低于1%的不良反应有：腹部不适、腹痛、肝功能异常、胰腺炎、心动过速、感觉异常、幻觉、脱发、扁平苔藓、大小便失禁、阳痿、阴茎持续勃起。

④ 其他偶见不良反应。耳鸣，发热、出汗、关节炎和抗核抗体阳性。

【相互作用】

① 与钙拮抗药同用，降压作用加强、剂量须适当调整，与其他降压药或利尿药同用，也须同样注意。

② 与噻嗪类利尿药或β受体阻滞药合用，使降压作用加强而水钠潴留可能减轻，合用时应调节剂量以求每一种药物的最小有效剂量。

③ 与非甾体类抗炎镇痛药同用，尤其与吲哚美辛同用，可使本品的降压作用减弱。

④ 与拟交感类药物同用，本品的降压作用减弱。

⑤ 本药与以下药物合用时无不良副作用发生。地高辛；胰岛素；磺脲类降糖药：包括降糖灵、甲磺丁脲、氯磺丙脲、妥拉磺脲；镇静剂：包括氯氮䓬、地西泮；丙磺舒；抗心律失常药：包括普鲁卡因胺、氨酰心安、奎尼丁；止痛、退热及抗炎药：包括丙氧芬、阿司匹林、吲哚美辛、保泰松。

【禁忌证】对本药过敏者禁用。精神病患者、机械性梗阻引起的心力衰竭患者、心绞痛患者慎用。

2.β受体阻滞药

普萘洛尔是常用的抗高血压药。降压作用起效慢，通常口服2～3周后才出现降压作用。不引起直立性低血压，长期应用不产生耐药性。

3.α、β受体阻滞药

代表药物 拉贝洛尔

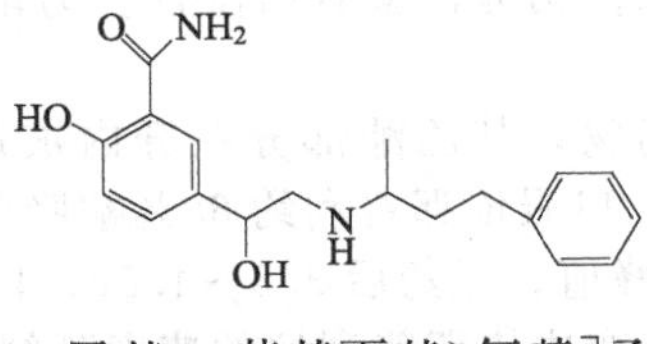

化学名为2-羟基-5-[1-羟基-2-[(1-甲基-3-苯基丙基)氨基]乙基] 苯甲酰胺。

【性状】本品为白色粉末或颗粒，溶于水及醇，难溶于乙醚和氯仿。

拓展阅读

拉贝洛尔在化学结构上有两个光学中心，有4种立体异构物，即*r*,*r*-,*s*-,*s*,*r*-及*s*,*s*-拉贝洛尔。各异构物的阻断受体的选择性各不相同：*r*,*r*-型者主要阻断β受体；*s*,*r*-型阻断α受体的作用最强；*s*,*s*-型具有较弱的阻断α受体的作用；*r*,*s*-型不具有任何阻断作用。临床应用的拉贝洛尔为上述4种异构体的消旋混合物。故兼有α受体及β受体阻断作用。*r*,*r*-拉贝洛尔，又名地来洛尔，曾作为降压药应用，后因其肝毒性较大而停止使用。

【体内过程】本品口服首过效应明显，生物利用度约25%～40%，t_{max}约1～2h，约0.4～2h起效，1～4h达高峰，持续约8h。静脉注射2～5min起效，5～15min达高峰，持续2～4h。主要在肝脏代谢，原药与代谢物经肾脏和粪便排出，$t_{1/2}$为4～8h。口服吸收率为60%～90%，首过效应为60%～70%，生物利用度约为30%。口服后血药浓度达峰时间为1～2h。$t_{1/2}$为3～6h，血浆蛋白结合率50%，分布容积为11.2L/kg。能透过胎盘，可分泌于乳汁中。主要在肝脏代谢，代谢率为95%。4%以原形经肾排出。清除率（22±9）ml/(min·kg)。

【药理作用】本品为兼有α受体及β受体阻滞作用的降压药。对β_1及β_2无选择作用，其阻断α受体和β受体的相对强度，口服时为1∶3，静脉注射时为1∶7。与单纯β受体阻滞剂不同，能降低卧位血压和周围血管阻力，一般不降低心输出量或每次心搏出量。对卧位患者心律无明显变化，立位及运动时心率则减慢。其降压效果比单纯β阻滞剂为优，原理是阻断肾上腺素受体，放缓窦性心律，减少外周血管阻力。这种药物特别对治疗妊娠高血压综合征有疗效。

【临床用途】本品适用于治疗轻度至重度高血压和心绞痛；静注能治疗高血压危象。

【不良反应】

① 常见有眩晕、乏力、幻觉、胃肠道障碍（恶心、消化不良、腹痛、腹泻）、口干、头皮麻刺感。

② 剂量过大，还可发生心动过速、急性肾衰竭。

③ 儿童、孕妇及哮喘、脑溢血病人忌用静注。

④ 心绞痛病人不能突然停药。

⑤ 头晕、瘙痒、乏力、恶心、胸闷，少数患者可发生体位性低血压。

【相互作用】

① 本药与三环类抗抑郁药同时应用可产生震颤。

② 本品可减弱硝酸甘油的反射性心动过速，但降压作用可协同。

③ 与维拉帕米类钙拮抗剂联用时需十分谨慎。

④ 本品可增强氟烷对血压的作用。

【禁忌证】儿童、孕妇、哮喘及脑溢血患者禁用。

四、肾素-血管紧张素系统抑制药

1. 血管紧张素转化酶抑制药

代表药物 依那普利马来酸盐

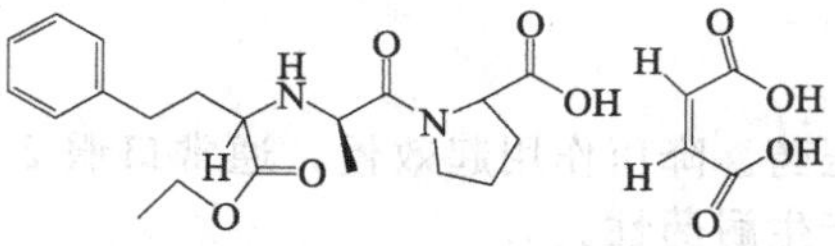

化学名为（S)-1-[N-[1-(乙氧羰基)-3-苯丙基]-L-丙氨酰]-L-脯氨酸-顺-2-丁烯二酸盐（1∶1）。又名苯丁酯脯酸。

【性状】本品为白色结晶性粉末；无臭，微有引湿性。易溶于甲醇、乙醇，能溶于水、丙酮，难溶于氯仿、乙醚、己烷。

【体内过程】依那普利是前体药物，其乙酯部分在肝内被迅速水解，转化成它的有效代谢产物——依那普利拉来发挥降压作用。口服依那普利约68%被吸收，与食物同服不影响生物利用度。服药后1h，血浆依那普利浓度可达峰值。服药后3.5～4.5h，依那普利拉血浆浓度可达峰值。半衰期为11h。肝功能异常者依那普利转变成依那普利拉的速度延缓，依那普利给药20min后广泛分布于全身，肝、肾、胃和小肠药物浓度最高，大脑中浓度最低。一日口服2次，两天后，依那普利拉与血管紧张素转换酶结合达到稳态，最终半衰期延长为30～35h，依那普利拉主要由肾脏排泄。严重肾功能不全病人（肌酐清除率低于30ml/min）可出现药物蓄积，本药能用血液透析法清除。

【药理作用】本品可以抑制循环及局部组织中的血管紧张素转化酶，使血浆中的血管紧张素Ⅱ和醛固酮浓度降低，从而使血管扩张和血容量降低，外周阻力降低，血压下降。

【临床用途】

(1) 高血压 本品治疗高血压与其他降压药物相当，疗效好。轻中度高血压患者单用常可控制血压；对高肾素型高血压疗效更好；对心脑肾等器官有保护作用；可减轻心肌肥厚，阻止和逆转心血管重构。

(2) 慢性心功能衰竭　本品能改善慢性心功能衰竭患者的预后，延长寿命，降低死亡率，明显优于其他血管扩张药和强心药，为近代心功能衰竭治疗的一大进步。

(3) 糖尿病性肾病及其他肾病　本品对胰岛素依赖性和非胰岛素依赖性的糖尿病，不论有无高血压均能改善或阻止肾功能的恶化；对高血压肾病、肾小球肾病、间质性肾炎也有一定的疗效，能减轻蛋白尿；但对肾动脉阻塞或肾动脉硬化造成的双侧肾血管病，本品则可加重肾功能损害。

【不良反应】可有头昏、头痛、嗜睡、口干、疲劳、上腹不适，恶心，胸闷、咳嗽、蛋白尿、皮疹、面红等。必要时减量。如出现白细胞减少，需停药。

相关链接

血管紧张素转化酶（ACE）抑制剂中，卡托普利是第一个用于临床口服有效的含巯基ACE抑制剂，也是FDA唯一批准用于治疗糖尿病性肾病的ACE抑制剂。ACE抑制剂现已与利尿药一起作为治疗心力衰竭的一线药物广泛用于临床，特别是对舒张性心力衰竭者疗效明显优于传统药物地高辛。

知识应用

某高血压急症患者，医生为缓解患者症状，处方如下：

Rp：卡托普利 25～50mg

用法：咬碎后舌下含服

试分析该处方是否合理，为什么？

【相互作用】

① 本品与其他降压药物同时应用时可发生叠加作用，尤其是同时应用利尿剂。

② 本品与α受体阻滞剂、甲基多巴或钙通道阻滞剂合用能增强降压疗效。

③ 本品与神经节阻滞剂或肾上腺素受体阻滞剂合用时，要小心观察病人的情况。

④ 本品可以减轻噻嗪类利尿剂引起的血清钾降低。

⑤ 本品与排钾利尿药一起使用，可以减轻利尿药引起的低血钾。

⑥ 血管紧张素转化酶抑制剂与非甾体类抗炎药合用时，可能导致一些肾功能不全的病人肾功能进一步减退。这一作用通常是可逆的。

【禁忌证】对依那普利及其他血管紧张素转化酶抑制剂过敏者，以前使用转化酶抑制剂曾出现过血管神经性水肿的患者、孕妇禁用。

其他血管紧张素转化酶抑制药见表4-7。

表4-7　其他血管紧张素转化酶抑制药

药名	化学结构	作用特点	适应证	注意事项
卡托普利	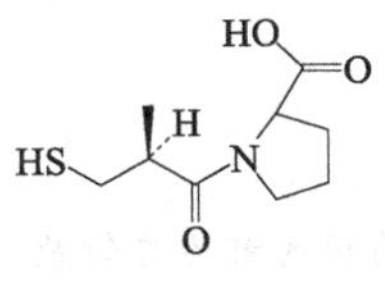	本品可抑制血管紧张素转化酶活性、降低血管紧张素Ⅱ水平、舒张小动脉等。本品具有轻至中等强度的降压作用，可降低外周血管阻力，增加肾血流量，不伴反射性心率加快	临床常用于治疗高血压或治疗心力衰竭	对本品过敏者、肾动脉狭窄者禁用
雷米普利	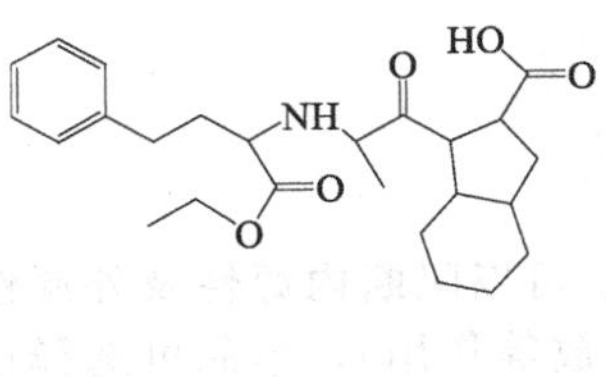	①雷米普利的亲脂性强，肥胖的高血压病人常同时存在胰岛素抵抗及血脂异常，ACE抑制剂是首选药物之一。②雷米普利的组织亲和力高于同类其他药物。③雷米普利的副作用少	临床常用于治疗高血压或治疗心力衰竭。和急性心梗后的充血性心力衰竭	对雷米普利及其赋形剂过敏的患者，有血管神经性水肿病史的患者，双侧肾动脉狭窄或单肾且伴肾动脉狭窄患者，低血压或循环状况不稳定的患者，使用高流量膜透析的患者，使用硫酸葡聚糖进行分离性输血的患者，妊娠及哺乳期妇女

续表

药名	化学结构	作用特点	适应证	注意事项
西拉普利	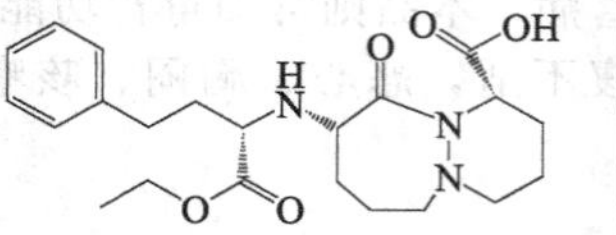	是长效血管紧张素转化酶抑制剂。能抑制肾素-血管紧张素-醛固酮系统，从而抑制血管紧张素Ⅰ转换为具有强烈收缩血管功效的血管紧张素Ⅱ。使外周血管阻力降低，血压下降	临床主要用于治疗各种程度的原发性高血压和肾性高血压。也可与洋地黄或利尿药合用治疗慢性心力衰竭	对西拉普利或其他血管紧张素转化酶抑制剂过敏或患有腹水的病人禁用
福辛普利	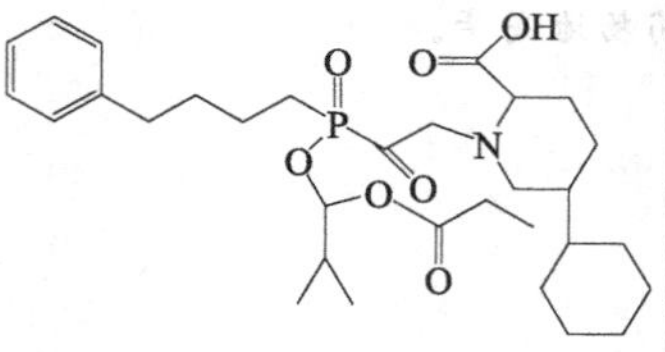	对ACE的抑制作用产生下列效应：①血管紧张素Ⅱ含量明显减少。②使醛固酮分泌减少，并使水钠潴留减少。③减少儿茶酚胺类物质释放，降低交感神经张力	临床主要用于轻、中、重度高血压	同其他普利类药物

2. 血管紧张素Ⅱ受体阻滞药

代表药物 氯沙坦

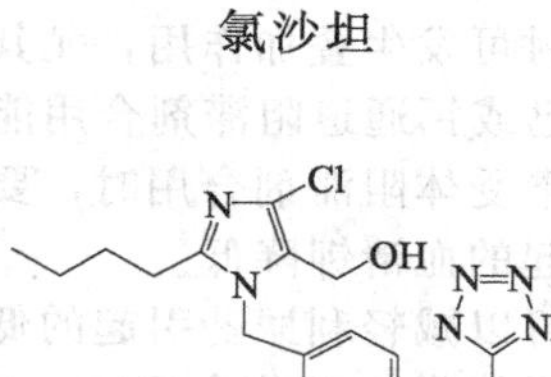

化学名为2-丁基-4-氯-1-[[2′-(1*H*-四唑-5-基)[1,1′-联苯]-4-基]甲基]-1*H*-咪唑-5-甲醇。

【性状】本品为淡黄色结晶。熔点183.5～184.5℃，在水中溶解，游离酸的pK_a5～6。

【体内过程】本品口服吸收良好，经首过代谢后形成羧酸型活性代谢物及其他无活性代谢物；生物利用度约为33%。氯沙坦及其活性代谢产物的血药浓度分别在1h及3～4h达到峰值。半衰期分别为2h和6～9h。氯沙坦及其活性代谢产物的血浆蛋白结合率≥99%；血浆清除率分别为600ml/min和50ml/min。肾清除率分别为74ml/min和26ml/min。氯沙坦及其代谢产物经胆汁和尿液排泄。

相关链接

氯沙坦结构中的四氮唑环上的1位氮原子有一定酸性，可与碱成盐，药用的都为其钾盐。氯沙坦对血中脂质及葡萄糖含量均无影响，也不引起直立性低血压。

知识应用

某中度高血压患者，医生为缓解患者的症状，处方如下：

Rp：氯沙坦 50mg

依那普利 20mg po qd

试分析该处方是否合理，为什么？

【药理作用】本品为血管紧张素Ⅱ受体（AT1型）拮抗剂。可以阻断内源性及外源性的血管紧张素Ⅱ所产生的各种药理作用（包括促使血管收缩、醛固酮释放等作用）；本品可选择性地作用于AT1受体，不影响其他激素受体或心血管中重要的离子通道的功能，也不抑制降解缓激肽的血管紧张素转化酶（激肽酶Ⅱ），不影响血管紧张素Ⅱ及缓激肽的代谢过程。

【临床用途】本品适用于治疗原发性高血压。

【不良反应】本品耐受性良好；不良反应轻微且短暂，尚未发生因药物不良反应而需终止治疗的病例。最常见的不良反应是头晕。其他个别不良反应还包括如下。

（1）过敏反应　血管性水肿在极少数服用氯沙坦治疗的病人中有报道。其中部分病人以前曾因服用包括 ACE 抑制剂在内的其他药物而发生过血管性水肿。

（2）呼吸系统　咳嗽。

（3）消化系统反应　肝炎（报道很少），肝功能异常。

（4）血液系统　贫血。

（5）肌肉骨骼系统　肌痛。

（6）神经/精神系统　偏头痛。

（7）皮肤　荨麻疹、瘙痒。

【相互作用】

① 本品与保钾利尿药（如：螺内酯，氨苯蝶啶，阿米洛利）、补钾剂或含钾的盐代用品合用时，可导致血钾升高。

② 本品与其他抗高血压药物一样，非甾体抗炎药吲哚美辛可降低氯沙坦的抗高血压作用。

【禁忌证】对本品任何成分过敏者禁用。

五、其他类

1. 扩张血管药

代表药物　　硝普钠

$$Na_2[Fe(NO)(CN)_5]$$

化学名为亚硝基铁氰化钠二水合物。

【性状】本品为粉红色结晶性灭菌粉剂，水溶液长时间放置不稳定，光照下更不稳定，逐渐分解。本品在水中易溶，在乙醇中极微溶解。

【体内过程】静滴后立即达血药浓度峰值，其水平随剂量而定。本品由红细胞代谢为氰化物，在肝脏内氰化物代谢为硫氰酸盐，代谢物无扩张血管活性；氰化物也可参与维生素 B_{12} 的代谢。本品给药后几乎立即起作用并达作用高峰，静滴停止后维持 1～10min。肾功能正常者半衰期为 7 天（由硫氰酸盐测定），肾功能不良或血钠过低时延长，经肾排泄。

【临床用途】

① 用于高血压急症，如高血压危象、高血压脑病、恶性高血压、嗜铬细胞瘤手术前后阵发性高血压等的紧急降压，也可用于外科麻醉期间进行控制性降压。

② 用于急性心力衰竭，包括急性肺水肿。亦用于急性心肌梗死或瓣膜（二尖瓣或主动脉瓣）关闭不全时的急性心力衰竭。

【不良反应】短期适量应用不致发生不良反应。本品的毒性反应来自其代谢产物氰化物和硫氰酸盐，氰化物是中间代谢物，硫氰酸盐为最终代谢产物，如氰化物不能正常转换为硫氰酸盐，则硫氰酸盐血浓度虽正常也可发生中毒；如麻醉中控制降压时突然停用本品，尤其血药浓度较高而突然停药时，可能发生反跳性血压升高。以下几种情况出现不良反应。

① 血压降低过快过剧，出现眩晕、大汗、头痛、肌肉颤搐、神经紧张或焦虑、烦躁、胃痛、反射性心动过速或心律失常，症状的发生与静脉给药速度有关，与总量关系不大。

② 硫氰酸盐中毒或逾量时，可出现运动失调、视力模糊、谵妄、眩晕、头痛、意识丧失、恶心、呕吐、耳鸣、气短。

③ 氰化物中毒或超量时，可出现反射消失、昏迷、心音遥远、低血压、脉搏消失、皮肤粉红色、呼吸浅、瞳孔散大。

【相互作用】

① 与其他降压药同用可使血压剧降。

② 与拟交感胺类同用，本品降压作用减弱。

【禁忌证】代偿性高血压如动静脉分流或主动脉缩窄时禁用；孕妇禁用。

2. K^+通道开放药

代表药物　　　　　　　　　　　　米诺地尔

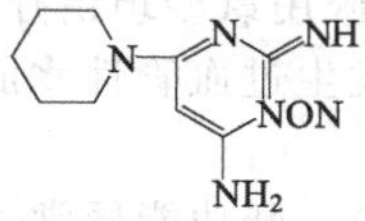

化学名为 6-(1-哌啶基)-2,4-嘧啶二胺，3-氧化物。

【性状】本品为白色或类白色结晶性粉末，在冰醋酸中溶解，在乙醇中略溶，在氯仿或水中微溶，在丙酮中极微溶解。

【体内过程】口服易吸收（可达 90%）。本品不与血浆蛋白结合。给药后 1h 血中药物浓度达峰值，此后迅速下降。血浆 $t_{1/2}$ 为 2.8～4.2h，肾功能障碍时不变。但降压作用与血中米诺地尔浓度并无相应关系。口服后 1.5h 内降压作用开始，最大降压作用在给药后 2～3h 出现，降压作用可持续 24h 或更长（达 75h），这可能与其较久地储存于动脉血管平滑肌有关。本品在肝内代谢，其代谢物葡萄糖醛酸结合物可随尿排出。3%从粪便排出。透析时本品可被除去。

【药理作用】本品为钾通道开放剂，能直接松弛血管平滑肌，有强大的小动脉扩张作用，使外周阻力下降，血压下降，而对容量血管无影响，故能促进静脉回流。同时，由于反射性调节作用和正性频率作用，可使心输出量及心率增加，但不引起体位性低血压。

【临床用途】用于顽固性高血压、肾性高血压。本品可使毛发增生，外用可治疗脱发症，如斑秃及易性秃发等。

【不良反应】常见的有：

① 反射性交感兴奋可引起心率加快、心律失常、皮肤潮红；

② 水钠潴留引起体重增加、下肢水肿；

③ 毛发增生，以脸、臂及背部较显著，常在用药后 3～6 周内出现，停药 1～6 个月后消退。为减少这些不良反应宜与利尿药或 β 受体阻断药合用。

较少见的有：心绞痛、胸痛（心包炎）、头痛（血管扩张所致）。

少见的有：过敏反应、皮疹、瘙痒。

【相互作用】

① 本品与其他降压药、硝酸盐类同用可使降压作用加重。

② 非甾体抗炎镇痛药、拟交感胺类与本品同用使降压作用减弱。

【禁忌证】对米诺地尔或本品其他任何一种成分过敏者禁用。

自我提高

一、单选题

1. 最易导致直立性低血压的药物是：

　A. 肼屈嗪　　B. 卡托普利　　C. α-甲基多巴　　D. 胍乙啶

2. 直接作用于血管平滑肌的降压药不包括：

　A. 米诺地尔　　B. 肼屈嗪　　C. 二氮嗪　　D. 哌唑嗪

3. 高血压伴外周血管疾病不宜选择用：

　A. 利尿剂　　B. β 受体阻滞剂　　C. α 受体阻滞剂　　D. 钙拮抗剂

4. 高血压伴支气管哮喘不宜选择用：

　A. 利尿剂　　B. β 受体阻滞剂　　C. α 受体阻滞剂　　D. 钙拮抗剂

5. 卡托普利的降压机制不包括：

　A. 抑制循环中肾素-血管紧张素-醛固酮系统（RAAS）

B. 抑制局部组织中RAAS　　C. 减少缓激肽的降解

D. 引发血管增生

6. 血管紧张素转化酶抑制剂作用的特点不包括：

A. 适用于各型高血压　　B. 降压时可使心率加快

C. 可以防止和逆转高血压病人血管壁的增厚　　D. 长期应用不易导致电解质紊乱

7. 关于直接作用于血管平滑肌降压药的描述，哪点是不正确的：

A. 不导致阳痿　　B. 可以激活交感神经活性

C. 不导致直立性低血压　　D. 不增强肾素活性

8. 显著降低肾素活性的药物是：

A. 可乐定　　B. 氢氯噻嗪　　C. 利舍平　　D. 普萘洛尔

9. 伴有十二指肠溃疡的高血压病人不宜用：

A. 可乐定　　B. 氢氯噻嗪　　C. 利舍平　　D. 普萘洛尔

10. 有关硝普钠的描述错误的是：

A. 具有迅速而持久的降压作用

B. 能抑制血管平滑肌外钙离子向细胞内转运

C. 降压时不影响肾血流量

D. 对小动脉和小静脉均有明显的扩张作用

11. 长期用药过程中突然停药易导致心动过速，这种药物最可能是：

A. 肼屈嗪　　B. 哌唑嗪　　C. 普萘洛尔　　D. α-甲基多巴

12. 老年高血压病人应慎用：

A. 氢氯噻嗪　　B. 普萘洛尔　　C. 硝苯地平　　D. 哌唑嗪

13. 关于硝苯地平降压时伴随状况的描述，哪项是错误的：

A. 心排血量下降　　B. 心率不变　　C. 血浆肾素活性增高　　D. 尿量增加

二、多选题

1. 卡托普利含有下列哪些不良反应：

A. 低血钾　　B. 高血钾

C. 刺激性干咳　　D. 血管神经性水肿

2. 高血压伴有支气管哮喘时可选用下列哪些降压药物：

A. 利尿剂　　B. β受体阻滞剂　　C. α受体阻滞剂　　D. 钙拮抗剂

3. 卡托普利的降压作用机制为：

A. 抑制循环中RAAS　　B. 抑制局部组织中RAAS

C. 加速缓激肽的降解　　D. 引发血管增生

4. 直接作用于血管平滑肌的药物有：

A. 米诺地尔　　B. 哌唑嗪　　C. 肼屈嗪　　D. 氢氯噻嗪

5. 不易诱发心绞痛的降压药物是：

A. 哌唑嗪　　B. 硝苯地平　　C. 卡托普利　　D. 普萘洛尔

6. 伴有心衰的高血压病人可用下列哪些药物：

A. α受体阻滞剂　　B. β受体阻滞剂　　C. 利尿剂　　D. 维拉帕米

7. 高血压伴有精神抑郁不宜用：

A. 甲基多巴　　B. 利舍平　　C. 硝苯地平　　D. 呋塞米

8. 伴冠心病的高血压病人可选用：

A. 硝苯地平　　B. 利尿剂　　C. 伊拉地平　　D. β受体阻滞剂

参考答案

一、单选题　1. D　2. D　3. B　4. B　5. D　6. B　7. D　8. D　9. C　10. A　11. C　12. B　13. C

二、多选题　1. BCD　2. ACD　3. AB　4. AC　5. ABC　6. AC　7. AB　8. ABCD

项目五 抗慢性心功能不全药

学习目标

知识目标：掌握强心苷的作用、用途及不良反应。

掌握血管紧张素Ⅰ转化酶抑制药及血管紧张素Ⅱ受体阻断药治疗慢性心功能不全的的作用机制。

能力目标：能够应用药物的基本理论和基本知识，提供用药咨询服务。

能够分析、解释涉及本章药物的处方合理性，将疾病与其药物相联系。

慢性心功能不全又称充血性心力衰竭，临床表现为肺水肿、呼吸困难、心率加快、肝脾大、外周水肿等。目前多以药物治疗为主，临床常用药物分别从多个不同环节发挥治疗作用，缓解慢性心功能不全造成的动脉系统供血不足、静脉系统瘀血等症状，且不同药物之间存在协同作用。

先导案例

患者，男，65岁。风湿性心脏病史20年。近日感冒后出现胸闷、气促、夜间不能平卧，腹胀，双下肢水肿。查体：颈静脉怒张，肝颈静脉回流征阳性。双肺可闻及湿性啰音。心界向两侧扩大，心音低钝，心尖部可闻及Ⅲ级舒张期隆隆样杂音。肝大，肋下三指。

问题：患者所患何病？

学习提示

右心衰竭引起体循环淤血致颈静脉怒张、肝颈静脉回流征阳性、肝淤血肿大。心源性水肿致腹胀、双下肢水肿。

一、强心苷

代表药物 地高辛

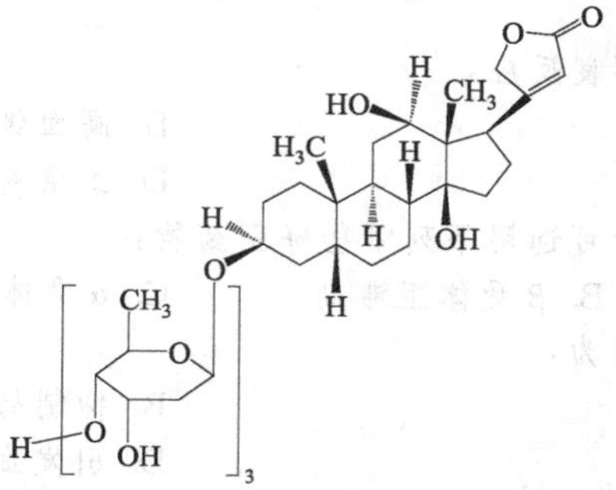

化学名为3*β*-[［*O*-2,6-二脱氧-*β*-D-核-己吡喃糖基-(1→4)-*O*-2,6-二脱氧-*β*-D-核-己吡喃糖基-(1→4)-2,6-二脱氧-*β*-D-核-己吡喃糖基］氧代]-12*β*，14*β*-二羟基-5*β*-心甾-20（22）烯内酯。

【性状】本品为白色结晶或结晶性粉末；无臭，味苦。在吡啶中易溶，在稀醇中微溶，在氯仿中极微溶解，在水或乙醚中不溶。熔点为235～245℃，熔融时同时分解。

【体内过程】静脉注射起效时间5～30min，达峰时间1～4 h，持续时间6h。注射给药易致不良反应，故仅适用于严重心衰需要立即治疗的病人。吸收后广泛分布到各组织，部分经胆道吸收入血，形成肝-肠循环。血浆蛋白结合率低，为20%～25%，表观分布容积为6～10L/kg。代谢与排泄：地高辛在体内转化代谢很少，主要以原形由肾排除，尿中排出量为用量的50%～70%；地高辛消除半衰期平均为36h。

【药理作用】

① 本品选择性地与心肌细胞膜 Na^+，K^+-ATP 酶结合而抑制该酶活性，使心肌细胞膜内外 Na^+-K^+ 主动偶联转运受损，心肌细胞内 Na^+ 浓度升高，从而使肌膜上 Na^+-Ca^{2+} 交换趋于活跃，使细胞浆内 Ca^{2+} 增多，肌浆网内 Ca^{2+} 储量亦增多，心肌兴奋时，有较多的 Ca^{2+} 释放；心肌细胞内 Ca^{2+} 浓度增高，激动心肌收缩蛋白从而增加心肌收缩力。

② 负性频率作用。由于其正性肌力作用，使衰竭心脏心输出量增加，血流动力学状态改善，消除交感神经张力的反射性增高，并增强迷走神经张力，延缓房室传导，因而减慢心率。此外，小剂量时提高窦房结对迷走神经冲动的敏感性，可增强其减慢心率作用。大剂量（通常接近中毒量）则可直接抑制窦房结、房室结呈现窦性心动过缓和不同程度的房室传导阻滞。

③ 心脏电生理作用。通过对心肌电活动的直接作用和对迷走神经的间接作用，降低窦房结自律性；减慢房室结传导速度，延长其有效不应期，导致房室结隐匿性传导增加，可减慢心房纤颤或心房扑动的心室率；由于本药缩短心房有效不应期，当用于房性心动过速和房扑时，可能导致心房率的加速和心房扑动转为心房纤颤。

【临床用途】本品为中效强心苷，能有效地加强心肌收缩力，减慢心率，抑制心脏传导。排泄快，蓄积性较小。用于充血性心力衰竭，室上性心动过速，心房颤动和扑动。

【不良反应】

(1) 常见的不良反应　包括：促心律失常、胃纳不佳或恶心、呕吐（刺激延髓中枢）、下腹痛、异常的无力、软弱。

(2) 少见的反应　包括：视力模糊或“色视”（如黄视、绿视）、腹泻、中枢神经系统反应如精神抑郁或错乱。

(3) 罕见的反应　包括：嗜睡、头痛及皮疹、荨麻疹（过敏反应）。

(4) 在洋地黄的中毒表现中，促心律失常最重要，最常见者为室性早搏，约占促心律失常不良反应的33%。其次为房室传导阻滞，阵发性或加速性交界性心动过速，阵发性房性心动过速伴房室传导阻滞，室性心动过速、窦性停搏、心室颤动等。儿童中心律失常比其他反应多见，但室性心律失常比成人少见。新生儿可有P-R间期延长。

知识拓展

强心苷过量所引起的心动过缓和传导阻滞可用阿托品对抗；强心苷最严重最危险的不良反应是心脏反应，约50%病例发生各种类型心律失常，最多见和最早见的是室性期前收缩，也可发生二联律、三联律及心动过速，甚至发生室颤。氯化钾是治疗强心苷中毒所致的快速性心律失常的有效药物，对心律失常严重者还应使用苯妥英钠、利多卡因；在强心苷类药物的不良反应中，胃肠道反应是强心苷最常见的早期中毒症状，视觉异常通常是强心苷中毒的先兆，可作为停药指标。

【相互作用】

① 与两性霉素B、皮质激素或失钾利尿剂如布美他尼（制品为丁尿胺）、依他尼酸（利尿酸）等同用时，可引起低血钾而致洋地黄中毒。

② 与制酸药（尤其三硅酸镁）或止泻吸附药如白陶土、果胶、考来烯胺（消胆胺）和其他阴离子交换树脂、柳氮磺吡啶或新霉素、对氨基水杨酸同用时，可抑制洋地黄强心苷吸收而导致强心苷作用减弱。

③ 与抗心律失常药、钙盐注射剂、可卡因、泮库溴胺（潘可龙，巴活郎）、萝芙木碱、琥珀胆碱（司可林）或拟肾上腺素类药同用时，可因作用相加而导致心律失常。

④ 有严重或完全性房室传导阻滞且伴血钾正常的患者应用洋地黄时不应同时应用钾盐，但噻嗪类利尿剂与本品同用时，常须给予钾盐，以防止低钾血症。

⑤ β受体阻滞剂与本品同用，有导致房室传导阻滞发生严重心动过缓的可能，应重视。但并不排除β受体阻滞剂用于洋地黄不能控制心室率的室上性快速心律失常。

⑥ 与奎尼丁同用，可使本品血药浓度提高约一倍，提高程度与奎尼丁用量相关，甚至可达到中毒浓度，即使停用地高辛，其血药浓度仍继续上升，这是奎尼丁从组织结合处置换出地高辛，减少其分布容积之故。两药合用时应酌减地高辛用量1/2～1/3。

⑦ 与维拉帕米、地尔硫䓬、胺碘酮合用，由于降低肾及全身对地高辛的清除率而提高其血药浓度，可引起严重心动过缓。

⑧ 螺内酯可延长本品半衰期，需调整剂量或给药间期，随访监测本品的血药浓度。

⑨ 血管紧张素转化酶抑制剂及其受体拮抗剂可使本品血药浓度增高。

⑩ 依酚氯胺（腾喜龙）与本品合用可致明显心动过缓。

⑪ 吲哚美辛（消炎痛）可减少本品的肾清除，使本品半衰期延长，有中毒危险，需监测血药浓度及心电图。

⑫ 与肝素同用，由于本品可能部分抵消肝素的抗凝作用，需调整肝素用量。

⑬ 洋地黄化时静脉用硫酸镁应极其谨慎，尤其是静注钙盐时，可发生心脏传导阻滞。

⑭ 红霉素由于改变胃肠道菌群，可增加本品在胃肠道的吸收。

⑮ 甲氧氯普胺（灭吐灵）因促进肠道运动而减少地高辛的生物利用度约25%。普鲁本辛因抑制肠道蠕动而提高地高辛生物利用度约25%。

相关链接

临床上使用强心苷类最大的问题是安全范围小，有效剂量与中毒剂量接近，故在使用时应加强临床血药浓度监测。

知识应用

某扩张型心肌病患者，医生为其开的处方如下：

Rp：卡托普利 25mg tid，硝酸异山梨酯 10mg tid，地高辛 0.25mg qd，阿司匹林 0.1mg qd。

试分析该处方是否具有合理性。

【禁忌证】与该注射剂合用，任何强心苷制剂中毒者，室性心动过速、心室颤动、梗阻型肥厚性心肌病、预激综合征伴心房颤动或扑动者禁忌。

二、非苷类正性肌力药

代表药物 氨力农

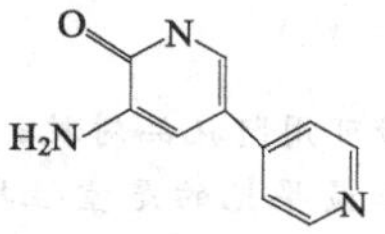

化学名为5-氨基-[3,4′双吡啶]-6(1*H*)-酮。

【性状】本品为黄色或淡棕色针状晶体，无色，无味，遇光色渐变深。

【体内过程】静脉注射2min内起效，10min作用达高峰，持续60～90min。血浆氨力农浓度平均为3.5μg/ml（1.5～7.5μg/ml），与心脏指数变化百分率成线性相关。血浆分布半衰期约4.6min，清除半衰期为2～5h（平均3.6h），蛋白结合率较低，为10%～20%。10%～40%通过肾脏以原药排泄，其余部分主要在肝脏中乙酰化，以数种代谢物形式排泄。

【药理作用】本品为磷酸二酯酶抑制剂，兼有正性肌力作用和血管扩张作用。本品正性肌力作用主要是通过抑制磷酸二酯酶，使心肌细胞内环磷酸腺苷浓度增高，细胞内钙增加，心肌收缩力加强，心排血量增加，与肾上腺素 β_1 受体或心肌细胞 Na^+，K^+-ATP 酶无关。其血管扩张作用是直接作用于小动脉所致，从而可降低心脏前、后负荷，降低左心室充盈压，改善左心室功能，增加心脏指数，但对平均动脉压和心率无明显影响。本品对伴有传导阻滞的患者较安全。本品口服时不良反应较重，长期用药不但强心疗效不明显，不良反应却增加，故不宜口服。

【临床用途】临床常用于对洋地黄、利尿剂、血管扩张剂治疗无效或效果欠佳的各种原因引起的急、慢性顽固性充血性心力衰竭。

【不良反应】本品可有胃肠反应、血小板减少（用药后2～4周）、室性心律失常、低血压及肝肾功能损害。偶可见过敏反应，出现发热、皮疹，偶有胸痛、呕血、肌痛、精神症状、静脉炎及注射局部刺激。长期口服副作用大，甚至导致死亡率增加，口服制剂已不再应用。

【相互作用】

① 本品与丙吡胺合用可导致血压过低。

② 本品与常用强心、利尿、扩血管药合用，尚未见不良相互作用。

③ 本品与硝酸酯类合用有相加效应。

④ 本品能加强洋地黄的正性肌力作用，故应用期间不必停用洋地黄。

【禁忌证】严重低血压、严重主动脉或肺动脉瓣膜疾病患者禁用。

三、减轻心脏负荷药

1. 利尿药

心功能不全与体内的水钠潴留两者形成恶性循环有关，利尿药是治疗慢性心功能不全的基础药物。利尿药早期促进水、钠排泄，减少血容量和回心血量，减轻心脏前负荷，改善心脏的泵血功能；长期使用，排钠作用减少，钠离子、钙离子交换减少，钙离子内流减少，血管平滑肌张力和收缩程度降低，减轻心脏后负荷，改善心脏的泵血功能。常用利尿药有呋塞米、螺内酯等。

2. 血管扩张药

血管扩张药降低心脏负荷，减轻慢性心功能不全患者的症状。该类药物可以扩张静脉，减少回心血量，降低心脏前负荷，缓解心功能不全导致的肺淤血症状，也可减轻体循环淤血症状；舒张小动脉，降低外周阻力，降低心脏后负荷，从而改善心功能，增加心排出血量，改善动脉供血。常用药物有硝酸甘油、哌唑嗪等。

四、肾素-血管紧张素系统抑制药

常见有血管紧张素转化酶抑制药和血管紧张素Ⅱ受体阻滞药，如卡托普利、依那普利、氯沙坦等。

自我提高

一、单选题

1. 强心苷起效快慢取决于：
   A. 口服吸收率　B. 肝肠循环率　C. 血浆蛋白结合率
   D. 代谢转化率　E. 原形肾排泄率
2. 奎尼丁升高地高辛血药浓度的原因是：
   A. 促进地高辛吸收　B. 减慢地高辛代谢　C. 增加地高辛肝肠循环
   D. 增加地高辛在肾小管重吸收　E. 置换组织中的地高辛
3. 属于非强心苷类的正性肌力作用药是：
   A. 肼屈嗪　B. 胺碘酮　C. 依那普利
   D 氨力农　E. 毒毛花苷 K
4. 用于治疗慢性心功能不全和高血压的药物是：
   A. 地高辛　B. 氨力农　C. 洋地黄毒苷
   D. 依诺昔酮　E. 卡托普利
5. 强心苷作用持续时间主要取决于：
   A. 口服吸收率　B. 含羟基数目多少，极性高低　C. 代谢转化率
   D. 血浆蛋白结合率　E. 组织分布
6. 强心苷治疗心房纤颤的主要机制是：
   A. 降低窦房结自律性　B. 缩短心房有效不应期　C. 减慢房室结传导
   D. 降低浦肯野纤维自律性　E. 以上都不是
7. 强心苷中毒时出现室性早搏和房室传导阻滞时可选用：
   A. 苯妥英钠　B. 氯化钾　C. 异丙肾上腺素
   D. 阿托品　E. 奎尼丁
8. 强心苷中毒与下列哪项离子变化有关：
   A. 心肌细胞内 K^+ 浓度过高，Na^+ 浓度过低
   B. 心肌细胞内 K^+ 浓度过低，Na^+ 浓度过高
   C. 心肌细胞内 Mg^{2+} 浓度过高，Ca^{2+} 浓度过低
   D. 心肌细胞内 Ca^{2+} 浓度过高，K^+ 浓度过低
   E. 心肌细胞内 K^+ 浓度过高，Ca^{2+} 浓度过低
9. 米力农只做短期静脉给药，不能久用的主要原因是：

A. 血小板减少　B. 耐药　C. 心律失常病死率增加
D. 肾功能减退　E. β受体下调

10. 能逆转心肌肥厚，降低病死率的抗慢性心功能不全药是：
A. 地高辛　B. 卡托普利　C. 扎莫特罗
D. 硝普钠　E. 肼屈嗪

11. 解除地高辛致死性中毒最好选用：
A. 氯化钾静脉滴注　B. 利多卡因　C. 苯妥英钠
D. 地高辛抗体　E. 普鲁卡因胺心腔注射

12. 对强心苷的错误叙述是：
A. 能改善心肌舒张功能　B. 能增强心肌收缩力　C. 对房室结有直接抑制作用
D. 有负性频率作用　E. 能增敏压力感受器

13. 强心苷类药中极性最低，口服吸收率最高，肾排泄最低，半衰期最长的是：
A. 洋地黄毒苷　B. 地高辛　C. 西地兰
D. 毒毛旋花子苷K　E. 乙酰基毛花丙苷

14. 强心苷治疗心衰时，最好与哪一种利尿药联合应用：
A. 氢氯噻嗪　B. 螺内酯　C. 呋塞米
D. 苄氟噻嗪　E. 乙酰唑胺

15. 下列哪种强心苷口服后吸收最完全：
A. 洋地黄毒苷　B. 地高辛　C. 黄夹苷
D. 毛花苷　E. 毒毛花苷K

16. 下列哪项变化对缓解心衰病情有益：
A. 交感神经活性增高
B. 肾素—血管紧张素—醛固酮系统激活
C. 精氨酸加压素分泌增加
D. 心房排钠因子含量增多
E. β受体的密度下降

17. 下列哪种心电图表现是强心苷中毒的指征：
A. T波颠倒或低平　B. Q-T间期缩短　C. P-P间期延长
D. S-T段下移　E. 以上都不是

18. 关于强心苷的作用，下列哪点是错误的：
A. 治疗量因减慢 Ca^{2+} 内流而减慢房室结的传导
B. 治疗量因加速 K^{+} 外流而降低窦房结的自律性
C. 因减少 K^{+} 向浦氏纤维内转运而增加其自律性
D. 因加速 K^{+} 外流而延长心房肌的有效不应期
E. 中毒剂量因促进 Ca^{2+} 内流而引起迟后除极

19. 关于强心苷对心脏电生理特性的影响，下列哪点是错误的：
A. 兴奋迷走神经而促 K^{+} 外流，缩短心房有效不应期
B. 延长房室结有效不应期
C. 缩短浦氏纤维的有效不应期
D. 减慢心房传导速度
E. 减慢房室结的传导速度

20. 强心苷中毒时，哪种情况不应给钾盐：
A. 室性早搏　B. 室性心动过速　C. 阵发性室上性心动过速
D. 房室传导阻滞　E. 以上均可以

二、多选题

1. 诱导强心苷中毒的因素有：
A. 低血钾　B. 高血钙　C. 低血镁

D. 心肌缺血　　E. 药物相互作用

2. 洋地黄毒苷作用持久的原因是：

A. 口服吸收率高　　B. 肝肠循环量大　　C. 原形被肾小管重吸收

D. 血浆蛋白结合率低　　E. 肝脏代谢较多

3. 用强心苷治疗心衰可产生的效应是：

A. 增加心输出量　　B. 排钠利尿　　C. 缩小已扩张的心脏

D. 升高中心静脉压　　E. 以上都是

4. 强心苷的临床应用为：

A. 慢性心功能不全　　B. 心房纤颤　　C. 心房扑动

D. 阵发性室上性心动过速　　E. 室性心动过速

5. 地高辛抗体解救强心苷中毒的机制是：

A. 抑制强心苷吸收　　B. 促进强心苷代谢

C. 促强心苷自 Na^+，K^+-ATP 酶的结合中解离

D. 与游离的强心苷结合　　E. 减少强心苷在肾小管重吸收

6. 强心苷中毒可作为停药指征的先兆症状是：

A. 窦性心动过速　　B. 房室传导减慢　　C. 色视障碍

D. 室性早搏、二联律　　E. 心电图 ST 段降低

7. 急性左心衰竭时可选用：

A. 毒毛旋花子苷 K　　B. 吗啡　　C. 氨茶碱

D. 洋地黄毒苷　　E. 西地兰

8. 通过正性肌力作用治疗心衰的药物包括：

A. 地高辛　　B. 氨吡酮　　C. 肼酞嗪

D. 多巴酚丁胺　　E. 哌唑嗪

9. 强心苷的毒性包括：

A. 消化道症状　　B. 神经系统症状　　C. 色视

D. 快速型心律失常　　E. 缓慢型心律失常

参考答案

一、单选题　1. C　2. E　3. D　4. E　5. B　6. C　7. A　8. D　9. C　10. B　11. D　12. A　13. A　14. B　15. A　16. D　17. E　18. D　19. D　20. D

二、多选题　1. ABCDE　2. BC　3. ABC　4. ABCD　5. CD　6. ABCD　7. ABCE　8. ABD　9. ABCDE

项目六　利尿药

学习目标

知识目标：掌握代表药物呋塞米、氢氯噻嗪、螺内酯及甘露醇的结构、性状、作用、用途、不良反应等。

了解各类利尿药的临床应用。

能力目标：能够应用药物的基本理论和基本知识，提供用药咨询服务。

能够分析、解释涉及本章药物处方的合理性，将疾病与其药物相联系。

一、髓袢升支利尿药

髓袢升支利尿药临床常用作用于髓袢升支髓质部的有高效能的磺酰胺类利尿药呋塞米和作用于髓袢升支皮质部和远曲小管的中效能的噻嗪类利尿药氢氯噻嗪。两者作用机制不尽相同，利尿作用的强度差别较大，临床应用也有较大差别。

先导案例

患者李某乙肝病史16年，多次间断治疗效果不佳，月初出现腹水、下肢浮肿，B超示肝硬化失代偿、门脉高压、脾大、大量腹水，肝功能异常，X光示食道静脉曲张（轻度）。

问题：分析李某出现腹水的缘由？

学习提示

门静脉高压、低蛋白血症、肝淋巴液生成过多而肝静脉回流受阻、钠水重吸收增加、有效循环血容量不足使肾血流量减少都最终导致水钠潴留，出现腹水。

代表药物 呋塞米

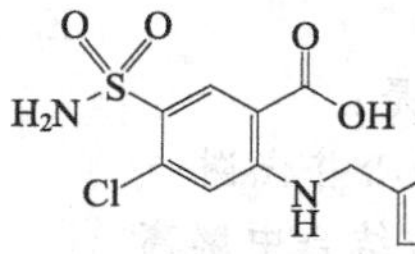

化学名为5-(氨磺酰基)-4-氯-2-[(2-呋喃甲基)氨基]-苯甲酸，又名速尿。

【性状】本品为白色或类白色结晶性粉末，熔点206℃，无臭无味，不溶于水，可溶于乙醇、甲醇、丙酮及碱性溶液中，略溶于乙醚、氯仿。有酸性，pK_a为3.9。

【体内过程】本品口服吸收率为60%～70%，进食能减慢吸收，但不影响吸收率及其疗效。终末期肾脏病患者的口服吸收率降至43%～46%。充血性心力衰竭和肾病综合征等水肿性疾病时，由于肠壁水肿，口服吸收率也下降，故在上述情况应肠外途径用药。主要分布于细胞外液，分布容积平均为体重的11.4%，血浆蛋白结合率为91%～97%，几乎均与白蛋白结合。本药能通过胎盘屏障，并可泌入乳汁中。口服和静脉用药后作用开始时间分别为30～60min和5min，达峰时间为1～2h和0.33～1h。作用持续时间分别为6～8h和2h。$t_{1/2}$存在较大的个体差异，正常人为30～60min，无尿患者延长至75～155min，肝肾功能同时严重受损者延长至11～20h。肾功能受损者经肝脏代谢增多，也可从乳汁排出。本药不被透析清除。

【药理作用】呋塞米对水和电解质排泄的作用，能增加水、钠、氯、钾、钙、镁、磷等的排泄。本品主要通过抑制肾小管髓袢厚壁段对NaCl的主动重吸收，使管腔液Na^+、Cl^-浓度升高，而髓质间液Na^+、Cl^-浓度降低，从而使渗透压梯度差降低，肾小管浓缩功能下降，导致水、Na^+、Cl^-排泄增多。由于Na^+重吸收减少，远端小管Na^+浓度升高，促进Na^+-K^+和Na^+-H^+交换增加，K^+和H^+排出增多。本品同时能抑制肾小管髓袢升支厚壁段的Na^+、Cl^-配对转运系统功能而减少Na^+、Cl^-的重吸收。

【临床用途】

(1) 严重水肿 包括充血性心力衰竭、肝硬化、肾脏疾病（肾炎、肾病及各种原因所致的急、慢性肾功能衰竭），但由于利尿作用强大，易发生不良反应，一般多用于其他利尿药无用的严重水肿。

(2) 治疗急性肺水肿和急性脑水肿 呋塞米通过强大的利尿作用，可迅速降低血容量，使回心血量减少，左心室充盈压降低；加之扩张血管，降低外周阻力，减轻心脏负荷，从而迅速消除左心衰竭引起的急性肺水肿，是治疗急性肺水肿的首选药物。对脑水肿患者，应用呋塞米后，由于强大的利尿作用，使血液浓缩，血浆渗透压升高，有利于脑水肿的消除。

(3) 高血压 在高血压的阶梯疗法中，不作为治疗原发性高血压的首选药物，但当噻嗪类药物疗效不佳，尤其当伴有肾功能不全或出现高血压危象时，本类药物尤为适用。

(4) 预防急性肾功能衰竭 用于各种原因导致的肾脏血流灌注不足，例如失水、休克、中毒、麻醉意外以及循环功能不全等，在纠正血容量不足的同时及时应用，可减少急性肾小管坏死的机会。

(5) 高钾血症及高钙血症。

(6) 稀释性低钠血症 尤其是当血钠浓度低于120mmol/L时。

(7) 抗利尿激素分泌过多症（SIADH）。

(8) 急性药物毒物中毒 如巴比妥类药物中毒等。

【不良反应】

(1) 水与电解质紊乱 常为过度利尿所引起的，表现为低血容量、低血钾、低血钠、低钾性碱血症，长期应用还可引起低血镁。

低钾性碱血症是由于该类药物增加盐和水的排泄，因而加强集合管 K^+ 和 H^+ 的分泌所致。低血钾可增强强心苷对心脏的毒性，对肝硬化患者可诱发肝昏迷，故应及时注意补充钾盐或加服保钾利尿药。

(2) 耳毒性 表现为耳鸣、听力衰减或暂时性耳聋，呈剂量依赖性。其发生机制可能与药物引起内耳淋巴液电解质成分改变有关。肾功能不全或同时使用其他耳毒性药物，如并用氨基糖苷类抗生素时较易发生耳毒性。依他尼酸最易引起，且可能发生永久性耳聋。布美他尼耳毒性最小，为呋塞米的 1/6，适宜听力有缺陷及急性肾衰竭者选用。

(3) 高尿酸血症 可能造成高尿酸血症，并诱发痛风。与利尿后血容量降低，细胞外液容积减少，导致尿酸经近曲小管的重吸收有关。另外，本类药物和尿酸竞争有机酸转运系统也是原因之一。长期用药时多数患者可出现高尿酸血症，但临床痛风的发生率较低。

(4) 其他 可有恶心、呕吐、大剂量时可出现胃肠出血。少数患者可发生白细胞、血小板减少。亦可发生过敏反应，表现为皮疹、嗜酸细胞增多、偶有间质性肾炎等，停药后可迅速恢复。

【相互作用】

① 肾上腺糖、盐皮质激素，促肾上腺皮质激素及雌激素能降低本药的利尿作用，并增加电解质紊乱尤其是低钾血症的发生机会。

② 非甾体类消炎镇痛药能降低本药的利尿作用，肾损害机会也增加，这与前者抑制前列腺素合成，减少肾血流量有关。

③ 与拟交感神经药物及抗惊厥药物合用，利尿作用减弱。

④ 与氯贝丁酯（安妥明）合用，两药的作用均增强，并可出现肌肉酸痛、强直。

⑤ 与多巴胺合用，利尿作用加强。

⑥ 饮酒及含酒精制剂和可引起血压下降的药物能增强本药的利尿和降压作用；与巴比妥类药物、麻醉药合用，易引起体位性低血压。

⑦ 本药可使尿酸排泄减少，血尿酸升高，故与治疗痛风的药物合用时，后者的剂量应做适当调整。

⑧ 降低降血糖药的疗效。

⑨ 降低抗凝药物和抗纤溶药物的作用，主要与利尿后血容量下降，致血中凝血因子浓度升高，以及利尿使肝血液供应改善、肝脏合成凝血因子增多有关。

⑩ 本药加强非去极化肌松药的作用，与血钾下降有关。

⑪ 与两性霉素、头孢霉素、氨基糖苷类等抗生素合用，肾毒性和耳毒性增加，尤其是原有肾损害时。

⑫ 与抗组胺药物合用时耳毒性增加，易出现耳鸣、头晕、眩晕。

⑬ 与锂合用肾毒性明显增加，应尽量避免。

⑭ 服用水合氯醛后静注本药可致出汗、面色潮红和血压升高，此与甲状腺素由结合状态转为游离状态增多，导致分解代谢加强有关。

⑮ 与碳酸氢钠合用发生低氯性碱中毒机会增加。

相关链接

呋塞米、依他尼酸和布美他尼是临床常用的髓袢升支利尿药，依他尼酸最易引起耳毒性，布美他尼的耳毒性最小。临床常用的呋塞米制剂规格主要有 2 种：

片剂：20mg；40mg。注射剂：2ml：20mg。

知识应用

某医生为缓解某患者的水肿症状，处方如下：

Rp：去乙酰毛花苷 C 注射液 0.4mg/2ml×1 支；

呋塞米注射液 20mg/2ml×1 支；

5%葡萄糖注射液 250ml×1 瓶/ ivgtt qd；

试分析该处方是否合理，为什么？

【禁忌证】低血钾症、肝性脑病、超量服用洋地黄者禁用。

代表药物 氢氯噻嗪

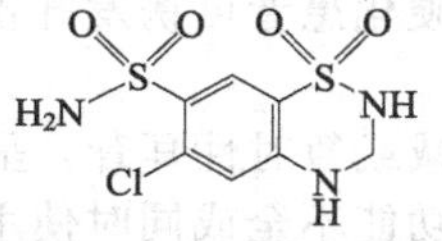

化学名为 6-氯-3,4-二氢-2*H*-1,2,4-苯并噻二嗪-7-磺酰胺-1,1-二氧化物，又名双氢克尿塞、双氢氯噻嗪。

【性状】本品为白色结晶，无臭，略带苦味。可溶于丙酮、氢氧化钠，微溶于乙醇，不溶于水、三氯甲烷和乙醚。熔点 265～273℃，熔融时同时分解。

【体内过程】本品口服吸收迅速但不完全，进食能增加吸收量，可能与药物在小肠的滞留时间延长有关。本药部分与血浆蛋白结合，另有部分进入红细胞内。口服 2h 起作用，达峰时间为 4h，作用持续时间为 6～12h。$t_{1/2}$ 为 15h，肾功能受损者延长。本药吸收后消除相开始阶段血药浓度下降较快，以后血药浓度下降明显减慢，可能是由于后阶段药物进入红细胞内有关。主要以原形由尿排泄。

【药理作用】本品主要抑制远曲小管前段和近曲小管（作用较轻）对氯化钠的重吸收，从而增加远端小管和集合管的 Na^+-K^+ 交换，K^+ 分泌增多。同时还能抑制磷酸二酯酶活性，减少肾小管对脂肪酸的摄取和线粒体氧耗，从而抑制肾小管对 Na^+、Cl^- 的主动重吸收。

相关链接

氢氯噻嗪的利尿机制：氢氯噻嗪对碳酸酐酶的抑制作用很弱，其利尿作用主要是通过抑制髓袢升支粗段皮质部和远曲小管前段对钠离子、氯离子和水的再吸收而发挥作用。对其进行结构改造可得到三氯噻嗪、苄氟噻嗪等作用时间更长、有效剂量更低的噻嗪类利尿药。

知识应用

某高血压病人，医生为缓解患者的症状，处方如下：

Rp：卡托普利 6.25mg，2 次/日；氢氯噻嗪 12.5mg，1 次/日；

试分析该处方是否合理，为什么？

【临床用途】

（1）治疗水肿 可用于各种原因引起的轻、中度的水肿。对心源性水肿疗效较好；对肾性水肿的疗效与肾功能损害的程度有关；对肝硬化腹水最好与螺内酯合用，以防血钾过低诱发肝昏迷。

（2）治疗高血压 常作为基础降压药物，单独或与其他药物合用治疗各型高血压。

（3）治疗尿崩症 可用于肾性轻度尿崩症或对加压素无效的垂体性尿崩症者。

（4）肾石症 主要用于预防含钙盐成分形成的结石。

【不良反应】本品大多不良反应与剂量和疗程有关。

① 水、电解质紊乱所致的副作用较为常见。低钾血症较易发生与噻嗪类利尿药排钾作用有关，长期缺钾可损伤肾小管，严重失钾可引起肾小管上皮的空泡变化，以及引起严重快速性心律失常等异位心率。低氯性碱中毒或低氯、低钾性碱中毒，噻嗪类特别是氢氯噻嗪常明显增加氯化物的排泄。此外低钠血症亦不罕见，导致中枢神经系统症状及加重肾损害。脱水造成血容量和肾血流量减少亦可引起肾小球滤过率降低。上述水、电解质紊乱的临床常见反应有口干、烦渴、肌肉痉挛、恶心、呕吐和极度疲乏无力等。

② 高糖血症，本药可使糖耐量降低，血糖升高，此可能与抑制胰岛素释放有关。

③ 高尿酸血症，干扰肾小管排泄尿酸，少数可诱发痛风发作。由于通常无关节疼痛，故高尿酸血症易被忽视。

④ 过敏反应，如皮疹、荨麻疹等，但较为少见。

⑤ 血白细胞减少或缺乏症、血小板减少性紫癜等亦少见。

⑥ 其他，如胆囊炎、胰腺炎、性功能减退、光敏感、色觉障碍等，但较罕见。

【相互作用】

① 肾上腺皮质激素、促肾上腺皮质激素、雌激素、两性霉素 B（静脉用药），能降低本药的利尿作用，增加发生电解质紊乱的机会，尤其是低钾血症。

② 非甾体类消炎镇痛药尤其是吲哚美辛，能降低本药的利尿作用，与前者抑制前列腺素合成有关。

③ 与拟交感胺类药物合用，利尿作用减弱。

④ 考来烯胺（消胆胺）能减少胃肠道对本药的吸收，故应在口服考来烯胺 1h 前或 4h 后服用本药。

⑤ 与多巴胺合用，利尿作用加强。

⑥ 与降压药合用时，利尿降压作用均加强。

⑦ 与抗痛风药合用时，后者应调整剂量。

⑧ 使抗凝药作用减弱，主要是由于利尿后机体血浆容量下降，血中凝血因子水平升高，加上利尿使肝脏血液供应改善，合成凝血因子增多。

⑨ 降低降糖药的作用。

⑩ 洋地黄类药物、胺碘酮等与本药合用时，应慎防因低钾血症引起的副作用。

⑪ 与锂制剂合用，本药可减少肾脏对锂的清除，增加锂的肾毒性。

⑫ 乌洛托品与本药合用，其转化为甲醛受抑制，疗效下降。

⑬ 增强非去极化肌松药的作用，与血钾下降有关。

⑭ 与碳酸氢钠合用，发生低氯性碱中毒机会增加。

【禁忌证】对本药、磺胺类药物过敏者禁用。

其他髓袢升支利尿药见表 4-8。

表 4-8　其他髓袢升支利尿药

药名	化学结构	作用特点	适应证	注意事项
依他尼酸	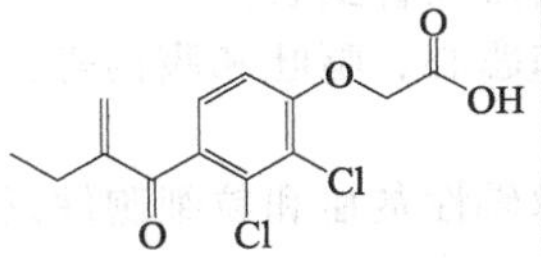	利尿作用及机制、电解质丢失情况、作用特点等均与呋塞米类似	临床常用于充血性心力衰竭、急性肺水肿、肾性水肿、肝硬化腹水、肝癌腹水、血吸虫病腹水、脑水肿及其他水肿	严重肝、肾功能不全者慎用。尿闭病人和婴儿禁用
布美他尼	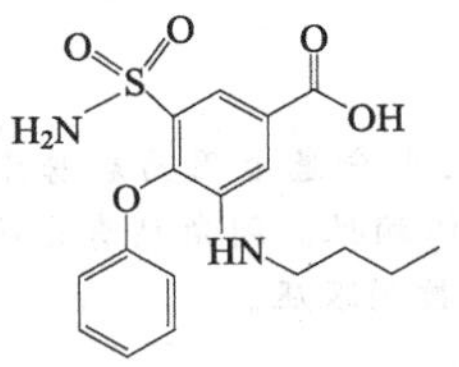	作用强度约为呋塞米的 40～60 倍，有效剂量仅为呋塞米的 1/50，特别适用于急慢性肾衰竭患者	临床主要用于各种顽固性水肿及急性肺水肿。对急慢性肾功能衰竭者尤为适宜	对本药或磺胺类药物过敏者、孕妇、无尿患者、肝昏迷患者、水、电解质严重失调患者禁用

二、碳酸酐酶抑制剂

该类药物主要作用于近曲小管，能阻止近曲小管和其他部位（如眼房）对碳酸氢钠的重吸收，而对远曲小管无作用，故利尿作用较弱，目前主要用于治疗青光眼，以降低眼压。常见药物有乙酰唑胺、双氯非那胺、醋甲唑胺等。

先导案例

患者孙某，女，66 岁。主诉两眼发胀，视物模糊 2 年，既往有胃病史，慢性肠炎史及高血压病史，经检查两眼无明显红肿，角膜稍有润性水肿，右眼瞳孔较大，对光反应迟钝，玻璃体混浊，眼底呈豹纹状，乳头青光眼性凹陷明显，静脉迂曲怒张，血管呈屈膝状，左眼瞳孔较小，反应迟钝，眼底难以见到。视力右眼 0.3，左眼 0.2，眼压右眼 38mmHg，左眼 52mmHg。

问题：王某为何视力模糊？

学习提示

青光眼导致人体眼内压间断或持续性升高至眼内压水平超过眼球所能耐受的程度时，会给眼球各部分组织和视功能带来损害，导致视神经萎缩、视野缩小、视力减退，甚至失明。

代表药物　　　　醋甲唑胺

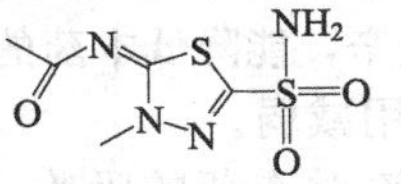

化学名为 *N*-(4-甲基-2-氨基磺酰基-Δ^2-1,3,4-噻二唑啉-5-亚基)-乙酰胺。

【性状】本品为白色结晶性粉末，无臭，味微苦。易溶于碱性溶液，微溶于水和乙醇。

【体内过程】本品经胃肠道吸收良好，较乙酰唑胺吸收稍慢。血清浓度与剂量呈线性关系。血浆蛋白结合率为55%，低于乙酰唑胺（90%），在血浆pH值范围，39%的醋甲唑胺处于非电离状态。口服100mg后，血清峰值出现在服药后2～3h，峰浓度约 为17μg/ml，峰浓度保持恒定至少8h。醋甲唑胺血浆半衰期约14h，明显长于乙酰唑胺。25%的本品以原形，75%以代谢产物形式经尿排泄。

【药理作用】本品为碳酸酐酶抑制剂。通过抑制睫状体中的碳酸酐酶，使房水形成减少，从而降低眼内压。

【临床用途】本品用作原发性开角型青光眼、闭角型青光眼及某些继发性青光眼，局部用抗青光眼药眼压控制不理想患者的辅助治疗。因本品降眼压的同时对酸碱平衡影响较少，故对于患有严重阻塞性肺部疾患的患者本品优于乙酰唑胺。对于需口服碳酸酐酶抑制剂治疗但又易引起肾结石形成的患者，推荐应用醋甲唑胺。

【不良反应】

(1) 中枢神经系统　可引起间断性嗜睡和意识模糊、惊厥或感觉异常（尤其是四肢末端的麻木感）。

(2) 代谢、内分泌系统　可引起代谢性酸中毒和电解质紊乱。

(3) 运动系统　可引起软瘫。

(4) 泌尿生殖系统　可引起多尿、血尿、糖尿，很少发生结晶尿和肾结石。

(5) 消化系统　可引起食欲减退、味觉失常、胃肠功能紊乱如恶心、呕吐和腹泻等。能引起肝功能不全。

(6) 血液系统　有引起严重血液学不良反应报告，包括再生障碍性贫血和粒细胞缺乏症。

(7) 皮肤　可引起荨麻疹、皮肤糜烂、表皮溶解性坏死。

相关链接

醋甲唑胺较低剂量即有明显降眼压反应。醋甲唑胺可抑制房水生成，大部分患者用药后房水生成可减少40%。口服1～2h后产生降眼压作用，维持16～18h，其降眼压作用呈剂量依赖性。闭角型青光眼不应用醋甲唑胺代替手术治疗，否则可引起永久性粘连性房角关闭。本品不能长期用于控制眼压。

知识应用

某急性闭角型青光眼患者，医生为降低患者的眼压，处方如下：

Rp：1%～2%毛果芸香碱溶液，5～10min 1次；醋甲唑胺25 mg，每日3次口服；50%甘油，1.5～4ml/kg，口服；20%甘露醇250ml，静脉点滴，每日2次。

试分析该处方是否合理，为什么？

【相互作用】

① 碳酸酐酶抑制剂与高剂量阿司匹林合用可引起严重的代谢紊乱。因此，本品与水杨酸制剂合用要慎重。

② 低剂量醋甲唑胺本身不引起低血钾，但碳酸酐酶抑制剂可增加其他药物的排钾作用。

③ 与促肾上腺皮质激素、糖皮质激素联合使用，可以导致严重的低血钾，在联合用药时应注意监护血清钾的浓度及心脏功能。亦应估计到长期同时使用有增加低血钙的危险，可以造成骨质疏松，因为这些药增加钙的排泄。

【禁忌证】有磺胺过敏史、肝肾功能不全致低钠血症、低钾血症、高氯性酸中毒、肾上腺衰竭及肾上腺皮质机能减退（阿狄森病）和有肝昏迷倾向患者禁用。

三、保钾利尿药

先导案例

患者，女，38岁，主诉：头晕3年，加重一周。现病史：患者3年前无诱因头晕，无头痛及肢体瘫痪，测血压160/90mmHg，间断服用佩尔降压，血压控制不详（不常测血压）。近月改为口服依那普利10mg/天。仍有头晕，同时自觉乏力，为进一步治疗来诊。发作性肢体瘫痪、肌痛、抽搐或手足麻木。门诊查血钾2.3mmol/L，氯104mmol/L，钠146mmol/L。

问题：患者最可能患有什么疾病。

学习提示

原发性醛固酮增多症是由于肾上腺的皮质肿瘤或增生，醛固酮分泌增多所致。原发性醛固酮增多症是一种继发性高血压症，约占高血压症中0.4%～2%。发病年龄高峰为30～50岁，女性较男性多见。高血压是本病的早期临床症状，继而又出现低血钾、碱中毒等症状。

代表药物 螺内酯

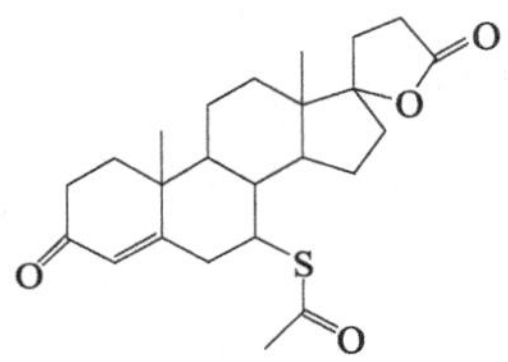

化学名为17-羟基-7α-乙酰硫基-3-氧-17α-孕-4-烯-21-羧酸-γ-内酯，又名安体舒通。

【性状】本品为白色或类白色细微结晶性粉末，熔点203～209℃，熔融同时分解。极易溶于三氯甲烷，易溶于苯、乙酸乙酯，可溶于乙醇，不溶于水。

【化学性质】本品含内酯结构，在甲酸中和羟胺盐酸盐、三氧化铁反应产生红色络合物。本品加浓硫酸，可呈现红色，并有硫化氢特臭气体产生。

【体内过程】本品口服吸收较好，生物利用度大于90%，血浆蛋白结合率在90%以上，进入体内后80%由肝脏迅速代谢为有活性的坎利酮，口服1日左右起效，2～3日达高峰，停药后作用仍可维持2～3日。依服药方式不同$t_{1/2}$有所差异，每日服药1～2次时平均19h（13～24h），每日服药4次时缩短为12.5h（9～16h）。无活性代谢产物从肾脏和胆道排泄，约有10%以原形从肾脏排泄。

【药理作用】本品结构与醛固酮相似，为醛固酮的竞争性抑制剂。作用于远曲小管和集合管，阻断Na^+-K^+和Na^+-H^+交换，结果Na^+、Cl^-和水排泄增多，K^+、Mg^{2+}和H^+排泄减少，对Ca^{2+}和P^{3+}的作用不定。由于本品仅作用于远曲小管和集合管，对肾小管其他各段无作用，故利尿作用较弱。另外，本品对肾小管以外的醛固酮靶器官也有作用。

【临床用途】

（1）水肿性疾病　与其他利尿药合用，治疗充血性水肿、肝硬化腹水、肾性水肿等水肿性疾病，其目的在于纠正上述疾病时伴发的继发性醛固酮分泌增多，并对抗其他利尿药的排钾作用。也用于特发性水肿的治疗。

（2）高血压　作为治疗高血压的辅助药物。

（3）原发性醛固酮增多症　螺内酯可用于此病的诊断和治疗。

（4）低钾血症的预防　与噻嗪类利尿药合用，增强利尿效应和预防低钾血症。

【不良反应】

（1）常见的

① 高钾血症，最为常见，尤其是单独用药、进食高钾饮食、与钾剂或含钾药物如青霉素钾等以及存在肾功能损害、少尿、无尿时。即使与噻嗪类利尿药合用，高钾血症的发生率仍可达8.6%～26%，且常以心律失常为首发表现，故用药期间必须密切随访血钾和心电图。

② 胃肠道反应，如恶心、呕吐、胃痉挛和腹泻；尚有报道可致消化性溃疡。

(2) 少见的

① 低钠血症，单独应用时少见，与其他利尿药合用时发生率增高。

② 抗雄激素样作用或对其他内分泌系统的影响，长期服用本药在男性可致男性乳房发育、阳痿、性功能低下，在女性可致乳房胀痛、声音变粗、毛发增多、月经失调、性机能下降。

③ 中枢神经系统表现，长期或大剂量服用本药可发生行走不协调、头痛等。

(3) 罕见的

① 过敏反应，出现皮疹甚至呼吸困难。

② 暂时性血浆肌酐、尿素氮升高，主要与过度利尿、有效血容量不足、引起肾小球滤过率下降有关。

③ 轻度高氯性酸中毒。

④ 肿瘤，有报道 5 例患者长期服用本药和氢氯噻嗪发生乳腺癌。

相关链接

螺内酯的鉴别：螺内酯中加入一定量的浓硫酸，可产生红色，并有硫化氢特臭气体产生，颜色的产生与硫酸对甾核氧化而形成大的共轭系统有关。异烟肼与螺内酯在甲酸溶液中反应生成可溶性黄色产物。

知识应用

某低血钾的患者，医生为其开的处方如下：

Rp：螺内酯 40mg tid po；

氯化钾缓释片 1g tid po；

试分析该处方是否合理，为什么？

【相互作用】

① 肾上腺皮质激素尤其是具有较强盐皮质激素作用者，促肾上腺皮质激素能减弱本药的利尿作用，而拮抗本药的潴钾作用。

② 雌激素能引起水钠潴留，从而减弱本药的利尿作用。

③ 非甾体类消炎镇痛药，尤其是吲哚美辛，能降低本药的利尿作用，且合用时肾毒性增加。

④ 拟交感神经药物降低本药的降压作用。

⑤ 多巴胺加强本药的利尿作用。

⑥ 与引起血压下降的药物合用，利尿和降压效果均加强。

⑦ 与下列药物合用时，发生高钾血症的机会增加，如含钾药物、库存血（含钾 30mmol/L，如库存 10 日以上含钾高达 65mmol/L）、血管紧张素转化换酶抑制剂、血管紧张素Ⅱ受体拮抗剂和环孢素 A 等。

⑧ 与葡萄糖胰岛素、钠型降钾交换树脂合用，发生高钾血症的机会减少。

⑨ 本药使地高辛半衰期延长。

⑩ 与氯化铵合用易发生代谢性酸中毒。

⑪ 与肾毒性药物合用，肾毒性增加。

⑫ 甘珀酸钠、甘草类制剂具有醛固酮样作用，可降低本药的利尿作用。

【禁忌证】高血钾症、肾衰竭症患者禁用。

其他保钾利尿药见表 4-9。

表 4-9 其他保钾利尿药

药名	化学结构	作用特点	适应证	注意事项
氨苯蝶啶	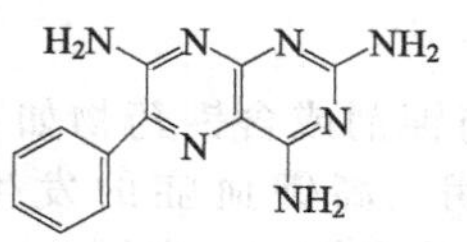	作用部位与螺内酯相同，抑制远曲小管和集合管皮质段对 Na^+ 的重吸收，增加 Na^+、Cl^- 排泄而利尿，对 K^+ 则有潴留作用，其留钾排钠作用与螺内酯相似，但本品不是醛固酮拮抗剂，用药后一般不必补充钾盐	临床常用于治疗心力衰竭、肝硬化和慢性肾炎等引起的顽固性水肿或腹水，亦用于对氢氯噻嗪或螺内酯无效的病例	严重肝、肾功能不全者，有高钾血症倾向者禁用

续表

药名	化学结构	作用特点	适应证	注意事项
阿米洛利	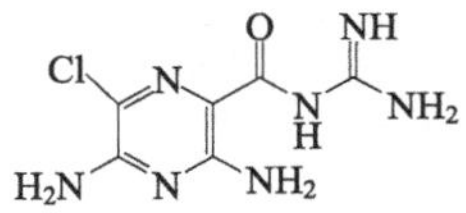	本品为强效保钾利尿药，留钾排钠不依赖于醛固酮，系作用于肾小管远端，阻断钠-钾交换机制，促使钠、氯排泄而减少钾、氢离子分泌，其本身促尿钠排泄和抗高血压活性较弱，但与髓袢类利尿药合用具有协同作用	临床主要用于治疗水肿性疾病，包括充血性心力衰竭、肝硬化腹水、肾病综合征等，以及肾上腺糖皮质激素治疗过程中发生的水钠潴留	肾功能不全、糖尿病患者、少尿者、低钠血症者慎用

自我提高

一、单选题

1．能减少房水生成，降低眼内压的药物是：

A．氢氯噻嗪　B．布美他尼　C．氨苯蝶啶

D．阿米洛利　E．乙酰唑胺

2．下列哪种药物有阻断 Na^+ 通道的作用：

A．乙酰唑胺　B．氢氯噻嗪　C．氯酞酮

D．阿米洛利　E．呋塞米

3．下列哪种药物有抑制胰岛素分泌的作用：

A．氨苯蝶啶　B．阿米洛利　C．氢氯噻嗪

D．螺内酯　E．以上都不是

4．下列哪种药物可引起叶酸缺乏：

A．螺内酯　B．阿米洛利　C．氨苯蝶啶

D．乙酰唑胺　E．呋塞米

5．下列哪种利尿药与氨基糖苷类抗生素合用会加重耳毒性：

A．依他尼酸　B．乙酰唑胺　C．氢氯噻嗪

D．螺内酯　E．阿米洛利

6．下列哪一种药物有增加肾血流量的作用：

A．呋塞米　B．阿米洛利　C．乙酰唑胺

D．氢氯噻嗪　E．氯酞酮

7．慢性心功能不全者禁用：

A．呋塞米　B．氢氯噻嗪　C．螺内酯

D．氨苯蝶啶　E．甘露醇

8．治疗特发性高尿钙症及尿钙结石可选用：

A．呋塞米　B．氢氯噻嗪　C．螺内酯

D．氨苯蝶啶　E．甘露醇

9．治疗左心衰竭引起的急性肺水肿可首选：

A．呋塞米　B．氢氯噻嗪　C．螺内酯

D．乙酰唑胺　E．氯酞酮

10．加速毒物从尿中排泄时，应选用：

A．呋塞米　B．氢氯噻嗪　C．螺内酯

D．乙酰唑胺　E．氯酞酮

11．伴有痛风的水肿患者应选用：

A．呋喃苯胺酸　B．氢氯噻嗪　C．螺内酯

D．氨苯蝶啶　E．甘露醇

12．呋塞米没有下列哪种不良反应：

A. 水与电解质紊乱 B. 高尿酸血症 C. 耳毒性
D. 减少 K^+ 外排 E. 胃肠道反应

13. 可以拮抗高效利尿药作用的药物是：
A. 吲哚美辛 B. 链霉素 C. 青霉素
D. 头孢唑啉 E. 卡那霉素

14. 有性激素样副作用，可致男子乳房增大、妇女多毛症：
A. 氨苯蝶啶 B. 呋塞米 C. 螺内酯
D. 氢氯噻嗪 E. 氯酞酮

15. 长期大剂量使用，可引起胃肠出血：
A. 氨苯蝶啶 B. 呋塞米 C. 螺内酯
D. 氢氯噻嗪 E. 氯酞酮

二、多选题

1. 可竞争性抑制尿酸排泄的利尿药有：
A. 呋塞米 B. 氢氯噻嗪 C. 氨苯蝶啶
D. 螺内酯 E. 乙酰唑胺

2. 呋塞米可治疗下列哪些疾病：
A. 急性肺水肿 B. 急性心衰 C. 尿崩症
D. 特发性高尿钙症 E. 各型水肿

3. 甘露醇的特点是：
A. 口服只有导泻作用
B. 胃肠外给药无明显药理作用，主要通过改变血浆渗透压发挥治疗作用
C. 静脉注射后，不易从毛细血管渗入组织
D. 在肾小管不被重吸收，可产生渗透性利尿作用
E. 在体内不易被代谢

4. 下列哪些药物可治疗青光眼：
A. 甘露醇 B. 山梨醇 C. 乙酰唑胺
D. 匹鲁卡品 E. 毒扁豆碱

5. 螺内酯的主要不良反应：
A. 高血钾 B. 性激素样的作用 C. 低血钾
D. 妇女多毛症 E. 高血镁

6. 氢氯噻嗪对尿中离子的影响是：
A. 排 K^+ 增加 B. 排 Na^+ 增加 C. 排 Cl^- 增加
D. 排 HCO_3^- 增加 E. 排 Ca^{2+} 增加

7. 氢氯噻嗪的不良反应是：
A. 耳听力下降 B. 低血钾症 C. 低血糖
D. 过敏反应 E. 低氯碱血症

8. 螺内酯的特点是：
A. 增加 Na^+、Cl^- 排泄，K^+ 排泄少，当体内醛固酮增多时，能减弱或抵消该药的作用
B. 排 Na^+、Cl^- 增加，排 K^+ 少，当切除肾上腺或体内醛固酮有变化，不影响利尿作用
C. 显著排 Na^+、Cl^-、K^+，作用于髓袢升枝粗段
D. 作用于远曲小管使 Na^+、Cl^-、K^+ 排出增加
E. 利尿作用弱，起效慢而维持久

参考答案

一、单选题 1. E 2. D 3. C 4. C 5. A 6. A 7. E 8. B 9. A 10. A 11. D 12. D 13. A 14. C 15. B

二、多选题 1. AB 2. ABE 3. ABCDE 4. ABCDE 5. ABD 6. ABCD 7. BDE 8. AE

模块五

消化系统药物应用

项目一　抗消化性溃疡药

学习目标

知识目标：掌握代表药物法莫替丁、潘索拉唑等的结构、性状、作用、用途、不良反应等。

了解其他抗溃疡药的作用特点。

能力目标：能够应用药物的基本理论和基本知识，提供用药咨询服务。

能够分析、解释涉及本章药物的处方合理性，将疾病与其药物相联系。

先导案例

呕血：患者李某，某大学生，几年来经常胃痛、胃胀、呕吐、泛酸、嗳气。一日同学聚会，喝醉酒后，开始呕吐，并呕血。

问题：李某为何出现呕血？

学习提示

呕血是指食管、胃、十二指肠、胆系或胰腺等脏器出血，或胃空肠吻合术后的空肠出血，血液从口腔呕出。

一、组胺 H_2 受体拮抗剂

代表药物　　　　法莫替丁

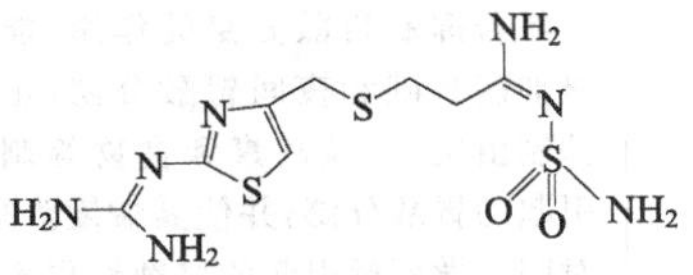

化学名为 3-[[2-[(二氨基亚甲基)-4-噻唑基]甲基]硫代]-*N*-氨磺酰丙脒。

【性状】本品为白色至黄白色结晶，无臭、味略苦。易溶于二甲基甲酰胺或冰醋酸，难溶于甲醇，极难溶于水、乙腈、无水乙醇或丙酮，在氯仿或乙醚中几乎不溶。熔点 163～164℃。

【体内过程】本品口服后吸收迅速但不完全，生物利用度约为 50%，口服后 1h 起效，约 2h 血药浓度达高峰，作用可维持 12h 以上。在体内分布广泛，消化道、肝、肾及胰腺中较高，但不透过胎盘屏障。80% 以原形物及其代谢物从尿中排出，胆汁排泄量少，也可出现在乳汁中。

【药理作用】本品是组胺 H_2 受体拮抗剂。对胃酸分泌具有明显的抑制作用，其抑酸作用强，能有效地抑制基础胃酸分泌和各种原因刺激引起的胃酸分泌，使分泌酸的量和酸度都降低。并能防止和减轻部分非甾体抗炎药所引起的胃黏膜腐蚀性损害。

【临床用途】

① 消化性溃疡出血。

② 应激状态时并发的急性胃黏膜损害和非甾体抗炎药引起的消化道出血。

③ 反流性食管炎及胃分泌素瘤。

【不良反应】本品不良反应较少，少数患者可有口干、头晕、失眠、便秘、腹泻、皮疹、面部潮红。偶有白细胞减少、轻度转氨酶增高等。罕见有腹部胀满感、食欲不振及心率增加、血压上升、颜面潮红、月经不调等症。

相关链接

法莫替丁的制剂规格：国内临床常见的法莫替丁制剂规格主要有以下几种。

颗粒剂：1g∶20mg；片剂：10mg、20mg、40mg；注射剂：2ml∶20mg。

知识应用

某胃溃疡患者，医生为其开处方如下。

Rp：法莫替丁 20mg bid；

硫糖铝 1g qid。

用法：饭后服用。

试分析该处方是否合理，为什么？

【相互作用】

① 丙磺舒会抑制法莫替丁从肾小管的排泄，与本品同用时，会降低本品的清除率，提高其血药浓度。

② 本品不宜与其他抗酸剂合用，如含氢氧化铝、镁的抗酸剂可降低法莫替丁的生物利用度，降低其吸收和血药浓度。

③ 本品可提高头孢布烯的生物利用度，使其血药浓度升高。

④ 本品与咪达唑仑合用时，能增加后者的胃肠道吸收。

⑤ 本品可降低茶碱的代谢和清除，增加茶碱的毒性。

⑥ 本品可减少伊曲康唑、酮康唑、环孢素等药物的吸收，降低其药效。

【禁忌证】对本品过敏、严重肾功能不全、孕妇及哺乳期妇女禁用。

其他组胺 H_2 受体拮抗剂见表 5-1。

表 5-1 其他组胺 H_2 受体拮抗剂

药名	化学结构	作用特点	适应证	注意事项
西咪替丁	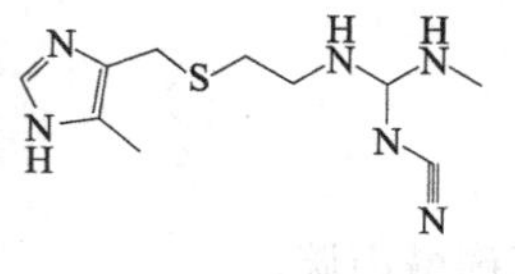	显著抑制胃酸分泌的作用，能明显抑制基础和夜间胃酸分泌，也能抑制由组胺、胰岛素和食物等刺激引起的胃酸分泌，并使其酸度降低，对因化学刺激引起的腐蚀性胃炎有预防和保护作用，对应激性胃溃疡和上消化道出血也有明显疗效	临床常用于治疗十二指肠溃疡、胃溃疡、上消化道出血、慢性结肠炎、带状疱疹，慢性荨麻疹等症。对抗病毒及免疫增强有一定的作用	肝、肾功能不全者慎用；孕妇及哺乳期妇女禁用
雷尼替丁	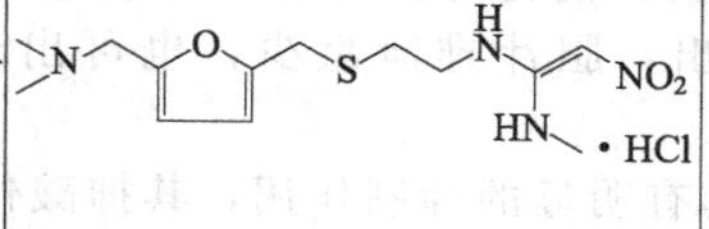	作用比西咪替丁强 5～8 倍，且作用时间更持久。能有效地抑制组胺、五肽胃泌素和氨甲酰胆碱刺激后引起的胃酸分泌，降低胃酸和胃酶活性	临床主要用于胃溃疡、十二指肠溃疡、术后溃疡、反流性食道炎等	肝肾功能不全者慎用。孕妇、哺乳期妇女及 8 岁以下儿童禁用

二、质子泵抑制剂

代表药物　　　　　　　　　泮托拉唑钠

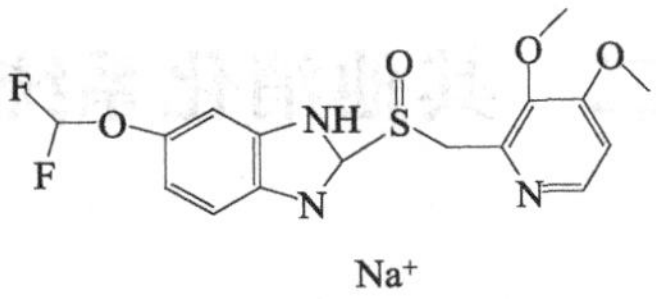

化学名为5-二氟甲氧基-2-[(3,4-二甲氧基-2-吡啶基)甲基]亚硫酰基-1*H*-苯骈咪唑钠盐。

【性状】本品为白色或类白色疏松块或粉末，熔点139～140℃（分解）。pK_{a_1} 3.92；pK_{a_2} 8.19。

【体内过程】本品具有较高的生物利用度，首次口服时即可以达到70%～80%，达峰时间1h，有效抑酸达24h。静脉注射与口服给药的生物利用度比为1∶2。口服40mg时的达峰时间为2～4h，血药峰浓度约为2～3μg/ml，清除半衰期约为1.1h。约80%的口服或静注本品的代谢物经尿中排泄，肾功能不全不影响药代动力学，肝功能不全时可延缓清除。半衰期、清除率和表观分布容积与给药剂量无关。

【药理作用】本品为胃壁细胞质子泵抑制剂，能特异性地抑制壁细胞顶端膜构成的分泌性微管和胞浆内的管状泡上的H^+，K^+-ATP酶，引起该酶不可逆性的抑制，从而有效地抑制胃酸的分泌。由于H^+，K^+-ATP酶是壁细胞泌酸的最后一个过程，故本品抑酸能力强大。它不仅能非竞争性抑制促胃液素、组胺、胆碱引起的胃酸分泌，而且能抑制不受胆碱或H_2受体阻断剂影响的部分基础胃酸分泌。

【临床用途】本品主要用于：①消化性溃疡出血；②非甾体类抗炎药引起的急性胃黏膜损伤和应激状态下溃疡大出血的发生；③全身麻醉或大手术后以及衰弱昏迷患者防止胃酸反流合并吸入性肺炎。

【不良反应】偶见头晕、失眠、嗜睡、恶心、腹泻、便秘、皮疹和肌肉疼痛等症状。大剂量使用时可出现心律不齐、转氨酶升高、肾功能改变、粒细胞降低等。

【相互作用】本品与肝脏细胞色素P_{450}酶的亲和力较低，并有Ⅱ期代谢的途径，因而与通过细胞色素P_{450}酶系代谢的其他药物相互作用较少。

【禁忌证】对本品过敏者、妊娠期与哺乳期妇女禁用。

其他质子泵抑制剂见表5-2。

表5-2　其他质子泵抑制剂

药名	化学结构	作用特点	适应证	注意事项
奥美拉唑	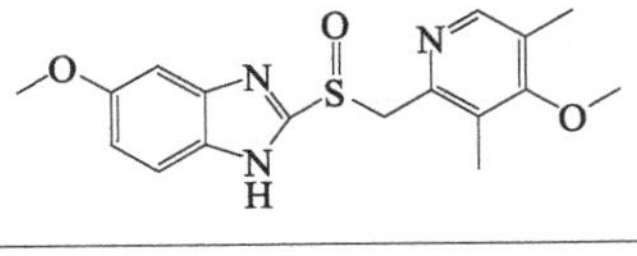	选择性对胃酸分泌有明显抑制作用，起效迅速，作用持久	临床常用于胃及十二指肠溃疡，返流性食管炎和胃泌素瘤	对本品过敏者禁用
兰索拉唑	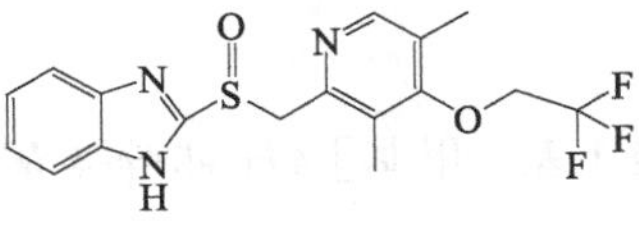	①对基础胃酸和所有刺激物所致的胃酸分泌均有明显的抑制作用。②对胃蛋白酶有轻中度抑制作用。③对幽门螺杆菌有抑制作用	同奥美拉唑	对本品过敏者禁用

相关链接

奥美拉唑是最有力的胃酸分泌抑制药。

知识应用

患者，男，76。诊断：嗳酸，胃溃疡。医生为缓解患者的症状，处方如下。

Rp：奥美拉唑20mg　bid；

铝碳酸镁1.0g　tid，晚上加服一次1.0g；

莫沙必利 10mg tid。

试分析该处方是否合理，为什么？

项目二 其他消化系统药物

学习目标

知识目标：掌握代表药物昂丹司琼、多潘立酮等的结构、性状、作用、用途、不良反应等。

了解止吐药和促胃动力药的作用特点。

能力目标：能够应用药物的基本理论和基本知识，提供用药咨询服务。

能够分析、解释涉及本章药物的处方合理性，将疾病与其药物相联系。

先导案例

哽咽：患者于某，男，67 岁，肺癌化疗中。2 个多月中吃饭经常出现哽咽症状。

问题：于某为何出现哽咽？

学习提示

恶心和呕吐是化疗中常见的副反应，也是在副反应中病人最害怕的，显著地影响化疗进程及病人的营养状态和生活质量。

一、止吐药

止吐药以拮抗的受体分类：抗组胺受体止吐药、抗乙酰胆碱受体止吐药（治疗运动性的恶心，呕吐)、抗多巴胺受体止吐药、5-HT_3 受体拮抗剂。

抗组胺受体止吐药常用的有苯海拉明、异丙嗪等，有止吐和镇静作用，临床用于防治晕动病、内耳眩晕症及妊娠、放射病呕吐等。常见不良反应是嗜睡；抗乙酰胆碱受体止吐药，临床主要用于治疗运动性的恶心、呕吐等，常用的有东莨菪碱等；多巴胺受体阻断药，具有阻断中枢化学感受区的多巴胺受体作用，降低呕吐中枢的神经活动，如甲氧氯普胺（胃复安）等；5-HT_3 受体拮抗剂影响呕吐反射弧，主要分布在肠道，特别适用于对抗癌症病人因化学治疗或放射治疗引起的呕吐反射。

以 5-羟色胺和甲氧氯普胺为先导化合物得到许多消化系统药物。以 5-羟色胺为先导得到吲哚环结构，主要有昂丹司琼、格拉司琼、托烷司琼等。以甲氧氯普胺为先导得到苯甲酰胺类，主要有西沙必利、莫沙必利、依托必利。其中吲哚环结构现在临床上主要用于止吐药，苯甲酰胺类主要用于促动力药，将在本节第二部分介绍。

代表药物 昂丹司琼

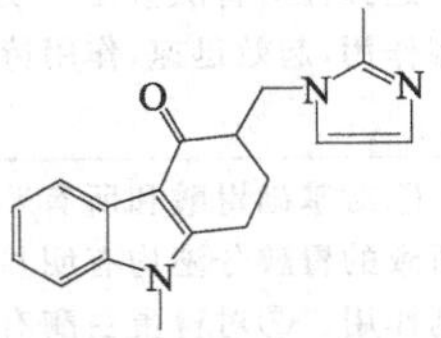

化学名为（±)-1,2,3,4-四氢-9-甲基-3-[(2-甲基-1*H*-咪唑-1-基)-甲基]-4*H*-咔唑-4-酮，又名奥丹西隆。

【性状】本品（自甲醇中结晶）熔点 231～232℃；常用其盐酸二水合物，为白色结晶性固体（自水/异丙醇中结晶)，熔点 178.5～179.5℃。

【体内过程】本品口服吸收迅速，单剂量 8mg，达峰时间为 1.5h，峰浓度为 30ng/ml，口服生物利用度约为 60%；半衰期约 3h；血浆蛋白结合率为 70%～76%。主要自肝脏代谢，代谢产物主要自粪和尿排泄，50%以内的本品以原形自尿排出。老年人由于代谢减慢，服用本品后消除半衰期延长（5h)，口服生物利用度提高（65%)；严重肝功能障碍患者系统清除率可显著减少，消除半衰期可延长至 15～32h，口服生物利用度可接近 100%。

【药理作用】本品为一种高度选择性的 5-羟色胺 3（5-HT_3）受体拮抗剂，能抑制由化疗和放疗引起的恶心呕吐，其作用机制目前一般认为是：化疗和放疗可引起小肠的嗜铬细胞释放5-HT_3，并通过5-HT_3受体引起迷走传入神经兴奋从而导致呕吐反射，而昂丹司琼可阻断这一反射发生。

【临床用途】本品主要适用于治疗由化疗和放疗引起的恶心呕吐，也可用于预防和治疗手术后引起的恶心呕吐。

【不良反应】本品常见不良反应有头痛、头部和上腹部发热感、静坐不能、腹泻、发疹、急性张力障碍性反应、便秘等；部分病人可有短暂性氨基转移酶升高；罕见不良反应有支气管痉挛、心动过速、胸痛、低钾血症、心电图改变和癫痫大发作。

【相互作用】

① 没有证据表明本品会诱导或抑制其他同时服用药物的代谢。有专门研究表明，本品与酒精、替马西泮、呋塞米、曲马多及丙泊酚无相互作用。

② 对异喹胍代谢差的患者，对本品消除的半衰期无影响。对这类患者重复给药后，药物的暴露水平与正常人体无差异，故用药剂量和用药次数不需改变。

③ 与地塞米松合用可加强止吐效果。

【禁忌证】对本品过敏者、胃肠梗阻者禁用。

相关链接

昂丹司琼对抗肿瘤药物顺铂、环磷酰胺、阿霉素引起的呕吐作用迅速、强大、持久。但对晕动病及多巴胺受体激动药去水吗啡引起的呕吐无效。

知识应用

某结肠癌患者，医生为缓解患者的化疗呕吐，处方如下。

Rp：昂丹司琼 8mg。

用法：化疗前肌内注射。

试分析该处方是否合理，为什么？

其他止吐药见表5-3。

表5-3　其他止吐药

药名	化学结构	作用特点	适应证	注意事项
格拉司琼	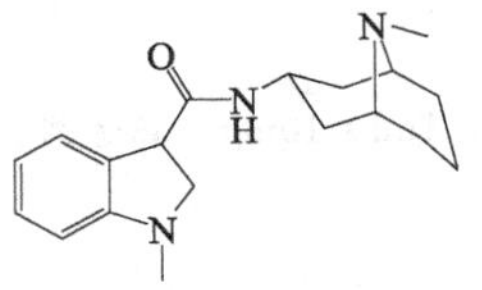	能拮抗中枢化学感受区及外周迷走神经末梢的5-HT_3受体，从而抑制恶心、呕吐的发生。本品选择性高，无锥体外系反应、过度镇静等副作用	临床主要用于防治化疗和放疗引起的恶心与呕吐	对本品过敏者及妊娠妇女禁用
托烷司琼	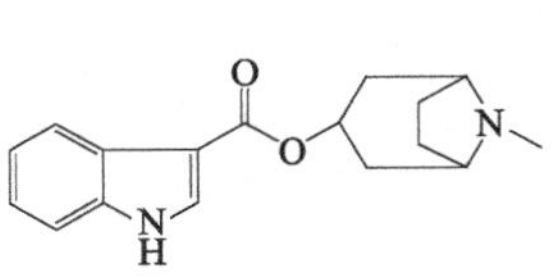	选择性抑制抗癌药物或放疗激发的小肠黏膜的嗜铬细胞释放5-HT_3，并可抑制5-HT_3诱导的呕吐反射中外周神经系统的突触前5-HT_3受体的兴奋，并可能对中枢神经系统5-HT受体传递的迷走神经传入后区有直接影响，这种双重作用阻断了呕吐反射过程中神经介质的化学传递	同格拉司琼	同格拉司琼

二、促动力药

代表药物　　多潘立酮

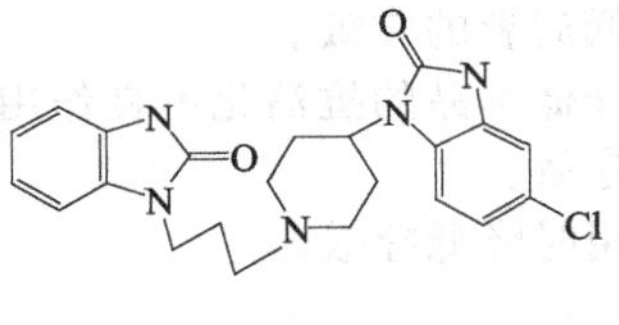

化学名为5-氯-1-[1-[3-(2,3-二氢-2-氧代-1*H*-苯并咪唑-1-基)丙基]-4-哌啶]-2,3-二氢-1*H*-苯并咪唑-2-酮，又名吗丁啉。

【性状】本品为白色或类白色粉末，几乎不溶于水，溶于二甲基甲酰胺，微溶于乙醇和甲醇。熔点242.5℃。

【体内过程】本品口服后迅速吸收，15～30min血药浓度达高峰。除中枢神经系统外，在体内其他部位均有广泛的分布。由于存在“首过效应”肝代谢和肠壁代谢，口服的生物利用度较低。本品的半衰期为7～8h，几乎全部在肝脏代谢，口服后24h约30%由尿排出，4天内约60%由粪便排泄。

【药理作用】本品是外周性多巴胺受体拮抗剂，可促进胃肠道的蠕动和张力恢复正常，促进胃排空，增加胃窦和十二指肠运动，协调幽门的收缩，同时也能增强食道的蠕动和食道下端括约肌的张力。

【临床用途】

① 胃轻瘫及功能性消化不良。

② 胃-食管反流性疾病。

③ 消化性溃疡。

④ 各种原因引起的呕吐。

⑤ 产后泌乳。

⑥ 偏头痛。

【不良反应】

(1) 中枢神经系统　偶见头痛、头晕、嗜睡、倦怠、神经过敏等。罕见肌张力障碍、肌肉震颤、平衡失调、眩晕等。

(2) 内分泌、代谢系统　本品是强有力的催乳素释放药，临床使用较大剂量可引起非哺乳期泌乳，并在一些更年期后的妇女及男性患者中出现乳房胀痛现象，也有出现月经失调的报道。

(3) 消化系统　偶见短时的腹部痉挛性疼痛、口干、腹泻等。

(4) 心血管系统　可出现心律失常。

(5) 皮肤　偶见一过性皮疹和瘙痒。

相关链接

多潘立酮（吗丁啉）的剂型：目前国内临床常见的吗丁啉剂型如下。

片剂：10mg；栓剂：10mg、30mg、60mg；注射剂：2ml∶10mg；滴剂：1ml∶10mg；混悬剂：1ml∶1mg。

知识应用

患者，男，2个月；科别：门诊儿科；临床诊断：腹泻，医生开的处方如下。

Rp：枯草杆菌肠球菌二联活菌多维颗粒剂 1g qd×2天 冲服；

蒙脱石散 1g tid×2天 饭前服用；

多潘立酮片 2mg tid×2天 饭前服用。

试分析该处方是否合理，为什么？

【相互作用】

① 本品与红霉素联用时有协同作用，可用于治疗糖尿病性胃轻瘫。

② 本品与甘露醇联用时有协同作用，治疗便秘性肠易激综合征或胃-食管反流时可提高疗效。

③ 本品与对乙酰氨基酚、氨苄西林、左旋多巴、四环素等同用时，会使这些药物的吸收率增加。

④ 甲氧氯普胺与本品均为多巴胺受体拮抗剂，两者作用基本相似，不宜合用。

⑤ 本品与助消化药合用时会减低后者的疗效。

⑥ 胃解痉药与本品合用时，可降低本品的抗消化不良作用。

⑦ 本品可降低胃黏膜保护药的疗效。

⑧ 普鲁卡因、链霉素与本品合用时降低疗效。

⑨ 西咪替丁、雷尼替丁、法莫替丁、尼扎替丁可减少本品的胃肠道吸收。
⑩ 本品可减少地高辛的吸收。
⑪ 氨茶碱与本品合用时，需调整氨茶碱的服药时间间隔。
⑫ 维生素 B_6 可抑制催乳素分泌，与本品合用时可减轻本品引起泌乳的不良反应。
⑬ 锂剂和安定类药物与本品合用时引起锥体外系症状，如运动障碍等。

【禁忌证】对本品过敏、嗜铬细胞瘤、乳癌、机械性肠梗阻、胃肠道出血者禁用。

其他促胃动力药见表 5-4。

表 5-4　其他促胃动力药

药名	化学结构	作用特点	适应证	注意事项
西沙必利	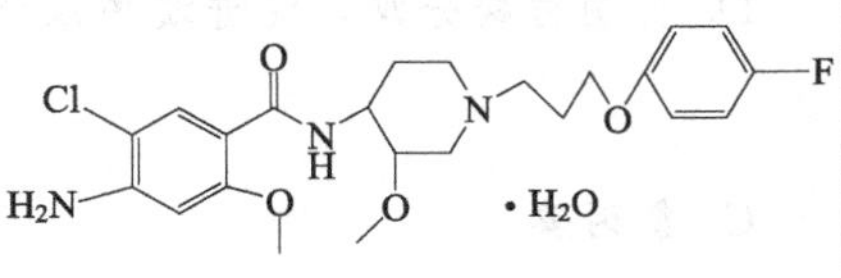	促进肠肌层神经丛节后乙酰胆碱的释放，从而增强胃肠的运动；但不影响黏膜下神经丛，因此不改变黏膜的分泌	临床主要用于胃轻瘫综合征，或上消化道不适、胃-食管反流、假性肠梗阻和慢性便秘	对本品过敏者及胃肠出血、阻塞或穿孔者禁用
莫沙比利	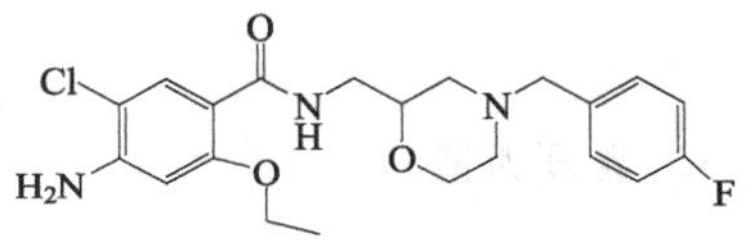	促进乙酰胆碱的释放，刺激胃肠道而发挥促动力作用，从而改善功能性消化不良患者的胃肠道症状，但不影响胃酸的分泌	临床常用于功能性消化不良伴有胃灼热、嗳气、恶心、呕吐、早饱、上腹胀、上腹痛等消化道症状。也可用于胃-食管反流性疾病、糖尿病性胃轻瘫及胃部分切除患者的胃功能障碍	同西沙必利

自我提高

一、单选题

1. 没有直接阻断胆碱受体和多巴胺受体，但可以激活 5-HT_4 受体而具有胃肠促动力作用的药物是：
   A. 甲氧氯普胺　B. 西沙必利　C. 奥美拉唑　D. 多潘立酮
2. 属于 H^+，K^+-ATP 酶抑制剂的抗溃疡药物是：
   A. 兰索拉唑　B. 哌仑西平　C. 硫糖铝　D. 丙谷胺
3. 可以抑制肝药酶而减慢香豆素类药物代谢的抗溃疡药是：
   A. 奥美拉唑　B. 碳酸钙　C. 米索前列醇　D. 硫糖铝
4. 主要阻断外周多巴胺受体而发挥胃肠促动力作用的药物是：
   A. 甲氧氯普胺　B. 多潘立酮　C. 哌仑西平　D. 奥美拉唑
5. 禁用于溃疡性穿孔出血患者的药物是：
   A. 溴丙胺太林　B. 垂体后叶素　C. 西沙必利　D. 维生素 K_1
6. 奥美拉唑抑制胃酸分泌作用的机制是：
   A. 抑制胃黏膜细胞壁上 Na^+，K^+-ATP 酶　B. 抑制胃黏膜细胞壁上 H^+，K^+-ATP 酶
   C. 抑制胃黏膜细胞壁上碳酸酐酶　D. 抑制胃黏膜细胞壁上磷酸二酯酶
7. 甲氧氯普胺的止吐机制为：
   A. 阻断延髓催吐化学感受区多巴胺受体而镇吐　B. 直接抑制延髓呕吐中枢而镇吐
   C. 阻断胃肠平滑肌上 H_2 受体而镇吐　D. 阻断胃肠平滑肌上 M 受体而镇吐
8. 可干扰华法林、地西泮在肝中代谢的是：
   A. 法莫替丁　B. 氢氧化铝　C. 硫糖铝　D. 奥美拉唑
9. 下列哪个药物餐后口服比餐前佳：

A. 法莫替丁　B. 氢氧化铝　C. 硫糖铝　D. 奥美拉唑

10. 长期使用可引起阳痿的抗消化性溃疡药是：

A. 氢氧化铝　B. 西咪替丁　C. 哌仑西平　D. 米索前列醇

二、多选题

1. 具有促胃肠动力作用的药物是：

A. 奥美拉唑　B. 三硅酸镁　C. 多潘立酮　D. 甲氧氯普胺

2. 禁用于机械性肠梗阻及消化道出血的药物是：

A. 米索前列醇　B. 枸橼酸铋钾　C. 西沙必利　D. 甲氧氯普胺

3. 雷尼替丁具有下列哪些作用特点：

A. 竞争性拮抗 H_2 受体　B. 选择性阻断 M_1 受体

C. 抑制胃壁细胞 H^+，K^+-ATP 酶功能　D. 抑制胃酸分泌，促进溃疡愈合

E. 作用较西咪替丁强

4. 抗晕动病呕吐可选用：

A. 东莨菪碱　B. 甲氧氯普胺　C. 氯丙嗪

D. 奥丹西隆　E. 苯海拉明

5. 对化疗、放疗引起的呕吐有效的药物为：

A. 氯丙嗪　B. 甲氧氯普胺　C. 奥丹西隆

D. 奥美拉唑　E. 地芬诺酯

6. 有胃肠促进作用的止吐药是：

A. 甲氧氯普胺　B. 多潘立酮　C. 奥丹西隆

D. 西沙必利　E. 氯丙嗪

参考答案

一、单选题　1. B　2. A　3. A　4. B　5. C　6. B　7. A　8. D　9. A　10. B

二、多选题　1. CD　2. CD　3. ADE　4. AE　5. ABC　6. ABD

模块六

免疫功能调节药

学习目标

知识目标：熟悉常用药物的作用及用途。
了解免疫调节药的作用环节。
能力目标：能够应用药物的基本理论和基本知识，提供用药咨询服务。
能够分析、解释涉及本章药物的处方合理性，将疾病与其药物相联系。

机体的免疫系统发挥着识别和处理抗原性异物的功能。正常的免疫功能对机体的防御反应、自我稳定及免疫监视等很多方面都发挥着必不可少的作用。当免疫功能异常时，可出现很多病理性免疫反应，包括自身免疫性疾病、变态反应免疫缺陷病等，严重者可危及生命，此时需用影响免疫功能的药物来调节机体的免疫过程。

影响免疫功能的药物包括免疫抑制药（immunosuppressive drugs）和免疫增强药（immunopotentiation drugs）两类。

先导案例

李某，女，17岁，全身不适、乏力、双膝关节肿痛两个月，近一个月渐现面颊对称性红斑、暴露部位皮肤日光过敏、口腔溃疡反复发作。经检查，红细胞、白细胞、血小板低于正常，狼疮细胞阳性，抗ds-DNA抗体阳性，抗SM抗体阳性，尿检有蛋白（＋＋＋）和红细胞，血尿素氮和肌酐增高。医师诊断为系统性红斑狼疮。针对此患者临床治疗原则是什么？应该选用什么药物？

学习提示

红斑狼疮

是一种自身免疫性疾病，发病缓慢，隐袭发生，临床表现多样、变化多端，是一种涉及许多系统和脏器的自身免疫性疾病，由于细胞和体液免疫功能障碍，产生多种自身抗体。可累及皮肤、浆膜、关节、肾及中枢神经系统等，并以自身免疫为特征，患者体内存在多种自身抗体，不仅影响体液免疫，亦影响细胞免疫，补体系统亦有变化。发病机理主要是由于免疫复合物形成。确切病因不明。病情呈反复发作与缓解交替过程。本病以青年女性多见。我国患病率高于西方国家，可能与遗传因素有关。

项目一　免疫抑制药

免疫抑制药是一类能抑制免疫细胞的增殖和功能，降低机体免疫反应的药物。该类药主要用于自身免疫性疾病的治疗和抑制器官移植的排异反应。

本类药缺乏特异性，在抑制异常免疫反应的同时，也抑制正常的免疫反应，若长期应用，容易诱发感染、增加肿瘤发生率、抑制骨髓造血功能、影响生殖系统功能等。

代表药物 环孢素

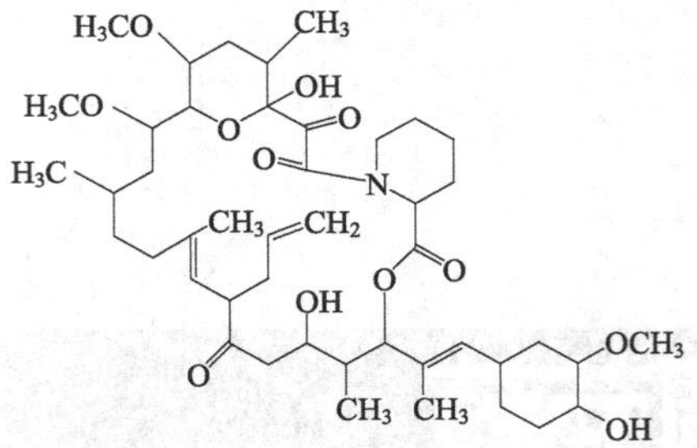

化学名为 *R*-[*R**,*R**-(*E*)]-环状(L-丙氨酰-D-丙氨酰-*N*-甲基-L-亮氨酰-*N*-甲基-L-缬氨酰-3-羟基-*N*,4-二甲基-L-2-氨基-6-辛烯酰-L-*α*-氨基-丁酰-*N*-甲基-L-亮氨酰-L-缬氨酰-*N*-甲基-L-亮氨酰),又名环孢菌素 A。

【性状】本品为白色或类白色粉末;无臭。在甲醇、乙醇或乙腈中极易溶解,在乙酸乙酯中易溶,在丙酮或乙醚中溶解,在水中几乎不溶。

【体内过程】可口服,也可静脉给药。口服吸收慢,个体差异大,分布广泛,$t_{1/2}$ 为 14～17h。主要经肝脏代谢,通过胆汁排泄,可形成肝肠循环。

【药理作用】免疫抑制作用强,毒性小。主要是选择性作用于 T 淋巴细胞活化早期,抑制辅助性 T 细胞产生细胞因子,如白细胞介素-2 (IL-2),也抑制淋巴细胞生成干扰素,对免疫介导的炎症反应也有抑制作用;因对 B 细胞抑制作用弱,对巨噬细胞和粒细胞影响小,故一般不影响机体的防御能力。

【临床用途】主要用于防治器官移植的排异反应,也用于自身免疫性疾病,如系统性红斑狼疮、类风湿关节炎等。

【不良反应】常见不良反应是肾脏毒性反应,表现为肾小球滤过率下降,血肌酐升高,停药后可恢复;另有肝脏毒性,可见转氨酶升高、黄疸等,用药期间应监测肝功能;此外,还有胃肠反应、水电解质紊乱、精神异常等。

【相互作用】

① 本品与雌激素、雄激素、西咪替丁、地尔硫䓬、红霉素、酮康唑等合用,可增加本品的血浆浓度。因而可能使本品的肝、肾毒性增加。故与上述各药合用时须慎重,应监测患者的肝、肾功能及本品的血药浓度。

② 与吲哚美辛等非甾体消炎镇痛药合用时,可使发生肾功能衰竭的危险性增加。

③ 用本品时如输注贮存超过 10 日的库存血或本品与保钾利尿剂、含高钾的药物等合用,可使血钾增高。

④ 与肝酶诱导剂合用,由于会诱导肝微粒体的酶而增加本品的代谢,故须调节本品的剂量。

⑤ 与肾上腺皮质激素、硫唑嘌呤、苯丁酸氮芥、环磷酰胺等免疫抑制剂合用,可能会增加引起感染和淋巴增生性疾病的危险性,故应谨慎。

⑥ 与洛伐他汀(降血脂药)合用于心脏移植患者,有可能增加横纹肌溶解和急性肾功能衰竭的危险性。

⑦ 与能引起肾毒性的药合用,可增加对肾脏的毒性。如发生肾功能不全,应减低药品的剂量或停药。

⑧ 与非洛地平联用时,可以使非洛地平的 c_{max} 和 AUC 升高,但是非洛地平对环孢素的药代动力学影响有限。

【禁忌证】

① 病毒感染时禁用本品,如水痘、带状疱疹等。

② 对环孢素过敏者禁用。

③ 严重肝肾损害、未控制的高血压、感染及恶性肿瘤者忌用或慎用。

其他免疫抑制药见表 6-1。

表 6-1 其他免疫抑制药

药名	化学结构	作用特点	适应证	注意事项
他克莫司	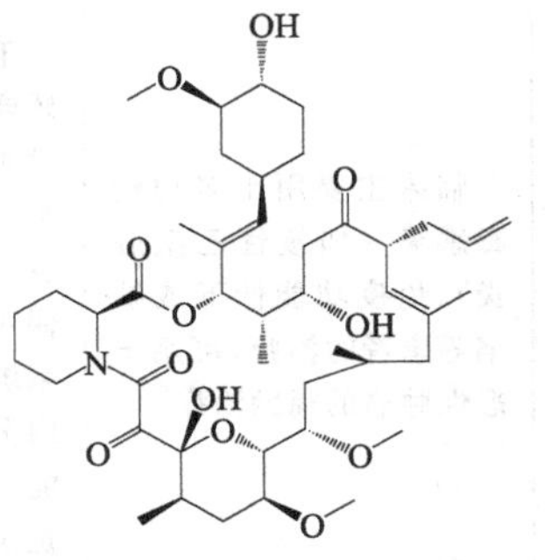	①结构似红霉素，作用与环孢素相似但更强；②口服吸收快，生物利用度为25%，可分布于全身，经肝脏代谢，经肠道排泄	主要用于肝、肾移植后的排异反应和自身免疫性疾病	不良反应与环孢素相似，肝、肾毒性低
环磷酰胺	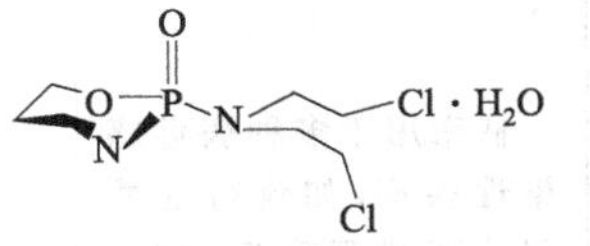	①本药可明显抑制机体对各种抗原引起的免疫反应；②对B细胞和T细胞均有很强的细胞毒作用；③作用强而持久，可口服	常用于糖皮质激素不能控制的自身免疫性疾病，如类风湿关节炎、红斑狼疮等，也可用于器官移植后的排异反应	有骨髓抑制、胃肠反应等
硫唑嘌呤	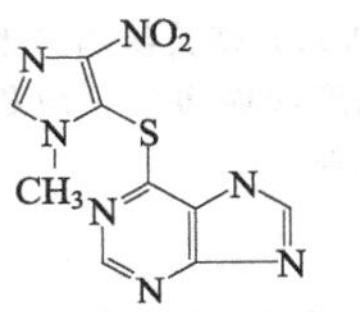	①属于抗代谢药，在体内转变为巯嘌呤发挥作用，能干扰嘌呤生物合成，抑制DNA、RNA和蛋白质的合成，还可产生细胞毒作用；②对T细胞抑制作用强，对B细胞抑制作用较弱	主要用于治疗自身免疫性疾病和器官移植的排异反应	反应较多且严重，在单用皮质激素不能控制时才使用
糖皮质激素类(醋酸地塞米松)	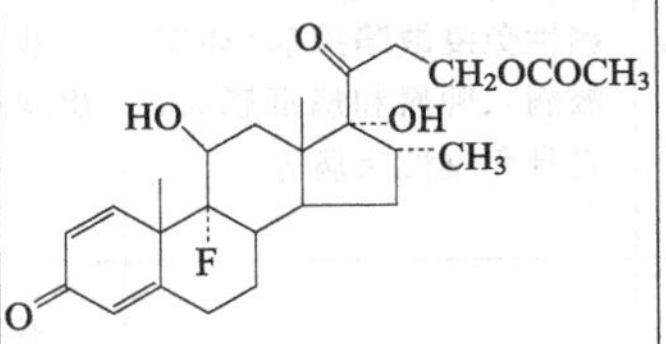	常用药物有地塞米松、泼尼松和泼尼松龙等。它们可抑制免疫反应的多个环节，产生强大的免疫抑制作用	临床用于过敏性疾病、自身免疫性疾病、器官移植的排异反应治疗	长期使用不良反应多，突然停药有反跳现象

项目二 免疫增强药

免疫增强药又称免疫激活剂，是一类能激活免疫活性细胞，增强机体免疫功能，主要用于免疫缺陷、慢性感染性疾病的药物。常用药物有卡介苗、左旋咪唑、干扰素、异丙肌苷、胸腺素、白细胞介素-2 等，见表 6-2。

表 6-2 常用免疫增强剂

药名	化学结构	作用特点	适应证	注意事项
盐酸左旋咪唑	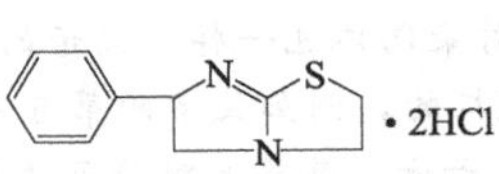	本药可使受抑制的巨噬细胞和T细胞的功能恢复正常，对正常人的抗体影响小，但能促进免疫功能低下者生成抗体	用于治疗免疫功能低下或缺陷所致的复发性和慢性感染，也可用于肿瘤的辅助治疗，对自身免疫性疾病，如类风湿关节炎、红斑狼疮等也有一定疗效	不良反应有恶心、呕吐、眩晕、腹痛、白细胞及血小板减少等

续表

药名	化学结构	作用特点	适应证	注意事项
干扰素	α-干扰素分子的不同亚型由166～172个氨基酸组成，无糖基，有2个分子内二硫键，含有4个半胱氨酸，分子量为19kDa； β-干扰素分子含有166个氨基酸，有糖基，分子内有二硫键，含有3个半胱氨酸，分子量23kDa； γ-干扰素分子由143个氨基酸组成，有糖基，无分子内二硫键，糖蛋白以同源双体形式存在，分子量为40kDa	有很好的免疫增强作用	临床主要用于多种病毒感染（如慢性乙型肝炎）、免疫功能低下或缺陷等患者的治疗，可用于恶性肿瘤的辅助治疗	有发热及流感样综合征，骨髓抑制致血细胞、血小板减少，轻度贫血，偶可发生神经系统损伤，影响内分泌系统功能，亦有产生干扰素抗体者
异丙肌苷	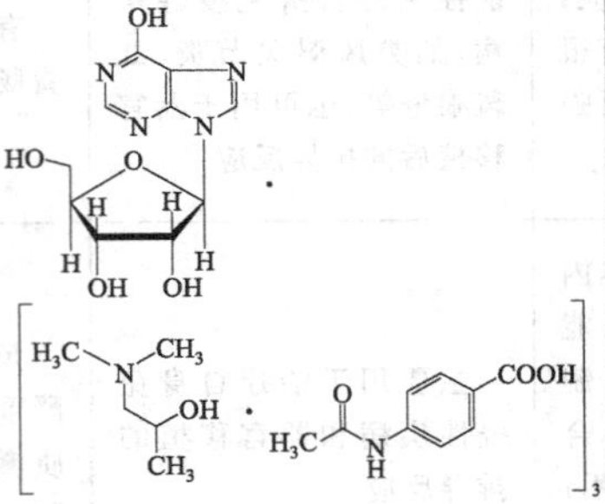	具有抗病毒和提高机体免疫功能的作用；可诱导T细胞分化成熟并增强其功能，使IgM及IgG产生增多；增加NK细胞和巨噬细胞的活性，促进IL-2和干扰素的产生	临床用于多种病毒感染性疾病，如流行性感冒、流行性腮腺炎、水痘、带状疱疹等。本药能抑制人类免疫缺陷病毒（HIV），并使艾滋病患者的免疫功能得到一应程度改善	不良反应少，仅出现恶心和血中尿酸水平升高
胸腺素	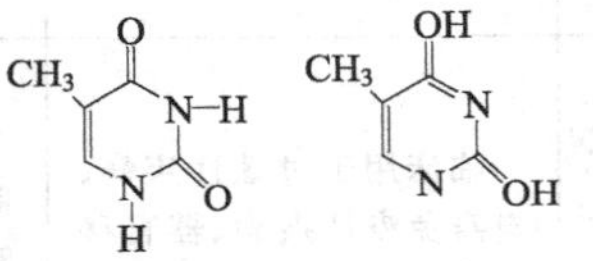	本药可诱导T细胞分化成熟，使T细胞对抗原或其他刺激的反应增强，同时也增强白细胞的免疫功能	临床用于治疗胸腺依赖性免疫缺陷疾病（如艾滋病）、肿瘤和病毒感染、自身免疫性疾病等	少数患者可出现过敏反应
白细胞介素-2	含有113个氨基酸残基的糖蛋白，分子量为15kDa	促进T细胞增殖，激活B细胞产生抗体，活化巨噬细胞，并增强自然杀伤细胞（NK）和淋巴因子杀伤细胞（LAK）的活性，诱导干扰素的产生	临床主要用于免疫缺陷病、病毒和细菌感染、肿瘤的辅助治疗	不良反应多，表现为流感样症状、胃肠反应、神经系统症状等，剂量减少可使反应减轻

相关链接

近亲器官移植

“母亲给其子女换肾易获得成功，兄长给其姐妹提供骨髓，移植易获得成功”。这些成功移植的事实，其供受体均在同一家庭内，为什么同一家庭成员器官移植易成功呢？需要从HLA在家系中的遗传规律来解释。

编码HLA各抗原的基因位于人类第6对染色体上，各基因相互排列在一起。随整条染色体的遗传而遗传，不会各自分离。当父母婚配生育子女时，父亲23对染色体的一半，即23条染色体，与母亲23对染色体的一半结合成合子，存在于受精卵中并发育成胚胎。HLA基因所在的第6对染色体也一样，父亲的1条与母亲的1条遗传给子代。父亲的第6对染色体中哪一条与母亲的哪一条结合是随机的，例如父亲的第6对染色体分别称为a与b，母亲的称c与d，可有ac、ad、bc和bd四种组合方式，任一子女，其第6对染色体组合均为这4种组合中的一种，再多的兄妹也是如此。因此在多子女家庭中，同胞兄弟姐妹中第6对染色体存在完全相同、部分相同和完全不相同的可能性，其概率分别为25%、50%和25%，也就是说，在同胞中寻找供体，有1/4的机会与受者的 HLA 抗原完全相同，移植可获成功，有 1/2 的机会与受者 HLA 抗原有一半相同，用必要的抗排斥措施，移植也可取得成功，也有 1/4 的机会，HLA 抗原完全不相同，移植常失败。在父母与子女之间，第 6 对染色体中总有一条是相同的，采取必要的抗排斥措施，移植常获成功。因此，从家庭成员中寻找供体，移植的成功率明显高于无血缘人群。

知识应用

林某某，男，因尿毒症进行了肾移植手术，为防止病人机体发生排斥反应，医生处方如下。

Rp：1. 环孢素 4～10mg/(kg·天)。

2. 硫唑嘌呤 0.5～3 mg/(kg·天)［手术当天按 5mg/kg 口服，以后 4～9 日递减到 2mg/(kg·天）并长期服用］。

3. 手术前 3 天，甲基强的松龙 500 mg/天静脉滴注，3 日后改为泼尼松，口服 30 mg/天，维持 3～6 个月，以后维持在 10 mg/天，至少 4 年以上。

试分析该处方是否合理，为什么？

自我提高

一、单选题

1. 下列无免疫抑制作用的药物是：
A. 左旋咪唑　B. 巯唑嘌呤　C. 环孢素　D. 环磷酰胺

2. 对免疫反应多个环节都有抑制作用的药物是：
A. 环孢素 A　B. 糖皮质激素类　C. 巯嘌呤　D. 阿糖胞苷

3. 主要通过抑制淋巴细胞生成干扰素的免疫抑制药是：
A. 环磷酰胺　B. 地塞米松　C. 环孢素　D. 左旋咪唑

4. 既可抑制白细胞介素-2 生成，又可抑制干扰素生成的药物是：
A. 环孢素 A　B. 糖皮质激素类　C. 环磷酰胺　D. 左旋咪唑

5. 主要用于抑制异体器官移植后排异反应的药物是：
A. 干扰素　B. 塞替派　C. 环孢素　D. 胸腺素

6. 下列药物中不属于免疫增强剂的是：
A. 干扰素　B. 胸腺素
C. 左旋咪唑　D. 抗淋巴细胞球蛋白

7. 下列具有抗病毒作用的免疫增强药是：
A. 卡介苗　B. 白细胞介素-2　C. 干扰素　D. 左旋咪唑

8. 既可用于治疗免疫功能低下，又可用于治疗自身免疫性疾病的药物是：
A. 巯嘌呤　B. 白消安　C. 波尼松　D. 左旋咪唑

二、多选题

1. 免疫增强药常用于：
A. 免疫缺陷疾病　B. 慢性感染　C. 恶性肿瘤的辅助治疗
D. 器官移植　E. 难治性病毒感染

2. 左旋咪唑的临床用途有：
A. 用于免疫功能低下者　B. 用于肺癌和鳞癌　C. 用于驱肠蛔虫
D. 用于类风湿关节炎　E. 用于红斑性狼疮

3. 干扰素具有下列哪些作用：
A. 抗真菌　B. 抗病毒　C. 抗肿瘤
D. 调节免疫　E. 抑制细胞增殖

参考答案

一、单选题　1. A　2. B　3. C　4. A　5. C　6. D　7. C　8. D

二、多选题　1. ABCE　2. ACDE　3. BCDE

项目三 组胺受体阻断药

学习目标

知识目标：掌握代表药物氯苯那敏的结构、性状、作用、用途、不良反应等。

了解其他组胺受体阻断药的作用特点。

了解组胺受体的类型、分布、生物效应以及组胺受体阻断药的分类。

能力目标：能够应用药物的基本理论和基本知识，提供用药咨询服务。

能够分析、解释涉及本章药物的处方合理性，将疾病与其药物相联系。

组胺（histamine）是组氨酸脱羧产物，属自体活性物质。体内的组胺是以无活性的结合状态存在于肥大细胞和嗜碱粒细胞的颗粒中。当机体发生变态反应或受到其他理化性刺激时，引起肥大细胞脱颗粒，释放到细胞外的组胺立即与靶细胞上的组胺受体结合，产生相应的生物学效应。

目前，发现的组胺受体主要有 H_1 和 H_2 受体两个亚型，它们的分布及效应见表 6-3。

表 6-3 组胺受体分布、效应和阻断药

受体亚型	分布	效应	阻断药
H_1	支气管平滑肌 胃肠平滑肌 子宫平滑肌 皮肤血管 心房肌 房室结	收缩 收缩 收缩 扩张 收缩增强 传导减慢	苯海拉明 异丙嗪 氯苯那敏
H_2	胃壁细胞 血管 心室肌 窦房结	分泌增加 扩张 收缩增强 节律加快	西咪替丁 雷尼替丁 法莫替丁

目前，组胺及组胺受体激动药的临床应用价值较少，本章不再赘述，而组胺受体阻断药则广泛用于临床。

知识拓展

H_3 受体

早在 1983 年，Arrang 等人就从药理学实验中发现了 H_3 受体的存在。该组胺受体亚型广泛分布于组胺能神经末梢的突触前膜，不仅参与调节脑内组胺的释放、合成与代谢，而且参与调节脑内 5-羟色胺（5-HT）、NE、ACh、神经肽等多种神经递质的释放与代谢。它可以调节中枢神经系统的诸多神经行为功能，诸如学习记忆、癫痫、自发运动、觉醒与睡眠以及饮食饮水行为等。另外，还参与调节胃肠道、呼吸道、血管、心脏等外周器官的诸多功能活动。组胺 H_3 受体拮抗剂 Thioperamide、Clobenpropit 等极有可能作为一类新的药物，用于治疗精神行为紊乱性疾病如阿尔茨海默病、癫痫、偏头痛以及帕金森综合征等。

先导案例

患者，男，23 岁，长途汽车司机。因局部皮肤出现片状红色突起，瘙痒难忍，去医院皮肤科就诊，诊断为荨麻疹。请问：

问：1. 可否选用 H_1 受体阻断药？如可以，其药理学基础是什么？

2. 若选用 H_1 受体阻断药进行治疗，哪些药物较适宜？哪些药物不适宜？

学习提示

过敏反应

过敏反应发生的机理是一个复杂和抽象的过程，将Ⅰ型过敏反应发生的机制划分为三个阶段。

（1）致敏阶段　过敏原进入机体后可选择诱导过敏原特异性 B 细胞产生抗体应答，此类抗体与肥大细胞和嗜碱粒细胞的表面相结合，而使机体处于对该过敏原的致敏状态。

（2）激发阶段　指相同的过敏原再次进入机体时，通过与致敏的肥大细胞和嗜碱粒细胞表面的抗体特异性结合，使这种细胞释放生物活性介质的阶段。

（3）效应阶段 指生物活性介质作用于效应组织和器官，引起局部或全身过敏反应的阶段。

H_1 受体阻断药

H_1 受体阻断药与 H_1 受体之间有较高亲和力，但无内在活性，能竞争性阻断 H_1 受体而产生拮抗作用。临床常用的第一代药物有苯海拉明（Diphenhydramine，苯那君）、茶苯海明（Dimenhydrinate，乘晕宁）、异丙嗪（Promethazine，非那根）、氯苯那敏（Chlorphenamine，扑尔敏）、赛庚啶（Cyproheptadine，Periactin）、苯茚胺（Phenindamine）、布克力嗪（Buclizine，安其敏）等。第二代药物有阿伐斯汀（Acrivastine）、西替利嗪（Cetirizine）、氮草斯汀（Azelastine）等。

【体内过程】本类药物大多口服吸收完全，15～30min生效，2～3h血药浓度达到高峰，维持4～6h。主要经过肝脏代谢，大部分在肝内羟基化及与葡萄糖醛酸相结合，肝脏代谢产物从胆汁排出后，可再自肠道吸收，形成肠肝循环，故肝功能不全者使用抗组胺药物宜慎重，代谢产物多在24h内经尿排出。

【药理作用】

（1）H_1 组胺受体阻断作用 可对抗 H_1 组胺受体介导的胃肠道、支气管和子宫平滑肌收缩，部分对抗组胺引起的血管扩张和血压下降等，但对 H_2 受体介导的胃酸分泌无影响。

（2）中枢抑制作用 第一代 H_1 受体阻断药多数可通过血-脑脊液屏障，有不同程度的中枢抑制作用，其中以异丙嗪、苯海拉明最强，氯苯那敏较弱。而苯茚胺却有中枢兴奋作用。第二代 H_1 受体阻断药无明显的中枢抑制作用。

（3）其他 多数药物还有较弱的M受体阻断作用、局麻作用和奎尼丁样作用。

【临床用途】

（1）治疗变态反应性疾病 本类药物对皮肤黏膜的变态反应疾病，如荨麻疹、过敏性鼻炎、花粉症等效果较好；对昆虫咬伤所致的瘙痒和水肿有良效；对药疹和接触性皮炎等引起的皮肤瘙痒有止痒效果；对支气管哮喘因有其他致炎物质的参与，疗效较差；对过敏性休克几乎无效。

知识拓展

变态反应性疾病

变态反应性疾病在医学上又称之为过敏性疾病，是由于致敏原进入机体后引起异常反应所致的一种疾病。该病的发生与患者遗传基因所决定的体质有很大关系。对过敏体质的人来讲，在过敏原的诱发下，可引起体内具有该致敏原靶细胞的不同器官发病，如致敏原的靶细胞在皮肤，致敏原进入机体后将与皮内靶细胞结合，引起一系列生物反应，导致临床上出现荨麻疹、湿疹等各种不同的过敏性皮肤疾病；如致敏原靶细胞在呼吸道，则产生呼吸道的过敏反应，临床上常见的疾病为过敏性鼻炎、支气管哮喘等；如致敏原靶细胞在眼结膜，则发生过敏性眼结膜炎等。

（2）治疗晕动病及呕吐 苯海拉明、异丙嗪等对晕动病、妊娠呕吐以及放射病呕吐有镇吐作用。预防晕动病应在乘车、船前15～30min服用。

（3）治疗失眠 苯海拉明和异丙嗪可用于失眠的治疗，尤以变态反应性疾病所引起的失眠效果好。

【不良反应】最常见的为中枢抑制现象，表现为困倦、嗜睡、乏力等，以苯海拉明和异丙嗪较为明显。因此用药期间应避免驾车和高空作业，以防意外。其次是消化道反应，如食欲减退、恶心、呕吐等。青光眼患者禁用。

代表药物 马来酸氯苯那敏

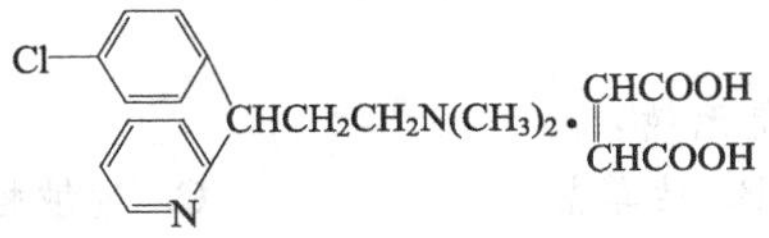

化学名为 *N*,*N*-二甲基-*γ*-(4-氯苯基)-2-吡啶丙胺顺丁烯二酸盐，又名扑尔敏。

【性状】本品为白色结晶性粉末，无臭、味苦，极易溶于水，游离碱为油状物，马来酸酸性较强，使本品水溶液呈酸性。

【体内过程】口服和注射该药后吸收快且完全，血浆蛋白结合率为72%。口服起效时间为15～60min，血药浓度3～6h可达峰值，肌内注射起效时间为5～10min。半衰期为12～15h，可在体内维持 3～6h。该药在体内大部分由肝脏代谢，24h 后大部分经肾脏排出体外，同时也可经大便、汗液排泄。哺乳期妇女，也可经乳汁排出一部分。

【药理作用】本品抗组胺作用强而持久，对中枢作用轻，嗜睡作用较小。

【临床用途】

(1) 鼻炎　对常年过敏性鼻炎、季节性过敏性鼻炎、血管舒缩性鼻炎有效；亦可用于呼吸道感染引起的鼻黏膜充血和鼻窦炎。

(2) 皮肤黏膜过敏　主要用于皮肤、黏膜的变态反应性疾病，如血管性水肿、枯草热、过敏性结膜炎等，并可缓解昆虫蜇咬性皮炎、接触性皮炎引起的皮肤瘙痒和水肿。

(3) 儿童疾病　除对儿童的上呼吸道感染有效外，还可用于胃肠道变态反应性疾病。

(4) 药物反应　用于预防输血、输液反应及药物反应引起的药疹及其他症状。

(5) 联合用药　与复方阿司匹林或其他解热镇痛药配合用于治疗感冒、缓解流泪、打喷嚏、流涕等感冒症状。

【不良反应】

(1) 消化系统　服药后可出现食欲减退、恶心、上腹不适感或胃痛等不良反应。

(2) 泌尿系统　过量服用时可出现排尿困难、尿痛等症状。

(3) 精神症状　主要表现为烦躁，过量时可出现先中枢抑制、后中枢兴奋症状，甚至可导致抽搐、惊厥等现象。儿童易发生焦虑、入睡困难和神经过敏。

(4) 有些人服药后还可出现胸闷、口鼻黏膜干燥、痰黏稠、咽喉痛、疲劳、虚弱感、心悸或皮肤瘀斑、出血倾向。

【相互作用】

① 本品不应与含抗组胺药（如马来酸氯苯那敏、苯海拉明等）的复方抗感冒药同服。
② 本品不应与含抗胆碱药（如颠茄制剂、阿托品等）的药品同服。
③ 与解热镇痛药物配伍，可增强其镇痛和缓解感冒症状的作用。
④ 与中枢镇静药、催眠药、安定药或乙醇并用，可增加对中枢神经的抑制作用。
⑤ 本品可增强抗抑郁药的作用，不宜同用。
⑥ 如与其他药物同时使用可能会发生药物相互作用，详情请咨询医师或药师。

【禁忌证】

① 可诱发癫痫，故有癫痫病史的患者禁用。
② 用药期间不宜驾驶车辆或进行高度集中精力的工作。
③ 高空作业、机器操作者禁用。
④ 幽门梗阻、前列腺肥大、膀胱梗阻、青光眼、甲亢及高血压病人慎用。
⑤ 老年病人使用本品易致头晕、头痛、低血压等，故应慎用。

知识应用

去海滨度假的小文，到海鲜美食城品尝海鲜，可是吃了不到半小时，眼看着口唇和眼睑突然肿胀，全身起大片疙瘩，奇痒无比，不一会连呼吸也变得困难起来。请问小文应该用什么药物进行治疗？为什么？

自我提高

一、单选题

1. H_1 受体阻断药对下列何症无效：
   A. 荨麻疹　B. 枯草热　C. 过敏性鼻炎
   D. 过敏性休克　E. 花粉病
2. H_1 受体阻断药对下列哪种疾病疗效最好：
   A. 过敏性结肠炎　B. 过敏性休克　C. 支气管哮喘
   D. 过敏性鼻炎　E. 蚊虫叮咬
3. H_1 受体阻断药最常见的不良反应是：

A. 消化道反应　　B. 烦躁、失眠　　C. 镇静、嗜睡
D. 致畸　　E. 血小板减少

4. 对氯苯那敏的描述正确的是：
A. 用于皮肤黏膜的变态反应性疾病的治疗
B. 作为抢救过敏性休克的首选药之一
C. 能抑制组胺所致的胃酸分泌
D. 可用于防治晕动病
E. 阻断组胺 H_2 受体

5. 一高空作业的荨麻疹患者，宜选用的药物是：
A. 苯海拉明　　B. 特非那定　　C. 异丙嗪
D. 氯苯那敏　　E. 赛庚啶

二、多选题

1. H_1 受体阻断药有下列哪些作用：
A. 对抗组胺的 H_1 型　　B. 中枢抑制　　C. 防晕止吐
D. 抗胆碱作用　　E. 局麻作用

2. H_1 受体阻断药可用于：
A. 荨麻疹　　B. 枯草热　　C. 失眠
D. 妊娠呕吐　　E. 胃、十二指肠溃疡

3. 可用于抗晕止吐的药物是：
A. 异丙嗪　　B. 苯海拉明　　C. 东莨菪碱
D. 山莨菪碱　　E. 氯丙嗪

参考答案

一、单选题　1. D　2. D　3. C　4. A　5. B
二、多选题　1. ABCDE　2. ABCD　3. ABC

项目四　肾上腺皮质激素药

学习目标

知识目标：掌握代表药物氢化可的松的结构、性状、作用、用途、不良反应等。
了解地塞米松、泼尼松、氟轻松的作用特点。
能力目标：能够应用药物的基本理论和基本知识，提供用药咨询服务。
能够分析、解释涉及本章药物的处方合理性，将疾病与其药物相联系。

先导案例

2003 年传染性非典型性肺炎暴发期间，我国多家医院采用大剂量糖皮质激素的治疗方案，取得了较好的治疗效果。

学习提示

糖皮质激素在传染性非典型肺炎的治疗中应用较为普遍，对减轻肺脏的渗出，减少肺脏纤维化的发生和减轻中毒症状有着很好的作用。但剂量过大、时间较长地应用激素也使免疫功能已经受到严重损伤的重症病例继发感染严重等合并症的可能性大大升高。因此，在传染性非典型肺炎的治疗中，激素有着双刃剑的作用，应严格掌握适应证，剂量不宜过大，病变进展较快或出现成人型呼吸窘迫综合征时可适当增加剂量，但大剂量使用的时间不宜过长。

一、概述

肾上腺皮质激素（简称皮质激素）是肾上腺皮质所分泌激素的总称。皮质激素按其生理作用可分为如下 3 类。

1. **糖皮质激素**

主要有可的松和氢化可的松。生理剂量时主要影响糖、蛋白质及脂肪代谢，对水盐代谢较小。超生理剂量时，可产生多方面的药理作用，临床应用广泛。

2. **盐皮质激素**

包括去氧皮质醛固酮和醛固酮，主要影响水、盐代谢，对糖代谢影响小。

3. **性激素**

主要为雄激素，还有少量雌激素。通常所指的皮质激素不包括性激素。

二、肾上腺皮质激素常用药物

代表药物 氢化可的松

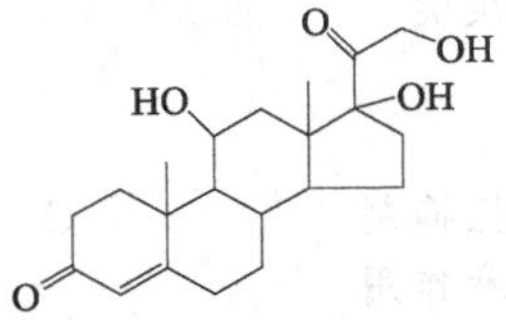

化学名为11β，17α，21-三羟基孕甾-4-烯-3,20-二酮。

【性状】白色或类白色结晶性粉末，无臭，初无味，随后有持续的苦味。遇光渐变质。不溶于水或乙醚，略溶于乙醇或丙酮，微溶于氯仿。mp212～222℃（分解）。

【体内过程】本品可经皮肤吸收，尤其在皮肤破损处吸收更快。口服后易吸收，血内半衰期约100min。主要经肝脏代谢，大多数代谢产物结合成葡萄糖醛酸酯，极少量以原形经尿排泄。

【药理作用】正常生理剂量的糖皮质激素是维持机体正常代谢所必需的，超生理剂量则具有抗炎、抗免疫、抗毒、抗休克等药理作用。临床主要用于抢救危急病人。

1. **抗炎作用**

本类药品本身并无抗菌作用，但对种种原因所致的炎症和炎症发展的不同阶段均有强大的抑制作用，表现为增加机体对炎症的耐受性，以及降低机体对各种致炎物质引起血管和细胞的反应。

① 在炎症早期可收缩局部血管，降低毛细血管通透性，减轻渗出、水肿、白细胞浸润及吞噬反应。

② 在炎症后期可抑制毛细血管和成纤维细胞的增生，延缓肉芽组织生长，防止粘连和疤痕形成，减少后遗症。

2. **抗免疫作用**（对免疫过程的许多环节均有抑制作用）

① 抑制巨噬细胞对抗原的吞噬处理。

② 干扰淋巴细胞的识别及阻断免疫母细胞的增殖。

③ 使血中淋巴细胞减少。

④ 干扰体液免疫反应，使浆细胞生成抗体减少。

⑤ 抑制免疫反应引起的炎症反应。

3. **抗毒作用**

糖皮质激素可提高机体对细菌内毒素的耐受力，减轻其对机体造成的损害。

4. **抗休克作用**

超大剂量的糖皮质激素具有抗休克作用，临床上广泛用于各种严重休克，如中毒性休克、过敏性休克及心源性休克，尤其是中毒性休克的治疗，这是抗炎、抗毒、抗免疫等药理作用的综合结果。

5. **对血液与造血系统的作用**

糖皮质激素能刺激造血功能，使血液中红细胞和血红蛋白含量增加。

6. **中枢作用**

能提高中枢神经系统的兴奋性，使患者出现欣快、激动、失眠等症状，少数人甚至精神失常。儿童大剂量可引起惊厥或诱发癫痫样发作。

7. **其他作用**

刺激消化腺的分泌功能，促进消化，但长期大量应用，可加重或诱发溃疡病。

【临床用途】

1. 治疗严重感染

如中毒性菌痢、中毒性肺炎、重症伤寒、败血症等。在应用足量而有效的抗菌药物防治感染时，可应用糖皮质激素用作辅助治疗，通过抗炎、抗毒和免疫抑制等作用，可迅速缓解症状。但对一般病毒性感染不宜应用，以免降低机体防御功能，导致病毒扩散。

2. 抢救休克

① 对感染性休克，要与抗菌药物合用，剂量要大，用药要早。

② 对过敏性休克，因起效缓慢，应与肾上腺素合用。

③ 对低血容量性休克和心源性休克应对因治疗。

3. 治疗自身免疫性疾病和过敏性疾病

对风湿热、风湿性心肌炎、类风湿性关节炎、全身性红斑狼疮等自身免疫性疾病只能缓解症状不能根治，久用易产生副作用。因此这些自身免疫性疾病应采取综合治疗。

4. 治疗血液系统疾病

用于治疗急性淋巴细胞性白血病、再生障碍性贫血、血小板减少症等，但效果不持久，停药后易复发。

5. 防止组织粘连及疤痕形成

对胸膜炎、腹膜炎、结核性脑膜炎、损伤性关节炎及烧伤后疤痕挛缩等人体重要器官炎症，早期应用糖皮质激素可防组织过度破坏、粘连及形成疤痕而引起的功能障碍。

相关链接

中毒性菌痢

中毒性菌痢多见于2～7岁体质好的儿童。起病急骤，全身中毒症状明显，高热达40℃以上，而肠道炎症反应极轻。这是由于痢疾杆菌内毒素的作用，并且可能与某些儿童的特异性体质有关。中毒型菌痢又可分为休克型、脑型和混合型。临床上起病急骤，表现为高热、意识障碍、抽搐。若不及时治疗，病情继续发展，可出现休克、昏迷。也可由于弥漫性血管内凝血而致全身皮肤和各脏器出血死亡，预后较差。

相关链接

自身免疫性疾病

自身免疫性疾病是指机体对自身抗原发生免疫反应而导致自身组织损害所引起的疾病。许多疾病相继被列为自身免疫性疾病，值得提出的是，自身抗体的存在与自身免疫性疾病并非两个等同的概念，自身抗体可存在于无自身免疫性疾病的正常人特别是老年人，如抗甲状腺球蛋白、甲状腺上皮细胞、胃壁细胞、细胞核DNA抗体等。有时，受损或抗原性发生变化的组织可激发自身抗体的产生，如心肌缺血时，坏死的心肌可导致抗心肌自身抗体形成，但此抗体并无致病作用，是一种继发性免疫反应。

【不良反应】

1. 长期大量用药引起的不良反应

（1）类肾上腺皮质功能亢进症　由于过量应用糖皮质激素，导致机体糖、蛋白质、脂肪及水盐代谢紊乱，表现为满月脸、尿糖等。一般停药后可自行逐步消失，不需要特殊治疗。采用低盐、低糖、高蛋白饮食及适当补钾可减轻这些症状。动脉硬化、高血压、水肿、糖尿病、心及肾功能不全者应禁用。用强心苷及利尿药者应注意补钾。

（2）诱发或加重感染　由于糖皮质激素抗炎不抗菌，且又降低机体防御疾病的能力，长期应用可诱发感染或使潜在的感染病灶扩散，必要时合用足量有效的抗菌药物。抗菌药物不能控制的感染、活动性结核病、角膜溃疡者禁用。

（3）诱发或加重溃疡　糖皮质激素能增加胃酸和胃蛋白酶的分泌，抑制胃黏液的分泌和组织修复，从而诱发或加重胃及十二指肠溃疡，甚至造成出血或穿孔。长期大量应用糖皮质激素时可考虑加用M样受体阻断药或抗酸药。

（4）抑制或延缓儿童生长发育　影响胎儿发育并可致多发性畸胎，这与糖皮质激素对DNA和细胞分裂的广泛抑制有关，故妊娠早期不宜使用。

（5）其他　可引起骨质疏松和延缓伤口愈合，这是由于糖皮质激素促进蛋白质分解抑制其合成，增加钙、磷排泄以及抑制肉芽组织增生所至，故宜补充维生素 D、钙盐和蛋白质食品，但不宜久用。可引起欣快、易激动、失眠，偶至精神失常或诱发癫痫发作。有精神病史或癫痫史者禁用。

2. **停药反应**

(1) 医源性肾上腺皮质功能不全　长期大量应用糖皮质激素，体内糖皮质激素超过正常值，通过负反馈作用，可抑制垂体—下丘脑—肾上腺系统从而使 ACTH（促皮质激素）释放减少，导致肾上腺皮质功能性萎缩，分泌内源性糖皮质激素的功能减退。一旦突然停药，患者可出现肾上腺皮质功能减退症状，表现为全身不适、肌无力、低血糖、低血压等。故应尽量避免长期用药，对必须长期用药的患者，停药时应逐渐减量或停药前后给予 ACTH 以促进皮质功能的恢复。

(2) 反跳现象　长期用药，若减量太快或突然停药，内源性糖皮质激素不能立即分泌补足，至使患者原有的病症复发或加重，此时需要大剂量再行治疗，故症状缓解后再逐渐减量至停药，或停药时注射 ACTH，以克服此现象。

【相互作用】

① 非甾体消炎镇痛药可加强本品致消化道溃疡作用。

② 可增强对乙酰氨基酚的肝毒性。

③ 与两性霉素 B 或碳酸酐酶抑制剂合用，可加重低钾血症，长期与碳酸酐酶抑制剂合用，易发生低血钙和骨质疏松。

④ 与蛋白质同化激素合用，可增加水肿的发生率，使痤疮加重。

⑤ 与抗胆碱能药（如阿托品）长期合用，可致眼压增高。

⑥ 三环类抗抑郁药可使本品引起的精神症状加重。

⑦ 与降糖药如胰岛素合用时，因本品可使糖尿病患者血糖升高，应适当调整降糖药剂量。

⑧ 甲状腺激素可使本品代谢清除率增加，故与甲状腺激素或抗甲状腺药合用，应适当调整后者的剂量。

⑨ 与避孕药或雌激素制剂合用，可加强本品治疗作用和不良反应。

⑩ 与强心苷合用，可增加洋地黄毒性及心律失常的发生。

⑪ 与排钾利尿药合用，可致严重低血钾症，并由于水钠潴留而减弱利尿药的排钠利尿效应。

⑫ 与麻黄碱合用，可增强其代谢清除。

⑬ 与免疫抑制剂合用，可增加感染的危险性，并可能诱发淋巴瘤或其他淋巴细胞增生性疾病。

⑭ 可增加异烟肼在肝脏的代谢和排泄，降低异烟肼的血药浓度和疗效。

⑮ 可促进美西律在体内代谢，降低血药浓度。

⑯ 与水杨酸盐合用，可减少血浆水杨酸盐的浓度。

⑰ 与生长激素合用，可抑制后者的促生长作用。

【禁忌证】孕妇忌用。青光眼、麻疹、霉菌感染等忌用。

其他肾上腺皮质激素药的作用与特点见表 6-4。

表 6-4　其他肾上腺皮质激素药的作用与特点

药名	化学结构	作用特点	适应证	注意事项
醋酸地塞米松	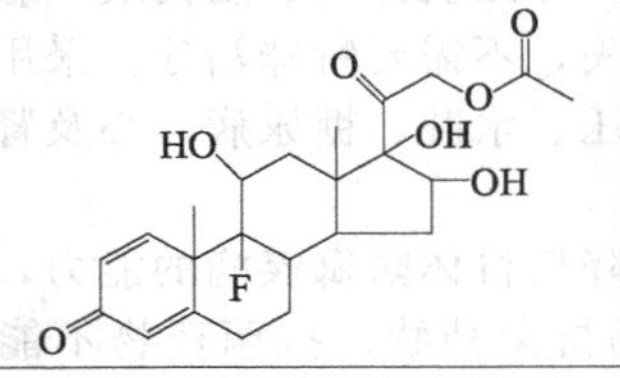	本品抗炎作用和糖代谢作用比氢化可的松强，而且不引起水、钠潴留或钾丢失	主要用于过敏性与自身免疫性炎症性疾病，如结缔组织病，严重的支气管哮喘，皮炎等过敏性疾病，溃疡性结肠炎，急性白血病，恶性淋巴瘤等	长期服药后，停药前应逐渐减量；糖尿病、骨质疏松症、肝硬化、肾功能不良者慎用
泼尼松	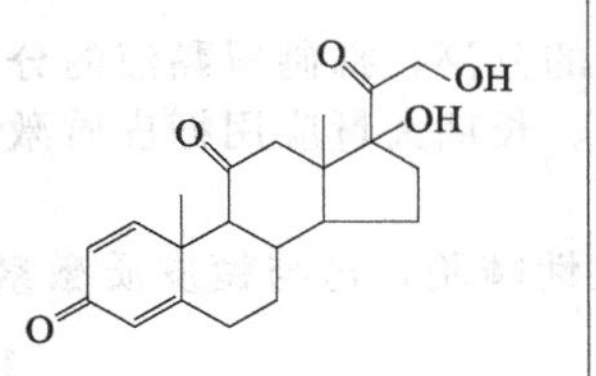	当严重中毒性感染时，与大量抗菌药物配合使用，可有良好的降温、抗毒、抗炎、抗休克及促进症状缓解作用。其水钠潴留及排钾作用比可的松小，抗炎及抗过敏作用较强，副作用较少，故比较常用	临床上可用于各种急性严重细菌感染、严重的过敏性疾病、胶原性疾病、肾病综合征、严重的支气管哮喘、血小板减少性紫癜、粒细胞减少症、急性淋巴细胞白血病、神经性皮炎、湿疹等	肝功能不良者不宜应用；不适用于原发性肾上腺皮质功能不全症；对病毒性感染应慎用

续表

药名	化学结构	作用特点	适应证	注意事项
氟轻松	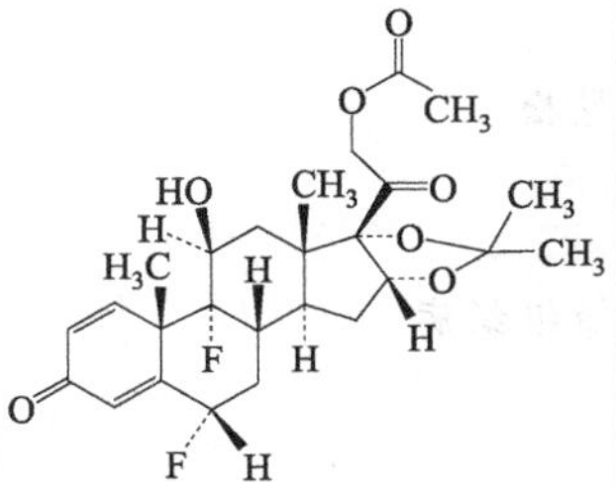	为目前外用皮质激素中疗效最显著而副作用较小的一种，其抗炎作用为氢化可的松的100倍，使用最低浓度即有明显功效，且奏效迅速，能在数日内显著减轻或痊愈，止痒作用较好，应用其他皮质激素无效的病例用本品也能获效	用于湿疹、神经性皮炎、皮肤瘙痒症、接触性皮炎、牛皮癣、盘状红斑狼疮、扁平苔癣、外耳炎、日光性皮炎等。奏效迅速，使用低浓度即有明显疗效。止痒作用较好	对皮肤病合并感染，需同时应用抗生素；凡有结核或细菌感染、病毒感染（如水痘等）的皮肤病者忌用
倍他米松	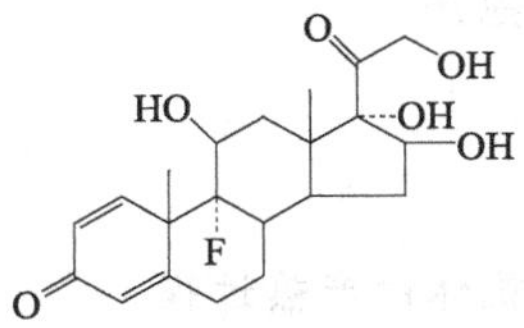	倍他米松的糖代谢及抗炎作用较氢化可的松强，为氢化可的松的15倍，但钠潴留作用为氢化可的松的百倍以上，在原发性肾上腺皮质功能减退症中，可与糖皮质类固醇一起用于替代治疗。也适用于低肾素低醛固酮综合征和植物神经病变所致体位性低血压等	多用于治疗活动性风湿病、类风湿关节炎、红斑狼疮、严重支气管哮喘、严重皮炎、急性白血病等。也用于某些感染的综合治疗	结核病、急性细菌性或病毒性感染患者慎用，必须应用时，应给予适当的抗感染治疗；长期服药后，停药前应逐渐减量

知识应用

由于现在市面上出售的治疗青春痘的皮肤外用药有很多激素类药物，如皮炎平、肤轻松、皮康王等，刚开始涂抹会掩盖炎症，造成痤疮减轻或痊愈的假象。但是，激素本身也能引起激素样皮炎，刺激皮脂腺增生，使痤疮加重。长此以往，还能造成皮肤继发性损害，表现为多毛、易感染、皮肤变薄、色素沉着、毛细血管扩张等。更可怕的是如果马上停药，病情将加重，最终导致激素依赖性皮炎的发生，给治疗带来极大困难。

自我提高

一、单选题

1. 糖皮质激素抗炎作用的基本机制是：
   A. 减轻渗出、水肿、毛细血管扩张等炎症反应　B. 抑制毛细血管和纤维母细胞的增生
   C. 稳定溶酶体膜　D. 增加肥大细胞颗粒的稳定性
   E. 影响了参与炎症的一些基因转录
2. 糖皮质激素可通过增加下列哪种物质抑制合成白三烯：
   A. 磷脂酶 A_2　B. 脂皮素　C. 前列腺素
   D. 血小板活化因子　E. 白细胞介素
3. 糖皮质激素可抑制巨噬细胞中的NOS，故可发挥：
   A. 免疫抑制作用　B. 抗休克作用　C. 抗炎作用
   D. 刺激骨髓造血功能　E. 血小板增多
4. 抗炎效能最大的糖皮质激素药物是：
   A. 氢化可的松　B. 可的松　C. 曲安西龙
   D. 地塞米松　E. 泼尼松龙
5. 抗炎效能最小的糖皮质激素药物是：
   A. 氢化可的松　B. 可的松　C. 曲安西龙
   D. 甲泼尼龙　E. 氟轻松

6. 对水盐代谢影响最大的糖皮质激素药物是：

A. 氢化可的松　B. 泼尼松　C. 甲泼尼龙

D. 曲安西龙　E. 倍他米松

7. 对糖代谢影响最大的糖皮质激素药物是：

A. 氢化可的松　B. 可的松　C. 泼尼松

D. 曲安西龙　E. 地塞米松

8. 糖皮质激素大剂量突击疗法适用于：

A. 感染中毒性休克　B. 肾病综合征　C. 结缔组织病

D. 恶性淋巴瘤　E. 顽固性支气管哮喘

9. 属于长效糖皮质激素的药物是：

A. 氢化可的松　B. 甲泼尼松　C. 可的松

D. 地塞米松　E. 泼尼松龙

10. 地塞米松适用于下列哪种疾病的治疗：

A. 再生障碍性贫血　B. 水痘　C. 带状疱疹

D. 糖尿病　E. 霉菌感染

二、多选题

1. 糖皮质激素解热作用的机制是：

A. 抑制中性粒细胞释放致热因子　B. 抑制机体的产热过程

C. 抑制体温中枢对致热因子的敏感性　D. 扩张血管，促进散热过程

E. 使 NO 合成减少

2. 应用糖皮质激素后突然停药，产生反跳现象的原因是：

A. 产生了依赖性　B. 病情未完全控制

C. ACTH 分泌减少　D. 肾上腺皮质功能不全

E. 肾上腺皮质萎缩

3. 影响氢化可的松体内代谢的因素有：

A. 甲状腺功能　B. 胰岛功能　C. 肾脏功能

D. 肝脏功能　E. 合用苯妥英钠

4. 糖皮质激素的禁忌证有：

A. 水痘　B. 严重高血压　C. 枯草热

D. 霉菌感染　E. 癫痫

5. 糖皮质激素的适应证有：

A. 血小板减少　B. 血清热　C. 枯草热

D. 骨折　E. 角膜溃疡

参考答案

一、单选题　1. E　2. B　3. C　4. D　5. B　6. A　7. E　8. A　9. D　10. A

二、多选题　1. AC　2. AB　3. ACDE　4. ABDE　5. ABC

模块七

抗微生物药物应用

项目一　β-内酰胺类抗生素

学习目标

知识目标：掌握代表药物青霉素钠的结构、性状、作用、用途、不良反应等。
了解头孢菌素类、β-内酰胺酶抑制剂的药理作用。

能力目标：能够应用药物的基本理论和基本知识，提供用药咨询服务。
能够分析、解释涉及本章药物的处方合理性，能够将疾病与其药物相联系。

β-内酰胺类抗生素（β-lactamantibiotics）系指化学结构中具有β-内酰胺环基团的一类抗生素，作用机制都是抑制细菌细胞壁的生物合成。包括：青霉素类、头孢菌素类、头霉素类、碳青霉烯类、青霉烯类、单环类和氧头孢烯类。

青霉素类和头孢菌素类是临床上最常用的抗生素。通过对它们的母核6-氨基青霉烷酸(6-APA)和7-氨基头孢烷酸（7-ACA）的侧链进行改造，获得了大量各具特点的半合成抗生素。

先导案例

最近，据黑龙江省食品药品监督管理局药品不良反应监测中心的统计分析显示，该省48.1%的药物不良反应病例与应用抗生素有关。就此，北大医院抗感染科副主任医师王进指出：只要控制了“交叉过敏”这个关键环节，很多抗生素的过敏性不良反应完全可以避免。如何才能正确使用抗生素且避免不良反应的发生呢？

学习提示

明确为细菌感染，或继发、并发细菌感染时才用抗生素治疗。亦可根据细菌培养及药敏试验，选用敏感的抗生素进行治疗。

一、青霉素及半合成青霉素类

1. 天然青霉素

代表药物　　青霉素钠

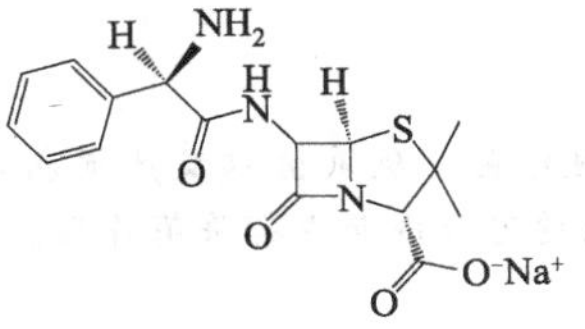

化学名为（2*S*,5*R*,6*R*)-3,3-二甲基-6-(2-苯乙酰氨基)-7-氧代-4-硫杂-1-氮杂双环［3,2,0］庚烷-2-甲酸钠盐。

【性状】本品为白色结晶性粉末；无臭或微有特异性臭；有吸湿性；遇酸、碱或氧化剂等即迅速失效。本品在水中极易溶解，在乙醇中溶解，在脂肪油或液体石蜡中不溶。

【体内过程】口服受胃酸破坏而吸收甚少。按治疗量注射可达有效血药浓度。肌内注射 600mg 钠盐（相当于 100 万单位），于 15～30min 达峰，血浆药物浓度为 12μg（20U）/ml。消除半衰期为 0.5h。体内分布以肺、肾、横纹肌和脾内浓度高；也可进入浆膜腔、关节腔、胆汁和胎儿循环；在骨、母乳、唾液、脓液中的浓度低；较难透过正常人的血脑屏障，但在脑膜发炎时则可透入，但需加大用量，以提高中枢组织中的浓度。

【药理作用及临床用途】

（1）革兰阳性球菌感染

① 化脓性链球菌感染，如咽炎、扁桃体炎、中耳炎、猩红热等，青霉素常作为首选药物。

② 敏感的葡萄球菌感染，如疖、痈、脓肿、骨髓炎、败血症及其他感染，对耐药菌株的感染可选用耐酶的青霉素类，如苯唑青霉素。

③ 肺炎链球菌感染，如大叶性肺炎、急性和慢性支气管炎等呼吸系统感染，如出现耐药性可改用万古霉素或利福平。严重病例可与链霉素合用。

（2）革兰阴性球菌感染　脑膜炎双球菌引起的流行性脑脊髓膜炎应首选磺胺嘧啶，如细菌对磺胺药产生抗药性或病情严重者，可用较大剂量的青霉素。

（3）革兰阳性杆菌感染　如破伤风、白喉、气性坏疽等，因青霉素仅能杀菌不能中和外毒素，故需同时合用相应的抗毒素。

（4）螺旋体感染　钩端螺旋体病、梅毒等可首选青霉素作为首选药。

（5）放线菌感染　如放线菌引起的局部肉芽肿样炎症、脓肿、多发性瘘管及肺部感染、脑脓肿等，应大剂量、长疗程用药。

【作用机制】对青霉素等β-内酰胺类抗生素敏感的细菌的细胞壁主要是由黏肽组成，黏肽需在菌体胞浆膜外的转肽酶催化下合成。本类抗生素能抑制转肽酶，从而阻止黏肽的形成，造成细胞壁的缺损，失去其保护性屏障作用，水分不断向高渗的胞浆内渗透，导致菌体膨胀、裂解而死亡，呈现杀菌作用。另外青霉素类还可以与细菌胞浆膜上的青霉素结合蛋白（PBPs）紧密结合，影响细菌伸长分裂及形态变化。革兰阴性杆菌的细胞壁主要由磷脂蛋白和脂多糖组成，且菌体内渗透压较低，故对青霉素不敏感。繁殖期细菌需要合成大量的细胞壁，故青霉素对繁殖期细菌作用强。哺乳动物的细胞无细胞壁，故青霉素对宿主毒性小。对真菌感染无效，因真菌无细胞壁。

【不良反应】

（1）过敏反应　青霉素过敏反应较常见，包括荨麻疹等各类皮疹，白细胞减少，间质性肾炎，哮喘发作等和血清病型反应；过敏性休克偶见，一旦发生，必须就地抢救，给予保持气道畅通、吸氧及使用肾上腺素、糖皮质激素等治疗措施。

（2）毒性反应　少见，但静脉滴注大剂量本品或鞘内给药时，可因脑脊液药物浓度过高导致抽搐、肌肉阵挛、昏迷及严重精神症状等（青霉素脑病），此种反应多见于婴儿、老年人和肾功能不全患者。

（3）赫氏反应和治疗矛盾　用青霉素治疗梅毒、钩端螺旋体病等疾病时可由于病原体死亡致症状加剧，称为赫氏反应；治疗矛盾也见于梅毒患者，系治疗后梅毒病灶消失过快，而组织修补相对较慢或病灶部位纤维组织收缩，妨碍器官功能所致。

（4）二重感染　可出现耐青霉素金葡菌，革兰阴性杆菌或念珠菌等二重感染。

（5）应用大剂量青霉素钠可因摄入大量钠盐而导致心力衰竭。

相关链接

青霉素钠对梭状芽孢杆菌属，消化链球菌、厌氧菌以及产黑色素拟杆菌等具良好抗菌作用，对脆弱拟杆菌的抗菌作用差，青霉素通过抑制细菌细胞壁合成而发挥杀菌作用。

知识应用

诊断：急性化脓性扁桃体炎。

处方：5%葡萄糖 500ml；青霉素 800U ivgtt。

试分析处方是否合理？

处方分析：选用溶剂不恰当。青霉素及β-内酰胺类抗生素水溶液在 pH 6～7 时最稳定。

【药物相互作用】

① 氯霉素、红霉素、四环素类、磺胺类可干扰本品的活性，故本品不宜与这些药物合用。

② 丙磺舒、阿司匹林、吲哚美辛、保泰松和磺胺药减少青霉素的肾小管分泌而延长本品的血清半衰期，青霉素可增强华法林的抗凝作用。

③ 本品与重金属，特别是铜、锌、汞呈配伍禁忌。

④ 青霉素静脉输液中加入头孢噻吩、林可霉素、四环素、万古霉素、琥乙红霉素、两性霉素B、去甲肾上腺素、间羟胺、苯妥英钠、盐酸羟嗪、丙氯拉嗪、异丙嗪、B 族维生素、维生素 C 等药物后将出现浑浊。

⑤ 本品与氨基糖苷类抗生素同瓶滴注可导致两者抗菌活性降低，因此不能置同一容器内给药。

【禁忌证】青霉素类药物过敏史或青霉素皮肤试验阳性患者禁用。

2. **半合成青霉素类**

青霉素 G 具有杀菌力强、毒性小等优点。但青霉素 G 抗菌谱窄，不耐酸，易被青霉素酶破坏。自 1959 年开始以来，以青霉素 G 母核 6-APA 为原料，在 R 位连接不同侧链，先后合成了具有耐酸、耐酶、广谱等特点的多种半合成青霉素，但这些药物与青霉素有交叉过敏反应。根据药物的不同特点分为以下几类，见表 7-1。

表 7-1　常见半合成青霉素

分类	结构式	药物	作用特点	适应证	注意事项
耐酸青霉素类	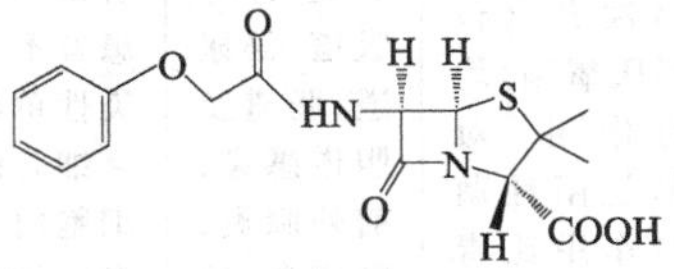	青霉素 v	抗菌活性小于青霉素，耐酸，口服吸收好	轻度感染（现少用）	患者每次开始服用本品前，必须先进行青霉素皮试；对头孢菌素类药物过敏者及有哮喘、湿疹、枯草热、荨麻疹等过敏性疾病史者慎用；本品与其他青霉素类药物之间有交叉过敏性。若有过敏反应产生，则应立即停用本品，并采取相应措施
耐酶青霉素类	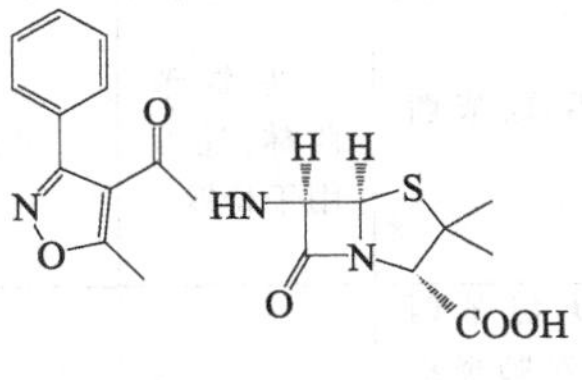	苯唑西林	抗菌活性小于青霉素，耐青霉素酶，对产酶的金黄色葡萄球菌有杀灭作用	耐药金黄色葡萄球菌感染及其他敏感菌引起的感染	应注意询问患者青霉素过敏史并注意观察患者有无过敏疾患或过敏状态。对青霉素过敏者禁用；在使用前应进行皮肤过敏试验。可以用青霉素 G 皮试液做皮试。也可以用本品注射剂配制 500μg/ml 皮试液，皮内注射 0.05～0.1ml，20min 后观察结果。皮试阳性反应者禁用
	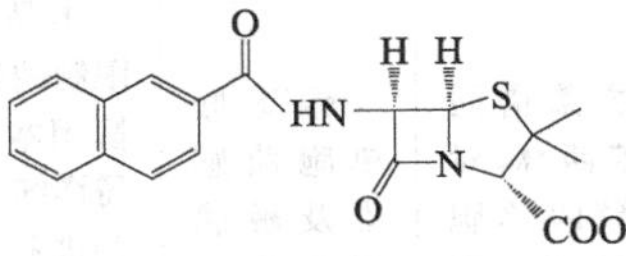	奈夫西林	见苯唑西林	见苯唑西林	见苯唑西林
	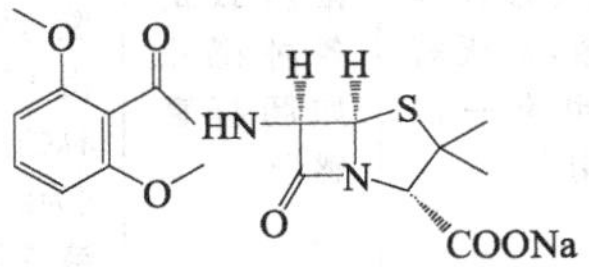	甲氧西林	见苯唑西林，但对酸不稳定	见苯唑西林	见苯唑西林

续表

分类	结构式	药物	作用特点	适应证	注意事项
耐酶青霉素类	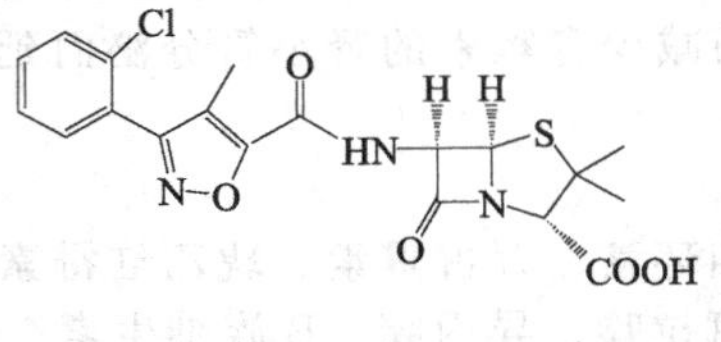	氯唑西林	见苯唑西林，对产酶金黄色葡萄球菌的作用比苯唑西林强，不易通过血脑屏障	见苯唑西林	见苯唑西林
	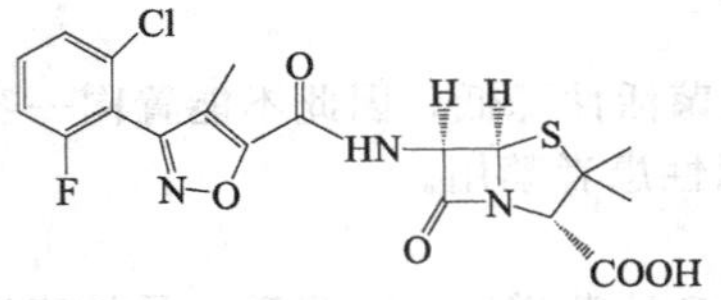	氟氯西林	见苯唑西林，对产酶金黄色葡萄球菌的作用比氯唑西林强	见苯唑西林	见苯唑西林
	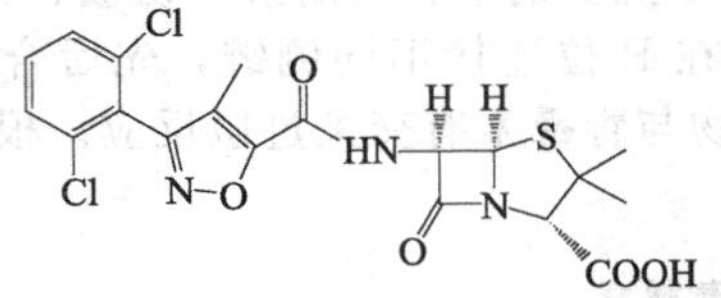	双氯西林	见苯唑西林，对产酶的金黄色葡萄球菌在同类中作用最强	见苯唑西林	见苯唑西林
广谱（耐酸）	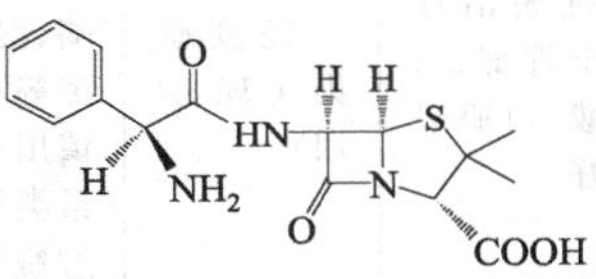	氨苄西林	对革兰阳性菌和革兰阴性菌（包括厌氧菌）均有作用。对革兰阳性菌的作用比青霉素G弱，对肠球菌作用比青霉素G强	敏感菌引起的呼吸道、泌尿道、肠道及胆道感染、前列腺炎、脑膜炎、软组织、败血症及心内膜炎等	应用本品前需详细询问药物过敏史并进行青霉素皮肤试验；血液生化与血象异常患者慎用；肝肾功能不全患者不宜服用本品；传染性单核细胞增多症、巨细胞病毒感染、淋巴细胞白血病、淋巴瘤患者应用本品时易发生皮疹，宜避免使用；一旦发生过敏性休克，必须就地抢救，予以保持气道畅通、吸氧及给予肾上腺素、糖皮质激素等治疗措施
	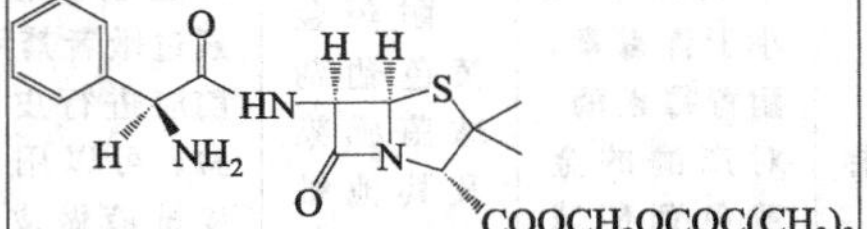	匹氨西林	见氨苄西林	见氨苄西林，还可用于伤寒	见氨苄西林
	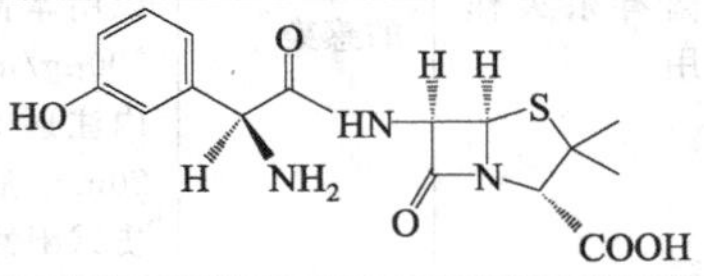	阿莫西林	见氨苄西林，对肺炎链球菌及变形杆菌作用强而快	见氨苄西林	见氨苄西林
抗铜绿假单胞菌（广谱）	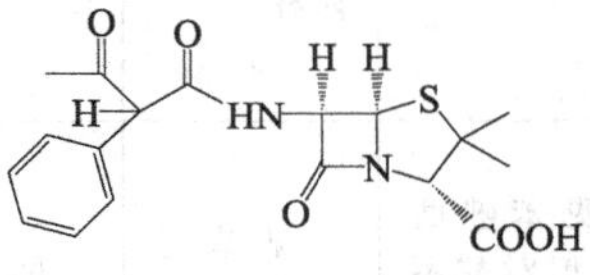	羧苄西林	抗菌谱同氨苄西林，对铜绿假单胞菌、变形杆菌有效，对厌氧菌也有一定作用	铜绿假单胞菌感染及敏感菌所致的各种感染如肠杆菌感染	本品含钠量较高，故限制钠盐摄入的患者应慎用本品；使用本品前需详细询问药物过敏史并进行青霉素皮肤试验，呈阳性反应者禁用；由于浓度较高的羧苄西林钠溶液可形成多聚体（为致敏区），因此注射液皆须新鲜配制

续表

分类	结构式	药物	作用特点	适应证	注意事项
抗铜绿假单胞菌（广谱）	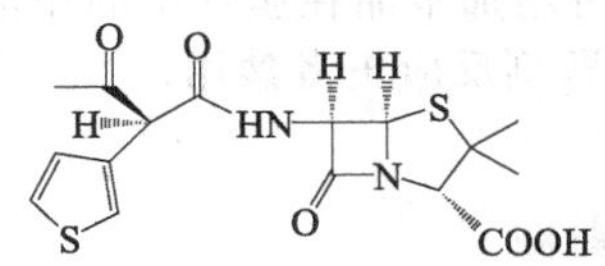	替卡西林	见羧苄西林，抗菌活性较羧苄西林强，铜绿假单胞菌对其易产生耐药	见羧苄西林	见羧苄西林
	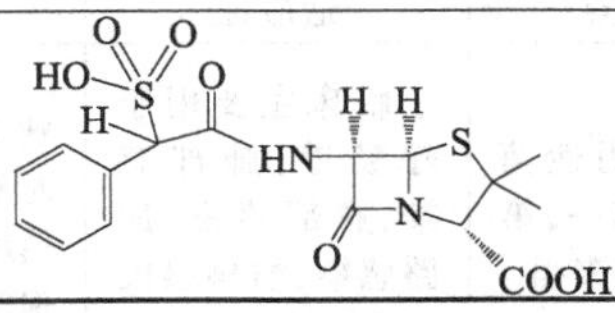	磺苄西林	抗菌谱同羧苄西林，但抗菌活性较后者强，尿中浓度高	见羧苄西林	见羧苄西林

二、头孢菌素类

先导案例

呼吸道感染患者，医生处方：头孢氨苄缓释胶囊0.5g，每天2次，7天为一个疗程，治疗1～2个疗程。结果：痊愈率71.7%，总有效率91.3%，细菌转阴率84.8%。

问题：头孢氨苄是一种具有哪些药理作用的抗生素？

学习提示

头孢氨苄属第一代头孢菌素，抗菌谱与头孢噻吩相仿。头孢氨苄缓释胶囊是治疗呼吸道感染的良好药物。

代表药物　　头孢氨苄

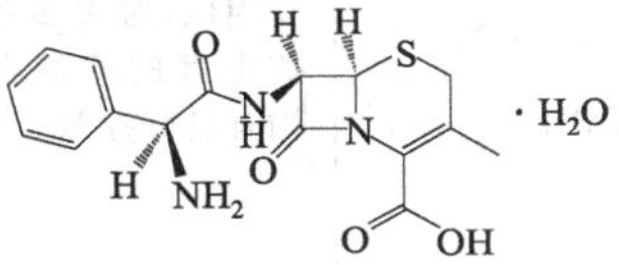

化学名为（6*R*，7*R*)-3-甲基-7-[(*R*)-2-氨基-2-苯乙酰氨基]-8-氧代-5-硫杂-1-氮杂双环[4，2，0]辛-2-烯-2-甲酸-水合物，又名先锋霉素Ⅳ、头孢力新、苯甘孢霉素。

【性状】本品为白色或微黄色结晶性粉末，微臭。在水中微溶，在乙醇、氯仿或乙醚中不溶。

【体内过程】口服0.5g，1h达峰，血药浓度为18μg/ml，剂量加倍，血药浓度也加倍。与食物同服，吸收延迟，但对总吸收量影响不大。体内分布广泛，可透过胎盘和进入乳汁，但进入脑脊液量甚微，80%药物于服用后6h内进入尿液（浓度可达1 mg/ml）；半衰期0.5～2h，肾功能不全者可延长。丙磺舒可抑制本品的尿排泄而增加胆汁排泄。

【药理作用】葡萄球菌（包括产青霉素酶株）、链球菌、肺炎链球菌、白喉杆菌、炭疽杆菌、脑膜炎球菌和淋球菌对本品高度敏感；大肠杆菌、克雷伯菌、沙门杆菌、痢疾杆菌、奇异变形杆菌只有中度敏感；吲哚阳性变形杆菌、沙雷杆菌、肠杆菌、铜绿假单胞菌、粪链球菌对本品不敏感。本品主要与细菌的PBP-3相结合，与氨苄西林有一定的近似性。

【临床用途】主要应用于上述革兰阳性菌（葡萄球菌、链球菌、肺炎球菌等）以及大肠杆菌、奇异变形杆菌等敏感菌株所致的急性扁桃体炎、咽炎、中耳炎、鼻窦炎、支气管炎、肺炎、皮肤软组织以及尿路感染等。

【不良反应】

① 恶心、呕吐、腹泻和腹部不适较为多见。

② 皮疹、药物热等过敏反应，偶可发生过敏性休克。

③ 头晕、复视、耳鸣、抽搐等神经系统反应。

④ 应用本品期间偶可出现一过性肾损害。

⑤ 偶有患者出现血清氨基转移酶升高、Coombs试验阳性。溶血性贫血罕见，中性粒细胞减少和伪膜性结肠炎也有报告。

【药物相互作用】

① 与考来烯胺（消胆胺）合用时，可使头孢氨苄的平均血药浓度降低。

② 丙磺舒可延迟本品的肾排泄，也有报告认为丙磺舒可增加本品在胆汁中的排泄。

【禁忌证】对头孢菌素过敏者及有青霉素过敏性休克或即刻反应史者禁用。

其他头孢菌素类药物见表 7-2。

表 7-2 其他头孢菌素类药物

药名	化学结构	作用特点	适应证	注意事项
头孢替坦 (Cefotetan)	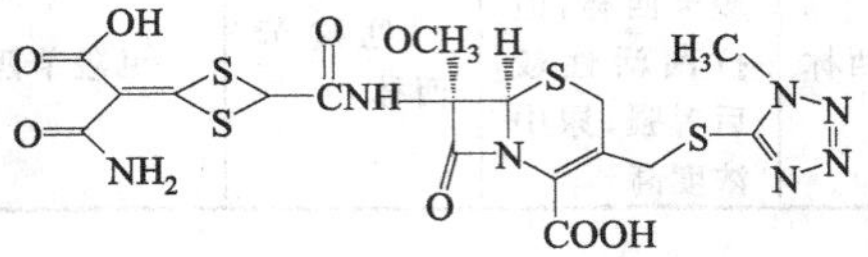	对革兰阴性菌的作用较第一、第二代头孢菌素强	临床主要用于呼吸道、肺部感染、腹部感染、尿路感染、妇科感染及中耳炎等	禁用于对本品过敏者、乳儿、小儿及对利多卡因过敏者；慎用于对青霉素、头孢菌素类有过敏史者及严重肾功能患者
头孢匹罗 (Cefpirome)	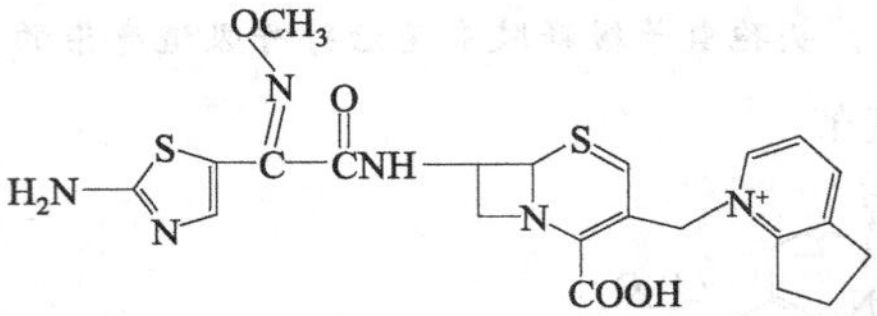	第四代头孢菌素。对绿脓杆菌的效果与头孢他啶相似，对很多耐抗生素的病原菌均有良好疗效	严重的下呼吸道感染，如支气管炎、大叶性肺炎、肺脓肿、感染性支气管扩张等；严重的泌尿、生殖器感染；严重的皮肤及皮肤软组织感染；骨、关节感染；中性粒细胞减少患者所致严重感染；其他严重感染：如败血症、脑膜炎等	交叉过敏：与其他头孢菌素类药有交叉过敏。对青霉素类、青霉素衍生物、青霉胺过敏者也可能对本药过敏。禁忌证：对此药或其他头孢菌素类药过敏者禁用。慎用：①青霉素过敏者；②肾功能不全者；③有慢性胃肠道病史者。对儿童的影响：小于 12 岁者不推荐使用；对妊娠与哺乳的影响：应权衡利弊，此药可通过胎盘和乳汁。对检验结果的影响：①直接抗人球蛋白试验(Coomb 试验)呈阳性反应；②假阳性糖尿(非酶法测定时)；③强肌酐样反应(苦味酸盐法)
头孢吡肟 (Cefepime)	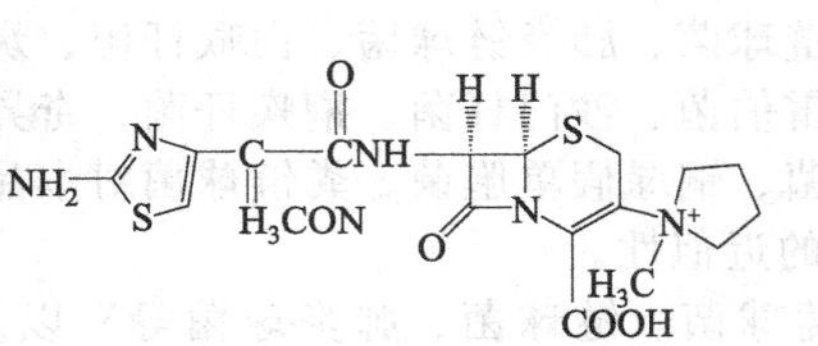	第四代头孢菌素。抗菌谱有了进一步扩大，对耐第三代头孢菌素或氨基糖苷类的菌株均有效。对 β-内酰胺酶稳定	临床主要用于各种严重感染如呼吸道感染、泌尿系统感染、胆道感染、败血症等	使用本品前，应该确定患者是否有头孢吡肟、其他头孢菌素类药物、青霉素或其他 β-内酰胺类抗生素过敏史。对于任何有过敏，特别是药物过敏史的患者应谨慎
头孢唑南 (Cefuzonam)	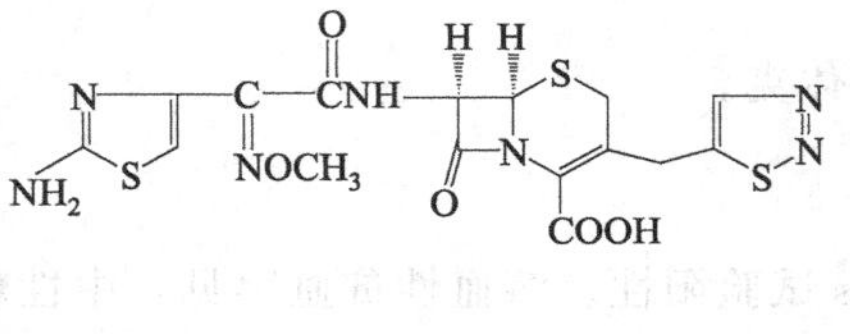	第四代头孢菌素，具广谱抗菌活性。对 β-内酰胺酶稳定	临床主要用于呼吸系统及泌尿系统感染等，如支气管炎、扁桃体炎、肾盂肾炎、尿路感染、腹膜炎、胆囊炎、胆管炎、肝脓肿、脑膜炎及妇科感染等	和呋塞米等利尿药并用可增强肾脏毒性，合用时应慎重

三、非典型的β-内酰胺类抗生素及β-内酰胺酶抑制剂

1976 年 Brown 等从棒链霉菌发酵液中分离得到克拉维酸，属于氧青霉烷类，又称棒酸，具有独特的抑制β-内酰胺酶的作用。克拉维酸是第一个用于临床的β-内酰胺酶抑制剂，本身抗菌作用微弱，与β-内酰胺抗生素联合应用，起协同作用。克拉维酸使头孢霉素增效 2～8 倍；使羟氨苄青霉素增效 130 倍。

代表药物　　克拉维酸

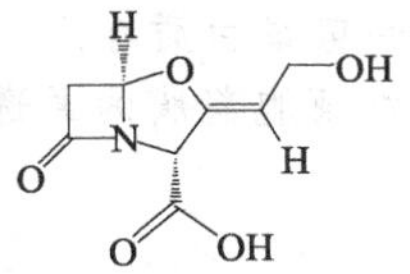

化学名为（Z）-（2S，5R）-3-（2-羟乙烯基）-7-氧代-4-氧杂-1-氮杂双环［3，2，0］庚烷-2-甲酸，又名棒酸。

【性状】本品为白色针状结晶，具有很强的引湿性，易溶于水，水溶液不稳定。在碱性条件下极易降解，其降解速度比青霉素快 5 倍。

【药理作用及临床用途】β-内酰胺酶抑制剂，本身几无抗菌作用，不单独应用，与阿莫西林（羟氨苄青霉素）或替卡西林以适当比例混合，供临床应用。

【不良反应】

① 常见胃肠道反应如腹泻、恶心和呕吐等。

② 皮疹，尤其多见于易发生传染性单核细胞增多症者。

③ 可见过敏性休克、药物热和哮喘等。

④ 偶见血清氨基转移酶升高、嗜酸粒细胞增多、白细胞降低及念珠菌或耐药菌引起的二重感染。

相关链接

男，40 岁。因发热、咳嗽、咳痰 1 周，伴胸痛 3 天入院。心肝肾功能及血象分析正常，痰培养为绿脓杆菌、产酸克雷伯菌。应用亚胺培南 1g，当日下午体温降至 37.5 度，但夜间患者出现躁动不安，大声叫喊，手足舞动，答非所问，识别力消失。

知识拓展

亚胺培南单独应用，受肾肽酶的影响而分解，在尿中只能回收少量的原形药物。西拉司丁阻抑亚胺培南进入肾小管上皮组织，减少亚胺培南的排泄并减轻药物的肾毒性。

【相互作用】

① 阿司匹林、吲哚美辛、保泰松、磺胺类药物可减少本品在肾小管的排泄，因而使本品的血药浓度升高，血消除半衰期（$t_{1/2}$）延长，毒性也可能增加。

② 本品与别嘌醇合用时，皮疹发生率显著增高，故应避免合用。

③ 本品不宜与双硫仑等乙醛脱氢酶抑制药合用。

④ 由于本品在胃肠道的吸收不受食物影响，故可在空腹或餐后服用，并可与牛奶等食物同服；与食物同服可减少胃肠道反应。

⑤ 本品可刺激雌激素代谢或减少其肠肝循环，因此可降低口服避孕药的效果。

⑥ 氯霉素、红霉素、四环素类等抗生素和磺胺药等抑菌药可干扰本品的杀菌活性，因此不宜与本品合用，尤其在治疗脑膜炎或急需杀菌药的严重感染时。

⑦ 本品可加强华法林的作用。

⑧ 氨基糖苷类抗生素在抑菌浓度时一般可增强本品对粪肠球菌的体外杀菌作用。

【禁忌证】对青霉素过敏者禁用。

自我提高

一、单选题

1. 最易对青霉素产生耐药性的病原体是：

A. 肺炎球菌　B. 金黄色葡萄球菌　C. 炭疽杆菌
D. 脑膜炎双球菌　E. 破伤风杆菌

2. 青霉素G无抗菌作用的是：
A. 链球菌　B. 放线菌　C. 立克次体
D. 梅毒螺旋体　E. 破伤风杆菌

3. 青霉素G的抗菌机制是：
A. 抗叶酸代谢　B. 抑制细菌蛋白质合成
C. 抑制核酸合成　D. 影响细菌胞浆膜的通透性
E. 抑制细菌细胞壁黏肽的合成

4. 抗铜绿假单胞菌无效的药物是：
A. 羧苄西林　B. 头孢哌酮　C. 庆大霉素
D. 替卡西林　E. 青霉素G

5. 不属于广谱青霉素的是：
A. 青霉素V　B. 氨苄西林　C. 阿莫西林
D. 替卡西林　E. 磺苄西林

6. 具有肾毒性的头孢类药物是：
A. 头孢匹罗　B. 头孢唑南　C. 头孢哌酮
D. 头孢曲松　E. 头孢唑啉

7. 对苯唑西林不正确的说法是：
A. 广谱作用　B. 口服有效　C. 用药前必须做皮试
D. 耐青霉素酶　E. 抗菌作用不及青霉素G

8. 下列何药为治疗梅毒的首选药：
A. 庆大霉素　B. 四环素　C. 青霉素
D. 头孢曲松　E. 氯霉素

9. 对氨苄西林的错误说法是：
A. 广谱作用　B. 口服有效　C. 用药前必须做皮试
D. 耐青霉素酶　E. 抗菌作用不及青霉素G

10. 治疗破伤风的首选药是：
A. 羧苄西林　B. 庆大霉素　C. 四环素
D. 青霉素G　E. 头孢唑啉

11. 下列对羧苄西林说法中错误的是：
A. 广谱作用　B. 口服有效　C. 用药前必须做皮试
D. 耐青霉素酶　E. 对铜绿假单胞菌有效

12. 治疗肺炎球菌引起的肺炎首选药物是：
A. 庆大霉素　B. 苯唑西林　C. 红霉素
D. 青霉素G　E. 头孢唑啉

13. 治疗白喉的首选药物是：
A. 庆大霉素　B. 苯唑西林　C. 青霉素G
D. 头孢氨苄　E. 诺氟沙星

14. 下列何药治疗伤寒效果较好：
A. 羧苄西林　B. 氨苄西林　C. 四环素
D. 庆大霉素　E. 青霉素G

二、多选题

1. β-内酰胺类抗生素包括：
A. 磺胺类　B. 青霉素类　C. 头孢菌素类
D. 大环内酯类　E. 喹诺酮类

2. 防治青霉素过敏反应的措施有：

A. 询问病史　B. 先用肾上腺素　C. 做皮肤过敏试验
D. 换用其他半合成青霉素　E. 出现过敏性休克时首选肾上腺素抢救

3. 第三代头孢菌素具有下列哪些特点：
A. 对青霉素酶最稳定　B. 对肾脏基本无毒性　C. 不会引起过敏反应
D. 血浆半衰期较长　E. 对铜绿假单胞菌有效

4. 天然青霉素的主要缺点是：
A. 抗菌谱广　B. 抗菌谱窄　C. 不能口服
D. 易被细菌产生的青霉素酶破坏　E. 肾毒性小

5. 下列哪些青霉素制剂可治疗抗药性金黄色葡萄球菌感染：
A. 阿莫西林　B. 氯唑西林　C. 苯唑西林
D. 羟噻吩青霉素　E. 氨苄西林

6. 抗药性金黄色葡萄球菌引起的心内膜炎可用：
A. 羧苄西林　B. 氯唑西林　C. 青霉素 V
D. 头孢噻吩　E. 氨苄西林

7. 耐酶青霉素具有以下哪些特点：
A. 抗菌谱与青霉素相似但作用更强
B. 对对青霉素 G 有抗药性的金黄色葡萄球菌等作用强大
C. 既可口服，也可注射
D. 不会产生耐药性
E. 不会产生过敏反应

8. 氨苄西林具有以下哪些特点：
A. 抗菌谱广，对革兰阳性菌和革兰阴性菌均有效
B. 抗菌机制与青霉素 G 不同
C. 对青霉素 G 有抗药性的金黄色葡萄球菌等无效
D. 用药前应做皮试
E. 口服有效

9. 羧苄西林具有下列哪些特点：
A. 主要对包括铜绿假单胞菌在内的革兰阴性杆菌有效
B. 对青霉素 G 有抗药性的金黄色葡萄球菌等无效
C. 必须注射给药
D. 用药前应做皮试
E. 其水溶液稳定

10. 第一代头孢菌素具有下列哪些特点：
A. 抗菌谱广，对革兰阳性和阴性菌都有效
B. 对厌氧菌有效，对铜绿假单胞菌无效
C. 与青霉素类有交叉过敏反应
D. 有肾毒性
E. 对青霉素酶较稳定

11. 第二代头孢菌素具有下列哪些特点：
A. 抗菌谱与第一代相似，但抗菌作用更强　B. 长期使用可引起二重感染
C. 肾毒性小　D. 对铜绿假单胞菌有效
E. 对青霉素酶稳定

参考答案

一、单选题　1. B　2. C　3. E　4. E　5. A　6. E　7. A　8. C　9. D　10. D　11. D　12. D　13. C　14. B

二、多选题　1. BC　2. ACE　3. ABDE　4. BCD　5. BC　6. BD　7. BC　8. ACDE　9. ABCD　10. ACDE　11. BCE

项目二 大环内酯类抗生素

学习目标

知识目标：掌握代表药物红霉素的结构、性状、作用、用途、不良反应等。

了解常用大环内酯类抗生素的作用特点。

能力目标：能够应用药物的基本理论和基本知识，提供用药咨询服务。

能够分析、解释涉及本章药物的处方合理性，能够将疾病与其药物相联系。

具有大环内酯的一类抗生素，多为碱性亲脂性化合物；对革兰阳性菌及支原体抑制活性较高；大环内酯基团和糖衍生物以苷键相连形成的大分子抗生素；由链霉菌产生的一类弱碱性抗生素。

目前沿用的大环内酯类有红霉素、麦迪霉素、螺旋霉素、乙酰螺旋霉素、交沙霉素。大环内酯类新品种（新大环内酯类）有阿奇霉素、克拉霉素、罗红霉素等，其对流感嗜血杆菌、肺炎支原体或肺炎衣原体等的抗微生物活性增强、口服生物利用度提高、给药剂量减小、不良反应亦较少、临床适应证有所扩大。

先导案例

医生为某患者开具处方需使用红霉素，患者去药店自行选购，此药店红霉素脱销，驻店医师推荐患者购买罗红霉素代替。

问题：罗红霉素和红霉素是同一种药物吗？

学习提示

红霉素系由链霉菌所产生的抗生素，而罗红霉素为半合成的抗生素。红霉素和罗红霉素同属大环内酯类，抗菌谱基本相同。

一、常用大环内酯类抗生素

代表药物

红霉素

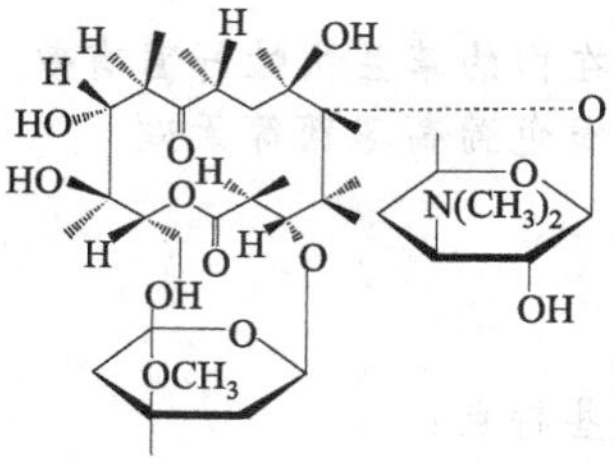

【性状】红霉素为白色或类白色的结晶或粉末；无臭，味苦；微有引湿性。易溶于甲醇、乙醇或丙酮，极微溶于水。

【体内过程】红霉素不耐酸，口服吸收少，故现用制剂为肠溶片或酯化物（依托红霉素/无味红霉素），其抗酸，口服吸收好。

【药理作用】抗菌谱相似于青霉素，对革兰阳性细菌有效，对革兰阴性细菌较差，对立克次体、阿米巴原虫、滴虫及钩端螺旋体有作用。尤其对耐青霉素与四环素的金葡菌有效。

【临床用途】用于耐药性金葡菌感染和对青霉素过敏者，以及败血症、骨髓炎、肺炎、化脓性脑膜炎、伪膜性肠炎、急性乳腺炎等；也可局部应用于皮肤及眼部感染。

【不良反应】

① 消化道反应及伪膜性肠炎。

② 血栓性静脉炎：静脉注射其乳糖酸盐常见。

③ 肝脏损害。依托红霉素或乙琥红霉素易引起（转氨酶升高、肝肿大、胆汁郁积型黄疸），停药可恢复，肝功能不良者禁用。

相关链接

红霉素为抑菌性药物，给药时应按一定的时间间隔，以保持体内的有效血药浓度。本品易受胃酸破坏，故应整片吞服。静脉滴注时，可先将乳酸红霉素溶于40ml灭菌注射用水中再加到500ml输液中滴入。

知识应用

红霉素常用量

口服：成人1日1～1.2g，均分为3～4次，整片吞服。

静滴：每6h 1次，每千克体重用3.75～5mg。

【相互作用】

① β-内酰胺类药物与本品联合应用，一般认为可发生降效作用。

② 本品可阻挠性激素类的肠肝循环，与口服避孕药合用可使之降效。

③ 红霉素在酸性输液中破坏降效，一般不应与低pH的葡萄糖输液配伍。在5%～10%葡萄糖输液500ml中，添加维生素C注射液（抗坏血酸1g）或5%碳酸氢钠注射液0.5ml使pH升到6左右，再加红霉素乳糖盐，则有助于稳定作用。

④ 本品可抑制卡马西平和丙戊酸等抗癫痫药的代谢，导致后者的血药浓度增高而发生毒性反应。本品与阿芬太尼合用可抑制后者的代谢，延长其作用时间。本品与阿司咪唑或特非那定等抗组胺药合用可增加心脏毒性，与环孢素合用可使后者血药浓度增加而产生肾毒性。

⑤ 与氯霉素和林可酰胺类有拮抗作用，不推荐同用。

⑥ 本品为抑菌剂，可干扰青霉素的杀菌效能，故当需要快速杀菌作用如治疗脑膜炎时，两者不宜同用。

⑦ 除二羟丙茶碱外，本品与黄嘌呤类合用可使氨茶碱的肝清除减少，导致血清氨茶碱浓度升高和毒性反应增加。这一现象在合用6日后较易发生，氨茶碱清除的减少幅度与红霉素血清峰值成正比。因此在两者合用疗程中和疗程后，黄嘌呤类的剂量应予调整。

⑧ 与其他肝毒性药物合用可能增强肝毒性。

⑨ 大剂量红霉素与耳毒性药物合用，尤其肾功能减退患者可能增加耳毒性。

⑩ 与洛伐他丁合用时可抑制其代谢而使血药浓度上升，可能引起横纹肌溶解，与咪达唑仑或三唑仑合用时可减少二者的清除而增强其作用。

【禁忌证】对红霉素类药物过敏者禁用。

二、其他大环内酯类抗生素

其他大环内酯类抗生素的抗菌作用基本与红霉素相似，但又具有对酸稳定、生物利用度高、$t_{1/2}$长、组织渗透性好、每日给药量及给药次数少、不良反应低等特点，见表7-3。

表7-3　其他大环内酯类抗生素

药物	化学结构	作用及特点	适应证	注意事项
克拉霉素（甲红霉素）	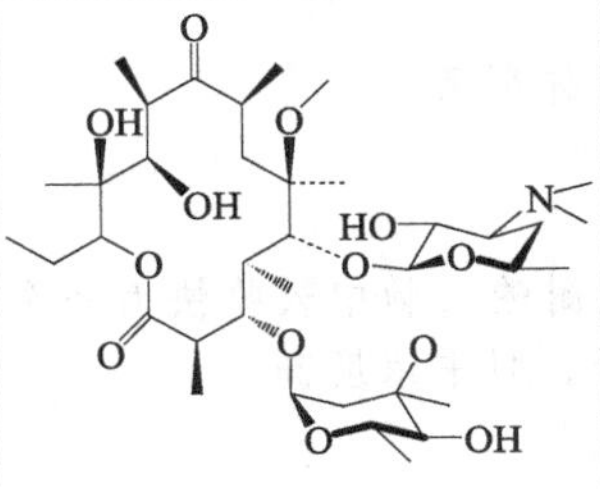 	14元环大环内酯。抗菌活性强，且对酸稳定，口服吸收快而完全，体内分布广，细胞内浓度高。但首过效应大	①泌尿道、呼吸道及皮肤软组织感染。②幽门螺杆菌性慢性胃炎。③中耳炎、鼻窦炎等	本品可空腹口服，也可与食物或牛奶同服，与食物同服不影响其吸收。血液或腹膜透析不能降低本品的血药浓度；2个月以下婴儿的疗效和安全性尚未确定；动物实验中本品对胚胎及胎儿有毒性作用，同时本品及其代谢产物可进入母乳中，故孕妇及哺乳期妇女禁用。老年人的耐受性与年轻人相仿；本品与红霉素及其他大环内酯类药物之间有交叉过敏和交叉耐药性；与别的抗生素一样，可能会出现真菌或耐药细菌导致的严重感染，此时需要中止使用本品，同时采用适当的治疗；肝功能损害、中度至严重肾功能损害者慎用；肾功能严重损害（肌酐清除率小于30ml/min）者，须做剂量调整。常用量为一次250mg，一日1次；重症感染者首剂500mg，以后一次250mg，一日2次

续表

药物	化学结构	作用及特点	适应证	注意事项
阿奇霉素	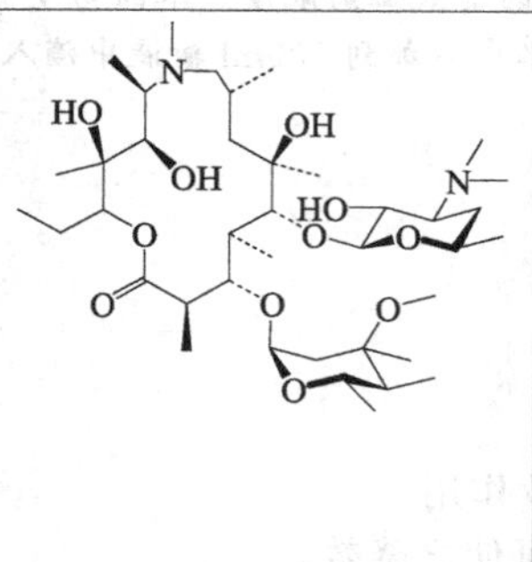	属15元环大环内酯。对革兰阳性菌的抗菌活性较强，对支原体的活性是大环内酯类中最强者。口服吸收快、组织分布广、细胞内浓度高、$t_{1/2}$长	同红霉素	轻度肾功能不全者应用本品无需调整剂量。中、重度肾功能不全者尚无剂量调整的成熟方案。肝功能不全、肝病患者不应选用本品。孕妇选用本品，必须充分权衡利弊；对大环内酯类药物过敏者禁用
罗红霉素（罗力得）	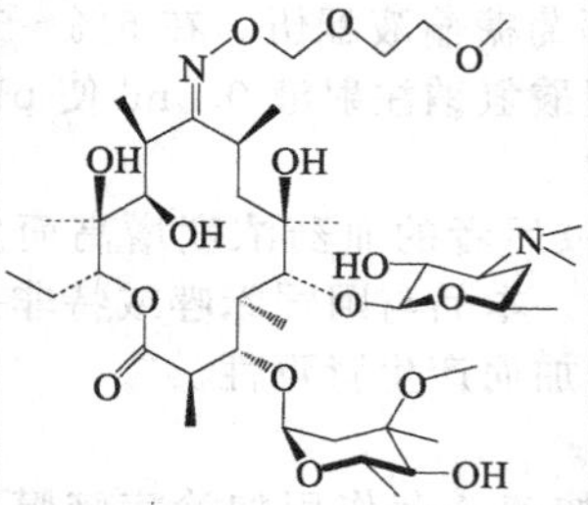	属14元大环内酯。抗菌谱与红霉素相似。对酸较稳定，口服生物利用度高，$t_{1/2}$为8～15h	同红霉素	肝功能不全者慎用。严重肝硬化者的半衰期延长至正常水平的2倍以上，如确实需要使用，则一次给药150mg，一日1次；轻度肾功能不全者不需做剂量调整，严重肾功能不全者给药时间延长一倍（一次给药150mg，一日1次）；本品与红霉素存在交叉耐药性；食物对本品的吸收有影响，进食后服药会减少吸收，与牛奶同服可增加吸收；服用本品后可影响驾驶及机械操作能力。孕妇及哺乳期妇女慎用。低于0.05%的给药量排入母乳，虽然有报道对婴儿的影响不大，但仍需考虑是否中止授乳。如老年人的药动学无明显改变，不需要调整剂量

自我提高

一、单选题

1. 不属于大环内酯类抗生素的是：
   A. 乙酰螺旋霉素　B. 罗红霉素　C. 交沙霉素
   D. 阿奇霉素　E. 克林霉素
2. 红霉素的应用范围不包括：
   A. 白喉　B. 军团菌　C. 百日咳
   D. 肺结核　E. 支原体肺炎
3. 下列药物中对支原体肺炎首选的是：
   A. 红霉素　B. 异烟肼　C. 呋喃唑酮
   D. 对氨基水杨酸　E. 诺氟沙星
4. 治疗胆道感染可选用：
   A. 林可霉素　B. 红霉素　C. 克林霉素
   D. 庆大霉素　E. 氯霉素
5. 下列关于红霉素的论述，错误的是：
   A. 属于大环内酯类抗生素　B. 能耐酸、肠中吸收快而完全
   C. 体内分布广泛　D. 肝、胆中浓度高
   E. 消除以肝代谢为主
6. 金黄色葡萄球菌引起的骨髓炎应选用：
   A. 红霉素　B. 庆大霉素　C. 青霉素
   D. 螺旋霉素　E. 林可霉素
7. 与红霉素比较，无味红霉素的优点是：
   A. 能耐酸，口服吸收较快　B. 口服无胃肠道反应

C. 可注射给药　D. 肝脏损害较轻
E. 抗菌谱更广

8. 红霉素在治疗尿路感染时宜：
A. 合用丙磺舒　B. 合用呋塞米　C. 酸化尿液
D. 碱化尿液　E. 大量饮水

9. 红霉素作用消失的主要原因是：
A. 药物由肾小球滤过排出　B. 药物由肾小管分泌排出
C. 药物被肝脏代谢失活，胆汁分泌排出　D. 药物浓集于某些特殊组织器官中
E. 药物存储于脂肪组织中

10. 无味红霉素的主要不良反应为：
A. 二重感染　B. 再生障碍性贫血　C. 肝脏损害
D. 肾脏损害　E. 抑制骨的生长

二、多选题

1. 红霉素的不良反应有：
A. 消化道反应　B. 静脉炎　C. 肝损伤
D. 过敏反应　E. 耳毒性

2. 林可霉素禁用于下列哪种情况：
A. 孕妇　B. 妇女月经期　C. 哺乳期妇女
D. 新生儿　E. 儿童生长发育期

3. 大环内酯类药物的特点是：
A. 对革兰阳性菌作用强　B. 能对抗青霉素水解酶　C. 碱性环境中作用强
D. 易透过血脑屏障　E. 易产生耐药性

4. 林可霉素的不良反应有：
A. 胃肠道反应　B. 伪膜性肠炎　C. 过敏反应
D. 耳毒性　E. 肾毒性

5. 林可霉素的特点有：
A. 对革兰阳性菌作用强大而对阴性菌作用弱　B. 对厌氧菌感染有效
C. 易渗入骨组织　D. 与青霉素G有交叉耐药性
E. 可引起肝损害

6. 胆道感染患者可选用下列哪些药品：
A. 红霉素　B. 头孢孟多　C. 头孢哌酮
D. 头孢替安　E. 头孢拉定

参考答案

一、单选题　1. E　2. D　3. A　4. B　5. B　6. E　7. A　8. D　9. C　10. C
二、多选题　1. ABCDE　2. ACD　3. ABCE　4. ABC　5. ABCE　6. ABCDE

项目三　氨基糖苷类抗生素

学习目标

知识目标：掌握代表药物链霉素的结构、性状、作用、用途等。
了解常用氨基糖苷类抗生素的作用特点。
能力目标：能够应用药物的基本理论和基本知识，提供用药咨询服务。
能够分析、解释涉及本章药物的处方合理性，能够将疾病与其药物相联系。

氨基糖苷类抗生素（aminoglycosides）是由氨基糖与氨基环醇通过氧桥连接而成的苷类抗生素。有来自链霉菌的链霉素等，来自小单胞菌的庆大霉素等天然氨基糖苷类，还有阿米卡星等半合成氨基糖苷类。

先导案例

甘肃省卫生厅15日通报称，6月12日，甘肃省酒泉市阿克塞县发现一例疑似腺鼠疫病例，患者经抢救无效死亡，根据患者流行病学调查、临床表现和实验室检测结果，确诊为腺鼠疫继发败血型鼠疫病例。问题：鼠疫应如何治疗？

学习提示

鼠疫是由鼠疫杆菌引起的传染性极强，死亡率甚高的烈性传染病。可采用一般治疗，抗菌治疗，链霉素为首选药。常采用局部治疗、对症治疗的方法。

一、氨基糖苷类抗生素的共性

【理化性质】这类抗生素都呈碱性，通常都形成结晶性的硫酸盐或盐酸盐用于临床。多为极性化合物，水溶性较高、脂溶性较低，因而口服给药时，很难被吸收，需注射给药。本类抗生素对肾脏和第八对脑神经都有较大的毒性，可引起不可逆耳聋，尤其对儿童毒性更大。

【代表药物】用于临床的氨基糖苷类抗生素，主要有链霉素、卡那霉素、庆大霉素、新霉素、巴龙霉素和核糖霉素等。

【氨基糖苷类药物的不良反应】氨基糖苷类抗生素主要的不良反应是肾毒性和耳毒性。

1. 耳毒性

耳毒性包括前庭功能障碍和耳蜗听神经损伤。前庭功能障碍表现为头昏、视力减退、眼球震颤、眩晕、恶心、呕吐和共济失调，耳蜗听神经损伤表现为耳鸣、听力减退和永久性耳聋。

2. 肾毒性

氨基糖苷类抗生素主要以原形由肾脏排泄，并可通过细胞膜吞饮作用使药物大量蓄积在肾皮质，故可引起肾毒性。轻则引起肾小管肿胀，重则产生肾小管急性坏死，但一般不损伤肾小球。肾毒性通常表现为蛋白尿、管型尿、血尿等，严重时可产生氮质血症和导致肾功能降低。

3. 神经肌肉阻断

最常见于大剂量腹膜内或胸膜内应用后，也偶见于肌内或静脉注射后。其原因可能是药物与Ca^{2+}络合，使体液内的Ca^{2+}含量降低，或与Ca^{2+}竞争，抑制神经末梢ACh的释放，并降低突触后膜对ACh的敏感性，造成神经肌肉接头传递阻断，引起呼吸肌麻痹，可致呼吸停止。

4. 变态反应

少见皮疹、发热、血管神经性水肿及剥脱性皮炎等，也可引起过敏性休克。

二、常用药物特点与应用

代表药物

硫酸链霉素

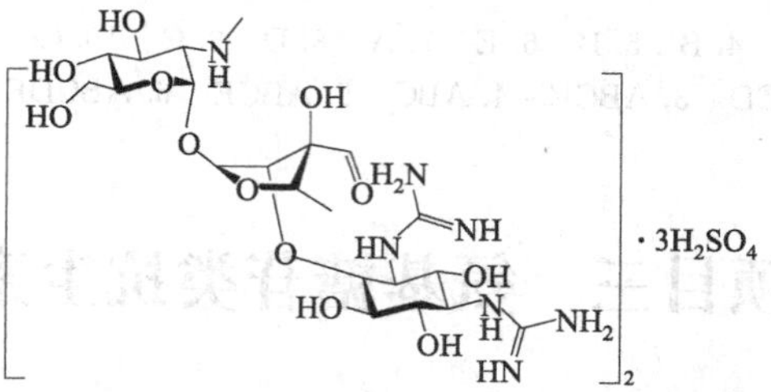

化学名为*O*-2-甲氨基-2-脱氧-α-L-葡吡喃糖基-(1→2)-*O*-5-脱氧-3-*C*-甲酰基-α-L-来苏呋喃糖基-(1→4)-N^1,N^3-二脒基-D-链霉胺硫酸盐。

【性状】钠盐或钾盐均为白色结晶性粉末。无臭。有吸湿性。易溶于水、生理食盐水或葡萄糖溶液中。微溶于乙醇，且易失效。不溶于脂肪油或液状石蜡。遇酸、碱、氧化剂、重金属等也易失效。水溶液极不稳定，干粉密封于小瓶内保存，临用前配制溶液。链霉素的硫酸盐易溶于水，不溶于乙醇、氯仿。链霉素的水溶液一般以pH5～7.5最为稳定，过酸或过碱条件下均易水解失效。

【体内过程】肌注0.5g或1g，血药峰浓度分别可达15～20μg/ml或30～40μg/ml，有效血药浓度可维持12h，主要由尿原形排泄，青年人$t_{1/2}$为2～3h，老年人可明显延长。本品可透入腹腔、胸腔积液、羊水和胎儿循环中，不易透过血脑屏障。

【药理作用】链霉素是继青霉素之后发现的一个具有重要意义的抗生素，也是最先用于临床的氨基糖苷类药物，在我国目前仍是治疗肺结核病的一线药物。

【临床用途】主要用于鼠疫与兔热病，布氏杆菌病，感染性心内膜炎。与其他抗结核药合用治疗结核病。

【不良反应】

① 可引起口麻、四肢麻木症状以及局部硬结（后者往往与药品质量有关）。

② 可引起前庭功能障碍与听觉损害，后者先兆症状是耳堵塞感或耳鸣，应立即停药。该种损害在停药后尚可继续发展，应提高警惕。

③ 对肾有轻度损害作用，肾功能不全者应慎用。

④ 偶发生过敏性休克。本品皮试的阳性率低，与临床发生过敏反应的符合率较差，不应过于信赖。

⑤ 孕妇应用本品可危害胎儿，与出生后先天性聋哑有一定联系。

相关链接

急性上呼吸道感染：指鼻腔、咽或喉部急性炎症的概称。多为病毒感染，少数由细菌引起。临床表现：起病较急，一般以鼻塞、流清鼻涕开始，少数可高热。

知识应用

急性上呼吸道感染的治疗方案：

1. 抗病毒药物治疗；

2. 抗生素治疗；庆大霉素 80 万单位，肌内注射，2 次/天。

【相互作用】

① 本品与其他氨基糖苷类药合用或先后连续局部或全身应用，可增加其产生耳毒性、肾毒性以及神经肌肉阻滞作用的可能性。

② 本品与神经肌肉阻断药合用，可加重神经肌肉阻滞作用。本品与卷曲霉素、顺铂、依他尼酸、呋塞米或万古霉素（或去甲万古霉素）等合用，或先后连续局部或全身应用，可能增加耳毒性与肾毒性。

③ 本品与头孢噻吩或头孢唑林局部或全身合用，可能增加肾毒性。

④ 本品与多黏菌素类注射剂合用，或先后连续局部或全身应用，可增加肾毒性和神经肌肉阻滞作用。

⑤ 其他肾毒性药物及耳毒性药物均不宜与本品合用或先后应用，以免加重肾毒性或耳毒性。

其他常用氨基糖苷类抗生素见表 7-4。

表 7-4　其他常用氨基糖苷类抗生素

药名	结构式	作用特点	适应证	注意事项
庆大霉素	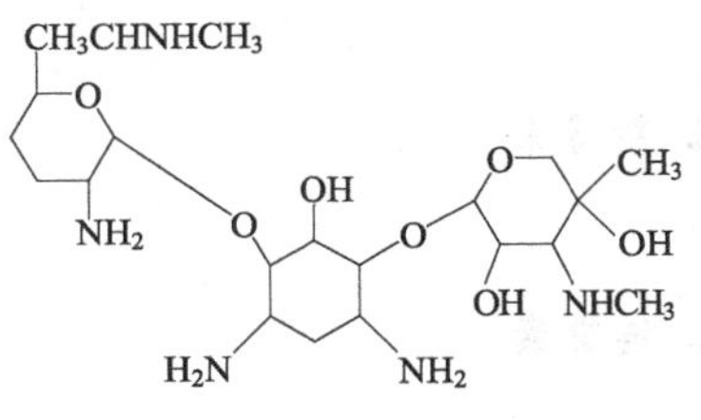	对革兰阴性杆菌包括铜绿假单胞菌抗菌活性强，对耐药金黄色葡萄球菌也有效	敏感菌所致的感染	应监测血药浓度，尤其在新生儿、老年和肾功能不全的患者；接受庆大霉素鞘内注射者应同时监测脑脊液内药物浓度；不能测定血药浓度时，应根据测得的肌酐清除率调整剂量；给予首次饱和剂量（1～2mg/kg）后，有肾功能不全、前庭功能或听力减退的患者所用维持量应酌减：剂量不变，延长给药间隔时间；或给药间期不变，每次剂量减少或停用。庆大霉素，其维持量可按下式计算：①延长给药间期（h），每次剂量不变（1～2mg/kg），给药间期＝患者血肌酐值（mg/100ml）×8 或②减少维持剂量，每 8h 给药一次，每次剂量＝患者体重（kg）×常规用量（mg/kg）/患者血肌酐值（mg/100ml）。由于庆大霉素在体内不代谢，主要经尿排出，因此肾功能减退的患者中可能引起药物积聚达中毒浓度；患者应给予充足的水分，以减少肾小管损害；长期应用可能导致耐药菌过度生长；有抑制呼吸作用，不得静脉推注。对链球菌感染无效，由链球菌引起的上呼吸道感染不应使用

续表

药名	结构式	作用特点	适应证	注意事项
阿米卡星（丁胺卡那霉素）	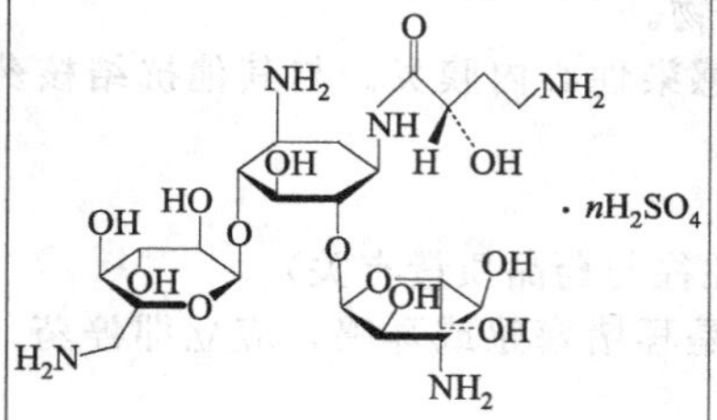	为卡那霉素的半合成衍生物。抗菌谱与庆大霉素相似，对耐药菌仍有抗菌作用	需氧革兰阴性杆菌所致感染及对庆大霉素和妥布霉素耐药的革兰阴性杆菌所致感染	失水，可使血药浓度增高，易产生毒性反应；第8对脑神经损害，因本品可导致前庭神经和听神经损害；重症肌无力或帕金森病，因本病可引起神经肌肉阻滞作用，导致骨骼肌软弱；肾功能损害者，因本品具有肾毒性；对诊断的干扰，本品可使丙氨酸氨基转移酶（ALT）、天冬氨酸氨基转移酶（AST）、血清胆红素浓度及乳酸脱氢酶浓度的测定值增高；血钙、镁、钾、钠浓度的测定值可能降低；氨基糖苷类与β-内酰胺类（头孢菌素类与青霉素类）混合时可导致相互失活。本品与上述抗生素联合应用时必须分瓶滴注。阿米卡星亦不宜与其他药物同瓶滴注；应给予患者足够的水分，以减少肾小管损害；配制静脉用药时，每500mg加入氯化钠注射液或5%葡萄糖注射液或其他灭菌稀释液100～200ml。成人应在30～60min内缓慢滴注，婴儿患者稀释的液量相应减少

自我提高

一、单选题

1. 下列哪一个不属于氨基糖苷类药物：
   A. 庆大霉素　B. 阿米卡星　C. 多黏菌素
   D. 妥布霉素　E. 大观霉素
2. 氨基糖苷类抗生素对下列哪类细菌无效：
   A. 厌氧菌　B. 铜绿假单胞菌　C. 革兰阴性菌
   D. 革兰阳性菌　E. 结核杆菌
3. 鼠疫首选药物是：
   A. 庆大霉素　B. 林可霉素　C. 红霉素
   D. 链霉素　E. 卡那霉素
4. 庆大霉素与呋塞米合用会引起：
   A. 抗菌作用增强　B. 肾毒性减轻　C. 耳毒性加重
   D. 利尿作用增强　E. 肾毒性加重
5. 过敏性休克发生率最高的药物是：
   A. 庆大霉素　B. 妥布霉素　C. 新霉素
   D. 阿米卡星　E. 链霉素
6. 对耳、肾均有毒性的抗生素为：
   A. 红霉素　B. 氯霉素　C. 链霉素
   D. 四环素　E. 青霉素
7. 下列有关氨基糖苷类的体内过程，哪一点是不正确的：
   A. 口服注射均易吸收　B. 主要分布在细胞外液　C. 尿中浓度高
   D. 不易透过血脑屏障　E. 可能通过胎盘
8. 下列哪点对氨基糖苷类抗生素是不适用的：
   A. 对革兰阴性杆菌有强大的杀菌作用　B. 可能损伤第8对脑神经
   C. 可能引起急性肌肉麻痹，甚至呼吸停止　D. 不易产生耐药性
   E. 抗菌作用在碱性环境中增强
9. 下列哪点对多黏菌素是不适用的：

A. 对铜绿假单胞菌作用强大
B. 易产生耐药性
C. 对肾脏毒性大
D. 抗菌机制在于破坏细菌胞浆膜的通透性
E. 不易透过血脑屏障

10. 链霉素的主要抗菌谱是：
A. 革兰阳性球菌、阴性球菌及螺旋体
B. 革兰阴性杆菌、结核杆菌
C. 革兰阴性球菌、杆菌和阳性球菌、杆菌
D. 革兰阴性球菌、杆菌和阳性球菌
E. 革兰阴性球菌、结核杆菌和放线菌

11. 在氨基糖苷类抗生素中，细菌最容易产生耐药性的药物是：
A. 链霉素　B. 庆大霉素　C. 卡那霉素
D. 妥布霉素　E. 阿米卡星

12. 新霉素多作局部感染用药的主要原因是：
A. 口服不吸收，注射给药刺激性大
B. 血浆蛋白结合率高，游离药物浓度低
C. 肾排泄迅速，体内维持时间短
D. 抗菌作用强度不高，全身感染的疗效差
E. 对耳蜗和肾脏的毒性严重

13. 多黏菌素类与氨基糖苷类药有很多类同，但不同的一点是多黏菌素：
A. 属于多肽类化合物
B. 口服吸收快
C. 排泄快，半衰期短于2h
D. 抗菌谱更广，对许多革兰阳性菌有效
E. 毒性较小，临床应用面广

14. 下列有关多黏菌素E的论述，错误的是：
A. 细菌易产生耐药性
B. 又名抗敌素
C. 主要用于革兰阴性杆菌
D. 主要用于铜绿假单胞菌感染
E. 主要不良反应为肾脏损害和神经系统损害

15. 庆大霉素在治疗尿路感染时宜：
A. 合用丙磺舒　B. 合用呋塞米　C. 酸化尿液
D. 碱化尿液　E. 大量饮水

二、多选题

1. 下列哪些药物是氨基糖苷类药物：
A. 林可霉素　B. 链霉素　C. 庆大霉素
D. 氯霉素　E. 妥布霉素

2. 对结核杆菌有治疗作用的是：
A. 庆大霉素　B. 妥布霉素　C. 氯霉素
D. 链霉素　E. 卡那霉素

3. 易引起过敏性休克的药物是：
A. 青霉素G　B. 卡那霉素　C. 红霉素
D. 链霉素　E. 庆大霉素

4. 多黏菌素类的不良反应有：
A. 肾脏毒性　B. 神经系统毒性　C. 过敏反应
D. 肝毒性　E. 骨髓抑制

5. 万古霉素的特点有：
A. 对革兰阳性菌有效
B. 抗菌机制是抑制细菌细胞壁的合成
C. 口服不吸收
D. 肌注可引起组织坏死
E. 有耳毒性及肾毒性

6. 对铜绿假单胞菌有抗菌作用的氨基糖苷类药物是：
A. 庆大霉素　B. 卡那霉素　C. 链霉素
D. 阿米卡星　E. 妥布霉素

7. 庆大霉素的作用特点是：
A. 抗菌谱广，对革兰阳性、阴性菌都有效
B. 与羧苄青霉素合用有协同作用

C. 对肺炎支原体有作用

D. 对铜绿假单胞菌有效

E. 对肾脏毒性较大

8. 氨基糖苷类抗生素具有下列哪些特点：

A. 在碱性环境中作用增强

B. 与青霉素类合用有协同作用

C. 在尿中浓度高

D. 易产生耐药性

E. 易渗入骨组织中

9. 下列哪几点是多黏菌素类的特点：

A. 对革兰阴性杆菌有强大杀灭作用

B. 通过抑制细菌蛋白合成而发挥抗菌作用

C. 对肾脏毒性大

D. 不易产生耐药性

E. 有神经系统毒性

10. 会产生耳毒性的抗生素是：

A. 四环素 B. 阿米卡星 C. 氯霉素

D. 红霉素 E. 妥布霉素

参考答案

一、单选题 1. C 2. A 3. D 4. C 5. E 6. C 7. A 8. D 9. B 10. B 11. A 12. E 13. A 14. A 15. D

二、多选题 1. BCE 2. DE 3. AD 4. ABC 5. ABCDE 6. ADE 7. ABCDE 8. ACD 9. ACDE 10. BE

项目四 四环素类抗生素

学习目标

知识目标：掌握代表药物四环素、多西环素的结构、性状、作用、用途、不良反应等。

了解常用四环素类抗生素的作用特点。

能力目标：能够应用药物的基本理论和基本知识，提供用药咨询服务。

能够分析、解释涉及本章药物的处方合理性，能够将疾病与其药物相联系。

四环素类抗生素是由放线菌产生的一类广谱抗生素，包括金霉素、土霉素、四环素及半合成衍生物甲烯土霉素、强力霉素、二甲氨基四环素等，其结构均含菲烷的基本骨架。

先导案例

2007 年 2 月 22 日智利农业部农牧业检验局证实，智利南部洛斯拉戈斯第十大区最近有圈养牛因感染炭疽杆菌而死亡。问题：如何对炭疽杆菌进行抗菌治疗？

学习提示

对炭疽杆菌进行抗菌治疗时，青霉素 G 为首选，氨基糖苷类、喹诺酮类及多西环素与红霉素亦有较好的疗效，可两种抗生素联合用药。

一、天然四环素类

代表药物 四环素

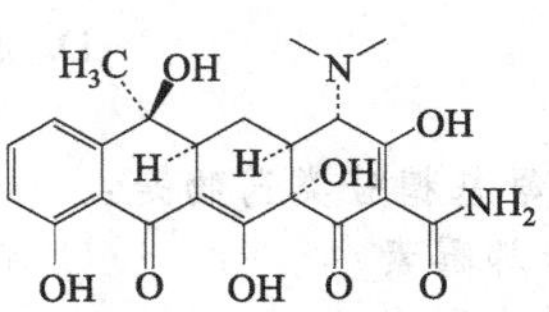

化学名为 6-甲基-4-(二甲氨基)-3,6,10,12,12α-五羟基-1,11-二氧代-1,4,4α,5,5α,6,11,12α-八氢-2-并四苯甲酰胺。

【性状】在干燥条件下固体都比较稳定，但遇日光可变色。

【体内过程】每 6h 服 250～500mg，血药浓度可达 1～5μg/ml。蛋白结合率为 24%～65%。体内分布广泛，但脑脊液中浓度低。乳汁中药物浓度约为血药浓度的 60%，胎儿血中的浓度为母血的 25%～75%，可沉积于新生儿骨组织和牙中。$t_{1/2}$ 8～10h。本品通过肾小球过滤，由尿排泄40%～70%药物，服药 2h，尿液浓度可高达 300μg/ml。胆汁药物浓度为血药浓度的5～20 倍。

【药理作用】四环素属快速抑菌剂，高浓度时也有杀菌作用。该药抗菌谱广。①对多数革兰阳性菌和阴性菌均有抑制。对鼻疽单胞菌、杜克雷嗜血杆菌、布鲁菌属、霍乱弧菌等作用强，对幽门螺杆菌、鼠疫杆菌也有抑制作用。特点是对革兰阳性菌的作用不如青霉素和头孢菌素类，对革兰阴性菌作用不如氨基糖苷类。②对立克次体作用较强，对衣原体、支原体、螺旋体、放线菌也有抑制作用。③能间接抑制阿米巴原虫。

【临床用途】立克次体感染，如斑疹伤寒、恙虫病和 Q 热；支原体属感染，如肺炎；衣原体属感染，如性病淋巴肉芽肿、鹦鹉热、非特异性尿道炎、沙眼、回归热、霍乱等疗效好，作为首选药。对革兰阳性菌及阴性杆菌所致的呼吸道、尿道与胆道感染，一般仅作次选药。此外，也适用于对青霉素过敏患者或耐青霉素的金葡菌感染。目前临床多采用半合成四环素类。

【不良反应】

① 胃肠道症状如恶心、呕吐、上腹不适、腹胀、腹泻等，偶有引起胰腺炎、食管炎和食管溃疡的报道，多发生于服药后立即卧床的患者。

② 本品可致肝毒性，通常为脂肪肝变性，妊娠期妇女、原有肾功能损害的患者易发生肝毒性，但肝毒性亦可发生于并无上述情况的患者。四环素所致胰腺炎也可与肝毒性同时发生，患者并不伴有原发肝病。

③ 变态反应。多为斑丘疹和红斑，少数患者可出现荨麻疹、血管神经性水肿、过敏性紫癜、心包炎以及系统性红斑狼疮皮疹加重，表皮剥脱性皮炎并不常见。偶有过敏性休克和哮喘发生。某些用四环素的患者日晒时会有光敏现象。所以，建议患者服用本品期间不要直接暴露于阳光或紫外线下，一旦皮肤有红斑应立即停药。

④ 血液系统。偶可引起溶血性贫血、血小板减少、中性粒细胞减少和嗜酸粒细胞减少。

⑤ 中枢神经系统。偶可致良性颅内压增高，可表现为头痛、呕吐、视神经乳头水肿等。

⑥ 肾毒性。原有显著肾功能损害的患者可能发生氮质血症加重、高磷酸血症和酸中毒。

⑦ 二重感染。长期应用本品可发生耐药金黄色葡萄球菌、革兰阴性杆菌和真菌等引起的消化道、呼吸道和尿路感染，严重者可致败血症。

⑧ 四环素类的应用可使人体内正常菌群减少，导致维生素 B 缺乏、真菌繁殖，出现口干、咽炎、口角炎、舌炎、舌苔色暗或变色等。

相关链接

四环素牙是指四环素族药物引起的着色牙，属于口腔科疾病。其症状体征是初呈黄色，在阳光照射下则呈现明亮的黄色荧光，以后逐渐由黄色变成褐色或深灰色。

知识应用

口服，成人常用量：一次 0.25～0.5g，每 6h 1 次。疗程一般为 7～14 日，支原体肺炎、布鲁菌病需 3 周左右。

【相互作用】

① 与制酸药如碳酸氢钠同用时，由于胃内 pH 值增高，可使本品吸收减少，活性减低，故服用本品后 1～3h 内不应服用制酸药。

② 含钙、镁、铁等金属离子的药物，可与本品形成不溶性络合物，使本品吸收减少。

③ 与全身麻醉药甲氧氟烷合用时，可增强其肾毒性。

④ 与强利尿药如呋塞米等药物合用时可加重肾功能损害。

⑤ 与其他肝毒性药物（如抗肿瘤化疗药物）合用时可加重肝损害。

⑥ 降血脂药考来烯胺或考来替泊可影响本品的吸收，必须间隔数小时分开服用。

⑦ 本品可降低避孕药效果，增加经期外出血的可能。

⑧ 本品可抑制血浆凝血酶原的活性，所以接受抗凝治疗的患者需要调整抗凝药的剂量。

【禁忌证】

① 由于本品可致肝损害，因此原有肝病者不宜用此类药物。

② 由于本品可加重氮质血症，已有肾功能损害者不宜应用此类药物，如确有指征应用时须慎重考虑，并根据肾功能损害的程度减量应用。

二、半合成四环素类

代表药物 盐酸多西环素

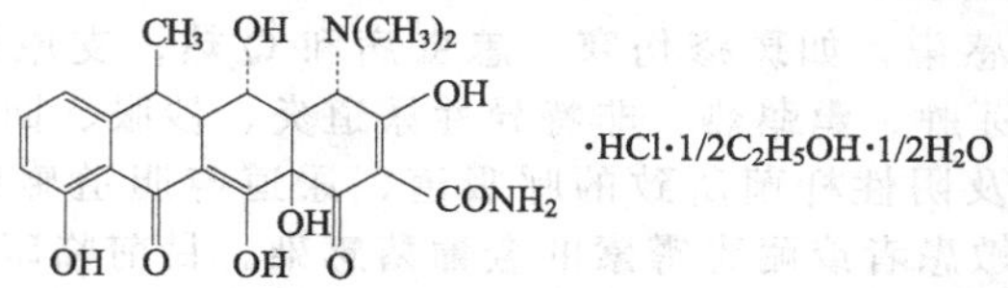

化学名为 6-甲基-4-(二甲氨基)-3,5,10,12,12*a*，-五羟基-1,11-二氧代-1,4,4*a*,5,5*a*,6,11,12*a*-八氢-2-并四苯甲酰胺盐酸半乙醇半水合物，又名盐酸脱氧土霉素、强力霉素。

【性状】常用其盐酸盐，为淡黄色或黄色结晶性粉末；无臭，味苦。在水中或甲醇中易溶，在乙醇或丙酮中微溶，在氯仿中几乎不溶。

【体内过程】口服吸收约 90%，食物影响较小。口服 200mg，2h 达峰，血药浓度 2.6μg/ml，在正常人血清中较稳定，至第 24h 降为 1μg/ml 左右。本品有较高的脂溶性，在许多组织和体液中浓度可达血药浓度的 60%～75%；胆汁内浓度为血药浓度的 120 倍；分布容积 0.7L/kg；蛋白结合率高（80%～93%），故半衰期长（12～22h）；血透不能清除本品。本品主要由粪及尿排泄，72h 内尿药量占用药量的 40%；肌酐清除率<10ml/min 者于同期内尿药量仅占 1%～5%，但胆汁浓度可增加，成为主要排泄途径，对肾功能不全患者较为安全。

【药理作用】多西环素抗菌谱、作用机制与四环素相似，但作用较后者强 2～10 倍。多西环素具有速效、强效、长效的特点。

【临床用途】主要适应证与四环素同。本品尚适用于在耐氯喹和耐乙氨嘧啶-磺胺多辛的恶性疟疾流行区作短期（4 个月）旅行者的预防用药。对急性肠阿米巴感染也可作辅助用药。

口服：成人，第 1 次 200mg，以后每 12h 100mg。8 岁以上儿童按每日 2.2mg/kg 用药；8 岁以下儿童禁用此药。

预防恶性疟疾：成人每日 100mg，8 岁以上儿童每日 2mg/kg，在进入疟区前 1～2 日开始服用，直至离开疟区 4 周止。

【不良反应】

① 胃肠道反应多见（约 20%），如恶心、呕吐、腹泻等，饭后服药可减轻。

② 其他不良反应参见四环素。

③ 用法应为 1 日 2 次，如每日应用 0.1g 1 次，不足以维持有效血药浓度。

④ 肝、肾功能重度不全者应慎用。

⑤ 对 8 岁以下小儿及孕妇、哺乳期妇女一般应禁用。

【药物相互作用】

① 本品可抑制血浆凝血酶原的活性，所以接受抗凝治疗的患者需要调整抗凝药的剂量。

② 巴比妥类、苯妥英或卡马西平与本品同用时，上述药物可由于诱导微粒体酶的活性致多西环素血药浓度降低，因此需调整多西环素的剂量。

【禁忌证】对任何一种四环素类药物有过敏史的患者禁用。

其他常用四环素类药物见表 7-5。

表 7-5 其他常用四环素类药物

分类	药名	结构式	作用特点	适应证	注意事项
天然品	土霉素	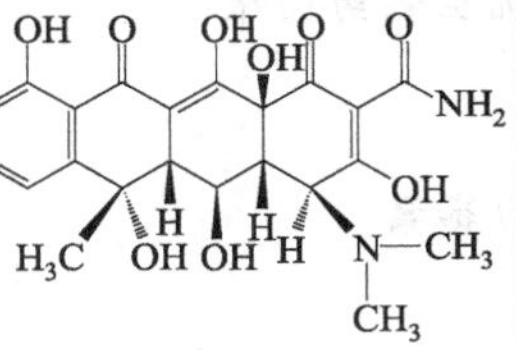	本品口服后的生物利用度仅 30%左右，蛋白结合率约为 20%。易渗入胸水、腹水，不易透过血-脑脊液屏障。为广谱抑菌剂，肠球菌属对其耐药	少用。对肠道感染包括肠内阿米巴疗效较好	交叉过敏反应：对一种四环素类药物呈现过敏者可对本品呈现过敏。对诊断的干扰：①测定尿邻苯二酚胺(Hingerty 法)浓度时，由于本品对荧光的干扰，可使测定结果偏高；②本品可使碱性磷酸酶、血尿素氮、血清淀粉酶、血清胆红素、血清氨基转移酶(AST，ALT)的测定值升高。长期用药应定期检查血常规以及肝、肾功能；口服本品时，应饮用足量(约 240ml)水，避免食道溃疡和减少胃肠道刺激症状；本品宜空腹口服，即餐前 1h 或餐后 2h 服用，避免食物对吸收的影响。下列情况存在时须慎用或避免应用：①由于本品可致肝损害，因此原有肝病者不宜用此类药物；②由于本品可加重氮质血症，已有肾功能损害者不宜应用此类药物，如确有指征应用时须慎重考虑，并调整剂量；治疗性病时，如怀疑同时合并梅毒螺旋体感染，用药前需行暗视野显微镜检查及血清学检查，后者每月 1 次，至少 4 次
半合成品	米诺环素	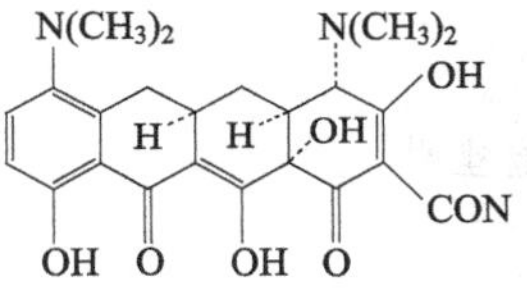	抗菌谱同四环素，抗菌活性最强。体内过程同多西环素，组织渗透性好，进入脑脊液量较多，$t_{1/2}$为 14～18h	同四环素，治疗沙眼衣原体所致的非淋菌性尿道炎，奴卡菌病和酒糟鼻等；痤疮；阿米巴病的辅助治疗	肝肾功能不全、食道通过障碍者、老年人、口服吸收不良或不能进食者及全身状态恶化患者(因易引发维生素 K 缺乏症)慎用；由于具有前庭毒性，本品已不作为脑膜炎奈瑟菌带菌者和脑膜炎奈瑟菌感染的治疗药物；对本品过敏者有可能对其他四环素类也过敏；由于可致头晕、倦怠等，汽车驾驶员、从事危险性较大的机器操作及高空作业者应避免服用本品；本品滞留于食道并崩解时，会引起食道溃疡，故应多饮水，尤其临睡前服用时；急性淋病奈瑟菌性尿道炎患者疑有初期或二期梅毒时，通常应进行暗视野检查，疑有其他类型梅毒时，每月应进行血清学检查，并至少进行 4 个月；严重肾功能不全患者的剂量应低于常用剂量，如需长期治疗，应监测血药浓度；用药期间应定期检查肝、肾功能；本品较易引起光敏性皮炎，故用药后应避免日晒。对实验室检查指标的干扰：①测定尿邻苯二酚胺(Hingerty 法)浓度时，由于本品对荧光的干扰，可能使测定结果偏高；②可能使碱性磷酸酶、血清淀粉酶、血清胆红素、血清氨基转移酶(AST、ALT)的测定值升高。本品可与食品、牛奶或含碳酸盐饮料同服

自我提高

一、单选题

1. 四环素的抗菌范围不包括的是：
   A. 肺炎球菌　B. 放线菌　C. 破伤风杆菌
   D. 脑膜炎双球菌　E. 真菌
2. 四环素的抗病原体范围不包括的是：
   A. 病毒　B. 螺旋体　C. 支原体

D. 立克次体　　E. 衣原体

3. 口服四环素的最佳方案是：

A. 饭后半小时服药　　B. 与牛奶同服　　C. 与抗胆碱药同服

D. 与硫酸亚铁同服　　E. 饭前半小时空腹服药

4. 在下列四环素类药物中，抗菌作用最强的药物是：

A. 四环素　　B. 土霉素　　C. 强力霉素

D. 美他环素　　E. 米诺环素

5. 治疗支原体肺炎应选用：

A. 氨苄西林　　B. 头孢菌素类　　C. 多黏菌素

D. 磺胺嘧啶　　E. 四环素

6. 治疗立克次体感染应首选：

A. 磺胺嘧啶　　B. 红霉素　　C. 庆大霉素

D. 诺氟沙星　　E. 四环素

7. 治疗斑疹伤寒应首选：

A. 氯霉素　　B. 红霉素　　C. 四环素

D. 庆大霉素　　E. 诺氟沙星

8. 下列哪种药物不易引起二重感染：

A. 四环素　　B. 氯霉素　　C. 多西环素

D. 庆大霉素　　E. 美他环素

9. 治疗变形杆菌引起的胆道感染应首选：

A. 庆大霉素　　B. 青霉素 G　　C. 头孢唑啉

D. 红霉素　　E. 土霉素

10. 下列哪种说法是不正确的：

A. 四环素对革兰阴性杆菌的作用不如氨基糖苷类

B. 四环素对支原体感染的作用超过氯霉素

C. 四环素对铜绿假单胞菌的作用较强

D. 四环素可用于治疗白喉

E. 四环素对放线菌病有一定疗效

二、多选题

1. 四环素类药物体内过程的特点是：

A. 口服吸收不规则　　B. 易与多价金属离子络合而减少吸收

C. 易透过血脑屏障　　D. 易沉积于骨、牙釉质等组织中

E. 胆汁中浓度高

2. 四环素为下列哪些感染首选：

A. 金黄色葡萄球菌感染　　B. 立克次体感染　　C. 斑疹伤寒

D. 伤寒　　E. 支原体肺炎

3. 下列哪些药物应避免与含铝的抗酸剂同服：

A. 红霉素　　B. 土霉素　　C. 磺胺嘧啶

D. 诺氟沙星　　E. 交沙霉素

4. 下列哪些药物可引起听力减退：

A. 交沙霉素　　B. 多西环素　　C. 妥布霉素

D. 小诺米星　　E. 诺氟沙星

5. 下列哪些药物对支原体肺炎有效：

A. 多西环素　　B. 氨苄西林　　C. 麦迪霉素

D. 头孢呋辛　　E. 小诺米星

6. 下列哪些药物可用于梅毒的治疗：

A. 青霉素 G　　B. 红霉素　　C. 四环素

D. 多黏菌素B　　E. 土霉素

7. 能用于破伤风治疗的药物是：

A. 青霉素G　　B. 红霉素　　C. 四环素

D. 多黏菌素B　　E. 土霉素

8. 四环素类抗生素具有下列哪些特点：

A. 抗菌谱广　　B. 对结核杆菌无效

C. 可引起肝脏和造血系统损害　　D. 孕妇、乳母及8岁以下儿童禁用

E. 对铜绿假单胞菌有效

9. 用于革兰阴性杆菌引起的泌尿道感染的药物有：

A. 氯唑西林　　B. 氨苄西林　　C. 庆大霉素

D. 四环素　　E. 土霉素

10. 长期用药可能产生二重感染的抗菌药有：

A. 磺胺嘧啶　　B. 青霉素G　　C. 头孢拉定

D. 土霉素　　E. 四环素

参考答案

一、单选题　1. E　2. A　3. E　4. B　5. E　6. E　7. C　8. D　9. A　10. C

二、多选题　1. ABDE　2. BCE　3. BD　4. CD　5. ACD　6. ABCE　7. ACE　8. AD　9. BCDE　10. CDE

项目五　氯霉素类抗生素

学习目标

知识目标：掌握代表药物氯霉素的结构、性状、作用、用途、不良反应等。

了解甲砜霉素的作用特点。

能力目标：能够应用药物的基本理论和基本知识，提供用药咨询服务。

能够分析、解释涉及本章药物的处方合理性，能够将疾病与其药物相联系。

氯霉素（Chloramphenicol）是由委内瑞拉链丝菌产生的抗生素。氯霉素的化学结构含有对硝基苯基、丙二醇与二氯乙酰胺三个部分，分子中还含有氯。其抗菌活性主要与丙二醇有关。

先导案例

2005年宁波市伤寒、副伤寒等肠道传染病病例有明显增加，初步分析认为，这与市民生吃水产品有较大关系。卫生部门提醒广大市民，要加强防病意识，讲究卫生，不喝生水、不吃生冷食品，养成良好的卫生饮食习惯。

问题：如何对伤寒进行病原治疗？

学习提示

伤寒、副伤寒的治疗方法：

1. 一般治疗；

2. 对症治疗；

3. 病原治疗。

常选用氯霉素、氨苄西林。

代表药物

氯霉素

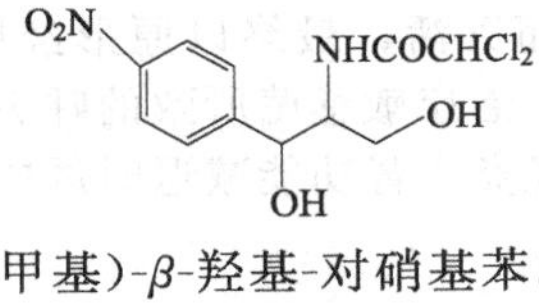

化学名为D-苏式-(-)-*N*-[α-(羟基甲基)-*β*-羟基-对硝基苯乙基]-2,2-二氯乙酰胺。

【性状】本品为白色或微带黄绿色的针状、长片状结晶或结晶性粉末，味苦；本品在甲醇、乙醇、丙酮或丙二醇中易溶，水中微溶。本品性质稳定，能耐热，在干燥状态下可保持抗菌活性5年以上。

【体内过程】口服吸收良好、分布广、易透过血脑屏障，在肝与葡萄糖醛酸结合而失效，大部分从肾排出。

【药理作用】广谱，抑菌。对 G^+ 杆菌、球菌均有效，但抗菌作用小于四环素；对 G^- 菌作用强，对伤寒杆菌、流感杆菌、百日咳杆菌的作用比其他抗生素强。对变形、绿脓杆菌一般耐药；对立克次体、沙眼衣原体、螺旋体有效；对 G^- 厌氧菌有效。

【临床用途】是治疗伤寒、副伤寒的首选药物，对立克次体及厌氧菌感染有效，对沙眼、G^- 菌的严重感染，尤其CNS感染，脑膜炎、脑脓肿也有效。但可引起严重的再生障碍性贫血，应用受到极大的限制。

【不良反应】造血系统的毒性；不可逆的再生障碍性贫血；可逆的造血功能紊乱；灰婴综合征（循环衰竭）；其他（过敏反应；二重感染；胃肠反应）。

相关链接

流行性脑脊髓膜炎是由脑膜炎奈瑟菌引起的化脓性脑膜炎，临床上以急性高热、头痛、呕吐、脑膜刺激症为主要表现。以6个月至2岁的婴幼儿发病率最高，病后可获持久性免疫。

知识应用

某流脑患者不宜用磺胺药及青霉素，医生为其开具处方如下。

Rp：氯霉素50mg/(kg·天)，分4次口服；肌内注射，连用5～7天。

【药物相互作用】

① 抗癫痫药（乙内酰脲类）。由于氯霉素可抑制肝细胞微粒体酶的活性，导致此类药物的代谢降低，或氯霉素替代该类药物的血清蛋白结合部位，均可使药物的作用增强或毒性增加，故当与氯霉素同用时或在其后应用须调整此类药物的剂量。

② 与降血糖药（如甲苯磺丁脲）同用时可增强其降糖作用，因此需调整该类药物剂量。

③ 长期口服含雌激素的避孕药，如同时服用氯霉素，可使避孕的可靠性降低，以及经期血量增加。

④ 由于氯霉素可具有维生素 B_6 拮抗剂的作用或使后者经肾排泄量增加，可导致贫血或周围神经炎的发生，因此维生素 B_6 与氯霉素片同用时机体对前者的需要量增加。

⑤ 氯霉素可拮抗维生素 B_{12} 的造血作用，因此两者不宜同用。

⑥ 与某些骨髓抑制药同用时，可增强骨髓抑制作用，如抗肿瘤药物、秋水仙碱、羟基保泰松、保泰松和青霉胺等同时进行放射治疗时，亦可增强骨髓抑制作用，须调整骨髓抑制剂或放射治疗的剂量。

⑦ 如在术前或术中应用，由于氯霉素片对肝药酶的抑制作用，可降低诱导麻醉药阿芬他尼的清除，延长其作用时间。

⑧ 苯巴比妥、利福平等肝药酶诱导剂与氯霉素片同用时，可增强其代谢，致使血药浓度降低。

⑨ 与林可霉素类或红霉素类等大环内酯类抗生素合用可发生拮抗作用，因此不宜联合应用。

【禁忌证】新生儿可致灰婴综合征，故禁用。精神病人可致严重反应，故禁用。

代表药物

甲砜霉素

是氯霉素的衍生物。其抗菌谱及抗菌作用与氯霉素相似，对沙门菌、大肠杆菌、肺炎杆菌等革兰阴性杆菌作用较氯霉素略弱。本品与氯霉素有完全交叉耐药性。口服或注射给药吸收迅速而完全，吸收后分布广泛，以肾、脾、肝、肺中的含量较多。由于存在肝肠循环，故在胆汁中浓度较高。该药在肝内不与葡萄糖醛酸结合而灭活，最终以原形经胆汁和尿排出。临床主要用于治疗伤寒、副伤寒及其他沙门菌感染，也用于治疗敏感菌所致的呼吸道、胆道、尿路感染。主要不良反应与氯霉素相同但稍轻。可引起周围神经炎。肾功能减退时尿中排出量明显减小。肾功能不全者、妊娠妇女和新生儿慎用。

自我提高

一、单选题

1. 氯霉素仅限于伤寒及其他敏感菌引起的严重感染，是因为氯霉素能：
   A. 易使细菌产生抗药性　B. 引起肝功能损害　C. 严重损害骨髓造血系统
   D. 严重损害肾脏　E. 引起二重感染
2. 四环素与氯霉素均会产生的不良反应为：
   A. 肝损害　B. 影响牙、骨生长　C. 抑制骨髓造血功能
   D. 灰婴综合征　E. 二重感染
3. 下列何药治疗伤寒效果最好：
   A. 青霉素 V　B. 氯霉素　C. 四环素
   D. 庆大霉素　E. 青霉素 G
4. 能引起灰婴综合征的药物是：
   A. 四环素　B. 链霉素　C. 多黏菌素
   D. 红霉素　E. 氯霉素
5. 治疗钩端螺旋体病应首选：
   A. 土霉素　B. 庆大霉素　C. 青霉素 G
   D. 诺氟沙星　E. 红霉素

二、多选题

1. 氯霉素的抗菌特点是：
   A. 对革兰阴性菌作用强　B. 对流感杆菌作用强　C. 对肺炎链球菌作用强
   D. 对脑膜炎球菌作用强　E. 对螺旋体有效
2. 氯霉素的禁忌证有：
   A. 肝功能不良者　B. 肾功能不良者　C. 孕妇
   D. 哺乳期妇女　E. 新生儿
3. 氯霉素能引起下列哪几种不良反应：
   A. 再生障碍性贫血　B. 灰婴综合征　C. 胃肠反应
   D. 牙齿黄染　E. 二重感染
4. 下列哪些药物可用于斑疹伤寒的治疗：
   A. 庆大霉素　B. 多西环素　C. 红霉素
   D. 氯霉素　E. 土霉素
5. 能用于伤寒治疗的药物是：
   A. 青霉素 G　B. 苯唑西林　C. 氨苄西林
   D. 阿莫西林　E. 氯霉素

参考答案

一、单选题　1. C　2. E　3. B　4. E　5. C

二、多选题　1. ABCDE　2. ABCDE　3. ABCE　4. BCDE　5. CDE

项目六　抗真菌药物

学习目标

知识目标：掌握代表药物两性霉素 B、硝酸益康唑的结构、性状、作用、用途、不良反应等。
了解其他抗真菌药物的作用特点。

能力目标：能够应用药物的基本理论和基本知识，提供用药咨询服务。
能够分析、解释涉及本章药物的处方合理性，将疾病与其药物相联系。

真菌感染是一种常见病，特别是由于居住环境较差，卫生习惯不好，气候潮湿，生活质量低下的人群更易发生。水杨酸和苯甲酸是最早用来治疗皮肤、指甲等真菌感染疾病的，效果虽可满意，但刺激性太大，真菌感染分为浅表真菌感染和深部真菌感染。发生在皮肤、黏膜、皮下组织的称为浅表真菌感染，侵害人体黏膜深处、内脏、泌尿系统、脑和骨骼等的感染称为深部真菌感染。早期真菌感染疾病常为浅表层感染。很少发现有内脏的深部真菌感染。

由于抗生素的大量使用或滥用，皮质激素作为免疫抑制剂的大量应用，以及器官移植或诸如白血病、艾滋病等严重疾病，深部脏器的真菌感染发病率愈来愈高，也愈来愈严重，因而对抗真菌药物的研究与开发日益受到重视。

两性霉素 B 是最先用于治疗深部真菌感染的抗菌药，可静脉注射给药。后来咪唑类抗真菌药物的出现，不但在外用上面而且在内服给药治疗深部真菌感染方面也有了良好的效果。

先导案例

一例 80 岁以上高龄患者，有肾功能异常史，痰涂片呈真菌阳性，为非白色念珠菌，氟康唑经验治疗失败，改为伊曲康唑注射液点滴和口服液序贯治疗，痊愈。

问题：伊曲康唑有哪些药理作用？

学习提示

真菌流行病学发生变迁，非白色念珠菌和曲霉菌感染发病率升高。在危重症患者经验性治疗时，氟康唑往往不是理想选择，而应该选择伊曲康唑等广谱抗真菌药。

代表药物

两性霉素 B

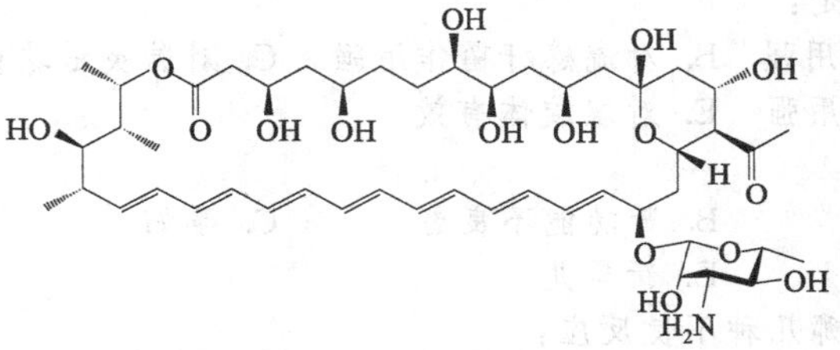

商品名为二性霉素 B、节丝霉素 B、两性霉素-B。

【性状】本品为橙黄色针状或柱状结晶，无臭无味。不溶于水、无水乙醇、醚、苯及甲苯，微溶于 DMF、甲醇，溶于 DMSO。本品有吸湿性，在日光下易被破坏失效。本品 pH4～10 时稳定，对热和光不稳定。100μg/ml 溶液经 121℃加热 5min 即失活，水溶液在 10℃时可保存活力 7 天左右，−4℃时本品可在血清中保存 8～9 个月而活力不减。

【体内过程】口服本品后自胃肠道吸收少而不稳定。成人每日口服 1.6～5g，连续 2 天后血药浓度也仅有微量，约为 0.04～0.5μg/ml，脑脊液中不能测到。分布容积为 4L/kg。在体液（除血液外）中浓度甚低。腹水、胸水和滑膜液中药物浓度通常低于同期血药浓度的一半，支气管分泌物中药物浓度亦低。氚标记本品应用于灵长类动物试验结果显示药物组织浓度最高者为肾，其余依次递减为肝、脾、肾上腺、肺、甲状腺、心、骨骼肌、胰腺、脑和骨，脑脊液中浓度约为血药浓度的 2%～4%。蛋白结合率为 91%～95%。开始每日静脉滴注 1～5mg，以后逐渐增至每日 0.65mg/kg 时的血药峰浓度约为 2～4μg/ml。$t_{1/2}$ 约为 24h。在体内经肾缓慢排出，每日约有给药量的 2%～5% 以药物的活性形式排出，7 日内自尿中约排出给药量的 40%，停药后药物自尿中排泄至少持续 7 周。在碱性尿中药物排泄增多。本品不易为透析所清除。

【药理作用】为广谱抗真菌药，对各种深部真菌如念珠菌、新隐球菌、荚膜组织胞浆菌及皮炎芽生菌等有强大抑制作用。高浓度有杀菌作用。

两性霉素 B 可选择性地与真菌细胞膜上类固醇结合，在细胞膜上形成孔道，增加细胞膜的通透性，导致细胞内核苷酸、氨基酸等重要物质外漏，使真菌死亡。细菌细胞不含类固醇，故对细菌无效。

【临床用途】是抗深部真菌感染的首选药。缓慢静脉注射或鞘内、腹膜内和胸膜内给药，可用于各种真菌性肺炎、心内膜炎、脑膜炎及尿路感染等。口服给药用于肠道念珠菌感染。

【不良反应】

① 毒性较大可有恶心、呕吐、食欲不振、发热、寒战、头痛等不良反应。静脉给药可引起血栓性静脉炎。

② 对肾性毒性较常见，可出现蛋白尿、管型尿。

③ 尚有白细胞下降、贫血、血压下降或升高、周围神经炎、复视和肝损害。

相关链接

抗真菌抗生素分为多烯类和非多烯类，非多烯类主要对浅表真菌有效，其代表药物主要为灰黄霉素和西卡宁。灰黄霉素对皮肤真菌有效，但有一定毒性，一般只可外用。西卡宁用于浅表真菌感染，疗效与灰黄霉素相似。

知识应用

某患者灼烧后皮肤真菌感染，医生为缓解患者的病痛，处方如下。

Rp：两性霉素 B 0.1%溶液外涂。

【药物相互作用】

① 肾上腺皮质激素。此类药物除在控制两性霉素 B 的药物反应时可合用外，一般不推荐两者同时应用，因为由两性霉素 B 诱发的低钾血症有可能被肾上腺皮质激素类药物加重，如需同用时则后者宜给予最小剂量和最短疗程，并需监测患者的血钾浓度和心脏功能。

② 洋地黄苷。两性霉素 B 应用时可能发生的低钾血症，可增强潜在的洋地黄毒性反应，两者同用时应经常监测血钾浓度和心脏功能。

③ 氟胞嘧啶与两性霉素 B 同用可增强两者药效，但两性霉素 B 也可增强氟胞嘧啶的毒性反应，此与两性霉素 B 可增加氟胞嘧啶的白细胞摄取并损伤其自肾排泄有关。

④ 肾毒性药物。如氨基糖苷类、抗肿瘤药、卷曲霉素、多黏菌素类、万古霉素与两性霉素 B 同用时肾毒性增强。

⑤ 由两性霉素 B 诱发的低钾血症可增强神经肌肉阻断药的作用，因此两者同用时应经常测定患者的血钾浓度。

⑥ 同时应用尿液碱化药可增加两性霉素 B 的排泄，并防止或减少肾小管酸中毒发生的可能。

【禁忌证】对本品过敏及严重肝病患者禁用。

代表药物

硝酸益康唑

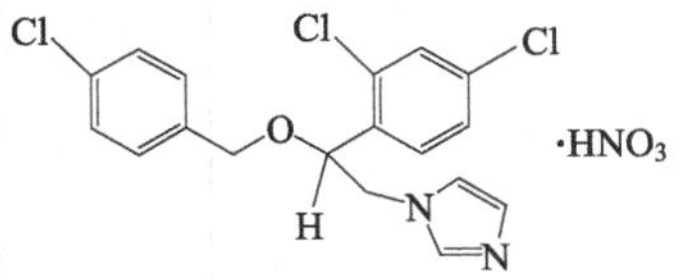

化学名为 1-[2-[(4-氯苯基)甲氧基]-2-(2,4-二氯苯基)乙基]-1*H*-咪唑硝酸盐。

【性状】本品为白色结晶性粉末，极微溶于水，溶于多种有机溶剂。熔点 164～165℃。

【药理作用】硝酸益康唑为吡咯类抗真菌药，为咪康唑的去氯衍生物。对念珠菌属、着色真菌属、球孢子菌属、组织胞浆菌属、孢子丝菌属等均具有抗菌作用，对毛发癣菌等亦具有抗菌活性。本品对曲霉、申克氏孢子丝菌、某些暗色孢科、毛霉属等作用差。本品通过干扰细胞色素 P_{450} 的活性，从而抑制真菌细胞膜主要类固醇-麦角固醇的生物合成，损伤真菌细胞膜并改变其通透性，以致重要的细胞内物质外漏。本品可抑制真菌的三酰甘油和磷脂的生物合成，抑制氧化酶和过氧化酶的活性，引起细胞内过氧化氢积聚导致细胞亚微结构变性和细胞坏死。

【临床用途】硝酸益康唑适用于皮肤念珠菌病的治疗，亦可用于治疗体癣、股癣、足癣、花斑癣等。

【不良反应】个别患者出现局部刺激，偶见过敏反应，表现为皮肤灼热感、瘙痒、针刺感、充血等。

相关链接

硝酸益康唑为咪唑类抗真菌药物。1969 年克霉唑与咪康唑作为抗真菌药用于临床，咪康唑可以口服用药，这是抗真菌药物研究的开创性成就。

知识应用

某患者患有皮肤念珠菌病，医生为缓解患者的病痛，处方如下。

Rp：局部喷雾，硝酸益康唑喷雾剂 1%，每日 2 次，疗程 2～4 周。

其他抗真菌药物见表 7-6。

表 7-6 其他抗真菌药物

药名	化学结构	作用特点	适应证	注意事项
灰黄霉素 (Griseofulvin) (1939)	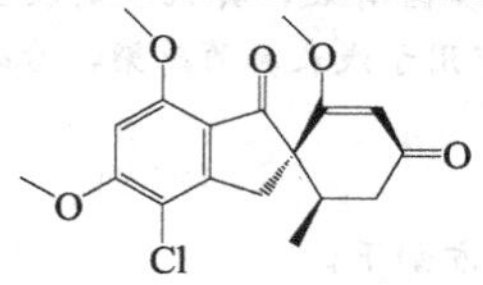	对各种浅表皮肤癣菌有较强抑制作用，通过干扰敏感真菌的有丝分裂而抑制其生长。对深部真菌、细菌及已感染的病灶无效	浅表真菌感染，对头癣效果最好，对体癣、股癣、甲癣等也有效	交叉过敏，由于灰黄霉素获自青霉菌，由此推测该药可能与青霉素类或青霉胺存在交叉过敏，然而临床并未证实此情况存在，但青霉素过敏患者应用本品时仍需谨慎，并严密观察；灰黄霉素在动物实验中有致肿瘤作用；本品偶可致肝毒性，原有肝病或肝功能损害者需权衡利弊后决定是否用药；本品可诱发卟啉病、红斑狼疮，红斑狼疮患者如有指征应用该药时必须权衡利弊后决定；治疗中需定期检测周围血象、肝功能、血尿素氮、肌酐及尿常规；本品可于进餐时同服或餐后服，以进高脂肪餐为最佳，因可减少胃肠道反应及增加药物吸收；为防止复发，治疗应持续到临床症状消失和实验室检查证实病原菌已完全根除。一般疗程为：头癣 8～10 周；体癣 2～4 周；足癣 4～8 周；指甲癣至少 4 个月；趾甲癣至少 6 个月；但趾甲癣的复发率仍高；通常需同时予以适宜的局部用药，此对足癣尤为重要；男性患者在治疗期间及治疗结束后至少 6 个月应采取避孕措施
制霉菌素 (Nystatin) (1949)	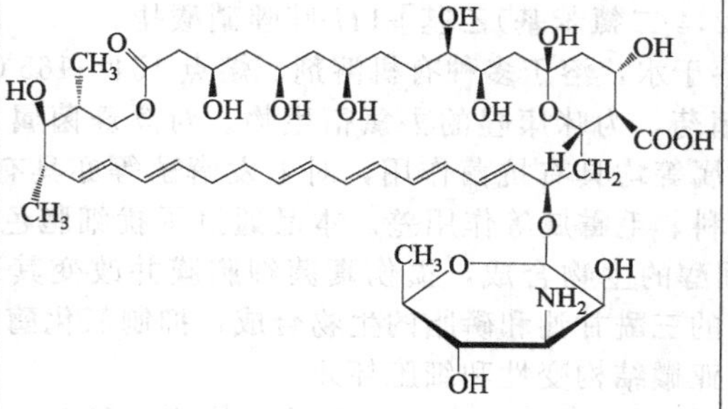	吸收后分布于全身，可渗入皮肤角质层，与蛋白结合阻碍细菌继续入侵。但不能通过表皮角质层，故对白色念珠菌及隐球菌有抑制作用。毒性大	局部用于皮肤、口腔及阴道念珠菌感染；口服用于胃肠道感染；可与广谱抗生素合用防止真菌引起的二重感染	本品对全身真菌感染无治疗作用

续表

药名	化学结构	作用特点	适应证	注意事项
克霉唑 (Clotrimazole) (1967)	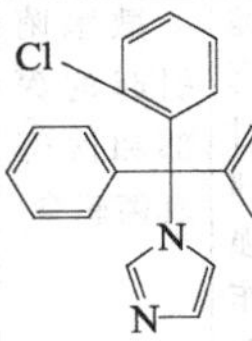	咪唑类广谱抗真菌药。对皮肤癣菌的抗菌作用类似灰黄霉素,对深部真菌的作用不如两性霉素B。口服吸收差	局部用于浅部真菌病或皮肤黏膜的念珠菌感染,如体癣、手足癣、耳道癣和阴道真菌病,对头癣、甲癣无效。口含片用于口腔念珠菌病	因吸收差且毒性大而少用于内服。出现不良反应时,应立即停药
氟康唑 (Fluconazole)	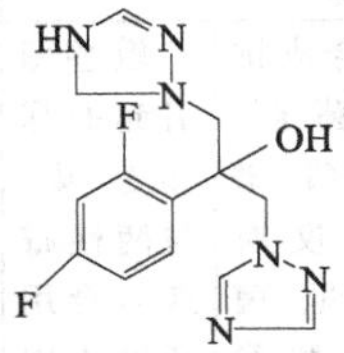	为广谱、高效、低毒的新型三唑类抗真菌药,抗菌活性高于酮康唑和两性霉素B数十倍至百倍。对白色念珠菌、新隐球菌、组织胞浆菌、球孢子菌等均有抑制作用。可根治毛发癣菌引起的皮肤真菌感染	隐球菌引起的全身感染,包括新隐球菌性脑膜炎及肺部感染;白色念珠菌引起的深部感染;真菌引起的皮肤、黏膜感染,包括口腔黏膜及食道、阴道黏膜感染;免疫抑制病人的真菌感染的预防	本品与其他咪唑类药物可发生交叉过敏反应,因此对任何一种咪唑类药物过敏者禁用本品;由于本品主要自肾排出,因此治疗中需定期检查肾功能。用于肾功能减退患者需减量应用;本品目前在免疫缺陷者中的长期预防用药,已导致念珠菌属等对氟康唑等吡咯类抗真菌药耐药性的增加,故需掌握指征,避免无指征预防用药;治疗过程中可发生轻度一过性血清氨基转移酶升高,偶可出现肝毒性症状。因此用本品治疗开始前和治疗中均应定期检查肝功能,如肝功能出现持续异常,或肝毒性临床症状时均需立即停用本品;本品与肝毒性药物合用、需服用本品两周以上或接受多倍于常用剂量的本品时,可使肝毒性的发生率增高,故需严密观察,在治疗前和治疗期间每两周进行一次肝功能检查;本品应用疗程应视感染部位及个体治疗反应而定。一般治疗应持续至真菌感染的临床表现及实验室检查指标显示真菌感染消失为止。隐球菌脑膜炎或反复发作口咽部念珠菌病的艾滋病患者需用本品长期维持治疗以防止复发;接受骨髓移植者,如严重粒细胞减少已先期发生,则应预防性使用本品,直至中性粒细胞计数上升至1×10^9/L以上后7天

续表

药名	化学结构	作用特点	适应证	注意事项
伊曲康唑 (Itraconazole)	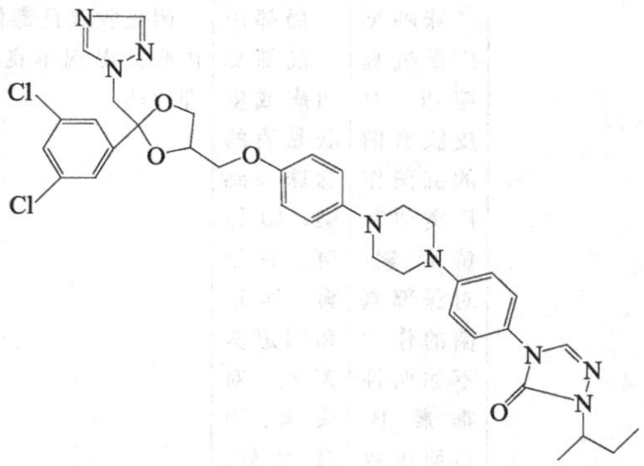	三唑类广谱抗真菌药。对多种深部真菌有强大抗菌作用，如新型隐球菌、芽生菌、孢子菌等。对花斑菌、念珠菌性口腔炎和阴道炎等浅表性真菌感染也有效	敏感菌引起的深部和浅部真菌感染	对持续用药超过1个月的患者，以及治疗过程中如出现厌食、恶心、呕吐、疲劳、腹痛或尿色加深的患者，建议检查肝功能。如果出现异常，应停止用药；伊曲康唑绝大部分在肝脏代谢，因而肝功能异常患者慎用(除非治疗的必要性超过肝损伤的危险性)；当发生神经系统症状时应终止治疗；对肾功能不全的病人，本品的排泄减慢，建议监测本品的血药浓度以确定适宜的剂量
氟胞嘧啶 (Flucytosine)	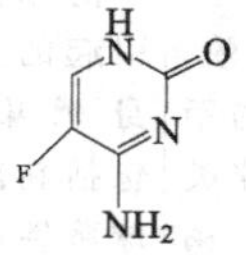	合成抗真菌药，抗菌谱窄，仅对酵母菌(新型隐球菌属)和酵母样菌(念珠菌属)有较强的抑制活性。对着色霉菌、烟曲菌等有抗菌作用	敏感菌引起的深部感染。与两性霉素B合用产生协同作用，并减少耐药性的产生及降低毒性	单用本品在短期内可产生真菌对本品的耐药菌株。治疗播散性真菌病时通常与两性霉素B联合应用。下列情况应慎用：①骨髓抑制、血液系统疾病或同时接受骨髓抑制药物；②肝功能损害；③肾功能损害，尤其是与两性霉素B或其他肾毒性药物同用时；肾功能减退者需减量用药，并根据血药浓度测定结果调整剂量。用药期间应进行下列检查：①造血功能，需定期检查周围血象；②肝功能，定期检查血清氨基转移酶、碱性磷酸酶和血胆红素等；③肾功能，定期检查尿常规、血肌酐和尿素氮；④肾功能减退者需监测血药浓度，峰浓度(c_{max})不宜超过80mg/L，以40～60mg/L为宜；⑤定期进行血液透析治疗的患者，每次透析后应补给37.5mg/kg的一次剂量。腹膜透析者每日补给0.5～1.0g
特比萘芬 (Terbinafine)	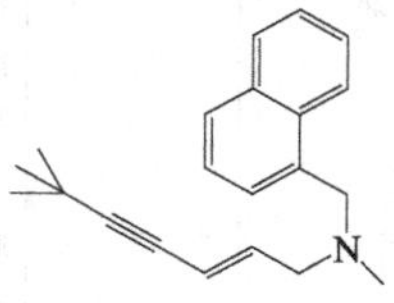	丙烯类口服广谱抗真菌药。作用于鲨烯环氧酶，干扰细胞膜内麦角甾醇的合成。对皮肤癣菌有杀菌作用，对念珠菌有抑菌作用	皮肤癣菌引起的甲癣、体癣、股癣、手癣、足癣效果好	如果患者出现肝功能不良的体征或提示性症状，如无法解释的恶心、厌食或疲倦、或黄疸、黑尿或无色粪便时，应当确认是否为肝源性的，并终止特比萘芬的治疗。在已有肝病的患者中进行的单剂量药代动力学研究表明，特比萘芬的清除率降低50%，在前瞻性的临床试验中未开展伴有慢性或活动性肝病的患者使用特比萘芬的研究，因此不做推荐

自我提高

一、单选题

1. 治疗浅层单纯疱疹病毒性角膜炎，常选用的药物为：

A. 金刚烷胺　B. 碘苷　C. 吗啉胍
D. 阿糖腺苷　E. 甲硝唑

2. 对 RNA 和 DNA 病毒均有较强抑制作用的药物是：

A. 阿糖腺苷　B. 碘苷　C. 金刚烷胺
D. 阿昔洛韦　E. 三氮唑核苷

3. 只对 RNA 病毒有影响，对 DNA 病毒几乎无作用的药物是：

A. 金刚烷胺　B. 阿昔洛韦　C. 阿糖腺苷
D. 阿糖胞苷　E. 碘苷

4. 既有抗病毒作用，又具有抗震颤麻痹作用的药物是：

A. 吗啉胍　B. 金刚烷胺　C. 阿糖胞苷
D. 阿糖腺苷　E. 阿昔洛韦

5. 既有抗病毒作用，又有抗肿瘤作用的药物是：

A. 吗啉胍　B. 金刚烷胺　C. 阿糖胞苷
D. 阿糖腺苷　E. 阿昔洛韦

二、多选题

1. 咪康唑静脉给药的不良反应有：

A. 寒战、发热　B. 静脉炎　C. 高脂血症
D. 心律失常　E. 惊厥

2. 具有广谱抗真菌作用的药物是：

A. 克霉唑　B. 制霉菌素　C. 灰黄霉素
D. 两性霉素 B　E. 酮康唑

3. 两性霉素 B 对哪些真菌感染有治疗作用：

A. 新隐球菌　B. 组织胞浆菌　C. 念珠菌
D. 皮炎芽生菌　E. 小孢子菌属

4. 灰黄霉素可用于哪些癣病的治疗：

A. 牛皮癣　B. 指甲癣　C. 头癣
D. 体癣　E. 股癣

5. 制霉菌素的临床用途为：

A. 白色念珠菌引起的肠道感染　B. 隐球菌引起的脑膜炎
C. 长期使用四环素导致的鹅口疮　D. 指甲癣
E. 阴道滴虫

6. 不宜与酮康唑同服的药物有：

A. 稀盐酸　B. 碳酸氢钠　C. 阿托品
D. 西咪替丁　E. 葡萄糖酸亚铁

7. 两性霉素 B 的主要不良反应有：

A. 心律紊乱　B. 肝损害　C. 肾损害
D. 胃肠道反应　E. 寒战、高热

参考答案

一、单选题　1. D　2. C　3. C　4. C　5. A

二、多选题　1. ABCD　2. ADE　3. ABCD　4. BCDE　5. ACE　6. BCD　7. ACDE

项目七 抗病毒药物

学习目标

知识目标：掌握代表药物金刚烷胺、阿昔洛韦的结构、性状、作用、用途、不良反应等。
了解其他抗病毒药物的作用特点。
能力目标：能够应用药物的基本理论和基本知识，提供用药咨询服务。
能够分析、解释涉及本章药物的处方合理性，将疾病与其药物相联系。

病毒是能感染所有生物细胞的微小有机体，病毒能利用宿主细胞的代谢系统进行寄生和增殖，病毒一旦进入宿主细胞立即开始循环式感染或停留在宿主细胞内。因为病毒没有自己的代谢系统，必须依靠宿主细胞进行复制，某些病毒又极易变异、理想的抗病毒药物应能有效地干扰病毒的复制，又不影响正常的细胞代谢，但遗憾的是至今还没有一种抗病毒药物可达到此目的。许多抗病毒药物在达到治疗剂量时对人体也产生毒性，目前，抗病毒药物的发展远没有抗细菌、抗寄生虫及抗真菌药物快。换句话，目前还没有真正能完全治愈病毒感染疾病的药物，更严重的是病毒感染引起人类新疾病不断出现。因而抗病毒新药研究尚任重道远。但随着对病毒分子生物学、病毒基因组序列和病毒宿主细胞相互作用的深入研究，抗病毒药也有新的发展。我们可将抗病毒药物分为三类：三环胺类（金刚烷胺）、核苷类（利巴韦林、阿昔洛韦）和其他类（膦甲酸钠）。

先导案例

某婴幼儿2岁零2个月，出现：呕吐、咳嗽，发烧38.5℃，咽喉痛。深圳市儿童医院对其诊断结果：轮状病毒感染腹泻。问题：有哪些药物可用于病毒感染的治疗？

学习提示

轮状病毒感染腹泻治疗方案：适量用利巴韦林（病毒唑）注射，或服用双嘧达莫（潘生丁）片。用小剂量干扰素治疗轮状病毒性肠炎，也有显著疗效。

一、三环胺类

代表药物 盐酸金刚烷胺

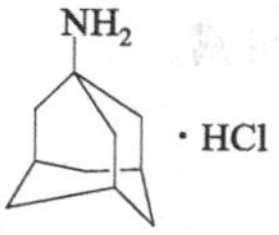

化学名为三环［3.3.1.1^{3,7}］癸烷-1-胺盐酸盐。

【性状】本品为白色结晶或结晶性粉末，无臭、味苦。在水中或乙醇中易溶，在氯仿中溶解。

【体内过程】在胃肠道吸收迅速且完全，吸收后分布于唾液、鼻腔分泌液中。在动物组织尤其是肺内的含量高于血清的含量。本品可通过胎盘及血脑屏障。肾功能正常者半衰期为11～15h，肾功能衰竭者为24h。长期透析的病人可达7～10天。口服后2～4h血药浓度达峰值，约为0.3μg/ml；每日服药者在2～3日内可达稳态浓度，稳态血药浓度为0.2～0.9μg/ml。主要由肾脏排泄。90％以上以原形经肾小球滤过随尿排出，部分可被动再吸收；在酸性尿中排泄率可迅速增加；也有少量由乳汁排泄。作为血液透析的病人，只有少量（约4％）可自血中清除。

【药理作用】特异地抑制甲型流感病毒，阻止病毒进入宿主细胞并抑制其复制。对乙型流感病毒及其他病毒无效。还可抗震颤麻痹。

【临床用途】适用于原发性帕金森病、脑炎后的帕金森综合征、药物诱发的锥体外系反应、一氧化碳中毒后帕金森综合征及老年人合并有脑动脉硬化的帕金森综合征。也可用于预防或治疗亚洲甲-Ⅱ型流感病毒所引起的呼吸道感染。本品与灭活的甲型流感病毒疫苗合用时可促使机体产生预防性抗体。

【不良反应】

（1）较常见的不良反应 幻觉；精神混乱，特别是老年患者，可能由于抗胆碱作用所致；情绪或其他精神改变，一般由于中枢神经系统受刺激或中毒。

(2) 比较少见的不良反应 排尿困难，由于抗胆碱作用所致，以老年人为多；昏厥，常继发于直立性低血压。

(3) 极少见的不良反应 语言含糊不清，或不能控制的眼球滚动，一般是中枢神经系统兴奋过度或中毒的表现；咽喉炎及发热，可能因白细胞减少和（或）中性白细胞减少所致。

(4) 持续存在或比较顽固难以消失的不良反应 注意力不能集中，头晕或头晕目眩，易激动，食欲消失，恶心，神经质，皮肤出现紫红色网状斑点或网状青斑，睡眠障碍或噩梦（中枢神经系统受刺激或中毒）等为常见；视力模糊，便秘，口、鼻及喉干，头痛，皮疹，经常疲劳或无力，呕吐等为少见或极少见。

(5) 长期治疗中，常见的不良反应 足部或下肢肿胀，不能解释的呼吸短促，体重迅速增加。后者有可能因充血性心力衰竭所致。

(6) 逾量中毒的表现 惊厥，见于用 4 倍于常用量时；严重的情绪或其他精神改变，严重的睡眠障碍或噩梦。眩晕，嗜睡，抑郁，食欲减退，四肢皮肤青斑，踝部水肿，老年患者可出现幻觉谵妄，精神失常或错乱，个别病例有充血性心力衰竭。可引起肾损害。

相关链接

病毒性心肌炎是指嗜心性病毒感染引起的，以心肌及间质非特异性炎症为主要病变的心肌炎。本病可见于各年龄组，儿童更高。病毒性心肌炎是儿童和青年猝死的原因之一。

知识应用

病毒性心肌炎的治疗。

(1) 抗病毒 阿糖胞苷 50～100mg/天，静脉滴注，连用 1 周。

(2) 抗病毒口服液 10mL，2 次/天。

【药物相互作用】

① 本品不宜与乙醇同用，后者会加强中枢神经系统的不良作用，如头昏、头重脚轻、昏厥、精神混乱及循环障碍。

② 其他抗震颤麻痹药、抗胆碱药、抗组胺药、吩噻嗪类或三环类抗抑郁药与本品合用，可加强阿托品样副作用，特别在有精神混乱、幻觉及噩梦的患者，需调整这些药物或本品的用量。

③ 中枢神经兴奋药与本品同用时，可加强中枢神经的兴奋，严重者可引起惊厥或心律失常等不良反应。

【禁忌证】

① 本品可通过胎盘，在动物实验已发现大鼠每日用 50mg/kg（为人类常用量的 12 倍）时，对胚胎有毒性且能致畸胎，孕妇应慎用。

② 本品可由乳汁排泄，哺乳期妇女禁用。

③ 下列情况应慎用

a. 有脑血管病或病史者。

b. 有反复发作的湿疹样皮疹病史。

c. 末梢性水肿。

d. 充血性心力衰竭。

e. 精神病或严重神经官能症。

f. 肾功能障碍。

g. 有癫痫病史者，本品可增加发作。

④ 精神病、脑动脉硬化、癫痫、哺乳期妇女慎用，可致畸胎，孕妇禁用。

二、核苷类

代表药物 阿昔洛韦

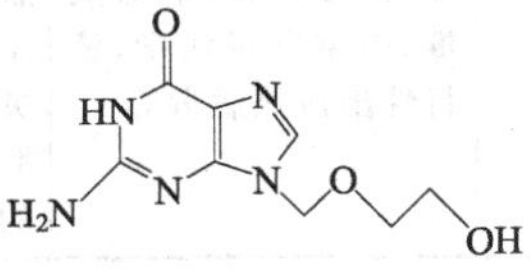

化学名为9-(2-羟乙氧甲基)鸟嘌呤。

【性状】本品为白色结晶性粉末，无臭，无味。本品在冰醋酸或热水中溶解，在水中极微溶解，在乙醚或三氯甲烷中几乎不溶，在稀氢氧化钠溶液中溶解。熔点256～257℃。

【体内过程】口服吸收差，约15%～30%由胃肠道吸收。进食对血药浓度影响不明显。能广泛分布至各组织与体液中，包括脑、肾、肺、肝、小肠、肌肉、脾、乳汁、子宫、阴道黏膜与分泌物、脑脊液及疱疹液。在肾、肝和小肠中浓度高，脑脊液中浓度约为血中浓度的一半。药物可通过胎盘。每4h口服200mg和400mg，5天后的血药峰浓度（c_{max}）分别为0.6mg/L和1.2mg/L。本品蛋白结合率低（9%～33%）。在肝内代谢，主要代谢物占给药量的9%～14%，经尿排泄。血消除半衰期（$t_{1/2}$）约为2.5h。肌酐清除率50～80ml/min和15～50ml/min时，血消除半衰期（$t_{1/2}$）分别为3.0h和3.5h。无尿者的血消除半衰期（$t_{1/2}$）长达19.5h，血液透析时降为5.7h。本品主要经肾由肾小球滤过和肾小管分泌而排泄，约14%的药物以原形由尿排泄，经粪便排泄率低于2%，呼出气中含微量药物。血液透析6h约清除血中60%的药物。腹膜透析清除量很少。

【药理作用】抗病毒药。体外对单纯性疱疹病毒、水痘带状疱疹病毒、巨细胞病毒等具有抑制作用。本品进入疱疹病毒感染的细胞后，与脱氧核苷竞争病毒胸苷激酶或细胞激酶，药物被磷酸化成活化型阿昔洛韦三磷酸酯，然后通过两种方式抑制病毒复制：①干扰病毒DNA多聚酶，抑制病毒的复制；②在DNA多聚酶作用下，与增长的DNA链结合，引起DNA链的延伸中断。

【临床用途】

（1）单纯疱疹病毒感染　用于生殖器疱疹病毒感染初发和复发病例，对反复发作病例口服本品用作预防。

（2）带状疱疹　用于免疫功能正常者带状疱疹和免疫缺陷者轻症病例的治疗。

（3）免疫缺陷者水痘的治疗。

【不良反应】偶有头晕、头痛、关节痛、恶心、呕吐、腹泻、胃部不适、食欲减退、口渴、白细胞下降、蛋白尿及尿素氮轻度升高、皮肤瘙痒等。

相关链接

阿昔洛韦除局部给药外，还可口服及静注，口服时，生物利用度较低，只有15%～20%，大部分药物以原型自尿排泄。过量的阿昔洛韦可使病毒产生耐药性。

知识应用

某带状疱疹患者，医生为缓解患者的病痛，处方如下。

Rp：口服阿昔洛韦一次0.8g，一日5次，共7～10日，试分析该处方是否合理？

【药物相互作用】

① 与齐多夫定合用可引起肾毒性，表现为深度昏睡和疲劳。

② 与丙磺舒竞争性抑制有机酸分泌，合用丙磺舒可使本品的排泄减慢，半衰期延长，体内药物量蓄积。

三、其他抗病毒药（表7-7）

表7-7　其他抗病毒药

药名	化学结构	作用特点	适应证	注意事项
利巴韦林(Ribavirin，病毒唑)(1972)	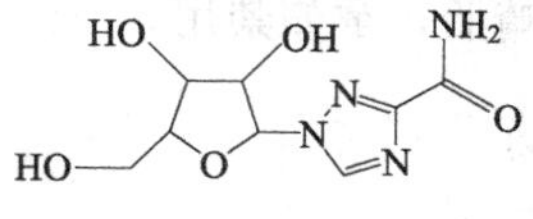	广谱抗病毒药，对多种DNA、RNA病毒有效，如甲、乙型流感病毒，呼吸道合胞病毒，沙眼病毒，麻疹病毒，甲型肝炎病毒，流行性出血热病毒等	流感病毒引起的呼吸道感染，疱疹病毒性角膜炎、结膜炎、口腔炎、小儿病毒性肺炎等。对甲型肝炎也有一定的疗效	有严重贫血、肝功能异常者慎用；对诊断的干扰：口服本品后引起血胆红素增高者可高达25%。大剂量可引起血红蛋白下降；尽早用药，呼吸道合胞病毒性肺炎病初3天内给药一般有效。本品不宜用于未经实验室确诊为呼吸道合胞病毒感染的患者；长期或大剂量服用对肝功能、血象有不良影响

续表

药名	化学结构	作用特点	适应证	注意事项
阿糖腺苷 (Vidarabine) (1960)	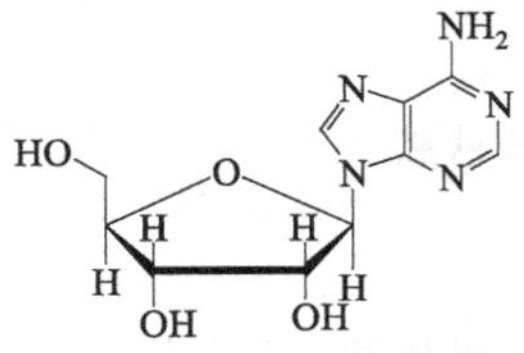	抗DNA病毒，具有体外广谱抗疱疹病毒作用。对痘病毒、单纯疱疹病毒(Ⅰ、Ⅱ)、带状疱疹、E-B病毒、巨细胞病毒和Gross白血病病毒均有抑制作用	疱疹性脑炎，巨细胞病毒性脑炎、肺炎、疱疹性角炎、慢性乙型肝炎等	如注射部位疼痛，必要时可加盐酸利多卡因注射液解除疼痛症状
伐昔洛韦	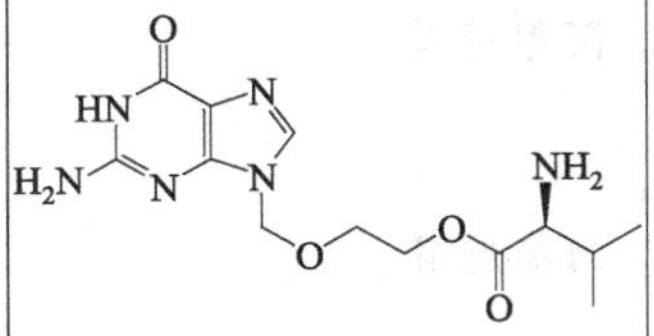	为阿昔洛韦的前体药	同阿昔洛韦	对更昔洛韦过敏者也可能对本品过敏；脱水或已有肝、肾功能不全者慎用。肾功能不全者在接受本品治疗时，需根据肌酐清除率来校正剂量；严重免疫功能缺陷者长期或多次应用本品治疗后可能引起单纯疱疹病毒和带状疱疹病毒对本品耐药。如单纯疱疹患者应用本品后皮损不见改善者应测试单纯疱疹病毒对本品的敏感性；随访检查：由于女性生殖器疱疹患者大多易患子宫颈癌，因此女性患者至少应一年检查一次，以早期发现；一旦疱疹症状与体征出现，应尽早给药；服药期间应给予患者充分的水，防止阿昔洛韦在肾小管内沉淀；一次血液透析可使阿昔洛韦的血药浓度减低60%，因此血液透析后应补给一次剂量；生殖器复发性疱疹感染以间歇短程疗法给药有效。由于动物实验曾发现本品对生育的影响及致突变作用，因此口服剂量与疗程不应超过推荐标准。生殖器复发性疱疹的长程疗法也不应超过6个月；本品对单纯疱疹病毒的潜伏感染和复发无明显效果，不能根除病毒
碘苷 (Idoxuridine，疱疹净) (1959)	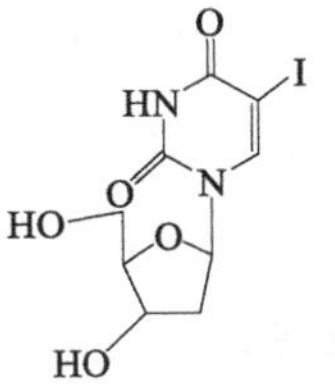	嘧啶类抗病毒药，抗DNA病毒。口服或注射后很快代谢失效，仅局部外用	外用治疗浅层单纯疱疹病毒性角膜炎、眼带状疱疹及其他病毒感染性眼病。因眼内通透性差，故对深层单纯疱疹病毒性角膜炎无效	本品对单纯疱疹病毒Ⅱ型感染无效；可与睫状肌麻痹剂、抗生素及肾上腺皮质激素合用。激素能促使病毒感染扩散，故禁用于浅层角膜炎，但可用于实质性角膜炎、角膜水肿或虹膜炎；本品可以阻止角膜组织DNA的合成，故长期使用能损伤角膜上皮，影响溃疡的修复，使用时一般不宜超过3周，痊愈后继续使用一般不宜超过3～5日。频繁滴眼可致角膜上皮点状剥脱，且不能避免复发

自我提高

一、单选题

1. 治疗浅层单纯疱疹病毒性角膜炎，常选用的药物为：
   A. 金刚烷胺　B. 碘苷　C. 吗啉胍
   D. 阿糖腺苷　E. 甲硝唑
2. 对 RNA 和 DNA 病毒均有较强抑制作用的药物是：
   A. 阿糖腺苷　B. 碘苷　C. 金刚烷胺
   D. 阿昔洛韦　E. 三氮唑核苷
3. 只对 RNA 病毒有影响，对 DNA 病毒几乎无作用的药物是：
   A. 金刚烷胺　B. 阿昔洛韦　C. 阿糖腺苷
   D. 阿糖胞苷　E. 碘苷
4. 既有抗病毒作用，又具有抗震颤麻痹作用的药物是：
   A. 吗啉胍　B. 金刚烷胺　C. 阿糖胞苷
   D. 阿糖腺苷　E. 阿昔洛韦
5. 既有抗病毒作用，又有抗肿瘤作用的药物是：
   A. 吗啉胍　B. 金刚烷胺　C. 阿糖胞苷
   D. 阿糖腺苷　E. 阿昔洛韦

二、多选题

1. 阿糖胞苷的药理作用为：
   A. 抗真菌　B. 抗病毒　C. 抗立克次体
   D. 抗肿瘤　E. 增强机体免疫力
2. 主要通过肾脏排泄的药物有：
   A. 阿昔洛韦　B. 金刚烷胺　C. 阿糖腺苷
   D. 氟康唑　E. 利巴韦林
3. 主要通过抑制 DNA 合成及其功能的抗病毒药物为：
   A. 金刚烷胺　B. 碘苷　C. 阿昔洛韦
   D. 阿糖腺苷　E. 利巴韦林

参考答案

一、单选题　1. B　2. E　3. A　4. B　5. D
二、多选题　1. BD　2. ABCDE　3. BCD

项目八　化学合成抗感染药

一、喹诺酮类药物

学习目标

知识目标：掌握代表药物诺氟沙星的结构、性状、作用、用途、不良反应等。
了解常用喹诺酮类药物的作用特点。
能力目标：能够应用药物的基本理论和基本知识，提供用药咨询服务。
能够分析、解释涉及本章药物的处方合理性，将疾病与其药物相联系。

喹诺酮类药物，又称吡酮酸类或吡啶酮酸类，是一类较新的合成抗菌药。喹诺酮类和其他抗菌药的作用点不同，它们以细菌的脱氧核糖核酸（DNA）为靶。细菌的双股 DNA 扭曲成为袢状或螺旋状（称为超螺旋），使 DNA 形成超螺旋的酶称为 DNA 回旋酶，喹诺酮类妨碍此种酶，进一步造成细菌DNA的不可逆损害，进而使细菌细胞不再分裂。它们对细菌显示选择性毒性。当前，一些细菌对许多抗生素的耐药性可因质粒传导而广泛传布。本类药物则不受质粒传导耐药性的影响，因此，本类药物与许多抗菌药物间无交叉耐药性。

先导案例

67岁的王某从外地旅游回来，腹泻。医生给其开了每日两片的环丙沙星（12片装，500mg）处方，从王某的用药记录发现她正在进行雌激素治疗，并为防治骨质疏松同时服用补钙制剂。

问题：医生应该为王某提供何种注意事项，理由是什么？

学习提示

环丙沙星分子中的3位羧基和4位酮羰基可以与金属离子络合形成络合物。王某因正在进行雌激素的治疗而补充钙离子，服用环丙沙星时，应增加钙的剂量。

喹诺酮类是主要作用于革兰阴性菌的抗菌药物，对革兰阳性菌的作用较弱（某些品种对金黄色葡萄球菌有较好的抗菌作用），喹诺酮按发明先后及其抗菌性能的不同，分为一、二、三、四代。

第一代喹诺酮类，只对大肠杆菌、痢疾杆菌、克雷白杆菌、少部分变形杆菌有抗菌作用。具体品种有萘啶酸和吡咯酸等，因疗效不佳现已少用。

第二代喹诺酮类，在抗菌谱方面有所扩大，对肠杆菌属、枸橼酸杆菌、绿脓杆菌、沙雷杆菌也有一定抗菌作用。吡哌酸是国内主要应用品种。

第三代喹诺酮类的抗菌谱进一步扩大，对葡萄球菌等革兰阳性菌也有抗菌作用，对一些革兰阴性菌的抗菌作用则进一步加强。本类药物中，国内已生产诺氟沙星。尚有氧氟沙星、培氟沙星、依诺沙星、环丙沙星等。本类药物的分子中均有氟原子。因此称为氟喹诺酮。

第四代喹诺酮类与前三代药物相比在结构上进行了修饰，结构中引入8-甲氧基，有助于加强抗厌氧菌活性，而C-7位上的氮双氧环结构则加强抗革兰阳性菌活性并保持原有的抗革兰阴性菌的活性，不良反应更小，但价格较贵。对革兰阳性菌抗菌活性增强，对厌氧菌包括脆弱拟杆菌的作用增强，对典型病原体如肺炎支原体、肺炎衣原体、军团菌以及结核分枝杆菌的作用增强。多数产品半衰期延长，如加替沙星与莫昔沙星。

临床上常用者为氟喹诺酮类，有诺氟沙星、依诺沙星、氧氟沙星、环丙沙星等。近年来研制的新品种对肺炎链球菌、化脓性链球菌等革兰阳性球菌的抗菌作用增强，对衣原体属、支原体属、军团菌等细胞内病原或厌氧菌的作用亦有增强，已用于临床者有左氧氟沙星、加替沙星、莫西沙星等。

1. 常用药物

代表药物 吡哌酸

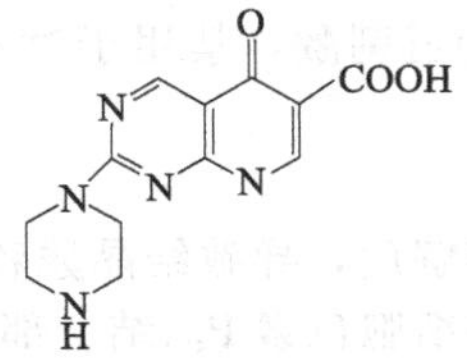

化学名为8-乙基-5,8-二氢-5-氧-2-(1-哌嗪基）吡啶并［2,3-*d*］嘧啶-6-羧酸。

【性状】本品为微黄色或淡黄色结晶性粉末；无臭，味苦。在甲醇或二甲基甲酰胺中微溶，水或氯仿中极微溶解，在氢氧化钠溶液中或冰醋酸中易溶。熔点251～256℃。

【体内过程】本品口服后可部分吸收，单次口服0.5g和1g，服药后1～2h血药浓度达峰值，分别为3.8mg/L和5.4mg/L。血浆蛋白结合率为30%，血消除半衰期（$t_{1/2}$）约为3～3.5h。吸收后在除脑脊液以外的组织体液中分布广泛。本品主要以原形经肾脏排泄，给药后24h自尿液排出给药量的58%～68%，约20%自粪便排泄，少量药物在体内代谢。

【作用机制】本品为喹诺酮类抗菌药，通过作用于细菌DNA旋转酶，干扰细菌DNA的合成，从而导致细菌死亡。

【药理作用】对革兰阴性杆菌，如大肠埃希菌、肺炎克雷伯菌、产气肠杆菌、奇异变形杆菌、沙雷菌属、伤寒沙门菌、志贺菌属、铜绿假单胞菌等具抗菌作用。

【临床用途】用于敏感菌革兰阴性杆菌所致的尿路感染、细菌性肠道感染。

相关链接

吡哌酸在甲醇或二甲基甲酰胺中微溶，在氯仿中极微溶解，乙醇、乙醚或苯中不溶，在氢氧化钠溶液中或冰醋酸中易溶。含3个结晶水，对光不稳定，遇光色渐变为污黄色。

知识应用

某急性胰腺炎患者，医生为缓解患者的病痛，处方如下。

Rp：氧氟沙星口服，200～400mg/次，2～3次/天；静脉给药400mg/天。

【药物相互作用】

① 丙磺舒可抑制吡哌酸的肾小管分泌，合用时吡哌酸血药浓度升高，半衰期延长。

② 吡哌酸可减少咖啡因自肝脏清除，使后者半衰期延长，需避免合用，或监测咖啡因血药浓度。

③ 吡哌酸可显著降低茶碱的清除，致后者血药浓度升高，易于发生毒性反应，两者不宜合用，如需合用应监测茶碱浓度并调整给药剂量。

④ 与庆大霉素、羧苄西林、青霉素等常具有协同作用。

【禁忌证】禁用于对本品和萘啶酸过敏的患者。

代表药物 诺氟沙星

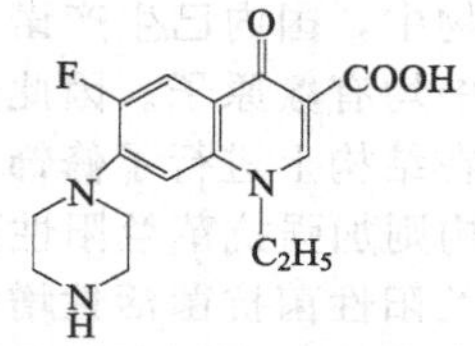

化学名为1-乙基-6-氟-4-氧-1,4-二氢-4-氧代-7-(1-哌嗪基)-3-喹啉羧酸，又名氟哌酸。

【性状】本品为广谱抗生素。白色或淡黄色结晶性粉末，无臭，味微苦；在空气中能吸收水分，遇光色渐变深。本品在二甲基甲酰胺中略溶，在水或乙醇中极微溶解，在醋酸、盐酸或氢氧化钠溶液中易溶。本品的熔点为218～224℃。

【体内过程】口服吸收迅速，约2h达血药浓度峰值，蛋白结合率低（10%～15%），在肾脏和前列腺中的药物浓度为血中的6.6倍和7.7倍，在胆汁中的浓度亦高，$t_{1/2}$ 3～4h。

【临床用途】主要用于革兰阳性球菌和革兰阴性菌引起的无并发症的感染，如泌尿道和胃肠道感染及软组织、眼睛的感染。

【不良反应】不良反应少见，有胃肠道刺激，禁用于对本品过敏的患者，禁用于孕妇、哺乳期妇女和青春期前儿童。

【药物相互作用】

① 尿碱化剂可减少本品在尿中的溶解度，导致结晶尿和肾毒性。

② 本品与茶碱类合用时可能由于与细胞色素 P_{450} 结合部位的竞争性抑制，导致茶碱类的肝清除明显减少，血消除半衰期（$t_{1/2}$）延长，血药浓度升高，出现茶碱中毒症状，如恶心、呕吐、震颤、不安、激动、抽搐、心悸等，故合用时应测定茶碱类血药浓度和调整剂量。

③ 环孢素与本品合用，可使前者的血药浓度升高，必须监测环孢素血药浓度，并调整剂量。

④ 本品与抗凝药华法林同用时可增强后者的抗凝作用，合用时应严密监测患者的凝血酶原时间。

⑤ 丙磺舒可减少本品自肾小管分泌约50%，合用时可因本品血药浓度增高而产生毒性。

⑥ 本品与呋喃妥因有拮抗作用，不推荐联合应用。

⑦ 多种维生素，或其他含铁、锌离子的制剂及含铝或镁的制酸药可减少本品的吸收，建议避免合用，不能避免时在本品服药前2h，或服药后6h服用。

⑧ 去羟肌苷（Didanosine，DDI）可减少本品的口服吸收，因其制剂中含铝及镁，可与氟喹诺

酮类螯合，故不宜合用。

⑨ 本品干扰咖啡因的代谢，从而导致咖啡因清除减少，血浆消除半衰期（$t_{1/2}$）延长，并可能产生中枢神经系统毒性。

【禁忌证】对本品及氟喹诺酮类药过敏的患者禁用。

2. 其他喹诺酮类常用药物（表 7-8）

表 7-8 其他喹诺酮类常用药物

药名	化学结构	作用特点	适应证	注意事项
培氟沙星	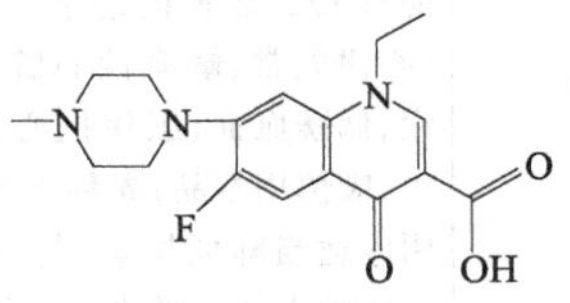	抗菌与诺氟沙星相似，可透过血脑屏障	呼吸道、泌尿道感染，细菌性脑膜炎、败血症等	光过敏者慎用或禁用；用药期间，患者应尽量避免晒日光；出现光过敏症状应立即停药；肝、肾功能异常者，有癫痫病史及其他中枢神经疾病患者慎用；稀释液不能用生理盐水或其他含氯离子的溶液；避免与含有铝、镁、铁的抗酸剂合用；偶见注射局部刺激症状
氧氟沙星	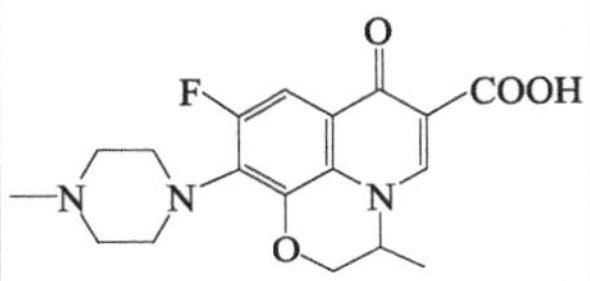	对革兰阴性杆菌与诺氟沙星相似，革兰阳性菌优于诺氟沙星	泌尿道、呼吸道、胆道、皮肤软组织、耳鼻喉及眼感染，结核病二线用药	由于目前大肠埃希菌对氟喹诺酮类药物耐药者多见，应在给药前留取尿培养标本，参考细菌药敏结果调整用药；本品大剂量应用或尿 pH 值在 7 以上时可发生结晶尿；为避免结晶尿的发生，宜多饮水，保持 24h 排尿量在 1200ml 以上；肾功能减退者，需根据肾功能调整给药剂量；应用本品时应避免过度暴露于阳光，如发生光敏反应需停药；肝功能减退时，如属重度（肝硬化腹水）可减少药物清除，血药浓度增高，肝、肾功能均减退者尤为明显，均需权衡利弊后应用，并调整剂量；原有中枢神经系统疾患者，例如癫痫及癫痫病史者均应避免应用，有指征时需仔细权衡利弊后应用
环丙沙星	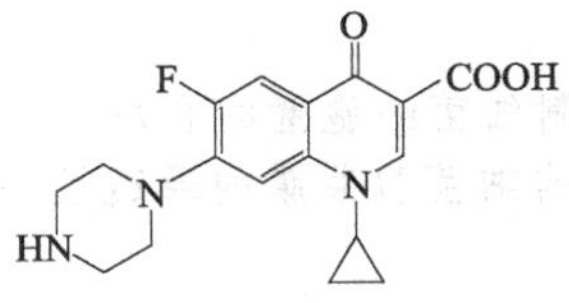	是第二代中对革兰阴性菌作用最强、应用最广的品种，革兰阳性菌作用亦较强	泌尿道、呼吸道、胃肠道、骨和关节、皮肤软组织、败血症等感染	同氧氟沙星
左氧氟沙星	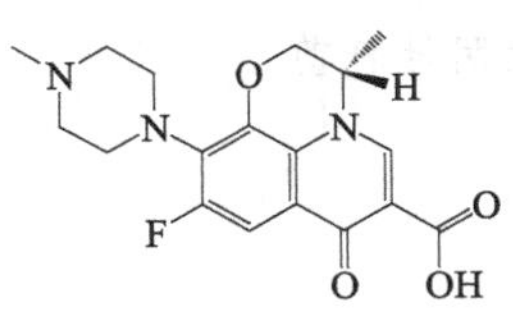	氧氟沙星的左旋体，对葡萄球菌和链球菌的作用是环丙沙星的 2～4 倍，尤对甲氧西林耐药菌敏感。对厌氧菌是环丙沙星的 4 倍；肠杆菌科与其相当；对支原体、衣原体及军团菌也有较强杀灭作用	敏感菌引起的各种感染	肾功能不全者应减量或慎用；神经系统疾患者慎用；避免与茶碱同时使用。如需同时应用，应监测茶碱的血药浓度以调整其剂量；与华法林或其衍生物同时应用时，应监测凝血酶原时间或其他凝血试验；性病患者治疗时，应进行梅毒血清学检查，以免耽误对梅毒的治疗；静脉滴注速度每 100ml 至少 60min，滴速过快易引起静脉刺激症状或中枢神经系统反应

续表

药名	化学结构	作用特点	适应证	注意事项
司帕沙星	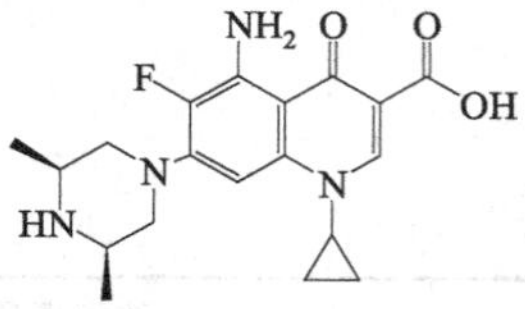	长效，$t_{1/2}$ 为17.6h，每天给药一次。对葡萄球菌和链球菌等革兰阳性菌的作用是环丙沙星的2～4倍；对青霉素、头孢菌素耐药的肺炎球菌仍有效	外科、妇科、五官科、胃肠道、呼吸道、泌尿道、皮肤及软组织感染	光敏患者慎用或禁用；用药期间，应尽可能避免接触日光、暴晒。若有光敏症状产生，如皮疹、瘙痒、水疱等，必须立即停药，并给予适当治疗；肝、肾功能异常者应慎用或适当降低剂量；有癫痫史及其他中枢神经系统疾病者慎用；可能有QT延长的患者，如心脏病患者(心律失常、缺血性心脏病等)、低钾血症、低镁血症、服用抗心律失常药物者等，应慎用本品；高龄者慎用本药，若使用应适当降低用量；与牛奶、食物同服不影响本品的吸收；服用本品后分枝结核杆菌检查可能呈假阳性

自我提高

一、单选题

1. 口服呋喃妥因可用于治疗：
   A. 肠道感染　B. 耳道感染　C. 泌尿系统感染
   D. 呼吸道感染　E. 全身感染
2. 第二代喹诺酮类中抗菌作用最强的是：
   A. 诺氟沙星　B. 培氟沙星　C. 氧氟沙星
   D. 多氟沙星　E. 环丙沙星
3. 氟喹诺酮类药物最适用于：
   A. 骨关节感染　B. 泌尿系统感染　C. 呼吸道感染
   D. 皮肤疖肿　E. 以上都不是
4. 下列哪点描述不适用于呋喃妥因：
   A. 对革兰阳性菌和阴性菌都有较强的作用　B. 不易产生耐药性
   C. 尿中浓度高　D. 在碱性尿中抗菌活性增强
   E. 剂量过大可引起周围神经炎
5. 喹诺酮类的抗菌机制是：
   A. 干扰细菌叶酸代谢　B. 抑制细菌细胞壁的合成
   C. 抑制细菌DNA回旋酶　D. 影响细菌胞浆膜的通透性
   E. 抑制细菌蛋白合成的多个环节
6. 第三代喹诺酮类的抗菌谱不包括：
   A. 革兰阳性球菌　B. 淋球菌　C. 革兰阴性杆菌
   D. 厌氧菌　E. 结核杆菌
7. 下列哪一点对第三代喹诺酮类是不合适的：
   A. 抗菌谱广　B. 抗菌作用强
   C. 毒副作用较少　D. 应避免与含铝镁的抗酸剂合用
   E. 儿童、孕妇均可使用

二、多选题

1. 喹诺酮类药物适用于治疗：
   A. 泌尿系统感染　B. 呼吸道感染　C. 肠道感染
   D. 前列腺炎　E. 淋病

2. 甲硝唑的临床应用是：
   A. 厌氧菌感染　　B. 幽门螺旋杆菌　　C. 肠内外阿米巴感染
   D. 阴道滴虫病　　E. 病毒感染
3. 能用于菌痢治疗的药物是：
   A. SMZ+TMP　　B. 呋喃唑酮　　C. 呋喃妥因
   D. 土霉素　　E. 红霉素

参考答案
一、单选题　1. C　2. E　3. B　4. D　5. C　6. E　7. E
二、多选题　1. ABCDE　2. ABCD　3. ABD

二、磺胺类药物及抗菌增效剂

学习目标

知识目标：掌握代表药物磺胺嘧啶、甲氧苄啶的结构、性状、作用、用途、不良反应等。
了解其他磺胺类药物的作用特点。
能力目标：能够应用药物的基本理论和基本知识，提供用药咨询服务。
能够分析、解释涉及本章药物的处方合理性，将疾病与其药物相联系。

磺胺类药物，是指具有对氨基苯磺酰胺结构的一类药物的总称，是一类用于预防和治疗细菌感染性疾病的化学治疗药物。此类药物种类可达数千种，其中应用较广并具有一定疗效的就有几十种。

磺胺类药物按其作用时间长短可分为三类，短效磺胺如磺胺异噁唑，中效磺胺如磺胺嘧啶，长效磺胺如磺胺地索辛。

先导案例

张某，女，52岁，有Ⅱ型糖尿病病史10年，肾功能不全病史1年，长期尿蛋白+++，糖尿病眼底病变及周围神经病变均已出现，反复出现尿频尿急，多次住院检查发现肾盂肾盏变形，医院确诊为慢性肾盂肾炎。

问题：肾盂肾炎应如何治疗？

学习提示

肾盂肾炎的治疗：
1. 一般治疗；
2. 对症治疗；
3. 抗菌治疗　磺胺甲基异噁唑，1g/天，口服，2次/天。

1. 磺胺类药物

代表药物

磺胺嘧啶

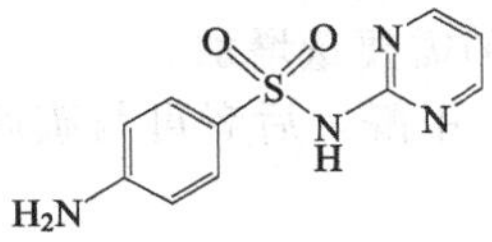

化学名为4-氨基-*N*-2-嘧啶基苯磺酰胺。

【性状】白色或类白色的结晶或粉末；无臭，无味，遇光色渐变暗。在乙醇或丙酮中微溶，在水中不溶；在氢氧化钠试液或氨试液中易溶，在稀盐酸中溶解。熔点255～256℃。

【体内过程】血浆 $t_{1/2}$ 为10～13h。抗菌力强，血浆蛋白结合率最低约25%，易透过血脑屏障，脑脊液浓度可达血浆浓度的40%～80%。是治疗流行性脑脊髓膜炎的首选药物，也适用于治疗尿路感染。但在尿中易析出结晶，需注意对肾的损害。

【药理作用】通过抑制叶酸的合成而抑制细菌的繁殖，属广谱抑菌剂，是磺胺药中抗菌作用较强的品种之一。本品内服易吸收，排泄较缓慢，血药浓度易达到有效水平。由于与血浆蛋白结合率低，易通过血脑屏障，故能进入脑脊液中达到较高的药物浓度。对溶血性链球菌、肺炎双球菌、沙门菌、大肠杆菌等作用较强，对葡萄球菌作用稍差。

【临床用途】本品为治疗全身感染的中效磺胺，抗菌谱广，对大多数革兰阳性菌和阴性菌均有抑制作用，对脑膜炎双球菌、肺炎链球菌、淋球菌、溶血性链球菌的抑制作用较强，能通过血脑屏障渗入脑脊液。主要用于流脑，为治疗流脑的首选药，也可治疗上述敏感菌所致其他感染。

【不良反应】

① 有时有恶心、呕吐、眩晕等。

② 严重反应可有粒细胞减少、血小板减少、血尿、过敏性皮疹，偶致剥脱性皮炎。

③ 可致肝、肾功能损害等。

④ 有可能致畸胎，孕妇禁用。

相关链接

磺胺嘧啶其钠盐水溶液能吸收空气中二氧化碳，析出磺胺嘧啶沉淀。与硝酸银溶液反应则生成磺胺嘧啶银，具有抗菌作用和收敛作用。

知识应用

某成年流脑患者，医生为患者开具处方如下。

Rp：肌注，磺胺嘧啶（SD），成人4～6g/天，小儿0.1～0.15g/(kg·天)，分2～3次肌注或静脉滴注，其浓度应小于5%。

【药物相互作用】

① 与尿碱化药合用可增加磺胺药在碱性尿中的溶解度，使排泄增多。

② 对氨基苯甲酸可代替磺胺被细菌摄取，对磺胺药的抑菌作用发生拮抗，因而两者不宜合用。也不宜与含对氨苯甲酰基的局麻药如普鲁卡因、苯佐卡因、丁卡因等合用。

③ 与口服抗凝药、口服降血糖药、甲氨蝶呤、苯妥英钠和硫喷妥钠合用时，上述药物需调整剂量，因本品中的磺胺嘧啶可取代这些药物的蛋白结合部位，或抑制其代谢，以致药物作用时间延长或发生毒性反应。因此当这些药物与本品同时应用，或在应用本品后使用均需调整其剂量。

④ 骨髓抑制药与本品合用时可能增强此类药物对造血系统的不良反应，如白细胞、血小板减少，应严密观察可能发生的毒性反应。

⑤ 与普鲁卡因胺合用时本品中的TMP可减少普鲁卡因胺的肾清除，致普鲁卡因胺及其代谢物NAPA的血药浓度增高。

⑥ 与溶栓药物合用时，可能增大其潜在的毒性作用。

⑦ 与肝毒性药物合用，可能引起肝毒性发生率的增高。对此类患者尤其是用药时间较长及以往有肝病史者应监测肝功能。

⑧ 与光敏药物合用可能发生光敏作用相加。

⑨ 接受磺胺药治疗者对维生素K的需要量增加。

⑩ 乌洛托品在酸性尿中可分解产生甲醛，后者可与磺胺形成不溶性沉淀物，使发生结晶尿的危险性增加，因此两药不宜同时应用。

⑪ 磺胺药可取代保泰松的血浆蛋白结合部位，当两者合用时可增强保泰松的作用。

⑫ 因本品有可能干扰青霉素类药物的杀菌作用，最好避免与此类药物同时应用。

⑬ 与氨苯砜合用会致氨苯砜和TMP两者血药浓度均升高，氨苯砜浓度的升高使不良反应增多且加重，尤其是高铁血红蛋白血症的发生。

⑭ TMP可抑制华法林的代谢而增强其抗凝作用。

⑮ TMP与环孢素合用可增加肾毒性。

⑯ 利福平与本品合用可明显使TMP清除增加和血清半衰期缩短。

⑰ TMP不宜与抗肿瘤药、2,4-二氨基嘧啶类药物同时应用，也不宜在应用其他叶酸拮抗药治疗的疗程之间应用本品，因为有产生骨髓再生不良或巨幼红细胞贫血的可能。

【禁忌证】

① 对磺胺类药物和甲氧苄啶过敏者禁用。

② 孕妇、哺乳期妇女禁用。

③ 2个月以下婴儿、早产儿禁用。

④ 肝肾功能不良者、血液病患者（如白细胞减少、血小板减少、紫癜症等）禁用。

2. 其他磺胺类药物（表7-9）

表7-9　其他磺胺类药物

药名	化学结构	作用特点	适应证	注意事项
磺胺异噁唑	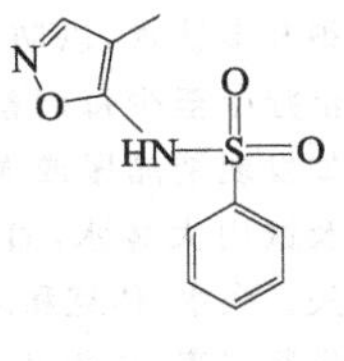	抗菌较强，乙酰化率低，尿中不易析出结晶，半衰期短	尿路感染	交叉过敏反应，对一种磺胺药呈现过敏的患者对其他磺胺药也可能过敏。对呋塞米、砜类、噻嗪类利尿药、磺脲类、碳酸酐酶抑制药呈现过敏的患者，对磺胺药亦可过敏。下列情况应慎用：缺乏葡萄糖-6-磷酸脱氢酶、血卟啉症、失水、艾滋病、休克和老年患者；应用磺胺药期间多饮水，保持高尿流量，以防结晶尿的发生，必要时亦可服药碱化尿液。治疗中须注意检查：①全血象检查，对接受较长疗程的患者尤为重要；②治疗中定期进行尿液检查（每2～3日查尿常规一次）以发现长疗程或高剂量治疗时可能发生的结晶尿；③肝、肾功能检查，严重感染者应测定血药浓度，对大多数感染性疾患游离磺胺浓度达50～150μg/ml（严重感染120～150μg/ml）可有效。总磺胺血药浓度不应超过200μg/ml，如超过此浓度，不良反应发生率增高；不可任意加大剂量、增加用药次数或延长疗程，以防蓄积中毒；由于本品能抑制大肠杆菌的生长，妨碍B族维生素在肠内的合成，故使用本品超过一周以上者，应同时给予维生素B以预防其缺乏
磺胺二甲嘧啶	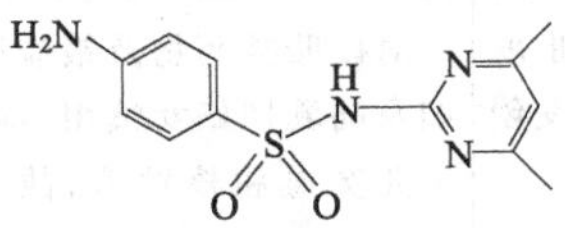	同磺胺异噁唑	尿路感染等轻症感染	同磺胺异噁唑
磺胺甲基异噁唑	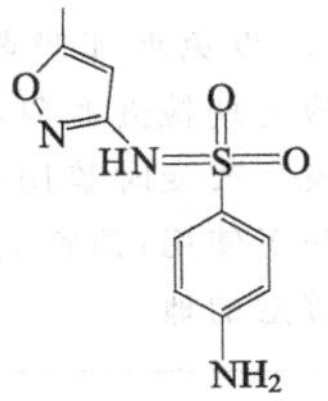	抗菌较强	泌尿道，呼吸道感染，中耳炎，支原体，沙眼等感染，伤寒，预防流脑（对肾损害）	同磺胺异噁唑
磺胺多辛	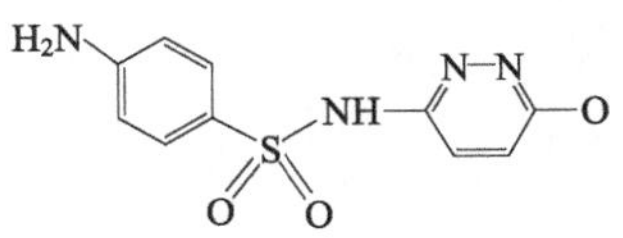	抗菌较弱，抗疟原虫	与乙胺嘧啶合用（复方磺胺多辛片）防治疟疾	同磺胺异噁唑

续表

药名	化学结构	作用特点	适应证	注意事项
柳氮磺吡啶	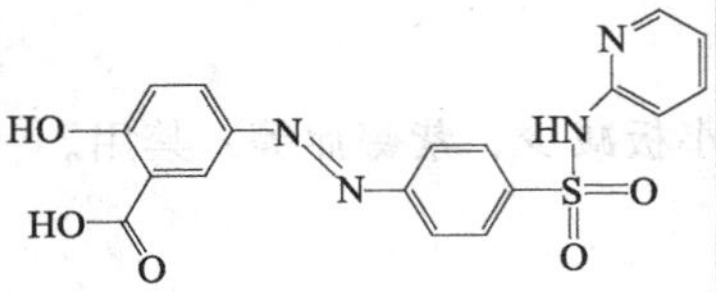	口服吸收较少，对结缔组织有特殊的亲和力并从肠壁结缔组织中释放出磺胺吡啶而起抗菌、抗炎和免疫抑制作用	主要用于炎症性肠病，即Crohn病和溃疡性结肠炎	缺乏葡萄糖-6-磷酸脱氢酶、肝功能损害、肾功能损害患者、血卟啉症、血小板、粒细胞减少、血紫质症、肠道或尿路阻塞患者应慎用；应用磺胺药期间多饮水，保持高尿流量，以防结晶尿的发生，必要时亦可服碱化尿液的药物。如应用本品疗程长，剂量大时宜同服碳酸氢钠并多饮水，以防止此不良反应发生。治疗中至少每周检查尿常规2～3次，如发现结晶尿或血尿时给予碳酸氢钠及饮用大量水，直至结晶尿和血尿消失。失水、休克和老年患者应用本品易致肾损害，应慎用或避免应用本品；对呋塞米、砜类、噻嗪类利尿药、磺脲类、碳酸酐酶抑制药及其他磺胺类药物呈现过敏的患者，对本品亦会过敏。治疗中须注意检查：①全血象检查，对接受较长疗程的患者尤为重要；②直肠镜与乙状结肠镜检查，观察用药效果及调整剂量；③治疗中定期进行尿液检查（每2～3日查尿常规一次）以发现长疗程或高剂量治疗时可能发生的结晶尿；④肝、肾功能检查，遇有胃肠道刺激症状，除强调餐后服药外，也可分成小量多次服用，甚至每小时一次，使症状减轻；根据患者的反应与耐药性，随时调整剂量，部分患者可采用间歇治疗（用药二周，停药一周）；腹泻症状无改善时，可加大剂量；夜间停药间隔不得超过8h；肾功能损害者应减小剂量
磺胺嘧啶银	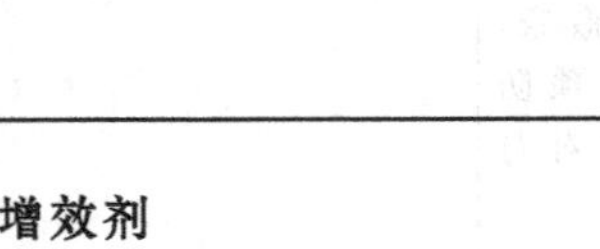	广谱抗菌，对铜绿假单胞菌、枸橼酸杆菌、金黄色葡萄球菌、肠球菌属、白色念珠菌等真菌有效，尚有收敛作用	Ⅱ、Ⅲ度烧伤继发创面感染	对磺胺类药物及银盐过敏者禁用；孕妇及哺乳期妇女慎用；本品可能引起新生儿贫血和核黄疸，故新生儿不宜使用；肝肾功能减退者慎用；用量不宜过大，以免增加吸收中毒；治疗过程中应定期检查血象和尿常规；本品性状发生改变时禁用；儿童必须在成人监护下使用；请将此药品放在儿童不能接触的地方

3. 抗菌增效剂

代表药物 甲氧苄啶

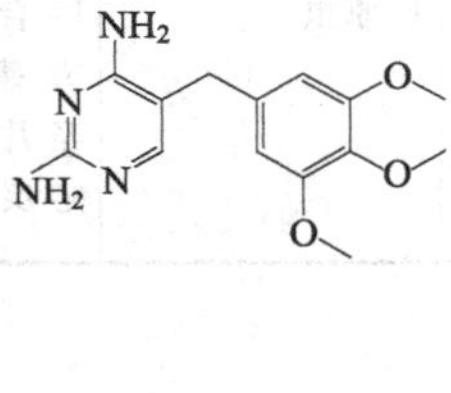

化学名为5-[(3,4,5-三甲氧苯基)-甲基]-2,4-嘧啶二胺，又名甲氧苄氨嘧啶，简称TMP。

【性状】本品为白色或类白色结晶性粉末；无臭，味苦。在三氯甲烷中略溶，在乙醇或丙酮中微溶，在水中几乎不溶，在冰醋酸中易溶。熔点199～203℃。

【作用机制】甲氧苄啶为可逆性抑制二氢叶酸还原酶，使二氢叶酸还原为四氢叶酸的过程受阻，影响辅酶F的形成，从而影响生物DNA、RNA及蛋白质的合成，使其生长繁殖受到抑制。与磺胺类药物联用，使细菌的叶酸代谢受到双重阻断，从而使其抗菌作用增强数倍至数十倍，同时使细菌的耐药性减少。

【药理作用】甲氧苄啶为磺胺类药物增效剂，可增效10倍以上，从而使磺胺类药物从抑菌类药物达到杀菌类的效果。

本品为合成的广谱抗菌剂，其抗菌谱与SMZ相似，对多数革兰阳性菌和阴性菌有效。单独使用，细菌很易产生耐药性。与磺胺药合用，可使细菌的叶酸代谢受到双重阻断，即磺胺药抑制二氢叶酸合成酶，抑制二氢叶酸的合成；而TMP又抑制二氢叶酸还原酶，使二氢叶酸不能还原为四氢叶酸以致阻碍核糖核酸的合成，抑制细菌的生长，使磺胺药的抑菌作用可增强数倍至数十倍，并可减少耐药菌株的出现。

【临床用途】主要与磺胺药合用于治疗呼吸道、泌尿道和软组织的感染，如支气管炎、肺炎、菌痢、脑膜炎、中耳炎、肾盂肾炎、肠炎及伤寒等。

【不良反应】有时有恶心、呕吐、食欲不振、药物过敏、白细胞或血小板减少等。

相关链接

联磺甲氧苄啶片

本品系磺胺甲噁唑（SMZ）、磺胺嘧啶（SD）和甲氧苄啶（TMP）的复方制剂。三者合用时，对细菌合成四氢叶酸过程起双重阻断作用，故其抗菌作用较单药增强。

知识应用

某支气管炎患者，医生为治疗患者疾病，处方如下。

Rp：口服甲氧苄啶，成人0.1g～0.2g/次，2次/日

【药物的相互作用】

① 骨髓抑制剂与甲氧苄啶片合用时发生白细胞、血小板减少的机会增多。

② 氨苯砜与甲氧苄啶片合用时，两者血药浓度均可升高，氨苯砜浓度的升高可使不良反应增多且加重，尤其是高铁血红蛋白血症的发生。

③ 甲氧苄啶片不宜与抗肿瘤药、2,4-二氨基嘧啶类药物同时应用，也不宜在应用其他叶酸拮抗药治疗的疗程间应用甲氧苄啶片，因为有产生骨髓再生不良或巨幼红细胞贫血的可能。

④ 与利福平合用时可明显增加甲氧苄啶片的清除，血清半衰期缩短。

⑤ 与环孢素合用可增加肾毒性。

⑥ 与华法林合用时可抑制甲氧苄啶片的代谢而增强其抗凝作用。

⑦ 与普鲁卡因胺合用时可减少普鲁卡因胺的肾清除，致普鲁卡因胺及其代谢物NAPA的血药浓度增高。

【禁忌证】

① 新生儿、早产儿禁用。

② 严重肝肾疾病、血液病患者（如白细胞减少、血小板减少、紫癜症等）及对本品过敏者禁用。

自我提高

一、单选题

1. 治疗流脑首选磺胺嘧啶（SD）是因为：

A. 对脑膜炎双球菌敏感　　B. 血浆蛋白结合率低
C. 细菌产生抗药性较慢　　D. 血浆蛋白结合率高
E. 以上都不是

2. 磺胺类药物对下列哪类细菌不敏感：
A. 大肠杆菌　　B. 溶血性链球菌　　C. 梅毒螺旋体
D. 脑膜炎双球菌　　E. 沙眼衣原体

3. 脓液中PABA含量高，因此对磺胺的抗菌作用可产生：
A. 增强　　B. 降低　　C. 无影响
D. 无效　　E. 以上都不是

4. 磺胺嘧啶（SD）与碳酸氢钠合用治疗流脑的目的是：
A. 增强疗效　　B. 延缓耐药性产生　　C. 增加脑脊液中药物浓度
D. 减少泌尿系统损害　　E. 减少与血浆蛋白结合

5. 磺胺类药物的抑菌环节是：
A. 抑制细菌摄取PABA　　B. 抑制二氢叶酸还原　　C. 抑制二氢叶酸合成酶
D. 抑制四氢叶酸活化　　E. 抑制一碳转移酶

6. 因长期大量服用甲氧苄啶（TMP）引起的巨幼红细胞性贫血可应用：
A. 叶酸　　B. 维生素　　C. 二氢叶酸
D. 四氢叶酸　　E. 对氨基苯甲酸

二、多选题

1. 磺胺类药物的不良反应有：
A. 泌尿系统损害　　B. 过敏反应　　C. 血液系统反应
D. 肝损害　　E. 消化道反应

2. 磺胺类药物的抗菌谱为：
A. 革兰阳性菌　　B. 革兰阴性菌　　C. 衣原体
D. 螺旋体　　E. 病毒

3. 引起磺胺药物肾脏损害的诱因为：
A. 尿液酸化 pH＜5.0　　B. 尿液碱化 pH＞8.0　　C. 尿中磺胺浓度高
D. 磺胺药溶解度低　　E. 服药期间饮水少

4. 对磺胺嘧啶正确的叙述是：
A. 属中效磺胺　　B. 属长效磺胺
C. 血浆蛋白结合率低易透过血脑屏障　　D. 血浆蛋白结合率高易透过血脑屏障
E. 为流脑治疗的首选药

5. 防治磺胺类药物对肾脏损害的措施有：
A. 合用等量碳酸氢钠　　B. 多饮水　　C. 避免长期使用
D. 用药期间定期查尿　　E. 肾功能不良者禁用

6. 下列哪几点是SMZ和TMP合用的理由：
A. 抗菌谱与适应证相似
B. 抗菌作用都是由于抑制细菌叶酸代谢中的二氢叶酸的合成
C. 半衰期接近
D. 结构相似
E. 可长期使用

参考答案

一、单选题　1. B　2. C　3. B　4. D　5. C　6. D
二、多选题　1. ABCDE　2. ABC　3. ACDE　4. ACE　5. ABCDE　6. ACD

项目九 抗结核病药物

学习目标

知识目标：掌握代表药物异烟肼、利福平的结构、性状、作用、用途、不良反应等。

了解其他抗结核病药物的作用特点。

能力目标：能够应用药物的基本理论和基本知识，提供用药咨询服务。

能够分析、解释涉及本章药物的处方合理性，将疾病与其药物相联系。

抗结核药物根据化学结构分为合成抗结核药和抗结核抗生素。合成抗结核药主要包括异烟肼、对氨基水杨酸、乙胺丁醇等。

先导案例

某结核病患者服用利福平后，尿液、唾液、汗液等排泄物均显橘红色。

问题：出现这种现象的原因是什么？

学习提示

利福平代谢物具有色素基团，因而尿液、粪便、唾液、泪液、痰液及汗液常呈橘红色。

一、常用抗结核药物

代表药物 异烟肼

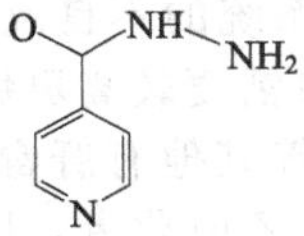

化学名为4-吡啶甲酰肼，又名雷米封。

【性状】白色晶体或结晶性粉末。无臭微苦。熔点171.4℃。易溶于水，微溶于乙醇。在水中的溶解度：25℃，约14%；40℃，约26%。在乙醇中的溶解度：25℃，约2%。在沸乙醇中约10%。微溶于氯仿，不溶于乙醚。须避光密封保存。

【体内过程】口服吸收快而完全，1～2h血药浓度达峰值，广泛分布于全身体液和组织，包括脑脊液和胸水中。异烟肼主要在肝内代谢，由乙酰化酶乙酰化为乙酰异烟肼和异烟酸等，最后与少量原形药一同从肾内排出。由于乙酰化酶的表现型与人种有明显关系，异烟肼的代谢分为快、慢两种代谢型，前者尿中乙酰化异烟肼较多，后者尿中游离异烟肼较多，慢代谢型在白种人中占50%～60%，在中国人中慢代谢型约占25.6%，快代谢型约占49.3%。

【药理作用】选择性作用于结核分枝杆菌，对静止期结核杆菌有抑制作用，对繁殖期结核菌有杀灭作用。因其穿透性强，故对细胞内外的结核杆菌均有作用。异烟肼抗菌作用机能是抑制分枝菌酸的合成，从而使细胞丧失耐酸性、疏水性和增殖力而死亡。分枝菌酸是结核分枝杆菌所特有的重要成分，因此异烟肼对其他细菌无明显作用。单用时容易产生抗药性，与其他抗结核药合用无交叉耐药性，故临床常联合用药。

【临床用途】本品为治疗结核病的首选药物，适用于各种类型的结核病，如肺、淋巴、骨、肾、肠等结核和结核性脑膜炎、胸膜炎及腹膜炎等。为了预防和延缓耐药性的产生，应与其他一线抗结核病药联合应用。异烟肼可用于预防与活动性肺结核病人接触的人群。

【不良反应】治疗量的异烟肼不良反应少，毒性小，可有头痛、眩晕等轻微反应。较大剂量（每日超过6mg/kg）常见外周神经炎、四肢感觉异常、反射消失、肌肉轻瘫和精神失常等，因而有癫痫、嗜酒、精神病史者慎用。这些症状与维生素B_6缺乏有关。其发生机制可能是异烟肼与维生素B_6结构相似，而竞争同一酶系或结合成腙，由尿排泄，降低了维生素B_6的利用，引起氨基酸代谢障碍，而产生周围神经炎。而维生素B_6缺乏时谷氨酸生成GABA出现障碍，使中枢抑制性递质

GABA 减少，产生中枢兴奋、失眠、烦躁不安，甚至惊厥、诱发精神分裂症和癫痫发作。同服维生素 B_6 可治疗或预防之。大剂量异烟肼可损害肝，引起转氨酶暂时性升高。快乙酰化、35 岁以上及嗜酒者较易发生。因此，用药期间，应定期检查肝功能，肝病患者慎用，一旦发现肝炎，严禁继续使用。

相关链接

异烟肼中毒多由于误服、肝功能不全或其他药物的影响所致。患有甲状腺机能亢进、癫痫、酒精中毒等疾病及有明显的植物神经不稳定的患者也容易发生不良反应。

知识应用

某患者患结核性脑膜炎，医生为其开具处方如下。

Rp：口服异烟肼 1 次 0．2～0．3g，1 日 3 次。

【药物相互作用】

① 服用异烟肼时每日饮酒，易引起本品诱发的肝脏毒性反应，并加速本品的代谢。因此须调整本品的剂量，并密切观察肝毒性征象。应劝告患者服药期间避免酒精饮料。

② 与肾上腺皮质激素（尤其泼尼松龙）合用时，可增加本品在肝内的代谢及排泄，导致本品血药浓度减低而影响疗效，在快乙酰化者更为显著，应适当调整剂量。

③ 抗凝血药（如香豆素）与本品合用时，由于抑制了抗凝药的酶代谢，使抗凝作用增强。

④ 异烟肼为维生素 B_6 的拮抗剂，可增加维生素 B_6 经肾排出量，易致周围神经炎的发生。同时服用维生素 B_6 者，需酌情增加用量。

⑤ 本品不宜与其他神经毒性药物合用，以免增加神经毒性。

⑥ 与环丝氨酸合用时可增加中枢神经系统的不良反应（如头昏或嗜睡），需调整剂量，并密切观察中枢神经系统毒性征象，尤其对于从事需要较高灵敏度工作的患者。

⑦ 与乙硫异烟胺、吡嗪酰胺、利福平等其他有肝毒性的抗结核药合用时，可增加本品的肝毒性，尤其是已有肝功能损害者或为异烟肼快乙酰化者，因此应尽量避免合用或在疗程的头 3 个月密切随访有无肝毒性征象出现。

⑧ 本品可抑制卡马西平的代谢，使其血药浓度增高，引起毒性反应；卡马西平则可诱导异烟肼的微粒体代谢，形成具有肝毒性的中间代谢物增加。

⑨ 与对乙酰氨基酚合用时，由于异烟肼可诱导肝细胞色素 P_{450}，使前者形成毒性代谢物的量增加，可增加肝毒性及肾毒性。

⑩ 与阿芬太尼合用时，由于异烟肼为肝药酶抑制剂，可延长阿芬太尼的作用；与双硫仑合用可增强其中枢神经系统作用，产生眩晕、动作不协调、易激惹、失眠等；与安氟醚合用可增加具有肾毒性的无机氟代谢物的形成。

⑪ 本品不宜与酮康唑或咪康唑合用，因可使后两者的血药浓度降低。

⑫ 与苯妥英钠或氨茶碱合用时可抑制二者在肝脏中的代谢，而导致苯妥英钠或氨茶碱血药浓度增高，故本品与两者先后应用或合用时，苯妥英钠或氨茶碱的剂量应适当调整。

⑬ 不可与麻黄碱、颠茄同时服用，以免发生或增加不良反应。

【禁忌证】肝功能不正常者，精神病患者和癫痫病人禁用。

代表药物 利福平

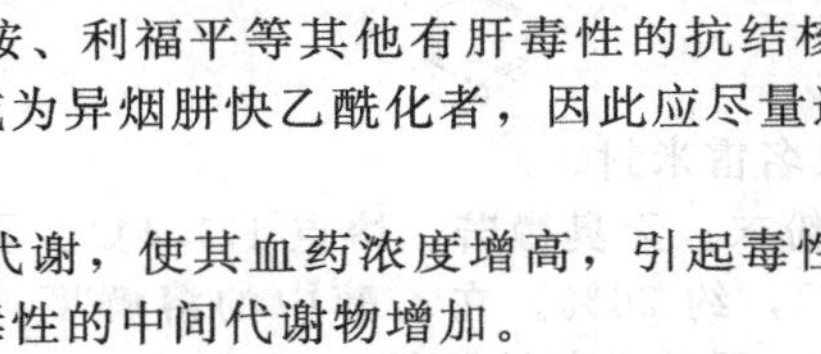

化学名为 3-［［（4-甲基-1-哌嗪基）亚氨基］甲基］利福霉素，又名甲哌利复霉素。

【性状】本品为鲜红色或暗红色结晶性粉末，经不同溶剂重结晶得两种晶型。本品无臭，无味。在氯仿中易溶，甲醇中溶解，水中几乎不溶。其1%水混悬液的pH为4～6.5。本品遇光易变质，水溶液易氧化损失效价。

【体内过程】口服吸收良好，1～2h血药浓度达峰值，但个体差异很大，食物可减少吸收，应空腹服用；对氨基水杨酸和巴比妥类药能延缓或减少其吸收，不宜同服。在肝内代谢，主要代谢产物去乙酰利福平仍有抗菌活性，为利福平的1/8～1/10。长期口服利福平可诱导肝药酶，加快自身及其他药物的代谢。主要经胆汁排泄，形成肝肠循环。经粪与尿排泄，患者的尿、粪、痰均可染成橘红色。

【药理作用】抗菌谱较广，对结核杆菌和麻风杆菌作用强，对繁殖期和静止期的结核杆菌都有效。低浓度抑菌，高浓度杀菌，且由于穿透力强，对细胞内、外的结核杆菌均有作用。抗结核效力与异烟肼相当。此外，该药对多种革兰阳性球菌，特别是耐药金黄色葡萄球菌有强大抗菌作用；对革兰阴性菌如大肠杆菌、变形杆菌、流感杆菌等，以及沙眼衣原体和某些病毒也有抑制作用。

利福平的抗菌作用机制是特异性抑制细菌的DNA依赖性RNA多聚酶，阻碍mRNA合成，而对动物细胞的RNA多聚酶则无影响。

【临床用途】是目前治疗结核病最有效的药物之一。利福平为高效广谱抗生素，有强大的抑制或杀灭结核杆菌作用，抗结核作用仅次于异烟肼、强于链霉素，但不对繁殖期和静止期的结核杆菌有作用，而且对其他抗结核药耐药的菌株也有效。

【不良反应】

① 对肝脏有一定毒性。

② 胃肠道反应如恶心、呕吐、腹痛、腹泻。

③ 过敏反应如皮疹、药热。

④ 神经系统反应、头痛、视力模糊。嗜睡、肢体麻木。

⑤ 对本品过敏者以及孕妇禁用。老年人、儿童慎用。

相关链接

利福平别名力复平，甲哌利福霉素，利米定。利福平有酶促作用，可使双香豆素类抗凝血药、口服降糖药、洋地黄类、皮质激素、氨苯砜等药物加速代谢而降效。

知识应用

某患者患结膜炎，医生为其开具处方如下。

Rp：0.1%利福平滴眼剂，1日4～6次。治疗沙眼的疗程为6周。

【药物相互作用】

（1）与异烟肼　利福平是肝微粒酶的诱导剂，异烟肼在体内代谢的方式主要是在肝脏与乙酰基结合，乙酰化灭活。虽然利福平与异烟肼合用治疗重症、空洞型结核有效，但两药合用时加快了异烟肼在肝脏的乙酰化而增加肝损害，使黄疸发生率增多，尤其是对肝功能不全的病人应慎用。故临床上主张两药早、晚分开顿服。

（2）与肾上腺皮质激素　利福平为肝药酶诱导剂，应用利福平的病人肝内细胞色素P_{450}增多，并促进皮质激素或其他甾体激素的代谢，减弱其作用。结核杆菌侵犯肾上腺皮质后，可引起Addison病，这时需用肾上腺皮质激素治疗，但同时又要用利福平控制结核病。有时两药合用会发生Addison危象，必须加大肾上腺皮质激素的剂量。

（3）与对氨基水杨酸钠　利福平与对氨基水杨酸钠合用能干扰延缓利福平的吸收，使利福平的血清浓度下降，血药浓度到达峰值的时间延长，而且可增加肝毒性，另外，对氨基水杨酸钠对肠黏膜有毒性，所以两药不能合并使用。如必需应用时，两药服用时间需间隔8～12h。

（4）与吡嗪酰胺　结核病人应用吡嗪酰胺过程中，有时会出现痛风样骨病而中断治疗。Sermd发现，利福平对吡嗪酰胺引起的关节痛有显著的疗效。利福平可抑制尿酸的吸收，加速尿酸的排泄，减轻吡嗪酰胺的副作用。

(5) 与环丙沙星 动物实验表明利福平可加速环丙沙星的代谢，使其血药浓度下降，导致治疗失败。

(6) 与氧氟沙星（氟嗪酸） 一般认为，结核杆菌对氟嗪酸无原始耐药性。此药与其他抗结核药无交叉耐药性，能杀死巨噬细胞内外的结核杆菌。因氟嗪酸单独使用抗菌作用不强，故常与抗结核药如利福平等合用，可增加其疗效，减少副作用，且可使痰转阴，空洞缩小。

(7) 与口服避孕药 活动性肺结核病人为了避免怀孕，有时要口服避孕药，利福平能诱导肝药酶，促进口服避孕药的代谢，降低避孕效果。曾有观察 88 例口服避孕药的妇女，其中 5 例因患肺结核服利福平，结果 5 例均怀孕。应采用其他避孕方法。

(8) 与抗凝剂 利福平诱导肝药酶活性，可加快抗凝药物的代谢，减弱其抗凝作用。利福平与抗凝药物合用数日即可出现此作用。停药后，此作用仍可维持 7～10 天。利福平与双香豆素合用时，可能是由于阻断肝脏对双香豆素的摄取，所以必须加大双香豆素的剂量，才能使凝血酶原降低。如果停用利福平后，有可能发生出血。与华法林合用，会降低其抗凝效果。所以必须监测凝血酶原时间。

(9) 与洋地黄毒苷 利福平有很强的酶促作用，可诱导洋地黄毒苷主要在肝内的代谢，促进其排泄，使洋地黄浓度降低，从而使疗效降低，两药不宜合用。如确需合用时，应按临床心电图表现或监测洋地黄毒苷的血药浓度，相应增加其剂量，或改用主要经过肾脏排泄的地高辛等其他洋地黄制剂。

(10) 与乙胺丁醇 利福平与乙胺丁醇合用有视力损害增加的可能，在临床上主张间隔、顿服。

【禁忌证】

① 对本品或利福霉素类抗菌药过敏者禁用。

② 肝功能严重不全、胆道阻塞者和 3 个月以内孕妇禁用。

二、其他抗结核药物（表 7-10）

表 7-10 其他抗结核药物

药物	结构式	作用特点	适应证	注意事项
乙胺丁醇	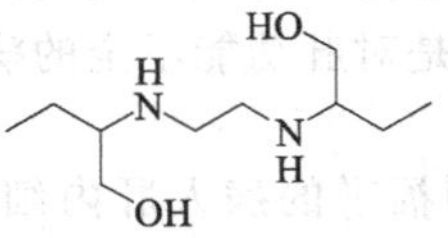	对所有类型的结核分枝杆菌均有高度抗菌活性。对异烟肼或链霉素耐药的结核杆菌也有效。抗结核杆菌作用与链霉素相似，优于 PAS	一线抗结核药，治疗各型结核	对诊断的干扰：服用本品可使血尿酸浓度测定值增高。下列情况应慎用：痛风、视神经炎、肾功能减退。治疗期间应检查：眼部，视野、视力、红绿鉴别力等，在用药前、疗程中每日检查一次，尤其是疗程长、每日剂量超过 15mg/kg 的患者；血清尿酸测定，由于本品可使血清尿酸浓度增高，引起痛风发作。因此在疗程中应定期测定；如发生胃肠道刺激，乙胺丁醇可与食物同服。一日剂量分次服用可能达不到有效血药浓度，因此本品一日剂量宜一次顿服；乙胺丁醇单用时细菌可迅速产生耐药性，因此必须与其他抗结核药联合应用。本品用于曾接受抗结核药的患者时，应至少与一种以上药物合用；鉴于目前尚无切实可行的测定血药浓度方法，剂量应根据患者体重计算。肝或肾功能减退的患者，本品血药浓度可能增高，半衰期延长。有肾功能减退的患者应用时需减量

续表

药物	结构式	作用特点	适应证	注意事项
链霉素	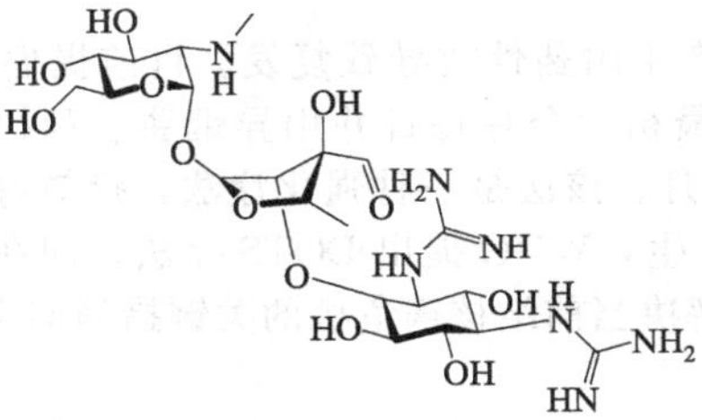	抗结核作用仅次于异烟肼和利福平。因穿透力弱，对细胞内和脑脊液中的结核杆菌作用弱。易产生耐药性	一线抗结核药。与其他抗结核药合用于浸润性肺结核、粟粒性结核等，对急性渗出型病灶疗效好	见氨基糖苷类抗生素
吡嗪酰胺	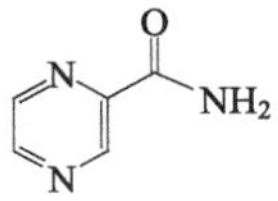	可杀灭结核分枝杆菌，抗结核作用介于链霉素和PAS之间，对细胞内结核杆菌有作用。单用易产生耐药性	一线抗结核药。用于各种结核的低剂量、短程化疗，常用于其他抗结核药治疗失败的复治患者	交叉过敏，对乙硫异烟胺、异烟肼、烟酸或其他化学结构相似的药物过敏患者可能对本品也过敏。对诊断的干扰：本品可与硝基氰化钠作用产生红棕色，影响尿酮测定结果；可使丙氨酸氨基转移酶、天冬氨酸氨基转移酶、血尿酸浓度测定值增高；糖尿病、痛风或严重肝功能减退者慎用；应用本品疗程中血尿酸常增高，可引起急性痛风发作，须进行血清尿酸测定；本品亦可采用间歇给药法，每周用药2次，每次50mg/kg
对氨基水杨酸	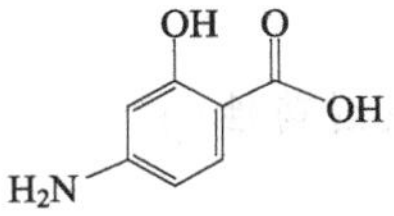	对结核杆菌作用弱于异烟肼、利福平、乙胺丁醇和链霉素等。耐药性产生较慢	二线抗结核药，常与异烟肼、链霉素等合用治疗各型活动性结核病	交叉过敏反应，对其他水杨酸类包括水杨酸甲酯(冬青油)或其他含对氨基苯基团(如某些磺胺药或染料)过敏的患者对本品亦可呈过敏。对诊断的干扰：使硫酸铜法测定尿糖出现假阳性；使尿液中尿胆原测定呈假阳性反应(氨基水杨酸类与Ehrlich试剂发生反应，产生橘红色混浊或黄色，某些根据上述原理做成的市售试验纸条的结果也可受影响)；使丙氨酸氨基转移酶(ALT)和天冬氨酸氨基转移酶(AST)增高。下列情况应慎用：充血性心力衰竭、胃溃疡、葡萄糖-6-磷酸脱氢酶(G6PD)缺乏症、严重肝功能损害、严重肾功能损害；静脉滴注的溶液需新配，滴注时应避光，溶液变色即不得使用。静脉滴注久用易致静脉炎

三、抗结核药的应用原则

结核病治疗的五项原则是：早期、联用、适量、规律和全程。

1. 早期用药

结核病早期病灶部位血液供应丰富，药物容易渗入病灶达到有效浓度，同时早期病灶内结核分枝杆菌生长旺盛，对药物敏感。此外早期病人抵抗力强，故早期用药可获得较好疗效。

2. 联合用药

联合用药可以提高疗效、降低毒性、延缓耐药性，并可交叉消灭对其他药物耐药的菌株。联合用药一般在异烟肼的基础上加用其他药物，可根据病情的严重程度合用两种、三种或四种药物，一般至少应两种药物合用，但毒性相似的药物不宜合用。

3. **有规律长期用药**

不规则的用药，如时用时停或随意变换剂量，容易产生耐药性或导致复发。目前提倡采用6～9个月的短程疗法，常用的治疗方案为：2HRZ/4HR，即最初2个月每日并用异烟肼、利福平和吡嗪酰胺治疗，以后继续用异烟肼、利福平连续治疗4～7个月。该法是一种强化疗法，疗效好。为预防耐药结核病（DR-TB）和耐多药结核病（MDR-TB）的产生，WHO提出DOTS疗法，即在医务人员直接监督下的短程化学疗法，并将此作为控制结核病和解决当前结核病危机的关键措施向全球推荐。

4. **关于耐药结核病处理**

耐药结核病（DR-TB）是指患者所排结核分枝杆菌（MTB）已对一种或多种抗结核药物产生耐药的结核病，常为肺结核。耐多药结核病（MDR-TB）指患者至少对异烟肼和利福平产生耐药的结核病。DR-TB已经成为结核病控制工作的一大难题。

自我提高

一、单选题

1. 对结核杆菌有高度选择性的药物是：
A. 异烟肼　B. 利福平　C. 利福定
D. 链霉素　E. 卡那霉素

2. 对结核杆菌有杀菌作用的抗生素是：
A. 链霉素　B. 氯霉素　C. 多黏菌素
D. 青霉素　E. 头孢菌素

3. 易引起周围神经炎的抗结核药是：
A. 链霉素　B. 异烟肼　C. 利福平
D. 对氨基水杨酸　E. 乙胺丁醇

4. 各型结核病首选药物是：
A. 异烟肼　B. 利福平　C. 乙胺丁醇
D. 链霉素　E. 吡嗪酰胺

5. 应用异烟肼时，常用维生素B_6的目的是：
A. 增强疗效　B. 防治周围神经炎　C. 延缓耐药性
D. 减轻肝损害　E. 以上都不是

6. 有癫痫史或精神病史者应慎用：
A. 异烟肼　B. 利福平　C. 乙胺丁醇
D. 链霉素　E. 吡嗪酰胺

7. 治疗结核病将乙胺丁醇与链霉素合用的目的是：
A. 减轻注射时的疼痛　B. 有利于药物进入结核感染病灶
C. 阻止或延迟结核杆菌对链霉素产生耐药性　D. 延迟肾脏排泄链霉素
E. 延长链霉素作用时间

8. 下列哪种药物既可用于活动性肺结核，又可用于预防：
A. 乙胺丁醇　B. 环丝氨酸　C. 链霉素
D. 异烟肼　E. 对氨基水杨酸

9. 胃肠道反应明显的抗结核药是：
A. 利福平　B. 乙胺丁醇　C. 异烟肼
D. 链霉素　E. 对氨基水杨酸

10. 利福平抗结核杆菌的作用原理是：
A. 抑制RNA多聚酶　B. 抑制蛋白质合成
C. 抑制分枝菌酸合成　D. 抑制二氢叶酸还原酶

E. 抑制二氢叶酸合成酶

二、多选题

1. 抗结核病药的应用原则是：
   A. 早期用药 B. 联合用药 C. 长期用药
   D. 减少耐药 E. 以上都不是
2. 利福平抗结核作用的特点是：
   A. 选择性好 B. 抗菌作用强 C. 穿透性好
   D. 耐药性低 E. 毒性大
3. 利福平的不良反应有：
   A. 胃肠反应 B. 肝脏损害 C. 过敏反应
   D. 流感综合征 E. 视神经炎
4. 对氨基水杨酸抗结核病作用的特点是：
   A. 抗结核作用最弱 B. 无杀菌作用 C. 易透入脑脊液及细胞内
   D. 耐药性缓慢 E. 胃肠反应常见
5. 异烟肼的作用特点是：
   A. 选择性高 B. 杀菌力强 C. 穿透性能好
   D. 单用易产生耐药性 E. 对细胞内外的结核菌均有作用
6. 抗结核药中，可渗入细胞内抑制或杀死细胞内存活菌的是：
   A. 利福平 B. 对氨基水杨酸 C. 异烟肼
   D. 链霉素 E. 乙胺丁醇
7. 利福平的临床用途为：
   A. 各种结核病 B. 抗药金黄色葡萄球菌感染
   C. 麻风病 D. 疟疾 E. 伤寒、副伤寒
8. 人类对异烟肼的代谢速率有明显个体差异，在慢代谢型可表现为：
   A. 血药浓度较高 B. 血浆半衰期延长 C. 较易出现神经炎反应
   D. 对结核病疗效明显降低 E. 显效较快
9. 下列有关对氨基水杨酸抗菌机制的叙述是：
   A. 对结核杆菌有强大的杀灭作用 B. 疗效强
   C. 干扰叶酸代谢而抑制病菌生长繁殖 D. 其抗菌作用可被PABA对抗
   E. 剂量大时易出现出血倾向，宜用维生素 B_6 防治

参考答案

一、单选题 1. A 2. A 3. B 4. A 5. B 6. A 7. C 8. D 9. E 10. A

二、多选题 1. ABCD 2. BC 3. ABCD 4. ABCD 5. ABCDE 6. AC 7. ABC 8. ABCE 9. CD

项目十 抗寄生虫药物

学习目标

知识目标：掌握代表药物阿苯达唑、吡喹酮的结构、性状、作用、用途、不良反应等。
了解其他抗寄生虫药物的作用特点。

能力目标：能够应用药物的基本理论和基本知识，提供用药咨询服务。
能够分析、解释涉及本章药物的处方合理性，将疾病与其药物相联系。

在旧中国寄生虫病是常见病，当时广泛流行的有血吸虫、疟疾等。由于发病率高，严重危及人民健康。在一些发展中国家，寄生虫病的发病率高达80%。现在由于经济发展，人民生活水平提高，我国寄生虫病的发病率已经明显下降。抗寄生虫药物市场份额在整个药物的发展过程中所占比

例愈来愈小。

先导案例

患者童某，女，22岁，学生。主述左眼痒、流泪10天。患者发病前洗脸毛巾置于脸盆内，曾发现洗脸毛巾上有暗红污迹，未予特殊处理。自述于6天前发现眼部有白色小虫，并于5天前自眼部取出3条白色线状小虫？

问题：王某为何出现左眼痒、流泪症状？

学习提示

毛巾长期置于脸盆内，可能为蝇虫分泌物并含有结膜吸吮线虫幼虫，经洗脸带入眼睛导致感染。医生嘱其更换毛巾脸盆并注意晾晒，点用0.3%左氧氟沙星凝胶。

抗寄生虫药物分为三类介绍：驱肠虫药、抗血吸虫药和抗疟原虫药。

一、驱肠虫药

代表药物 阿苯达唑

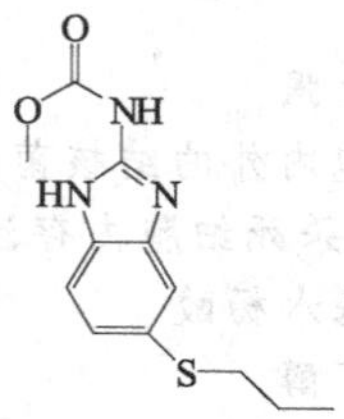

化学名为［5-(丙硫基)-1*H*-苯并咪唑-2-基］氨基甲酸甲酯。

【性状】本品为白色或类白色粉末；无臭、无苦。溶于大多数有机溶剂，在水中不溶，在冰醋酸中溶解。

【体内过程】本品不溶于水，故在肠道内吸收缓慢。原药在肝脏内转化为丙硫苯咪唑亚砜与丙硫苯咪唑砜，前者为杀虫成分。本品在体内分布依次为肝、肾、肌肉，可透过血脑屏障，脑组织内也有一定浓度。口服后2.5～3h血药浓度达峰值。原药与砜衍生物在血中的浓度极低，不能测出。而丙硫苯咪唑亚砜的浓度变化很大，自0.04μg/ml至0.55μg/ml不等，平均0.16μg/ml。血液中半衰期（$t_{1/2}$）为8.5～10.5h。本品及其代谢产物在24h内87%从尿排出，13%从粪便排出，在体内无积蓄作用。

【药理作用】本品在体内代谢为亚砜类或砜类后，抑制寄生虫对葡萄糖的吸收，导致虫体糖原耗竭，或抑制延胡索酸还原酶系统，阻碍ATP的产生，使寄生虫无法存活和繁殖。本品为一高效低毒的广谱驱虫药。

【临床用途】临床可用于驱蛔虫、蛲虫、绦虫、鞭虫、钩虫、粪圆线虫等。

【不良反应】可见恶心、呕吐、头昏、腹泻、乏力等。

【禁忌证】

① 有蛋白尿、化脓性皮炎以及各种急性疾病患者。

② 严重肝、肾、心脏功能不全及活动性溃疡病患者。

③ 眼囊虫病手术摘除虫体前。

相关链接

阿苯达唑是对四咪唑衍生物研究后得到的驱虫药。四咪唑的左旋体左旋咪唑为一种广谱的驱肠虫药。左旋咪唑选择抑制虫体肌肉中的琥珀酸脱氢酶，使延胡素酸体外不能还原成琥珀酸，从而影响虫体肌肉的无氧代谢，减少能量的产生。

知识应用

某3周岁小儿单纯蛔虫感染，医生为患者开具处方如下。

Rp：阿苯达唑 0.2g 顿服。

试分析该处方是否合理，为什么？

二、抗血吸虫药

代表药物 吡喹酮

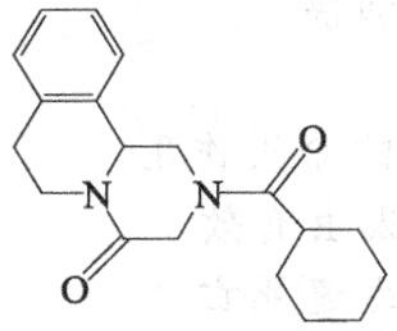

化学名为2-环己基甲酰基-1,2,3,6,7,11*b*-六氢-4*H*-吡嗪并［2,1-*a*］异喹啉-4-酮。

【性状】本品为白色或类白色结晶性粉末；味苦。在氯仿中易溶，在乙醇中溶解，在乙醚或水中不溶。

【体内过程】口服后吸收迅速，80%以上的药物可从肠道吸收。达到血药浓度峰值时间为0.5～1h，体内分布以肝、肾、脂肪组织含量最高。在体内转化和排泄较快，主要经肝代谢，$t_{1/2}$约为1.5h。服药后24h内药物及其代谢物几乎全部排出，肾脏是排除本药的主要脏器。多次给药无蓄积作用。

【药理作用】吡喹酮对血吸虫、绦虫、囊虫、华支睾吸虫、肺吸虫、姜片虫均有效。本品对三种血吸虫的成虫均有明显的减虫作用。体外在浓度为0.3μg/ml时即能杀死虫体，使血吸虫肌细胞的通透性发生变化，导致虫体挛缩；在低浓度下可使虫体表皮产生空泡，妨碍葡萄糖的摄取，从而增加虫体对内源性糖原的消耗，使糖原明显减少或消失；在0.01μg/ml时可完全抑制虫卵的形成。对尾蚴、毛蚴有杀灭效力。本品对绦虫的驱虫作用，是使虫体浆膜对钙离子通透性增加，引起肌肉极度挛缩与麻痹，从而使绦虫随肠蠕动，从粪便中排出。

【临床用途】吡喹酮为广谱抗吸虫和绦虫药物，对下述吸虫病和绦虫病的治疗均有良好的疗效，吸虫病有：寄生在血管内的日本、埃及和曼氏血吸虫病；寄生肝胆管内的华支睾吸虫、后睾吸虫和肝片吸虫病；寄生在肺部的肺吸虫病；寄生于小肠的姜片虫，日本裂隙吸虫病等。绦虫病有：猪带绦虫、牛带绦虫、微小膜壳绦虫病，以及由幼虫所致的囊虫病和裂头蚴病等。从临床治疗效果来看，本品已成为治疗上述寄生虫病的首选药物。

【不良反应】头晕、头痛、恶心、呕吐、腹痛、腹泻、乏力、四肢酸痛等，一般程度较轻，持续时间短，均可耐受，不需处理。少数病例出现心电图改变，转氨酶升高，偶可诱发精神失常及消化道出血等。

【禁忌症】眼囊虫病患者禁用。

自我提高

一、单选题

1. 使用吡喹酮无效的是：

A. 华支睾吸虫　B. 姜片吸虫　C. 肺吸虫　D. 绦虫　E. 线虫

2. 使用乙胺嗪有效的是：

A. 班氏丝虫　B. 姜片吸虫　C. 肺吸虫　D. 绦虫　E. 线虫

3. 高效、低毒、口服有效、疗程短的抗血吸虫病药是：

A. 吡喹酮　B. 齐多夫定　C. 硝硫酸铵　D. 呋喃丙胺　E. 以上都不是

二、多选题

1. 吡喹酮的作用特点有：

A. 对血吸虫成虫有良好的杀灭作用　B. 对未成熟的童虫有效

C. 对虫卵发育无影响　　D. 对囊虫病有效

E. 对包虫病有效

2. 乙胺嗪的不良反应有：

A. 胃肠道反应　　B. 头痛　　C. 乏力

D. 过敏反应　　E. 心率加快

3. 关于吡喹酮的叙述，正确的是：

A. 对血吸虫的成虫有强大而迅速的杀灭作用

B. 对肺吸虫、姜片吸虫、华支睾吸虫有效

C. 能促进血吸虫肝移，并在肝内迅速死亡

D. 能促进钙离子进入虫体，导致虫体发生痉挛性麻痹

E. 是一个广谱抗血吸虫和驱绦虫药

参考答案

一、单选题　1. E　2. A　3. A

二、多选题　1. ACDE　2. ABCDE　3. ABCDE

模块八 抗肿瘤药物应用

项目一 生物烷化剂

学习目标

知识目标：掌握代表药物盐酸氮芥、环磷酰胺的结构、性状、作用、用途、不良反应等。

了解塞替派的作用特点。

能力目标：能够应用药物的基本理论和基本知识，提供用药咨询服务。

能够分析、解释涉及本章药物的处方合理性，将疾病与其药物相联系。

生物烷化剂，是抗肿瘤药物中使用得最早、非常重要的一类药物。这类药物在体内能形成缺电子活泼中间体或其他具有活泼的亲电性基团的化合物，进而与生物大分子（如 DNA、RNA 或某些重要的酶类）中含有丰富电子的基团（如氨基、巯基、羟基、羧基、磷酸基等）进行亲电反应共价结合，使其丧失活性或使 DNA 分子发生断裂。

生物烷化剂属于细胞毒类药物，在抑制和毒害增生活跃的肿瘤细胞的同时，对其他增生较快的正常细胞，如骨髓细胞、肠上皮细胞、毛发细胞和生殖细胞也同样产生抑制作用，会产生许多严重副反应，如恶心、呕吐、骨髓抑制、脱发等。同时易产生耐药性而失去治疗作用。

按化学结构，目前在临床使用的生物烷化剂药物可分为氮芥类、亚乙基亚胺类、磺酸酯及多元醇类、亚硝基脲类、三嗪和肼类等。

先导案例

杨某，男，61 岁，煤厂退休职工。因工作环境问题，平时饮食习惯较差，且食无定时，并有食烫吃辣之嗜好。上消化道钡透检查显示：食管中下段，病变长度 10～15cm。

问题：治疗食管癌临床效果较好的药物有哪些？

学习提示

临床效果较好的药物有：博来霉素、平阳霉素、顺铂。中国医学科学院肿瘤医院选用环磷酰胺 600mg/m^2，静注，1 次/周，治疗食管癌。

一、氮芥类

代表药物 盐酸氮芥

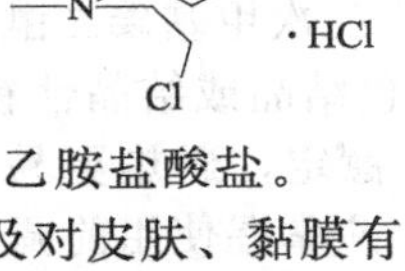

化学名为 *N*-甲基-*N*-(2-氯乙基)-2-氯乙胺盐酸盐。

【性状】本品为白色粉末，有吸湿性及对皮肤、黏膜有腐蚀性（作为注射液只能用于静脉注射，并防止其漏至静脉外，损伤其他组织）。在水中及乙醇中易溶。熔点 108～110℃。

【体内过程】氮芥是最早用于临床并取得突出疗效的抗肿瘤药物。为双氯乙胺类烷化剂的代表，它是一高度活泼的化合物。本品进入体内后，通过分子内成环作用，形成高度活泼的乙烯亚胺离子，在中性或弱碱条件下迅速与多种有机物质的亲核基团（如蛋白质的羧基、氨基、巯基、核酸的氨基羟基、磷酸根）结合，进行烷基化作用。氮芥最重要的反应是与鸟嘌呤第7位氮共价结合，产生DNA双链内的交叉联结或DNA同链内不同碱基的交叉联结。G_1 期及M期细胞对氮芥的细胞毒作用最为敏感，由 G_1 期进入S期延迟。

【药理作用】氮芥是最早用于临床并取得突出疗效的抗肿瘤药物，双氯乙胺类烷化剂的代表，是一种高度活泼的化合物。在中性和弱碱性条件下，迅速与细胞多种重要生物学成分如蛋白质的羧基、氨基、巯基，核酸的氨基、羟基、磷酸基等结合，发生烷化作用，使这些细胞成分不能在细胞代谢中发挥作用，影响细胞的分裂。氮芥其细胞毒作用是多种生物效应的结果，但主要作用是抑制DNA的合成。

【临床用途】主要用于恶性淋巴瘤及癌性胸膜、心包及腹腔积液。目前已很少用于其他肿瘤，对急性白血病无效。与长春新碱（VCR）及泼尼松（PDN）合用治疗霍奇金病有较高的疗效，对卵巢癌、乳腺癌、绒癌、前列腺癌、鼻咽癌（半身化疗法）等也有一定疗效；腔内注射用以控制癌性胸腹水有较好疗效；对由于恶性淋巴瘤等压迫呼吸道和上腔静脉压迫综合征引起的严重症状，可使之迅速缓解。

【不良反应】

① 胃肠道反应有恶心、呕吐、腹泻等。

② 全身反应有疲倦、乏力、头昏、寒颤及发热等。

③ 骨髓抑制。白细胞及血小板总数下降，一般停药2周左右可恢复。

④ 局部反应。对皮肤黏膜有刺激，可引起破溃、发疱，如漏于血管外可引起疼痛及局部坏死。

⑤ 肝肾功能不全的病人应慎用。

相关链接

氮芥性质不稳定，在水溶液或体液中几分钟即可能发生化学变化而失效，故其溶液需临时配制，并应于开封后10min内注入体内。氮芥局部刺激性很强，不可口服、肌内注射及皮下注射；只可用于静脉内及腔内注射。

知识应用

某恶性淋巴瘤患者，医生为其开具处方如下。

Rp：氮芥动脉注射，1次5～10mg（0.1～0.2mg/kg）用生理盐水溶解，每日或隔日1次。

【药物相互作用】与氯霉素、磺胺药、保泰松等可能影响骨髓造血功能的药物联用，可加重骨髓损害。

【禁忌证】

① 骨髓严重抑制者及其他不适合化疗者禁用。

② 孕期及哺乳期不宜使用。

③ 对肝、肾功能不良者应慎用。

二、亚乙基亚胺类

代表药物 环磷酰胺

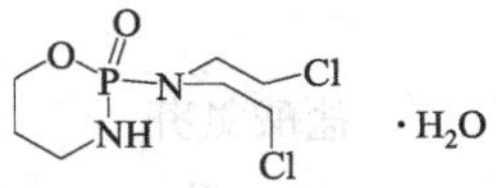

化学名为 *N*,*N*-双-(*β*-氯乙基)-*N'*,*O'*-三次甲基磷二酰胺酸酯一水合物，又名癌得星。

【性状】本品含有一个结晶水时为白色结晶或结晶性粉末，失去结晶水后即液化。本品在乙醇中易溶，在水或丙酮中溶解，水溶液不稳定，遇热更易分解，故应在溶解后短期内使用。熔点48.5～52℃。注意贮存温度与湿度要求，应掌握使用前调剂的时间。

【体内过程】本品为最常用的烷化剂类抗肿瘤药，进入体内后，在肝微粒体酶催化下分解释出烷化作用很强的氯乙基磷酰胺（或称磷酰胺氮芥），进而对肿瘤细胞产生细胞毒作用，此外本品还具有显著免疫作用。

【药理作用】环磷酰胺为氮芥的衍生物，其作用与氮芥类似，但抗瘤谱比氮芥广，毒性亦比氮芥小，亦为细胞周期非特异性药物，但对 G_2 期作用显著。本品在体外无活性，在体内经肝微粒体混合功能氧化酶 P_{450} 活化后方具有烷化活力。

【临床用途】临床用于恶性淋巴瘤、多发性骨髓瘤、白血病、乳腺癌、卵巢癌、宫颈癌、前列腺癌、结肠癌、支气管癌、肺癌等，有一定疗效。也可用于类风湿关节炎、儿童肾病综合征以及自身免疫疾病的治疗。

【不良反应】

① 骨髓抑制，主要为白细胞减少。

② 泌尿道症状主要来自化学性膀胱炎，如尿频、尿急、膀胱尿感强烈、血尿，甚至排尿困难。应多饮水，增加尿量以减轻症状。

③ 消化系统症状有恶心、呕吐及厌食，静注或口服均可发生，静注大量后 3～4h 即可出现。

④ 常见的皮肤症状有脱发，但停药后可再生细小新发。

⑤ 长期应用，男性可致睾丸萎缩及精子缺乏；妇女可致闭经、卵巢纤维化或致畸胎。孕妇慎用。

⑥ 偶可影响肝功能，出现黄疸及凝血酶原减少。肝功能不良者慎用。

【药物相互作用】

① CTX 可增加血清尿酸水平，与抗痛风药如别嘌醇、秋水仙碱、丙磺舒等同用，应调整抗痛风药的剂量，以能控制高尿酸血症与痛风疾病为度；别嘌醇可增加 CTX 的骨髓毒性，如必须同用，应密切观察其毒性作用。

② 与大剂量巴比妥或皮质激素同用可增加急性毒性。

③ 与阿霉素同用，可增加心脏毒性，阿霉素的总剂量不应超过 400mg/ml。

【禁忌证】凡有骨髓抑制、感染、肝肾功能损害者禁用或慎用。对本品过敏者禁用。妊娠及哺乳期妇女禁用。

代表药物 塞替派

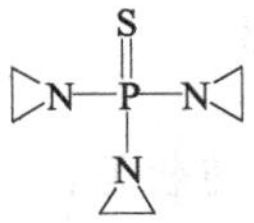

化学名为三（1-氮杂环丙基）硫代磷酰胺。

【性状】本品为白色结晶性粉末、无臭或几乎无臭。易溶于水和乙醇中。

【药理作用】塞替派为细胞周期非特异性药物，在生理条件下，形成不稳定的亚乙基亚氨基，具有较强的细胞毒作用。塞替派是多功能烷化剂，能抑制核酸的合成，与 DNA 发生交叉联结，干扰 DNA 和 RNA 的功能，改变 DNA 的功能，故也可引起突变。

【临床用途】临床上主要用于治疗卵巢癌、乳腺癌、膀胱癌和消化道癌，是治疗膀胱癌的首选药物，可直接注入膀胱，此时效果最好。

【不良反应】

① 骨髓抑制多在用药后 1～6 周发生，停药后大多数可恢复。有些病例在疗程结束时开始下降，少数病例抑制时间较长。亦可有食欲减退、恶心及呕吐等胃肠反应。

② 少见过敏，个别有发热及皮疹。有少量报告有出血性膀胱炎，注射部位疼痛，头痛、头晕。

相关链接

塞替派由于含有体积较大的硫代磷酰基，其脂溶性大，对酸不稳定，不能口服。本品进入体内后迅速分布到全身，在肝中很快被肝 P_{450} 酶系代谢生成替派，而发挥作用。因此塞替派可认为是替派的前体药物。

知识应用

某膀胱癌患者，医生为其开具处方如下。

Rp：静脉注射塞替派，一次 10mg（0.2mg/kg），一日 1 次，连续 5 天后改为每周 3 次。

【药物相互作用】

① 塞替派可增加血尿酸水平，为了控制高尿酸血症可给予别嘌呤醇。

② 与放疗同时应用时，应适当调整剂量。

③ 与琥珀胆碱同时应用可使呼吸暂停延长，接受塞替派治疗的病人，应用琥珀胆碱前必须测定血中假胆碱酯酶水平。

④ 与尿激酶同时应用可增加塞替派治疗膀胱癌的疗效，尿激酶为纤维蛋白溶酶原的活化剂，可增加药物在肿瘤组织中的浓度。

【禁忌证】对塞替派过敏者，有严重肝肾功能损害，严重骨髓抑制者禁用。

自我提高

一、单选题

1. 易引起出血性膀胱炎的药物是：
   A. 白消安　B. 氮芥　C. 环磷酰胺　D. 羟基脲

2. 仅对慢性粒细胞白血病作用显著的抗肿瘤药物是：
   A. 羟基脲　B. 阿糖胞苷　C. 白消安　D. 长春新碱

3. 对骨髓造血功能无抑制作用的抗癌药：
   A. 激素类　B. 烷化剂　C. 长春新碱
   D. 抗代谢药　E. 抗癌抗生素

4. 白消安最适用于：
   A. 急性淋巴细胞性白血病　B. 急性粒细胞性白血病
   C. 慢性粒细胞性白血病　D. 慢性淋巴细胞性白血病
   E. 霍奇金病

5. 患者，男性，45 岁，因体检发现脾脏肿大及白细胞增多而诊断为慢性粒细胞性白血病，其化疗药物可选用：
   A. 阿糖胞苷　B. 博来霉素　C. 长春碱
   D. 白消安　E. 噻替哌

6. 可刺激膀胱黏膜引起血尿、蛋白尿的药物是：
   A. 甲氨蝶呤　B. 氮芥　C. 环磷酰胺
   D. 顺铂　E. 长春新碱

7. 哪种抗癌药在体外没有抗癌作用：
   A. 放线菌素　B. 环磷酰胺　C. 阿糖胞苷
   D. 羟基脲　E. 氮芥

8. 对肾和膀胱有一定刺激性，常引起膀胱炎的是：
   A. 白消安　B. 阿糖胞苷　C. 环磷酰胺
   D. 平阳霉素　E. 长春新碱

9. 恶性肿瘤化学治疗后易复发的原因是：
   A. G_0 期细胞对化疗不敏感　B. G_1 期细胞对化疗不敏感
   C. G_2 期细胞对化疗不敏感　D. S 期细胞对化疗不敏感
   E. M 期细胞对化疗不敏感

10. 无骨髓抑制不良反应的抗肿瘤药物是：
    A. 长春碱　B. 博来霉素　C. 氨鲁米特
    D. 多柔比星　E. 环磷酰胺

11. 妇女绝经前的乳腺癌禁用的药物是：
    A. 雄激素　B. 雌激素　C. 他莫昔芬
    D. 氟尿嘧啶　E. 秋水仙碱

12. 羟基脲的主要临床应用是：
A. 肝癌 B. 膀胱癌 C. 淋巴癌
D. 慢性粒细胞白血病 E. 乳腺癌
13. 下列属于周期非特异性抗肿瘤药的是：
A. 环磷酰胺 B. 羟基脲 C. 阿糖胞苷
D. 甲氨蝶呤 E. 长春新碱
14. 能引起化学性膀胱炎的抗癌药是：
A. 环磷酰胺 B. 塞替派 C. 氟尿嘧啶
D. 长春碱 E. 丝裂霉素

二、多选题

1. 大多数抗肿瘤药物共有的不良反应是：
A. 消化道反应 B. 心脏毒性 C. 抑制骨髓
D. 脱发 E. 肝脏毒性
2. 直接破坏肿瘤细胞 DNA 且阻止其复制的烷化剂有：
A. 氮芥 B. 博来霉素 C. 环磷酰胺
D. 白消安 E. 卡铂及顺铂
3. 为了提高疗效，减轻不良反应，抗恶性肿瘤药治疗方案一般主张采用：
A. 大剂量间歇疗法 B. 小剂量代替疗法 C. 序贯疗法
D. 隔日疗法 E. 联合用药
4. 改变性激素的失调状态可抑制哪些肿瘤生长：
A. 前列腺癌 B. 睾丸癌 C. 乳腺癌
D. 卵巢癌 E. 结肠癌
5. 下列哪些抗肿瘤药属细胞周期非特异性药物：
A. 氟尿嘧啶 B. 白消安 C. 卡莫司汀
D. 巯嘌呤 E. 长春碱
6. 直接破坏肿瘤细胞 DNA，且阻止其复制的烷化剂有：
A. 丝裂霉素 B. 环磷酰胺 C. 白消安
D. 干扰素 E. 喜树碱
7. 关于环磷酰胺的叙述，正确的是：
A. 口服不吸收 B. 作用机制为阻止肿瘤细胞 RNA 的合成
C. 脱发发生率高 D. 骨髓抑制主要表现为红细胞数下降
E. 对恶性淋巴瘤疗效显著
8. 烷化剂类抗癌药有：
A. 氮芥 B. 环磷酰胺 C. 噻替派
D. 白消安 E. 洛莫司汀

参考答案

一、单选题 1. C 2. C 3. A 4. C 5. D 6. C 7. B 8. C 9. A 10. C 11. B 12. D 13. A 14. A
二、多选题 1. ACD 2. ACD 3. ACE 4. ABCD 5. BC 6. BC 7. CE 8. ABCDE

项目二 抗代谢药物

学习目标

知识目标：掌握代表药物氟尿嘧啶、阿糖胞苷的结构、性状、作用、用途、不良反应等。
了解巯嘌呤的作用特点。
能力目标：能够应用药物的基本理论和基本知识，提供用药咨询服务。

能够分析、解释涉及本章药物的处方合理性，将疾病与其药物相联系。

抗代谢药物通过抑制DNA合成中所需的叶酸、嘌呤、嘧啶及嘧啶核苷途径，从而抑制肿瘤细胞的生存和复制所必需的代谢途径，导致肿瘤细胞死亡。抗代谢药物在肿瘤的化学治疗上仍占有较大的比重，约为40%左右。目前尚未发现肿瘤细胞有独特的代谢途径，由于正常细胞与肿瘤细胞之间生长分数的差别，理论上抗代谢药物仍能杀死肿瘤细胞而不影响正常的细胞。但实际上其选择性较小，对增殖较快的正常组织如骨髓、消化道黏膜等也呈现一定的毒性。

抗代谢药物的抗瘤谱相对于烷化剂比较窄，临床上多用于治疗白血病、绒毛上皮癌，但对某些实瘤也有效。由于抗代谢药物的作用点各异，交叉耐药性相对较少。

抗代谢物的结构与代谢物很相似，且大多数抗代谢物是将代谢物的结构做细微的改变而得。常用的抗代谢药物有嘧啶拮抗物、嘌呤拮抗物、叶酸拮抗物等。

先导案例

某患者，有胃病史，体检发现有肺、肝转移灶，锁骨上淋巴结肿大，或经肠诊检查直肠前壁摸到肿块，被确诊为胃癌。

问题：哪些化疗药物对胃癌有较好疗效？

学习提示

氟尿嘧啶、替加氟、阿糖胞苷、顺铂对胃癌有较好疗效。化疗用于不能手术切除的晚期胃癌，术后癌肿复发。

代表药物

氟尿嘧啶

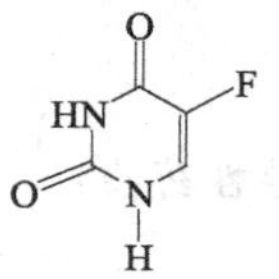

化学名为5-氟-2,4（1*H*,3*H*）-嘧啶二酮，简称5-FU。

【性状】本品为白色或类白色结晶性粉末，熔点281～284℃（分解）。略溶于水，微溶于乙醇，不溶于氯仿，可溶于稀盐酸或氢氧化钠溶液。

【体内过程】本品口服后肠道吸收不完全。快速静注后血药浓度达0.1～1.0 mmol/L。本品能透过血脑屏障，静注后半小时到达脑脊液，达7 μmol/L，持续约3h。本品主要经肝代谢，大部分分解为CO_2经呼吸道排出。一次给予用^{14}C标记的5-FU后，24h从尿中排出11%，从呼气中排出63%。连续静滴24h后血浆浓度为0.5～30 μmol/L，尿中排出4%，呼气排出为90%。这就是持续静滴较单剂静脉注射毒性低的原因。

【药理作用】本品为嘧啶类的氟化物，属于抗代谢抗肿瘤药，能抑制胸腺嘧啶核苷酸合成酶，阻断脱氧嘧啶核苷酸转换成胸腺嘧啶核苷酸，干扰DNA合成。对RNA的合成也有一定的抑制作用。

【临床用途】临床用于结肠癌、直肠癌、胃癌、乳腺癌、卵巢癌、绒毛膜上皮癌、恶性葡萄胎、头颈部鳞癌、皮肤癌、肝癌、膀胱癌等。

【不良反应】

（1）消化道反应　是最常见的毒性反应。可有食欲减退、恶心、呕吐、口腔炎、口腔溃疡、胃炎、腹痛、腹泻，严重者便血。腹泻每日5次以上或血性腹泻者应停药。

（2）骨髓抑制　白细胞下降，最低点为第一次用药后7～14日，血小板降低一般不太明显。

（3）肝功能损害　可引起肝细胞坏死，出现转氨酶升高、黄疸，与剂量有关。

（4）心脏毒性　发生率为1.7%，大多数表现为心电图异常，少数病人出现心绞痛或心肌梗死，有些患者心肌酶升高。以前有心脏病者心脏毒性反应的发生率明显增高。

（5）局部刺激　注射部位可引起静脉炎，动脉滴注可引起局部皮肤红斑、水肿、破溃。

（6）神经系统　少数可出现小脑变性、共济失调等。

（7）其他　脱发、皮炎、色素沉着、甲床变黑，偶可见肾功能损害。

相关链接

肝区疼痛、乏力、消瘦、腹胀、发热、黄疸等为肝癌的常见症状。可用中成药治疗，如肝复乐片，主要成分是党参、鳖甲、沉香等多种中药，有化瘀散结、理气健脾、清热解毒的功能。

知识应用

上海医科大学肝癌研究所，应用5-FU治疗肝癌。肝癌经股动脉介入治疗，用药为一次大剂量，可每月或两个月进行一次。5-FU 1000～1500mg。

【药物相互作用】用本药前先用MTX可产生协同作用。因用MTX后，细胞内磷酸核糖焦磷酸含量增加，可增加5-氟尿嘧啶核苷酸的形成，增强5-FU的抗癌能力。别嘌呤醇能降低5-FU的毒性，并可能改进治疗指数。

【禁忌证】有极少数由于在妊娠初期三个月内应用本品而致先天性畸形者，并可能对胎儿产生远期影响，故在妇女妊娠初期三个月内禁用本药。由于本品潜在的致突变、致畸及致癌性和可能在婴儿中出现的毒副反应，因此在应用本品期间不允许哺乳。当伴发水痘或带状疱疹时禁用本品。氟尿嘧啶禁忌用于衰弱病人。

代表药物 盐酸阿糖胞苷

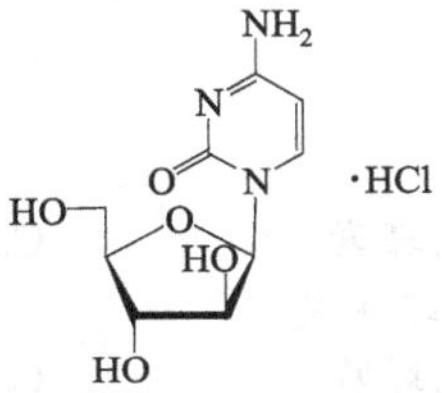

化学名为1β-D-阿拉伯呋喃糖基-4-氨基-2（1*H*）-嘧啶酮盐酸盐。

【性状】本品为白色细小针状结晶或结晶性粉末。极易溶于水，略溶于乙醇，不溶于氯仿。

【药理作用】阿糖胞苷为抗肿瘤药，是一种抗嘧啶类抗代谢物，可抑制DNA聚合酶，干扰核苷酸参入DNA，并抑制核苷酸还原酶，阻断胞嘧啶核苷酸还原成脱氧胞嘧啶核苷酸，但对RNA和蛋白质的合成无显著作用。

【临床用途】主要用于急性白血病，对急性粒细胞白血病疗效最好，对急性单核细胞白血病及急性淋巴细胞白血病也有效，一般均与其他药物合并应用。

【药物相互作用】盐酸阿糖胞苷四氢尿苷可抑制脱氨酶，延长阿糖胞苷血浆半衰期，提高血中浓度，起增效作用。盐酸阿糖胞苷可使细胞部分同步化，继续应用柔红霉素、阿霉素、环磷酰胺及亚硝脲类药物可以增效。本品不应与5-FU并用。

【禁忌证】孕妇及哺乳期妇女忌用。

代表药物 巯嘌呤

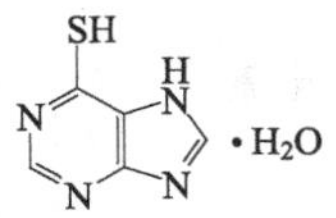

化学名为6-嘌呤硫醇一水合物，又名乐疾宁，简称6-MP。

【性状】本品为黄色结晶性粉末，无臭，味微甜。极微溶于水和乙醇，几乎不溶于乙醚。遇光易氧化变色。避光保存。

【药理作用】巯嘌呤为嘌呤类抗肿瘤药物，结构与黄嘌呤相似，在体内经酶促转变为有活性的6-硫代次黄嘌呤核苷酸，抑制腺酰琥珀酸合成酶，阻止次黄嘌呤核苷酸转变为腺苷酸；还可抑制肌苷酸脱氢酶，阻止肌苷酸氧化为黄嘌呤核苷酸，从而抑制DNA和RNA的合成。本品为抗嘌呤类抗肿瘤类药物，对白血病和绒毛膜上皮癌有良好疗效。它在体内必须被次黄嘌呤-鸟苷酸转移酶（HGPRT）催化代谢为硫代肌苷酸才发挥其抗肿瘤作用。该代谢物能抑制肌苷酸转变为腺苷酸和鸟苷酸，干扰嘌呤代谢，阻碍核酸的合成。它还可能以伪代谢物的形式，形成硫代鸟苷酸(6-TGMP)掺入DNA。硫代肌苷酸也能阻止磷酸核糖焦磷酸（PRPP）转换成磷酸核糖胺(PRNH2)，因此本品对DNA和RNA合成都有一定的抑制作用。主要作用于S期，属于周期特异性药物。但对其他各期也有杀伤作用，对G_1期有延缓作用。与其他常用抗肿瘤药物无交叉耐药性。

【临床用途】可用于各种急性白血病的治疗，对绒毛上皮癌、恶性葡萄胎也有效。

【不良反应】

(1) 较常见的为骨髓抑制 可有白细胞及血小板减少。

(2) 肝脏损害 可致胆汁郁积出现黄疸。

(3) 消化系统 恶心、呕吐、食欲减退、口腔炎、腹泻，但较少发生，可见于服药量过大的患者。

(4) 高尿酸血症 多见于白血病治疗初期，严重的可发生尿酸性肾病。

(5) 间质性肺炎及肺纤维化少见。

【相互作用】

① 与别嘌呤同时服用时，由于后者抑制了巯嘌呤的代谢，明显地增加巯嘌呤的效能与毒性。

② 本品与对肝细胞有毒性的药物同时服用时，有增加对肝细胞毒性的危险。

③ 本品与其他对骨髓有抑制的抗肿瘤药物或放射治疗合并应用时，会增强巯嘌呤效应，因而必须考虑调节本品的剂量与疗程。

【禁忌证】已知对本品高度过敏的患者禁用。

自我提高

一、单选题

1. S期特异性抗癌药是：

A. 甲氨蝶呤　B. 博来霉素　C. 长春新碱　D. 塞替派

2. 口服后生物利用度较好的抗肿瘤药物是：

A. 5-氟尿嘧啶　B. 甲氨蝶呤　C. 氮芥　D. 放线菌素

3. 能抑制二氢叶酸还原酶的药物是：

A. 5-氟尿嘧啶　B. 6-巯基嘌呤　C. 阿糖胞苷　D. 甲氨蝶呤

4. 治疗儿童急性白血病的抗叶酸药物是：

A. 长春碱　B. L-天冬酰胺酶　C. 甲氨蝶呤　D. 6-巯基嘌呤

5. 氟尿嘧啶对下列哪种肿瘤疗效好：

A. 卵巢癌　B. 膀胱癌和肺癌

C. 绒毛膜上皮癌　D. 消化道癌和乳腺癌

6. 为了减轻甲氨蝶呤的毒性反应所用的救援剂是：

A. 维生素C　B. 甲酰四氢叶酸　C. 硫酸亚铁　D. 叶酸

7. 甲氨蝶呤是常用的抗癌药物，为减轻其毒性反应，常与下列哪种药物合用：

A. 叶酸　B. 维生素B_{12}　C. 碳酸氢钠　D. 甲酰四氢叶酸

8. 主要作用于S期的抗癌药：

A. 烷化剂　B. 抗癌抗生素　C. 抗代谢药　D. 长春新碱类

9. 抑制叶酸合成代谢的药物是：

A. 他莫昔芬　B. 卡铂　C. 天冬酰胺酶　D. 甲氨蝶呤

10. 下列属于作用于S期的周期特异性抗肿瘤药是：

A. 环磷酰胺　B. 丝裂霉素　C. 塞替派　D. 氟尿嘧啶

11. 抗嘌呤代谢的抗癌药是：

A. 塞替派　B. 洛莫司汀　C. 阿糖胞苷　D. 6-MP

二、多选题

1. 影响肿瘤细胞核酸生物合成的药物有：

A. 5-氟尿嘧啶　B. 白消安　C. 6-巯基嘌呤

D. 阿糖胞苷　E. 环磷酰胺

2. 对胃肠道癌症疗效较好的抗肿瘤药物有：

A. 5-氟尿嘧啶　B. 白消安　C. 丝裂霉素C

D. 阿霉素　E. 放线菌素D

3. 周期特异性抗肿瘤药物有：

A. 羟基脲　B. 长春新碱　C. 丝裂霉素 C

D. 氟尿嘧啶　E. 甲氨蝶呤

4. 对小儿急性白血病和绒毛膜上皮癌均有效的抗肿瘤药是：

A. 博来霉素　B. 甲氨蝶呤　C. L-天冬酰胺酶

D. 6-巯基嘌呤　E. 放线菌素 D

5. 影响核酸生物合成的抗肿瘤药有：

A. 羟基脲　B. 塞替派　C. 阿糖胞苷

D. 甲氨蝶呤　E. 巯嘌呤

6. 关于干扰核酸生物合成的抗恶性肿瘤药物，以下说法正确的是：

A. 本类药物的化学结构大多与细胞生长繁殖所必需的代谢物质相似

B. 本类药物能够竞争性地与酶结合，干扰正常的核酸嘌呤、嘧啶的反应

C. 本类药物可以与核酸结合，取代相应正常核苷酸

D. 本类药物大多数属于周期非特异性药物

E. 本类药物包括抗嘌呤药、抗嘧啶药、抗叶酸药、核苷酸还原酶抑制剂、脱氧核糖核酸多聚酶抑制剂

7. 对胃肠道癌症疗效较好的抗肿瘤药有：

A. 5-氟尿嘧啶　B. 白消安　C. 多柔比星

D. 放线菌素 D　E. 丝裂霉素 C

8. 影响肿瘤细胞核酸生物合成的药有：

A. 白消安　B. 6-巯基嘌呤　C. 阿糖胞苷

D. 环磷酰胺　E. 5-氟尿嘧啶

参考答案

一、单选题　1. A　2. B　3. D　4. C　5. D　6. B　7. D　8. C　9. D　10. D　11. D

二、多选题　1. ACD　2. AC　3. ABDE　4. BD　5. ACDE　6. ABCE　7. ACE　8. BCE

项目三　抗肿瘤抗生素

学习目标

知识目标：掌握代表药物放线菌素 D 的结构、性状、作用、用途、不良反应等。

了解盐酸多柔比星的作用特点。

能力目标：能够应用药物的基本理论和基本知识，提供用药咨询服务。

能够分析、解释涉及本章药物的处方合理性，将疾病与其药物相联系。

抗肿瘤抗生素是由微生物产生的具有抗肿瘤活性的化学物质。现已发现的抗肿瘤抗生素有许多种，这些抗生素大多是直接作用于 DNA 或嵌入 DNA，干扰模板的功能，为细胞周期非特异性药物。本节介绍多肽类抗生素及蒽醌类抗生素。蒽醌类抗生素是 20 世纪 70 年代发展起来的抗肿瘤抗生素。

先导案例

李某，男，62 岁，辽宁省丹东人。因间歇性血尿，腰部钝痛到沈阳医大二院做双肾 CT，确诊为右肾输尿管恶性肿瘤，行右肾及输尿管全切术，术后行化疗。

问题：有哪些化疗药物可用于肾癌的治疗？

学习提示

治疗肾癌常用的化疗药物有长春碱、丝裂霉素、博来霉素、阿霉素、氟尿嘧啶、环磷酰胺、顺铂等。

代表药物 放线菌素 D

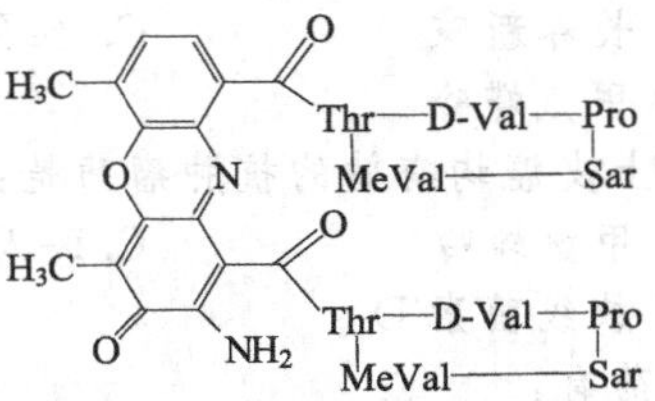

【性状】本品为白色粉末，有吸湿性及对皮肤、黏膜有腐蚀性（作为注射液只能用于静脉注射，并防止其漏至静脉外）。在水中及乙醇中易溶。

【体内过程】本品口服吸收差，静注 2min 后血药浓度很快降低，其血浆半衰期很短，30min 消失，分布在网状内皮系统浓度较高，用药 12h 仍能测出。约有 50%的药物以原形排入胆汁，10%以原形由尿中排出。

【药理作用】本品与 DNA 分子中的鸟嘌呤基团结合，抑制以 DNA 为模板的 RNA 多聚酶，从而抑制 RNA 的合成，为细胞周期非特异性药物。

【临床用途】对横纹肌瘤、肾母细胞瘤有效。

【不良反应】

① 胃肠反应。食欲减低、恶心、呕吐、腹泻，偶有口腔溃疡。

② 骨髓抑制是主要毒性反应，白细胞减少最低值在 10～14 天，16～20 天可恢复，血小板减少较轻。

③ 其他。可引起静脉炎，溢出血管外可发生组织坏死，可有脱发、皮炎、肝功能异常。

【相互作用】维生素 K 可降低其效价，故用本品时慎用维生素 K 类药物；有放疗增敏作用，但有可能在放疗部位出现新的炎症，而产生“放疗再现”的皮肤改变，应予注意。

【禁忌证】有出血倾向者慎用或不用本品，有患水痘病史者忌用。本品有致突变、致畸和免疫抑制作用，孕妇禁用。

相关链接

丝裂霉素是抗生素类化疗药，常用于慢性淋巴瘤，慢性骨髓性白血病，胃癌，结肠癌、直肠癌，肺癌，胰腺癌，肝癌。丝裂霉素由链霉菌提取。注射用丝裂霉素为青紫色粉末，遇光不稳定，临用前，加灭菌注射用水适量使溶解静脉注射。

知识应用

丝裂霉素用于胰腺癌治疗的方案：

丝裂霉素 $10mg/m^2$，于第 1、第 29、第 56 天静脉注射。8 周为一个疗程，间隔 3～4 周可进行第二个疗程。

代表药物 阿霉素

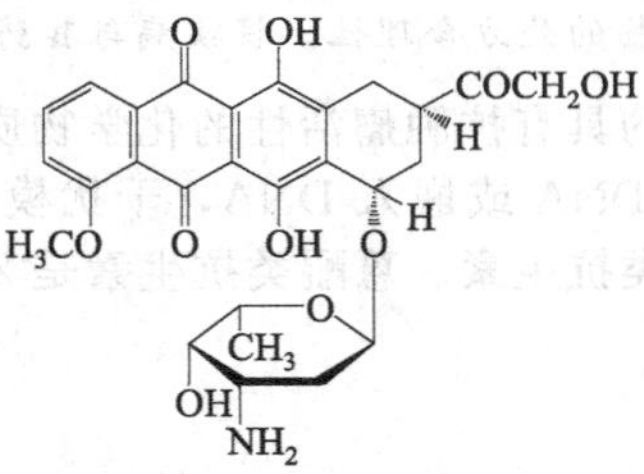

阿霉素又称多柔比星，临床上常用其盐酸盐。

【性状】由于结构中具共轭的蒽醌结构，为橘红色针状结晶。盐酸多柔比星易溶于水，水溶液稳定，在碱性条件下不稳定，易迅速分解。

【药理作用】其作用机制与柔红霉素相似，但抗癌谱较广，治疗指数较高而毒性略低。它能直接嵌入 DNA 的双螺旋内，阻断 RNA 聚合酶的作用，抑制 DNA 和 RNA 的合成。本品还可产生自由基，影响细胞膜的结构和功能。属于细胞周期非特异性药物。对 S、M 期作用较强，对 G_1、G_2

期也有作用。

【临床用途】多柔比星是广谱的抗肿瘤药物，临床上主要用于治疗乳腺癌、甲状腺癌、肺癌、卵巢癌、肉瘤等实体瘤。

【不良反应】

（1）骨髓抑制反应　60%～80%的病人出现白细胞、血小板减少，白细胞减少约于用药后10～14天下降至最低点，3周内恢复正常水平。

（2）还有口腔溃疡、食欲减退、恶心呕吐等胃肠道反应。

（3）在注射本品局部，药液外溢可导致红肿疼痛或蜂窝组织炎和局部坏死。

（4）心脏毒性　轻的表现为心电图室上性心动过速、室性期外收缩及ST-T改变，重者可出现心肌炎而发生心力衰竭。心力衰竭大多发生于总量超过400 mg/m^2 的病人。近年来有人提出及早使用维生素 B_6 或辅酶 Q_{10} 或在早期征象时应用强心苷可使毒性降低。

（5）脱发　100%的病人均有不同程度的脱发，停药后可恢复。

（6）其他　有药疹、发热、出血性红斑、肝功损害等反应。

相关链接

多柔比星别名羟柔红霉素、阿霉素，是一种抗肿瘤抗生素，主要适用于急性白血病，对急性淋巴细胞白血病及粒细胞白血病均有效，一般作为第二线药物，即在首选药物耐药时可考虑应用此药。多柔比星为广谱抗肿瘤药。

知识应用

多柔比星用于胰腺癌治疗的方案。

多柔比星 30mg/m^2，于第1、第29、第56天静脉注射。8周为一个疗程，间隔3～4周可进行第二个疗程。

【药物相互作用】

① 和环磷酰胺配伍用可增强对膀胱的损害作用。

② 与放线菌素D和普卡霉素配伍用引起致命性心肌病，应注意。

③ 和巴比妥类药物合用，本品的作用可减低，可能是巴比妥增加了多柔比星的代谢。

④ 和普萘洛尔合用，心脏毒性可能相加，可能是这两个药都抑制心脏的两种辅酶 Q_{10}（琥珀酸氧化酶和NADH氧化酶）的活性，故禁忌合用。

⑤ 多柔比星和肝素合用，体中肝素的抗凝作用下降，因为多柔比星可与黏多糖类药物形成离子结合。

⑥ 本品与阿糖胞苷合用可能导致坏死性结肠炎。

⑦ 本品和肾上腺素、去甲肾上腺素、异丙肾上腺素合用可使心血管抑制作用加强，应注意心电图监测。

【禁忌证】

① 禁用于因用化疗或放疗而造成明显骨髓抑制的病人。

② 已用过大剂量蒽环类药物（如阿霉素或柔红霉素）的病人。

③ 近期或既往有心脏受损病史的病人。

自我提高

一、单选题

1. 可出现明显心脏毒性的抗肿瘤药物是：

A. 长春碱　B. 柔红霉素　C. 博来霉素　D. 环磷酰胺

2. 对鳞状上皮癌疗效较好的药物是：

A. 甲氨蝶呤　B. 多柔比星　C. 博来霉素　D. 6-巯基嘌呤

3. 对骨髓抑制轻的抗癌抗生素是：

A. 多柔比星　B. 丝裂霉素　C. 放线菌素D　D. 博来霉素

4. 6-巯基嘌呤与长春新碱共同的用途是：
A. 绒毛膜上皮癌 B. 儿童急性淋巴性白血病
C. 慢性粒细胞白血病 D. 单核细胞白血病

5. 对心脏有毒性作用的抗恶性肿瘤药是：
A. 巯嘌呤 B. 氮芥 C. 白消安 D. 多柔比星

6. 博来霉素引起的最严重不良反应是：
A. 骨髓抑制 B. 免疫抑制 C. 胃肠道反应 D. 肺纤维化

7. 患者，男性，40岁。因体检发现脾脏肿大及白细胞增多而诊断为慢性粒细胞性白血病，为防止急性病变，宜选用下列何药：
A. 白消安 B. 甲氨蝶呤
C. 柔红霉素＋阿糖胞苷 D. 柔红霉素

8. 下列何药对鳞癌效果好：
A. 氟尿嘧啶 B. 环磷酰胺 C. 丝裂霉素 D. 博来霉素

二、多选题

1. 抗肿瘤抗生素药物包括：
A. 环磷酰胺 B. 塞替派 C. 丝裂霉素
D. 放线菌素 D E. 多柔比星

2. 干扰肿瘤细胞 RNA 合成的药物有：
A. 氮芥 B. 长春碱 C. 丝裂霉素 C
D. 放线菌素 D E. 柔红霉素

3. 会引起肝脏损害的药物有：
A. L-天冬酰胺酶 B. 白消安 C. 丝裂霉素 C
D. 甲氨蝶呤 E. 6-巯基嘌呤

4. 干扰转录过程，阻止 RNA 合成的药物包括：
A. 丝裂霉素 C B. 放线菌素 C. 鬼臼毒素
D. 多柔比星 E. L-天冬酰胺酶

5. 直接破坏 DNA 并阻止其复制的抗癌抗生素：
A. 放线菌素 D B. 丝裂霉素 C C. 柔红霉素
D. 博来霉素 E. 多柔比星

6. 以下抗恶性肿瘤药物作用机制为嵌入脱氧核糖核酸中干扰转录过程阻止 RNA 合成的药物是：
A. 紫杉醇 B. 放线菌素 D C. 羟基脲
D. 柔红霉素 E. 多柔比星

7. 以下药物中，属于周期非特异性抗肿瘤药物的是：
A. 环磷酰胺 B. 甲氨蝶呤 C. 更生霉素
D. 柔红霉素 E. 泼尼松

8. 干扰肿瘤细胞 RNA 合成的药物有：
A. 氮芥 B. 长春碱 C. 丝裂霉素
D. 放线菌素 E. 多柔比星

9. 多柔比星和丝裂霉素的共同不良反应是：
A. 心律失常 B. 高尿酸症 C. 骨髓抑制
D. 外周神经炎 E. 肺纤维化

参考答案

一、单选题 1. B 2. C 3. D 4. B 5. D 6. D 7. C 8. D

二、多选题 1. CDE 2. DE 3. CD 4. BD 5. BD 6. BDE 7. ABCDE 8. DE 9. AC

项目四 抗肿瘤的植物有效成分

学习目标

知识目标：掌握代表药物羟基喜树碱、硫酸长春碱的结构、性状、作用、用途、不良反应等。
了解紫杉醇的作用特点。

能力目标：能够应用药物的基本理论和基本知识，提供用药咨询服务。
能够分析、解释涉及本章药物的处方合理性，将疾病与其药物相联系。

从植物中寻找抗肿瘤药物，在国内外已成为抗癌药物研究的重要组成部分。植物药抗肿瘤的有效成分研究属于天然药物化学的内容，但在天然药物有效成分上进行结构修饰，半合成一些衍生物，寻找疗效更好的药物近年来发展较快，已成为抗肿瘤药物的一个重要组成部分。

按化学结构，目前在临床使用的生物烷化剂药物可分为氮芥类、亚乙基亚胺类、磺酸酯及多元醇类、亚硝基脲类、三嗪和肼类等。

先导案例

患者周某，进行性贫血，发热，出血，肝、脾、淋巴结肿大，胸骨压痛，白细胞计数常增高，血片中有原始、幼稚细胞。经诊断为急性白血病。

问题：如何使用联合化疗方案对急性白血病进行诱导缓解？

学习提示

初治急性淋巴细胞白血病：长春新碱 1.4mg/m^2，静脉注射，每周 1 次；波尼松 40～60mg/(m^2·天)，口服，第 1～14 天，每 4 周为一个疗程，或直至完全缓解。

代表药物

羟基喜树碱

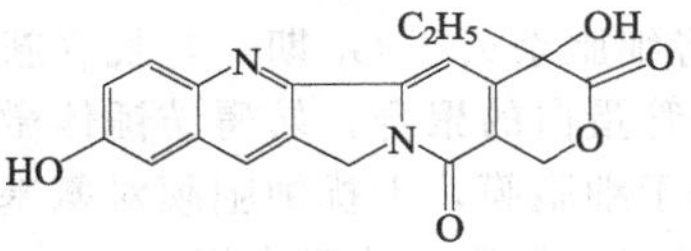

化学名为 10-羟基喜树碱。

【性状】本品为黄色柱状结晶，不溶于水，微溶于有机溶剂，由于具有酚性羟基而溶于碱性水溶液，溶液具有黄色荧光。

【体内过程】羟基喜树碱在体内代谢后由尿排出较少。绝大部分由粪排出，这样对泌尿系统刺激减少，对肾功能无影响。

【药理作用】羟基喜树碱为喜树碱的羟基取代物，是细胞周期特异性药物，主要作用于 S 期，对 G_2-M 边界也有延缓作用，对 G_0 期细胞无作用。较高浓度时，对核分裂有抑制作用，阻止细胞进入分裂期。和其他抗肿瘤药物不同的是可选择性抑制拓扑异构酶（topoisomerase），因而干扰 DNA 复制，起到抗肿瘤作用。

【临床用途】本品可用于原发性肝癌、头颈部肿瘤、胃癌、白血病、膀胱癌等。对原发性肝癌有效率 56.2%，头颈部肿瘤有效率 64.3%，胃癌有效率 47%，对白血病（慢性粒细胞白血病）、膀胱癌有良好疗效。

【不良反应】

① 胃肠道反应：恶心、呕吐。

② 骨髓抑制反应：主要为白细胞下降。

③ 泌尿道刺激症状：血尿比喜树碱少见。

④ 其他：脱发、心电图改变等。

相关链接

江西中医学院附属医院陈茂梧先生应用脑肿瘤合剂为基本方，随病加减，取效甚好。脑肿瘤合剂：鹿茸草，牛尾草，天葵子，阴地蕨，葛根，僵蚕，川红花，铁扫帚，珍珠粉。

知识应用

理想的脑瘤化疗药物能顺利透过血脑屏障，对中枢神经系统无毒性。如：长春碱静注，成人每周 150μg/kg，儿童每周 250μg/kg。

【相互作用】尚不明确。

【禁忌证】对本品过敏者禁用。

代表药物 硫酸长春碱

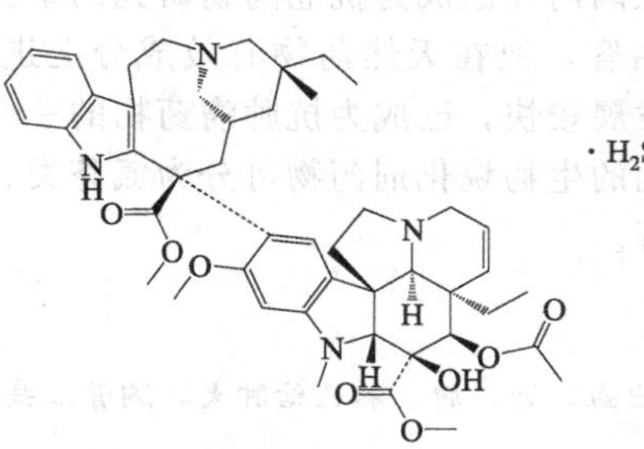

【性状】本品为白色或类白色结晶性粉末，无臭，有引湿性，遇光或热易变黄，易溶于水，微溶于乙醇，可溶于甲醇和氯仿，与多种试剂均有颜色反应。

【体内过程】口服吸收差，需静脉注射，静注后很快分布全身，较少透过血脑屏障，80%的药物和蛋白结合，在肝内代谢成脱乙酰长春碱，经肝从胆汁排泄部分直接由胃肠道排泄，尿中排出的药物小于 50%。

【药理作用】本品为夹竹桃科植物长春花中提取的一种生物碱硫酸盐。本品为细胞周期特异性药，对 M 期有延缓或阻滞作用，将细胞杀灭于 G_1 期。与长春新碱相同。本品抗肿瘤作用靶点是微管，和管蛋白二聚体结合，抑制微管蛋白的聚合，妨碍纺锤体微管形成，使核分裂停止于中期，引起核空泡状改变或固缩。它还作用于细胞膜，干扰细胞膜对氨基酸的运转，使蛋白质合成受抑、抑制 RNA 聚合酶而使 RNA 合成受阻抑，起到抗肿瘤作用。

【临床用途】本品对恶性淋巴瘤是有效药物之一，对绒毛膜上皮癌及睾丸肿瘤有效，对胚胎畸胎瘤也有效，可采用 PVB 方案联合用药效果较好。

【不良反应】

(1) 胃肠道反应 食欲下降、恶心、腹痛、腹泻、口腔炎及消化道溃疡。

(2) 骨髓抑制反应 静注后白细胞下降迅速，但可在 2～3 周内恢复正常。

(3) 神经系统反应 表现为腱反射减退、四肢疼痛、手足发麻、肌肉震颤，少数可有头痛、精神抑郁。

(4) 局部刺激 对局部注射部位可致疼痛，如漏出血管外，会引起局部组织坏死。

(5) 少数病人可有体位性低血压、脱发、失眠等。

(6) 本品可能有致癌作用。

相关链接

小肠肿瘤是指从十二指肠起到回盲瓣止的小肠肠管所发生的肿瘤。小肠肿瘤常表现腹痛、肠道出血和贫血、肠梗阻、腹内肿块、穿孔。手术切除是主要治疗方法。

知识应用

小肠平滑肌肉瘤，术前应用长春新碱、阿霉素、顺铂、环磷酰胺等药物联合化疗，可使瘤体缩小，增加肿瘤的活动度，提高切除率。

【药物相互作用】

① 本品和博来霉素、顺铂合用，可能引起严重的危及生命的心血管毒性反应。

② 本品和丝裂霉素合用可能增加后者肺毒性，曾引起严重的危及生命的支气管痉挛。

【禁忌证】

① 因所有抗癌药均可影响细胞动力学，并引起诱变和畸形形成，孕妇与哺乳期妇女应谨慎给药，特别妊娠初期3个月。

② 下列情况应慎用：骨髓抑制、有痛风病史、肝功能损害、感染、白细胞减少、肿瘤已侵犯骨髓、有尿酸盐性肾结石病史、经过放射治疗或抗癌药治疗的患者。

代表药物　　紫杉醇

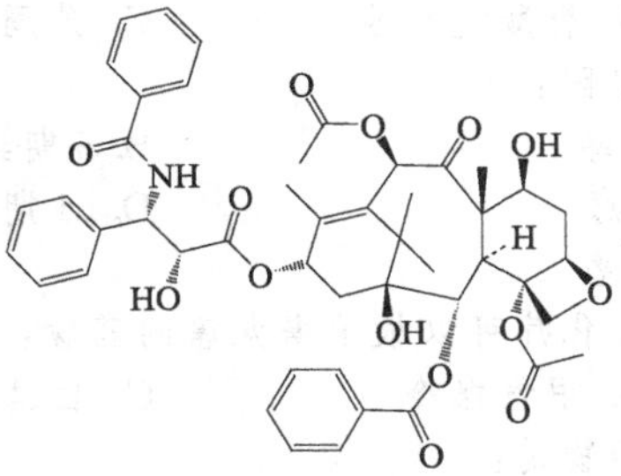

【性状】紫杉醇为白色针状结晶，213～216℃（分解），难溶于水（0.03mg/ml）。

【体内过程】紫杉醇为水针剂，需贮存于避光2～8℃冰箱内。静脉滴注紫杉醇后血浆内消除呈二室模型，血浆蛋白结合率为95%～98%，5%通过肾脏排出，在胆汁中有紫杉醇的羟化代谢物。已从体内分出了紫杉醇的3个主要代谢物。

【药理作用】紫杉醇是一种新的抗微管药物，可促进微管双聚体装配成微管，其后通过防止多聚化过程而使微管稳定增强而抑制微管网正常动力学重组，进而影响细胞生命期和分裂功能。紫杉醇还可导致整个细胞周期微管束的排列异常和细胞分裂期间微管多发性星状体产生。总的来讲抑制肿瘤细胞生长，另外它还有调节机体免疫功能的作用。

【临床用途】紫杉醇主要用于卵巢癌，总缓解率30%，对乳癌、前列腺癌、小细胞肺癌也有效。

【不良反应】

(1) 血液学毒性　为限制剂量提高的主要因素，一般在白细胞低于1500/mm^3时应辅助应用G-CSF，血小板低于30000/mm^3时应输成分血。

(2) 过敏反应　除了预处理外，如只有轻微症状如面潮红、皮肤反应、心率略快、血压稍降可不必停药，可将滴速减慢。但如出现严重反应如血压低、血管神经性水肿、呼吸困难、全身荨麻疹，应停药并给以适当处理。有严重过敏的病人下次不宜再次应用紫杉醇治疗。

(3) 神经系统　最常见为指趾麻木。有约4%的病人，特别是高剂量时可出现明显的感觉和运动障碍及腱反射减低。曾有个别报告在滴注时发生癫痫大发作。

(4) 心血管　一过性心动过速和低血压较常见，一般不需处理。但在滴注的第一小时应严密观察，以后除有严重传导阻滞的病人不必每小时观察一次。

(5) 关节和肌肉　半数左右的病人在用药后2～3天会感到关节和肌肉疼痛，与所用剂量相关。一般在几天内恢复。在给予G-CSF的病人肌肉痛会加重。

(6) 肝胆系统　由于紫杉醇大部分由胆汁中排出，对有肝胆疾病的病人应谨慎观察。在数千例的资料中约8%的病人有胆红素升高，23%的病人碱性磷酸酶升高，18%有谷草转氨酶升高。但目前尚无资料说明紫杉醇对肝功有严重损害。

(7) 其他　消化道反应虽常见但一般不重，少数可有腹泻和黏膜炎。轻度脱发也较常见。

【药物相互作用】本品可与顺铂、卡铂、异环磷酰胺、氟尿嘧啶、阿霉素、VP-16等联合应用，血象低下时应用G-CSF，或紫杉醇加G-CSF预防给药。

【禁忌证】对聚氧乙基代蓖麻油过敏者禁用。禁用于中性白细胞低于1500/mm^3者。

自我提高

一、单选题

1. 使用长春新碱后肿瘤细胞主要处于：
   A. G_1 期　　B. S 期　　C. G_2 期　　D. M 期
2. 抑制细胞有丝分裂的抗癌药是：
   A. 甲氨蝶呤　　B. 长春新碱　　C. 丝裂霉素　　D. 多柔比星
3. 长春新碱的主要不良反应是：
   A. 骨髓抑制　　B. 胃肠道反应　　C. 外周神经炎　　D. 心脏毒性
4. 恶性肿瘤化疗后易复发的原因：
   A. G_1 期细胞对抗癌药不敏感　　B. S 期细胞对抗癌药不敏感
   C. G_2 期细胞对抗癌药不敏感　　D. M 期细胞对抗癌药不敏感
   E. G_0 期细胞对抗癌药不敏感
5. 与博来霉素和长春新碱联合化疗可以根治睾丸癌的药物：
   A. 巯嘌呤　　B. 甲氨蝶呤　　C. 白消安　　D. 顺铂
6. 可出现心脏毒性的抗肿瘤药物是：
   A. 长春碱　　B. 紫杉醇　　C. 博来霉素　　D. 环磷酰胺

二、多选题

1. 对骨髓抑制作用较小的抗肿瘤药物有：
   A. 环磷酰胺　　B. 长春新碱　　C. 博来霉素
   D. 氮芥　　E. 泼尼松
2. 下列药物中主要作用于肿瘤细胞 S 期的是：
   A. 羟基脲　　B. 阿糖胞苷　　C. 塞替派
   D. 博来霉素　　E. 长春碱
3. 对骨髓抑制较少的抗肿瘤药有：
   A. 泼尼松　　B. 长春新碱　　C. 博来霉素
   D. 鬼臼毒素　　E. 长春碱
4. 骨髓抑制作用较小的抗肿瘤药有：
   A. 环磷酰胺　　B. 长春新碱　　C. 博来霉素
   D. 氮芥　　E. 多柔比星

参考答案

一、单选题　1. D　2. B　3. C　4. E　5. D　6. B

二、多选题　1. BCE　2. AB　3. ABC　4. BC

项目五　抗肿瘤金属化合物

学习目标

知识目标：掌握代表药物顺铂的作用、用途、不良反应等。
　　了解顺铂的结构、性状。

能力目标：能够应用药物的基本理论和基本知识，提供用药咨询服务。
　　能够分析、解释涉及本章药物的处方合理性，将疾病与其药物相联系。

顺铂为目前常用的金属配合物，能与 DNA 结合形成交叉连接，从而破坏 DNA 的结构和功能，抑制 RNA 及蛋白质合成。具有抗瘤谱广，对厌氧细胞有效的特点。对多种实体肿瘤均有效，为当前联合化学治疗中最常见的药物之一。主要不良反应为消化道反应，骨髓抑制及视听神经毒性，大剂量或连续用药可致严重而持久的肾毒性。

先导案例

某男性患者，41岁，4个月前感觉舌头疼痛，舌苔颜色发白，自行用药后仍不见效，随后舌头开始溃烂，到医院检查诊断为舌头鳞状细胞癌中期。为了防止癌细胞向淋巴结转移，去除了舌头周围1.5cm的病灶，舌头几乎被切除了一半。

问题：哪些药物可用于舌癌的化学治疗？

学习提示

可采用单药化疗或联合化疗治疗舌癌。

可采用平阳霉素肌内注射或静脉注射，铂类抗癌药，吡喃阿霉素静脉注射给药。

代表药物

顺铂

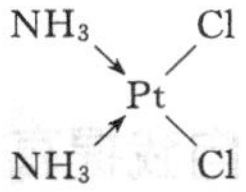

化学名为(Z)-二氨二氯铂。

【性状】顺铂为亮黄色或橙黄色的结晶性粉末，无臭。易溶于二甲基亚砜，略溶于二甲基甲酰胺，微溶于水，不溶于乙醇。

【体内过程】顺铂仅能由静脉、动脉或腔内给药，给药后迅速分布于全身各组织，肾、肝、卵巢、子宫、皮肤、骨等含量较多，脾、胰、肠、心、肌肉、脑中较少，瘤组织无选择性分布，蛋白结合率约90%，主要从尿中排出，排泄较慢，4天内尿中排出仅25%～44%。血浆半衰期为58～73h。腹腔给药时腹腔器官的药物浓度较静脉给药时高2.5～8倍，对治疗卵巢癌有利。

【药理作用】顺铂是金属铂的络合物，抗肿瘤药物，分子中的铂原子对其抗肿瘤作用具有重要意义，而且只有顺式才有作用，反式则无效。抗瘤谱较广。本品的作用与双功能烷化剂类似。其作用机制一般认为顺铂可与DNA双链上的核碱成交叉联结，主要与鸟嘌呤结合，也与胞嘧啶及腺嘌呤结合。引起DNA链间或链内交联，或形成DNA与蛋白质交联，进而抑制DNA和RNA的合成，并抑制细胞有丝分裂，作用较强而持久。属于细胞周期非特异性药物。

【临床用途】顺铂临床用于治疗膀胱癌、前列腺癌、肺癌、头颈部癌、恶性淋巴瘤和白血病等。目前已被公认为治疗睾丸癌和卵巢癌的一线药物。

【不良反应】

(1) 骨髓抑制　主要表现为白细胞减少，多发生于剂量超过每日100mg/m^{2}时，血小板减少相对较轻。骨髓抑制一般在3周左右达高峰，4～6周恢复。

(2) 胃肠道反应　最常见，且明显，如食欲减退、恶心、呕吐、腹泻等，一般静脉注射1～2h后发生，持续4～6h或更长，停药后3～5日消失，但也有少数病人持续1周以上。

(3) 肾脏毒性　是最常见又严重的毒性反应，重复用药可加剧肾毒性。主要损害肾近曲小管，使细胞空泡化、上皮脱落、管腔扩张，出现透明管型，血中尿酸过多，常发生于给药后7～14日之间。DDP肾小管的损伤在一般剂量下多为可逆性的；但剂量过大或用药过频，可导致药物在体内的蓄积，使肾小管损伤为不可逆的，产生肾功能衰竭，甚至死亡。

(4) 神经毒性　与总量有关，大剂量及反复用药时明显，引起高频失听，一些患者表现头昏、耳鸣、耳聋、高频听力丧失；少数人表现为球后神经炎、感觉异常、味觉丧失。

(5) 过敏反应　在用药后数分钟可出现颜面水肿、喘气、心动过速、低血压、非特异性丘疹类麻疹。

(6) 电解质紊乱　低血镁较为常见，低血钙亦较常见，二者同时出现时则发生手足抽搐。

(7) 其他反应　少数患者出现心电图ST-T改变，肝功能损害。

该药物水溶性差，且仅能注射给药，缓解期短，并伴有严重的肾、胃肠道毒性、耳毒性及神经毒性，长期使用会产生耐药性。

相关链接

40岁以上成年人，出现无痛性、间歇性、全程血尿时，应想到泌尿系肿瘤的可能，而以膀胱肿瘤最为多见。单药化疗顺铂有效率最高为40%，卡铂有效率30%，氟尿嘧啶有效率仅为17%。

知识应用

顺铂治疗膀胱肿瘤方案：

顺铂60mg加生理盐水60ml，经导尿管注入膀胱内。每2～3周一次，连用4～8次，以后每2个月一次，连续2年，有效率40%。

【药物相互作用】与甲氨蝶呤、环磷酰胺等有协同作用，无交叉耐药性，并有免疫抑制作用。本品可减少BLM的肾排泄而增加其肺毒性；与氨基糖苷类抗生素合用可发生致命的肾衰，并可能加重耳的损害；吩噻嗪类等可能会掩盖DDP的耳毒性。

【禁忌证】肾损害患者及孕妇禁用。

自我提高

一、单选题

1. 大部分抗肿瘤药物最严重的不良反应是：
A. 心脏毒性 B. 神经毒性 C. 消化道反应 D. 骨髓抑制
2. 体外无药理活性的烷化剂是：
A. 环磷酰胺 B. 氮芥 C. 塞替派 D. 卡莫司汀
3. 阿糖胞苷的主要临床应用为：
A. 急性粒细胞白血病 B. 实体瘤 C. 绒毛膜上皮癌 D. 消化道癌症
4. 下列哪类抗癌药对骨髓无抑制作用：
A. 抗生素类 B. 激素类 C. 烷化剂 D. 抗代谢物
5. 羟基脲的主要临床应用是：
A. 绒毛膜上皮癌 B. 乳腺癌
C. 膀胱癌 D. 慢性粒细胞白血病
6. 阿糖胞苷的主要临床应用是：
A. 急性粒细胞白血病 B. 食管癌 C. 乳腺癌 D. 实体瘤
7. 仅对慢性粒细胞白血病作用显著的抗肿瘤药是：
A. 羟基脲 B. 阿糖胞苷 C. 白消安 D. 长春碱

二、多选题

1. 影响肿瘤细胞蛋白质合成的药物有：
A. L-天冬酰胺酶 B. 三尖杉酯碱 C. 紫杉醇
D. 长春碱 E. 长春新碱
2. 肿瘤细胞增殖周期可分为以下几期：
A. 静止期（G_0期） B. 脱氧核糖核酸合成期（S期）
C. 合成前期（G_1期） D. 有丝分裂前期（G_2期）
E. 分裂期（M期）
3. 大多数抗恶性肿瘤药所共有的不良反应：
A. 消化道反应 B. 骨髓抑制 C. 脱发
D. 抑制生殖 E. 心脏损害
4. 下列哪些方法可治疗恶性肿瘤：
A. 手术切除 B. 放射治疗 C. 化学治疗
D. 免疫治疗 E. 基因治疗
5. 影响蛋白质合成的抗肿瘤药：
A. L-天冬酰胺酶 B. 三尖杉酯碱 C. 鬼臼毒素

D. 长春碱　　　　E. 长春新碱

6. 抗肿瘤药联合用药应考虑：

A. 药物对细胞增殖动力学的影响　　B. 药物的作用机制

C. 药物的毒性　　D. 药物的抗瘤谱

E. 药物的给药方法

7. 抗恶性肿瘤药物按其作用机制可分为以下几类：

A. 干扰核酸生物合成的药物

B. 破坏脱氧核糖核酸结构和功能从而阻止其复制的药物

C. 嵌入脱氧核糖核酸中干扰转录过程阻止 RNA 合成的药物

D. 影响蛋白质合成的药物

E. 影响体内激素水平而发挥抗癌作用的药物

参考答案

一、单选题　1. A　2. B　3. D　4. A　5. C　6. B　7. B

二、多选题　1. ABCDE　2. BCDE　3. ABCD　4. ABCDE　5. ABCDE　6. ABCDE　7. ABCDE

参考文献

[1] 张虹主编．实用药理基础．北京：化学工业出版社，2008.

[2] 罗跃娥，欧阳志强等编写．药理学．北京：高等教学出版社，2006.

[3] 樊一桥主编．药理学．北京：科学出版社，2007.

[4] 江明性主编．药理学．第4版．北京：人民卫生出版社，1997.

[5] 夏未铭主编．药物化学．北京：中国农业出版社，2007.

[6] 杨世杰主编．药理学．北京：人民卫生出版社，2005.

[7] 刘文英主编．药物分析．第5版．北京：人民卫生出版社，2003.

[8] 周宏灏主编．药理学．北京：科学出版社，2007.

[9] 郑虎主编．药物化学．第6版．北京：人民卫生出版社，1979.

[10] 孙元曦，张明宇等编写．药理学．北京：高等教育出版社，2008.

[11] 颜光美主编．药理学．北京：高等教育出版社，2009.

[12] 余细勇，杨敏编写．实用临床药物．上海：复旦大学出版社，2009.

[13] 王迎新，弥温编写．药理学．北京：人民卫生出版社，2009.

[14] 杨宝峰主编．药理学．第7版．北京：人民卫生出版社，2008.

[15] 仉文升主编．药物化学．北京：中国医药科技出版社，2006.